最新主要文献とガイドラインでみる

整形外科学レビュー

2025-'26

監修　竹下　克志
自治医科大学 整形外科学教室 教授

総合医学社

本書の構成

・本書は原則として，2年間（2022年8月～2024年7月）に発表された，整形外科学に関する主要な文献を
　各領域の第一線の専門医が執筆者となって選択し，2025-'26年度版としてレビューしたものです．

・文献は，できるだけ公平な立場から選択し，また原則として，臨床的なトピックスを中心に構成しました．
　特に重要な文献，および本文中の重要箇所は太ゴチック文字で表示しました．

序文

最新主要文献とガイドラインでみる
整形外科学レビュー 2025-'26

　新型コロナウイルスは収束しましたが，鳥インフルエンザのヒトへの感染例が散発的に報告されております．感染症をはじめとして，災害に対する備えがますます必要な時代と感じます．

　一方，高齢化は日本が先頭を切っておりましたが，韓国や中国，さらに欧米など，社会構造を含めた影響とともに医療・福祉における課題が海外でも大きくなってきました．そうした中で整形外科が扱う運動器の健康は，ロコモティブシンドロームの予防にとどまらず，医学のさまざまな領域でその維持や方策が必要な状況になりました．

　「整形外科学レビュー」は，細分化した整形外科の各領域で，各分野のエキスパートによるアップデートした解説とともに全体像を把握することができます．「整形外科学レビュー2025-'26」では，脊椎，上肢，下肢，腫瘍，基礎とロコモティブシンドロームに分けました．

　ウクライナ情勢に加えて自由社会の守護とは言い切れないトランプ政権の誕生，北朝鮮のアグレッシブな活動など，国内外の情勢は不安定さを増していますが，診療，臨床研究・基礎研究は一層深化しております．本書の最新レビューをその礎としてご活用いただければ幸いです．

2025 年 3 月

竹下克志

自治医科大学 整形外科学教室 教授

執筆者一覧

監修者　竹下克志　自治医科大学 整形外科学教室 教授

執筆者（掲載順）

國府田正雄	筑波大学医学医療系 整形外科
船山　徹	筑波大学医学医療系 整形外科
江川　聡	東京科学大学大学院医歯学総合研究科 整形外傷外科治療開発学講座
吉井俊貴	東京科学大学大学院医歯学総合研究科 整形外科学分野
大島　寧	東京大学大学院医学系研究科 整形外科学
大内田　隼	名古屋大学大学院医学系研究科 整形外科学
中島宏彰	名古屋大学大学院医学系研究科 整形外科学
武田和樹	慶應義塾大学医学部 整形外科学教室
渡辺航太	慶應義塾大学医学部 整形外科学教室
海渡貴司	大阪労災病院 整形外科
大江真人	獨協医科大学日光医療センター 整形外科・脊椎センター
南出晃人	獨協医科大学日光医療センター 整形外科・脊椎センター
折田純久	千葉大学フロンティア医工学センター
	千葉大学大学院医学研究院 整形外科学
粕川雄司	秋田大学医学部附属病院 リハビリテーション科
宮腰尚久	秋田大学大学院医学系研究科 整形外科学講座
藤田順之	藤田医科大学 整形外科学講座
菅原　亮	JCHO 仙台病院 脊椎外科センター
谷口優樹	東京大学医学部附属病院 整形外科
大和　雄	浜松医科大学 整形外科学講座
村上悠介	浜松医科大学 整形外科学講座
笹沼秀幸	とちぎメディカルセンターしもつが 整形外科
西頭知宏	自治医科大学 整形外科学教室
竹下克志	自治医科大学 整形外科学教室
鈴木　拓	慶應義塾大学医学部 整形外科学教室
早川克彦	愛光整形外科
楢﨑慎二	岡山済生会総合病院 整形外科
今谷潤也	岡山済生会総合病院 整形外科
上原浩介	埼玉医科大学病院 整形外科
松浦佑介	千葉大学大学院医学研究院 整形外科学
久島雄宇	防衛医科大学校 整形外科学講座
尼子雅敏	防衛医科大学校病院 リハビリテーション部
森谷浩治	新潟手の外科研究所
佐々木　淳	小郡第一総合病院 整形外科
坂本相哲	小郡第一総合病院 整形外科

栗 本 　 秀	トヨタ記念病院 整形外科
坂 井 孝 司	山口大学大学院医学系研究科 整形外科学
池 　 裕 之	横浜市立大学 整形外科
稲 葉 　 裕	横浜市立大学 整形外科
二 部 悦 也	自治医科大学 整形外科学教室
松 村 福 広	自治医科大学 救急医学教室
内 田 宗 志	産業医科大学若松病院 整形外科
石 島 旨 章	順天堂大学医学部 整形外科学講座，順天堂大学大学院医学研究科 整形外科・運動器医学，同 スポートロジーセンター，同 運動器疾患病態学，同 骨関節疾患地域医療・研究講座，同 運動器再生医学講座
近 藤 英 司	北海道大学病院 スポーツ医学診療センター
吉 原 有 俊	東京科学大学大学院医歯学総合研究科 運動器外科学分野
古 賀 英 之	東京科学大学大学院医歯学総合研究科 運動器外科学分野
原 藤 健 吾	慶應義塾大学 スポーツ医学研究センター
原 田 将 太	日本赤十字社 長崎原爆病院 整形外科
生 駒 和 也	康生会武田病院 整形外科 京都府立医科大学大学院医学研究科 運動器機能再生外科学
軽 辺 朋 子	聖マリアンナ医科大学 整形外科学講座
仁 木 久 照	聖マリアンナ医科大学 整形外科学講座
吉 村 一 朗	福岡大学 スポーツ科学部
森 岡 秀 夫	国立病院機構東京医療センター 整形外科
秋 山 　 達	自治医科大学附属さいたま医療センター 整形外科
平 畑 昌 宏	帝京大学医学部 整形外科学講座
河 野 博 隆	帝京大学医学部 整形外科学講座
西 田 佳 弘	名古屋大学医学部附属病院 リハビリテーション科
小 林 　 寛	東京大学医学部附属病院 整形外科
宮 本 健 史	熊本大学大学院生命科学研究部 整形外科学講座
齋 藤 　 琢	東京大学大学院医学系研究科 整形外科学
多久和紘志	島根大学医学部 整形外科学教室
今 井 祐 記	愛媛大学先端研究院プロテオサイエンスセンター 病態生理解析部門 愛媛大学大学院医学系研究科 病態生理学講座
名 越 慈 人	慶應義塾大学 整形外科
市原雄一郎	慶應義塾大学 整形外科
石 橋 英 明	医療法人社団愛友会伊奈病院 整形外科

目 次

最新主要文献とガイドラインでみる
整形外科学レビュー
2025-'26

Ⅰ章 脊 椎

1 頚・胸椎

1-1. 急性期脊髄損傷に対する治療方法 ………… 國府田正雄, 船山　徹　2

1-2. 脊柱靱帯骨化症に対する診断と治療 ……… 江川　聡, 吉井俊貴　6

1-3. 頚椎症性脊髄症に対する手術法 ……………………… 大島　寧　12

1-4. 後頭骨・上位頚椎疾患の治療 ……………… 大内田隼, 中島宏彰　18

1-5. DISH を合併した脊椎骨折の治療 ………… 武田和樹, 渡辺航太　25

2 腰 椎

2-1. 腰部脊柱管狭窄症に対する手術治療 ……………………… 海渡貴司　31

2-2. 腰椎椎間板ヘルニア治療の現状 …………… 大江真人, 南出晃人　36

2-3. 腰痛に対する集学的治療 ……………………………… 折田純久　43

2-4. 骨粗鬆症性椎体骨折に対する治療 ………… 粕川雄司, 宮腰尚久　51

2-5. 腰椎椎間板の変性予防と再生治療 …………………… 藤田順之　57

3 脊柱変形

3-1. 早期発症側弯症に対する手術治療 …………………… 菅原　亮　62

3-2. 思春期特発性側弯症の原因・診断・治療 ……………… 谷口優樹　69

3-3. 成人脊柱変形に対する手術治療 …………… 大和　雄, 村上悠介　75

II章 上 肢

4 肩・肘

4-1. 腱板断裂 ……………………………………… 笹沼秀幸　82

4-2. 上腕骨近位端骨折 ………………………… 西頭知宏，竹下克志　89

4-3. 上腕骨外側上顆炎 ………………………… 鈴木　拓，早川克彦　97

4-4. 上腕骨遠位端骨折 ………………………… 楢﨑慎二，今谷潤也　102

5 手

5-1. 手指変形性関節症（母指CM関節症含む）……………………… 上原浩介　109

5-2. 橈骨遠位端骨折 ………………………………… 松浦佑介　116

5-3. Kienböck 病 ………………………………… 久島雄宇，尼子雅敏　123

5-4. 手指屈筋腱損傷 ………………………………… 森谷浩治　134

6 末梢神経

6-1. 腕神経叢損傷 ………………………………… 佐々木淳，坂本相哲　141

6-2. 上肢における絞扼性神経障害 ………………………… 栗本　秀　150

Ⅲ章 下 肢

7 股関節

7-1. 特発性大腿骨頭壊死症 ………………………………………… 坂井孝司 **158**

7-2. 変形性股関節症 ……………………………………… 池 裕之，稲葉 裕 **165**

7-3. 大腿骨近位部骨折 ……………………………… 二部悦也，松村福広 **174**

7-4. 股関節唇損傷 ………………………………………………… 内田宗志 **180**

8 膝関節

8-1. 変形性膝関節症 ……………………………………………… 石島旨章 **186**

8-2. 前十字靱帯損傷 ……………………………………………… 近藤英司 **194**

8-3. 半月板損傷 ……………………………………… 吉原有俊，古賀英之 **199**

8-4. 反復性膝蓋骨脱臼 …………………………………………… 原藤健吾 **205**

9 足関節・足

9-1. 変形性足関節症 ……………………………………………… 原田将太 **210**

9-2. 後脛骨筋腱機能不全症 ……………………………………… 生駒和也 **219**

9-3. 外反母趾 ………………………………………… 軽辺朋子，仁木久照 **226**

9-4. 距骨骨軟骨損傷 ……………………………………………… 吉村一朗 **231**

IV章　骨軟部

10　骨腫瘍

10-1. 良性骨腫瘍・骨巨細胞腫の診断・治療指針 ………… 森岡秀夫 **238**

10-2. 原発性悪性骨腫瘍の治療指針 ……………………… 秋山　達 **245**

10-3. 骨転移の診断・治療指針 ……………… 平畑昌宏，河野博隆 **252**

11　軟部腫瘍

11-1. 良性軟部腫瘍・デスモイド型線維腫症の
診断・治療指針 ……………………………… 西田佳弘 **258**

11-2. 悪性軟部腫瘍の診断・治療指針 ………………… 小林　寛 **264**

V章　基礎

1. 骨代謝研究 ……………………………………… 宮本健史 **272**

2. 軟骨代謝・OA研究 …………………………… 齋藤　琢 **277**

3. 整形外科疾患に関連したゲノム研究 ………… 多久和紘志 **282**

4. 筋代謝研究 ……………………………………… 今井祐記 **289**

5. 脊髄損傷に対する再生医療 ……………… 名越慈人，市原雄一郎 **294**

VI章　ロコモティブシンドローム

1. ロコモティブシンドローム …………………… 石橋英明 **298**

索　引 …………………………………………………………… **304**

I 章 脊 椎

1 頚・胸椎
1-1. 急性期脊髄損傷に対する治療方法 ………… 2
1-2. 脊柱靱帯骨化症に対する診断と治療 ……… 6
1-3. 頚椎症性脊髄症に対する手術法 ……………… 12
1-4. 後頭骨・上位頚椎疾患の治療 ……………… 18
1-5. DISH を合併した脊椎骨折の治療 ………… 25

2 腰 椎
2-1. 腰部脊柱管狭窄症に対する手術治療 ……… 31
2-2. 腰椎椎間板ヘルニア治療の現状 …………… 36
2-3. 腰痛に対する集学的治療 …………………… 43
2-4. 骨粗鬆症性椎体骨折に対する治療 ………… 51
2-5. 腰椎椎間板の変性予防と再生治療 ………… 57

3 脊柱変形
3-1. 早期発症側弯症に対する手術治療 ………… 62
3-2. 思春期特発性側弯症の
原因・診断・治療 …………………… 69
3-3. 成人脊柱変形に対する手術治療 …………… 75

I章 脊椎
1 頚・胸椎

1-1. 急性期脊髄損傷に対する治療方法

國府田正雄, 船山 徹
筑波大学医学医療系 整形外科

最近の研究動向とガイドライン

- 受傷後24時間以内の除圧をより強く推奨する方向性. 追試, メタ解析などにより強調されてきつつある.
- 超高齢社会であるわが国に多い, 脊柱管狭窄をベースにして弱い外力で発症する骨傷のない頚髄損傷と, 欧米諸国では症例がかなり異なるため, この推奨をわが国にそのまま外挿することが適切かは, 今後議論が必要ではないだろうか.
- さらに早期（12時間, 8時間など）の除圧の有効性を主張する論文も増えている. 理論上は可能な限り早期の除圧が脊髄の回復をより促進しうるが, 早期になればなるほど脊髄ショックの影響などで正確な麻痺の評価が困難なため有効性の証明が難しくなるという, 過去のすべての急性期介入で問題となったパラドックスをはらんでいる.
- 「ガイドラインと現場のギャップ」は臨床の場で日々実感しているところである. ガイドラインの普及啓発が重要なことはもちろんだが, ガイドライン通りの治療が必ずしも行えない状況（わが国の医療体制など）の認識も, 今後起こりうる医事紛争を防ぐうえで重要であると感じる.
- AIなどの新技術を適応して脊髄損傷の予後予測を行う報告が増加している. 急性期治療介入の成績評価などに非常に有用であり, 今後さらに精度を向上すべく研究が進むことを強く期待している.

急性期脊髄損傷に対する早期除圧：より早期除圧を推奨する方向性

- 24時間以内の除圧を治療オプションとして提案することを推奨（エビデンスレベル：中等度, 推奨度：強）

　脊髄損傷において, 受傷後早期の除圧が神経予後改善に寄与するか否かは長年論争の的であり, 現在に至るも完全なコンセンサスは得られていない. 2012年のSTASCIS study[1]（24時間以内の除圧でAmerican Spinal Injury Association Impairment Scale（AIS）が2段階以上改善した患者の割合が, 24時間以降に除圧された患者と比較して有意に多かったという結果）の報告以来, 早期除圧の重要性が強調され, 2017年のclinical practice guidelineで

1) Fehlings MG, Vaccaro A, Wilson JR et al：Early versus delayed decompression for traumatic cervical spinal cord injury：results of the Surgical Timing in Acute Spinal Cord Injury Study (STASCIS). PLoS One 7：e32037, 2012

は頚髄損傷に対する受傷後24時間以内の除圧は治療オプションのひとつとして「行うことを弱く推奨」（エビデンスレベル：低，推奨度：弱）とされた[2]．その後現在に至るまで同様のエビデンスが積み重なり，システマティックレビューでも，受傷後24時間以内の除圧が中等度のエビデンスレベルで有意な改善が得られるという結論とされた[3]．最新版のclinical practice guidelineでは，「受傷高位にかかわらず」24時間以内の除圧を「治療オプションとして提案することを推奨」（エビデンスレベル：中等度，推奨度：強）と，早期除圧をより強く推奨するようアップデートされた[4]．同ガイドラインでは今後の検討課題として，以下のような項目を列挙している．

① 脊髄損傷のタイプごとの早期除圧の有効性．例えば中心性頚髄損傷に対する早期除圧の有効性はまだエビデンスが不足しており，現時点で結論は出せない．

② 脊髄損傷の高位・重症度による早期除圧の治療効果への影響．サブグループごとの解析が求められる．

③ 超早期除圧の有効性．受傷後24時間以内の「超早期」除圧の有効性が報告されているが[5]，麻痺の評価の時期が超早期であるため脊髄ショックの影響が否定できない，除圧時期が違う研究結果を比較できない（麻痺評価の時期が異なるため．例えば，Shimizuらの論文でも8時間以内に除圧を受けた症例と8〜24時間の間に除圧を受けた症例を比較検討している），などの問題点がある．

④「臨床的に意義のある改善」の評価法が確立していない．

⑤ 早期除圧と非早期除圧のcost-effectivenessの差が明らかでない．

⑥「有効な」除圧法が明らかでない．除圧椎間数や硬膜形成の役割，手術アプローチ（前方？後方？）や術中超音波診断による除圧の確認の必要性など．

血行動態安定化：平均血圧維持

●急性期脊髄損傷に対して平均血圧を最低限75〜80 mmHg（85〜90 mmHgを超えない）に維持することを推奨する（エビデンスレベル：低，推奨度：弱）

急性期脊髄損傷においては脊髄ショックや合併損傷などにより血圧低下をきたし，脊髄の灌流低下による組織障害助長が起こりうる．また脊髄損傷に伴って脊髄に浮腫・腫脹が生じ脊髄内圧が上昇することにより，脊髄灌流障害が起こる．このため，急性期脊髄損傷においては適切な時期に適切な血圧を維持することが必要である．2013年米国神経外科学会（American Association of Neurological Surgeons：AANS）・米国脳神経外科コングレス（Congress of Neurological Surgeons：CNS）によるガイドラインでは，受傷後7日間，平均血圧85〜90 mmHgに維持することが推奨された[6]．脊髄灌流圧が神経学的予後と関連するという報告[7]，脊髄内圧・脊髄灌流圧および乳酸－ピルビン酸

2) Fehlings MG, Tetreault LA, Wilson JR et al：A clinical practice guideline for the management of patients with acute spinal cord injury and central cord syndrome：recommendation on the timing (24 ≦ hours versus > 24 hours) of decompressive surgery. Global Spine J 7（3 Suppl）：195S-202S, 2017

3) Fehlings MG, Hachem LD, Tetreault LA et al：Timing of decompressive surgery in patients with acute spinal cord injury：systematic review update. Global Spine J 14（3 suppl）：38S-57S, 2024

4) Fehlings MG, Tetreault LA, Hachem L et al：An update of a clinical practice guideline for the management of patients with acute spinal cord injury：recommendations on the role and timing of decompressive surgery. Global Spine J 14（3 suppl）：174S-186S, 2024

5) Shimizu T, Suda K, Matsumoto Harmon S et al：Effect of urgent surgery within 8 hours compared to surgery between 8 and 24 hours on perioperative complications and neurological prognosis in patients older than 70 years with cervical spinal cord injury：a propensity score-matched analysis. J Neurosurg Spine 40：642-652, 2024

6) Ryken TC, Hurlbert RJ, Hadley MN et al：The acute cardiopulmonary management of patients with cervical spinal cord injuries. Neurosurgery 72（Suppl 2）：84-92, 2013

7) Saadoun S, Chen S, Papadopoulos MC：Intraspinal pressure and spinal cord perfusion pressure predict neurological outcome after traumatic spinal cord injury. J Neurol Neurosurg Psychiatry 88：452-453, 2017

比を正常化させることで神経学的予後が改善した[8]，などの報告がなされた．脊髄灌流圧維持の重要性がさらに強調される中で，急性期脊髄損傷を扱う臨床現場で簡便にモニター可能な平均血圧を維持することがより重視されることとなった．最新版の clinical practice guideline では，「脊髄灌流圧を維持するために平均血圧を75～80 mmHg に維持すること，ただし90～95 mmHg を超えないことが望ましい」との推奨を打ち出している[9]．ただしエビデンスレベルは現在までのところ「非常に低」であり，推奨度も「弱」にとどまっている．また，血圧を維持する期間に関しては「3～7日間」としているが，こちらもやはりエビデンスレベルは「非常に低」であり，推奨度も「弱」にとどまっている．血圧維持に用いるべき薬剤に関しては，エビデンスが不足しているため推奨はできず，「医師の裁量で薬剤を選択すべき」とのコメントにガイドライン委員の大多数が同意した．

　同ガイドラインで挙げられた今後の検討課題として，①平均血圧を5 mmHg の誤差範囲に維持することが現実的か？　②急性期脊髄損傷の血圧維持に適切な血管収縮薬は？　③血圧モニタリング・維持は受傷現場から行うべきか？　などがある．急性期脊髄損傷に対する平均血圧維持療法の有効性に関するエビデンスを積み上げると同時に，これらの問題を解決していく必要がある．

▶ ガイドラインと臨床現場のギャップ

　急性期脊髄損傷に対する早期除圧を実施する際の，現実的な障壁についての報告がある[10]．高収入国と比較して低～中収入国では，受傷から除圧までの期間が有意に長かった．社会経済的要素および医療者側の認識に由来すると思われる．わが国における受傷から除圧までの正確な期間についての調査はまだないが，脊髄損傷センターが全国に3ヵ所しかない・外傷全般として見ても外傷センターの体制が確立していないわが国においては，現時点では必ずしも大多数の症例に早期除圧を行えているとはいいにくいだろう．Aarhus らによるノルウェー南東部における調査では，急性期脊髄損傷患者のうち約半数（47％）しか24時間以内の除圧術を受けられていなかった．受傷～神経外傷センター入院が遅延した原因として，一般病院からの転院搬送の遅れ，重症併存外傷，軽症の頚髄損傷，夜間の受傷，多発外傷がないことなどが挙げられた．神経外傷センター入院後に手術が遅延した原因としては，高齢，損傷形態が亜脱臼／脱臼を伴わないことなどが挙げられた[11]．急性期脊髄損傷患者に対する除圧術の遅れの原因を解析した Pedro らのレビューによれば，早期除圧の阻害要因として，転院の遅れ，病院の体制による遅れ（夜間・休日などの体制不備によるものや，定時手術数が多い施設では手術室・脊椎外科医の空きがないために緊急の手術をすぐには組めないなど），初療医師の認識など医療者側の要因と，抗凝固薬の内服その他の患者側の要因とが挙げられている[12]．ま

8) Hogg FRA, Kearney S, Zoumprouli A et al：Acute spinal cord injury：correlations and causal relations between intraspinal pressure, spinal cord perfusion pressure, lactate-to-pyruvate ratio, and limb power. Neurocrit Care 34：121-129, 2021

9) Kwon BK, Tetreault LA, Martin AR et al：A clinical practice guideline for the management of patients with acute spinal cord injury：recommendations on hemodynamic management. Global Spine J 14（3 suppl）：187S-211S, 2024

10) Chanbour H, Chen JW, Ehtesham SA et al：Time to Surgery in spinal trauma：a meta-analysis of the world's literature comparing high-income countries to low-middle income countries. World Neurosurg 167：e268-e282, 2022

11) Aarhus M, Mirzamohammadi J, Ronning PA et al：Time from injury to acute surgery for patients with traumatic cervical spinal cord injury in South-East Norway. Front Neurol 15：1420530, 2024

12) Pedro KM, Alvi MA, Fehlings MG：Obstacles in "time to spine"：challenges for the timely delivery of acute surgical care for patients with traumatic and nontraumatic spinal cord injury. Healthcare（Basel）12：2222, 2024

13) Saver JL：Time is brain - quantified. Stroke 37：263-266, 2006

た Pedro らは，救急対応に携わる人員への教育も求められることを述べている．脊椎外傷の可能性を判定し外固定を行う必要性や，麻痺のあるケースでは早期除圧のために可及的早期に専門的加療が可能な施設へ搬送する必要があることなどを啓発することにより，レベルの高い pre-hospital care が達成できれば，急性期脊髄損傷の予後改善に寄与しうる[12]．

脳卒中領域では，早くから "Time is Brain" という標語で早期診断・治療の重要性が医療従事者および一般社会に広く啓発された[13, 14]．結果，社会的認知度も高まっている．脊髄損傷においても同様に，早期除圧の重要性を広く啓発し，治療体制を構築していくことが肝要であろう[15]．

▶ 機械学習・深層学習を用いた脊髄損傷の予後予測

近年の機械学習・深層学習技術の発展に伴い，脊髄損傷分野への応用の報告が増加している．MRI などの画像所見や，麻痺の程度・併存症，その他の患者情報を合わせ，各種の機械学習・深層学習モデルを用いて麻痺の予後を予測する試みが多数報告されている[16～19]．Habibi らによる機械学習・深層学習モデルを用いた脊髄損傷の予後予測システマティックレビューでは，生存，長期的な歩行能力獲得，日常生活動作の獲得，入院期間，神経学的改善など，さまざまな評価項目に関して予後予測が可能であったと報告している．そして，神経学的所見のみならず複数の予後予測因子を含んだアルゴリズムが，より正確な予後予測に有用であると報告している[20]．正確な予後予測は神経学的に不安定な急性期脊髄損傷の治療成績を論ずるうえで非常に重要な要素であり，早期手術介入や新規治療法の効果判定にも有用であることはいうまでもない．より正確性を増すべく，さらなる研究が望まれる．

14) Saver JL, Goyal M, van der Lugt A et al：Time to treatment with endovascular thrombectomy and outcomes from ischemic stroke：a meta-analysis. JAMA 316：1279-1288, 2016
15) Ahujal CS, Badhiwala JH, Fehlings MG："Time is spine"：the importance of early intervention for traumatic spinal cord injury. Spinal Cord 58：1037-1039, 2020
16) Shimizu T, Suda K, Maki S et al：Efficacy of a machine learning-based approach in predicting neurological prognosis of cervical spinal cord injury patients following urgent surgery within 24 h after injury. J Clin Neurosci 107：150-156, 2023
17) Kalyani P, Manasa Y, Ahammad SH et al：Prediction of patient's neurological recovery from cervical spinal cord injury through XGBoost learning approach. Eur Spine J 32：2140-2148, 2023
18) Kato C, Uemura O, Sato Y et al：Functional outcome prediction after spinal cord injury using ensemble machine learning. Arch Phys Med Rehabil 105：95-100, 2024
19) Fan G, Liu H, Yang S et al：Early prognostication of critical patients with spinal cord injury：a machine learning study with 1485 cases. Spine (Phila Pa 1976) 49：754-762, 2024
20) Habibi MA, Naseri Alavi SA, Soltani Farsani A et al：Predicting the outcome and survival of patients with spinal cord injury using machine learning algorithms：a systematic review. World Neurosurg 188：150-160, 2024

I章 脊椎
1 頚・胸椎

1-2. 脊柱靱帯骨化症に対する診断と治療

江川　聡[1]，吉井俊貴[2]
[1] 東京科学大学大学院医歯学総合研究科　整形外傷外科治療開発学講座
[2] 東京科学大学大学院医歯学総合研究科　整形外科学分野

最近の研究動向とガイドライン

- 本邦における脊柱靱帯骨化症に関するガイドラインは，これまで「頚椎後縦靱帯骨化症診療ガイドライン」として2005年に第1版が発刊され，2011年に改訂第2版が発刊されている．2019年に改訂発刊された「脊柱靱帯骨化症診療ガイドライン2019」では，頚椎後縦靱帯骨化症（頚椎 ossification of the posterior longitudinal ligament：OPLL）に加えて，胸椎後縦靱帯骨化症（胸椎 OPLL），胸椎黄色靱帯骨化症（胸椎 ossification of the ligamentum flavum：OLF）も追加された[1]．改訂ガイドラインでは，構成を Background Question（BQ）と Clinical Question（CQ）に分けている．BQ とは教科書的記述を主とし，質問形式の項目に対してこれまでの知見が系統的に網羅されている．CQ については，原則，過去の文献をメタ解析し，相対する見解があった場合にガイドライン委員がエビデンスに基づいて推奨を設ける形で記載されている．特に，これまで議論の対象となってきた頚椎 OPLL に対する術式選択に関して，前方法，後方法（椎弓形成術）を比較したメタ解析を行い，両術式の利点，欠点を踏まえて推奨を行っている．
- 最近の報告として，脊柱靱帯骨化症の病態はまだ明らかになっていないものの，近年は肥満や脂質異常症との関連の報告が相次いでいる．また術式についても antidisplacement 手技や de-tension など新しい発想の報告が散見される．
- ここでは臨床的に遭遇頻度の高い頚椎・胸椎 OPLL，胸椎 OLF を中心に，最近の知見をレビューする．

[1] 日本整形外科学会，日本脊椎脊髄病学会 監，日本整形外科学会診療ガイドライン委員会，脊柱靱帯骨化症診療ガイドライン策定委員会 編：脊柱靱帯骨化症診療ガイドライン2019．南江堂，2019

疫学

人種差

OPLL は有病率において人種間で大きな差があり，日本をはじめとする東アジアにおいて罹患率が高いことはよく知られている．以前は X 線での診断が主であったが最近は描出能の高い CT による診断が一般的となり，既報よりも有病率は高くなっている．人種間の横断的な研究として，Tsai らのニュージーランドにおける CT 解析研究では，OPLL の有病率はヨーロッパ系（0.8％）に比べて太平洋諸島系民族（8.4％），アジア系（6.9％），マオリ族

（3.6％）において有意に高かったとしている[2]．同一地域における調査であることから，OPLL の発症には生活様式や地理特性よりも遺伝的背景のほうが寄与している可能性が示唆される．近年の国別の有病率の報告として，同様の CT 解析研究にてインドでは頚椎 OPLL 5.12％，胸椎 OPLL 0.56％[3]，韓国では OPLL 8.9％，OLF 6.5％と報告されており[4]，いずれも診断基準の差はあってもアジアにおいて有病率が高いことは一致している．

骨化巣の自然経過

脊柱靱帯骨化は退行性変化でもあり経時的に増大する．自然経過として Zhai らは 24 症例 170 分節（OLF 47 分節，OPLL 123 分節）の CT を解析し，胸椎 OPLL は頚椎 OPLL よりも進行速度が速いこと（厚さ 1.4 mm/年 vs 0.6 mm/年，断面積 27.7 mm²/年 vs 7.3 mm²/年）が報告されている[5]．また Hisada らは胸椎 OPLL を有する患者は全脊椎において OPLL がびまん性に進行しうるが，頚椎 OPLL 患者は頚椎のみが進行しやすいと報告している[6]．さらに胸椎 OPLL 進行の危険因子として，高 BMI，男性，多椎間病変が危険因子としている．

病　態

肥満や高脂血症，糖尿病との関連

脊柱靱帯骨化症の成因について糖尿病との関連は以前からよく報告されていたが，近年は肥満や脂質異常症との関連を示唆する報告が多くなっている．Endo らは検診患者 622 人の CT 解析において，BMI は前縦靱帯骨化症（ossification of the anterior longitudinal ligament：OALL），頚椎 OPLL，胸椎 OPLL，胸椎 OLF と相関していたとしている[6]．しかし最近では肥満自体よりも脂質異常症との関連を主張する報告が増えており[7, 8]，前述の Endo らは同様に健康診断の CT 458 例の解析では OPLL，OLF ともに脂質異常症との関連も示唆している[9]．15 研究のメタ解析にて脊柱靱帯骨化症は脂質異常症の有病率が高く，重症度にも相関するとしている[10]．また母数の大きな解析として，Singh らは 31,677 人の OPLL の解析により脂質異常症が頚椎 OPLL の独立した危険因子と報告している[11]一方で，IVW 法を用いたメンデルランダム化解析によると OPLL は高脂血症，トリグリセリド，HDL コレステロールとは有意な関連は認めず，総コレステロールと LDL コレステロールにのみ有意な関連を認めたとしている[12]．このように近年は**単純に肥満というよりも脂肪代謝が発症により関わっている可能性が示唆されている**が，どの因子が関与しているかはまだ一定の見解を得ておらず，またそれがどのような機序で骨化症を発症するかは未解明である．

2）Tsai YJ, Doyle A：Prevalence of ossification of the posterior longitudinal ligament (OPLL) in the Pacific populations in Auckland, New Zealand：a retrospective multicentre study. J Med Imaging Radiat Oncol 68：641-644, 2024

3）Singh NA, Shetty AP, Jakkepally S et al：Ossification of posterior longitudinal ligament in cervical spine and its association with ossified lesions in the whole spine：a cross-sectional study of 2500 CT scans. Global Spine J 13：122-132, 2023

4）Choi YH, Lee JH, Kwon YM：Prevalence, distribution, and concomitance of whole-spine ossification of the posterior longitudinal ligament and ossification of the ligament flavum in South Koreans：a whole-spine-ct-based cross-sectional study. Neurospine 19：1108, 2022

5）Zhai J, Guo S, Li J et al：Progression of spinal ligament ossification in patients with thoracic myelopathy. Orthop Surg 14：1958-1963, 2022

6）Hisada Y, Endo T, Koike Y et al：Distinct progression pattern of ossification of the posterior longitudinal ligament of the thoracic spine versus the cervical spine：a longitudinal whole-spine CT study. J Neurosurg Spine 37：175-182, 2022

7）Fukada S, Endo T, Takahata M et al：Dyslipidemia as a novel risk for the development of symptomatic ossification of the posterior longitudinal ligament. Spine J 23：1287-1295, 2023

8）Ledesma JA, Issa TZ, Lambrechts MJ et al：Multilevel ossification of the posterior longitudinal ligament causing cervical myelopathy：an observational series of North American patients. J Craniovertebr Junction Spine 14：292-298, 2023

9）Endo T, Takahata M, Fujita R et al：Strong relationship between dyslipidemia and the ectopic ossification of the spinal ligaments. Sci Rep 12：22617, 2022

10）Zhao Y, Xiang Q, Liu J et al：High body mass index is associated with an increased risk of the onset and severity of ossification of spinal ligaments. Front Surg 9：941672, 2022

11）Singh M, Kuharski M, Balmaceno-Criss M et al：Hyperlipidemia, obesity, and diabetes and risk of ossification of the posterior longitudinal ligament. World Neurosurgery 188：e642-e647, 2024

バイオマーカー

　種々のタンパク質の脊柱靱帯骨化症への関与の報告も相次いでいる．OPLL では血中のレプチン[13] 高値やリン低値[14]，術中検体において IL-6[15]，IL-1α，塩基性線維芽細胞成長因子，RANTES[16] が上昇していたとしている．また血中ペリオスチンが OPLL の進行に関与するという報告もある[17]．血中 FGF23 が高値であるとする報告もあり[17]，FGF23 はリン代謝に関わっていることや，X 染色体連鎖性低リン血症性くる病・骨軟化症（XLH）に代表される FGF23 関連低リン血症性くる病・骨軟化症では OPLL が高率に認められることとも関連があると考えられる．びまん性特発性骨増殖症（DISH）では血中 IL-17 が高値であったとしている[18]．ただしこれらのマーカーの異常値は傾向として認められるものの異常がないことも多いため，交絡因子であったり多因子の一側面を見ているだけである可能性もあることから，現時点では直接的な原因と言い切るのは時期尚早と考えられ，今後の報告に期待したい．

遺伝子異常

　脊柱靱帯骨化症の直接的な原因遺伝子は同定されていないが，上述の通りいくつかの FGF23 関連低リン血症性くる病・骨軟化症が骨化症を生じうることから，関連する遺伝子の研究が進行している．例えば Braddock らは OPLL 患者の一部は ENPP1 遺伝子の mutation があったとしており，ENPPi はピロリン酸の代謝に関与することから血中ピロリン酸も低値であったと報告しているが[19]，ENPP1 は骨軟化症のひとつである ARHR2 の原因遺伝子として知られている．また PHEX 変異も X 染色体優性低リン血症性くる病・骨軟化症の原因遺伝子であるが，FGF23 の上昇を介して脊柱靱帯骨化を惹起する可能性が報告されている[20]．

手術療法

頚椎

　頚椎 OPLL に対する手術治療は前方法と後方法に大別され，後方法は除圧単独か固定術の併用が含まれるが，実施に当たっては骨化の大きさやアライメント，また術者の好みなどから総合的に選択されているのが実状である．He らは 17 研究のメタ解析にて前方法・後方法を比較し，術後 JOA スコア，術後 C2-7 角，機能回復率（特に狭窄率が 50％以上）は前方法で有意に高いが，合併症率も高いと報告している[21]．これまでの報告を見てもおおむね同様の結果であり，前方からの圧迫成分が大きい場合には前方法が有利であるものの術後に疼痛が残存することは稀ではなく，頚椎 OPLL の術後は上肢・下肢の

---

12) Zhang R, Yang Q, Wang Y et al：Investigation of the association between hyperlipidemia and ossification of the posterior longitudinal ligament through two-sample mendelian randomization analysis. Spine (Phila Pa 1976), 2024. doi：10.1097/BRS.0000000000005208（online ahead of print）

13) Fay LY, Kuo CH, Chang HK et al：Comparative study of the cytokine profiles of serum and tissues from patients with the ossification of the posterior longitudinal ligament. Biomedicines 11：2021, 2023

14) Katsumi K, Watanabe K, Yamazaki A et al：Predictive biomarkers of ossification progression and bone metabolism dynamics in patients with cervical ossification of the posterior longitudinal ligament. Eur Spine J 32：1282-1290, 2023

15) Saito H, Yayama T, Mori K et al：Increased cellular expression of interleukin-6 in patients with ossification of the posterior longitudinal ligament. Spine 48：E78-E86, 2023

16) Yayama T, Mori K, Saito H et al：Cytokine profile from the ligamentum flavum in patients with ossification of the posterior longitudinal ligament in the cervical spine. Spine (Phila Pa 1976) 47：277-285, 2022

17) Kawaguchi Y, Kitajima I, Yasuda T et al：Serum periostin level reflects progression of ossification of the posterior longitudinal ligament. JB JS Open Access 7：e21.00111, 2022

18) He Z, Tung NTC, Yahara Y et al：Association between serum interleukin-17 levels and ectopic bone formation in OPLL patients with DISH. Rheumatology (Oxford) 63：2268-2277, 2024

19) Braddock D, Srivastava S, Kato H et al：The prevalence of ENPP1 deficiency and the preclinical efficacy of ENPP1 biologic therapy in OPLL. 24 October 2024, PREPRINT（Version 1）. https://doi.org/10.21203/rs.3.rs-5205902/v1

20) Yahara Y, Niimi H, Sugie N et al：Progressive paravertebral ligament ossification and pseudoarthrosis in the thoracic spine due to loss of function of the PHEX gene in a patient with X-linked hypophosphatemic rickets. J Orthop Sci 28：295-298, 2023

21) He Q, Lv Z, Hu Y et al：Comparison of anterior vs. posterior surgery for cervical myelopathy due to OPLL：a systematic review and meta-analysis. Ann Med Surg (Lond) 86：6653-6664, 2024

疼痛残存の発生率は51.7%および40.4%と報告されている[22]．術前JOAスコア低値は残存痛発生のリスク因子であり，そのほか上肢では長い罹病期間，下肢では年齢が残存痛発生のリスク因子として指摘されている．同様にOPLLにおける痛みの術後変化について，Takahataらは93例の手術症例の検討にて，痛みは術後に「大幅に改善」が18%，「ある程度改善」は42%，「改善なし」は34%と報告している[23]．**術前の疼痛症状の術後経過は必ずしも良好な改善でない場合もある**ことから，術前に丁寧な説明が必要である．

また同一術式であっても，頚椎症性脊髄症よりもOPLLで周術期合併症が多いことが報告されている．Morishitaらは頚椎OPLLまたは頚椎症性脊髄症に対して頚椎椎弓形成術が行われた計22,714症例のDPCデータベース解析にて，周術期の全身性合併症の発生率は9.1% vs 7.7%，p = 0.002であり，特に肺炎（0.5% vs 0.2%，p = 0.001）および嚥下障害（0.5% vs 0.2%，p = 0.004）が多かったと報告している[24]．さらに局所合併症率もOPLL群で高いだけでなく（麻痺：1.1% vs 0.6%，p = 0.006，髄液漏：0.4% vs 0.1%，p = 0.002），OPLL群では入院費用が約2,300ドル高かった．同様の検討が前方手術においてもなされている．Hashimotoらは頚椎OPLLまたは頚椎症性脊髄症に対して頚椎前方手術が行われた計1,434症例を解析し，周術期入院中合併症（再手術，髄液漏，C5麻痺，インプラント脱転，嗄声，上気道症状），退院後合併症（インプラント脱転，嗄声）はいずれもOPLLで有意に高率であったとしているが，JOAスコア改善率は同等であった[25]．つまり**OPLLでは疾患自体が手術に対してリスクが高い**ことを念頭において診療に当たるべきである．

手術後の骨化巣の増大について，まず椎弓形成術においては術後に骨化が増大しうることには注意が必要であり，Liuらは椎弓形成術を施行した患者において平均6.7年の観察期間で79%に前後径または長軸方向に2 mm以上の増大を認めたとしている[26]．一方で後方除圧固定術後はOPLL骨化巣は癒合し，かつ増大が抑制されること[27]から，骨化増大抑制には固定術のほうが有効であるといえよう．ただし後方除圧固定術では頚椎前弯の獲得も良好であるものの，椎弓形成術に比べてC5麻痺などの合併症が高率であることも知られており[28]，一概に固定術を選択すべきとは結論づけられない．また一般に後方手術においては，OPLLが大きい場合や前弯が小さい場合には除圧効果が不利となることが知られているが，それを解決するためにHiraiらは後方除圧固定術時に前弯をつける工夫を行い，良好な成績を報告している[29]．ただしこの方法は椎間孔狭窄の懸念も考えられ，施行に当たっては注意を要するものと思われる．

頚椎前方法の術式は椎体亜全摘（ACCF）を用いた骨化切除や骨化浮上の報告が多いが，近年骨化を菲薄化せずに椎体と一塊にしてスクリューにより前方にシフトさせ，その椎体自体も前方支持組織として用いるanterior cervical

22）Miyagi M, Inoue G, Yoshii T et al：Residual neuropathic pain in postoperative patients with cervical ossification of posterior longitudinal ligament. Clin Spine Surg 36：E277-E282, 2023

23）Takahata M, Masuda Y, Endo T et al：A patient and public involvement study to explore patient perspectives on the efficacy of treatments for pain and numbness derived from ossification of posterior longitudinal ligament of the spine. J Orthop Sci, 2024. doi：10.1016/j.jos.2024.05.004（online ahead of print）

24）Morishita S, Yoshii T, Inose H et al：Perioperative complications of laminoplasty in degenerative cervical myelopathy - a comparative study between ossification of posterior longitudinal ligament and cervical spondylotic myelopathy using a Nationwide Inpatient database. Global Spine J 13：1956-1963, 2023

25）Hashimoto M, Hirai T, Sakai K et al：Comparison of postoperative complications and outcomes in anterior cervical spine surgery：ossification of the posterior longitudinal ligament versus cervical spondylotic myelopathy. Clin Spine Surg 37：170-177, 2024

26）Liu WKT, Yuet Siu KH, Cheung JP et al：Radiographic characterization of OPLL progression in patients receiving laminoplasty with a minimum of two-years follow-up. Neurosurgical Rev 47：505, 2024

27）Inomata K, Suda K, Nakai K et al：P32. Morphological analysis of OPLL progression in cervical spinal cord injury cases treated with posterior fusion. N Am Spine Soc J 18：100436, 2024

28）Zhang Q, Guo R, Fang S et al：The clinical efficacy of laminectomy fusion fixation and posterior single open-door laminoplasty in the treatment of multilevel cervical ossification of the posterior longitudinal ligament（OPLL）：a retrospective study. BMC Surg 23：380, 2023

29）Hirai T, Yoshii T, Hashimoto J et al：Clinical characteristics of patients with ossification of the posterior longitudinal ligament and a high OP index：a multicenter cross-sectional study（JOSL Study）. J Clin Med 11：3694, 2022 controllable antedisplacement and fusion（ACAF）や vertebral body sliding osteotomy（VBSO）といった術式も報告されている．Wang らによる ACAF と ACCF 計 366 例を比較したメタ解析によると，ACAF は合併症が少なく（オッズ比（OR）：0.25，p＝0.000），髄液漏発生率も低い（OR：0.20，p＝0.000）としている[30]．本邦でも徐々に実施する施設が増えてきている印象であるが，骨化巣が椎間孔に及ぶ場合は適用が難しく，また前方移動させた椎体と椎体間ケージはそれぞれが遊離しているため前方支柱の再建は慎重に行わなければならないなど制約は少なくなく，実施に当たっては注意が必要である．これらを総合した手術の方針として，Cai らは鈎状突起の内側に収まる骨化は ACAF，鈎状突起を超える場合 K-line（＋）であれば椎弓形成術，K-line（－）で 2 椎体以内であれば ACCF，2 椎体を超えれば後方除圧固定という術式決定アルゴリズムを提唱し，良好な成績を報告している[31]．ただし母数が十分でなく比較対象もないことから，これをもってゴールデンスタンダードになるかはまだ決定できないが，理論上は妥当性はあると考えられる．

▎胸　椎

　胸椎は頚椎に比べて合併症発生率が高いことはこれまで多く報告されているが，特に胸椎 OPLL に対する手術は OLF に対する手術よりも発生率が高い．Morishita らは胸椎 OPLL，胸椎 OLF の計 2,660 例の DPC をスコアマッチングにて解析し，全身合併症は差はなかったものの，胸椎 OPLL は創部感染（6.0% vs 3.9%），髄液漏（1.5% vs 0.5%）などの局所合併症発生率（11.4% vs 7.7%）が高く，また輸血実施率（14.1 vs 9.4%），入院日数（42.2 日 vs 36.2 日），転院率（47.5% vs 33.5%）が高かったとしている[32]．

　胸椎 OPLL に対する術式はこれまで後方除圧固定術や後方進入前方除圧術が多く行われてきたが，近年では新しい術式も報告されている．Posterior thoracic antidisplacement and fusion surgery（PTAF）は，後方から進入し肋骨も切離して当該椎体を OPLL ごと前方に移動させることで脊柱管径を拡大する術式であり，Chen らは PTAF を施行した 5 例について，平均手術時間 158 分，出血量 460 mL，JOA スコア改善率 84.2% と良好な成績を報告しているが，髄液漏や instrument failure はそれぞれ 2 例ずつ生じている[33]．別の工夫として，Sun らは OPLL による前方圧迫に対して，直接除圧に加えて短縮術も行うことで脊髄にかかる張力を "de-tension" させ，脊髄への応力を減らす方法を報告した[34]．この術式は椎弓切除後に後弯頂点近くで脊髄を圧迫している 1 椎間の OPLL を椎体ごと楔状に切除し，後方を短縮させながら胸椎後弯を減弱させて固定することで脊髄の張力低下を図るものである．Sun らは 51 例に施行し，平均手術時間 237.4 分，出血量 1,104.9 mL，JOA スコア改善率 71.3% と報告した．合併症は髄液漏 58.8%，神経症状の一過性悪化 15.7%，

30）Wang M, Yang G, Zhou B et al：Anterior cervical controllable antedisplacement and fusion（ACAF）versus anterior cervical corpectomy and fusion（ACCF）for ossification of the cervical posterior longitudinal ligament（OPLL）in Chinese population：a systematic review and meta-analysis. Neurosurg Rev 47：783, 2024

31）Cai Z, Kang H, Quan L et al：Novel algorithm for surgical management of cervical ossification of posterior longitudinal ligament：a retrospective cohort study with 2-year follow-up. Orthop Surg, 2024. doi：10.1111/os.14293（online ahead of print）

32）Morishita S, Yoshii T, Inose H et al：Perioperative complications and cost of posterior decompression with fusion in thoracic spine for ossification of the posterior longitudinal ligament and ossification of the ligamentum flavum - a comparative study using a national inpatient database. BMC Musculoskeletal Disorders 25：513, 2024

33）Chen G, Chen Z, Li W et al：Posterior thoracic antidisplacement and fusion surgery for a special type of ossification of the posterior longitudinal ligament in the thoracic spine：indications and preliminary clinical results of 2-year follow-up. World Neurosurg 189：e932-e940, 2024

34）Sun C, Chen Z, Chen G et al：A new "de-tension"-guided surgical strategy for multilevel ossification of posterior longitudinal ligament in thoracic spine：a prospective observational study with at least 3-year follow-up. Spine J 22：1388-1398, 2022

永続的麻痺5.9%としている．これらの新しい術式はこれまでの骨化巣の直接的除圧という考えから派生させた工夫のある発想であるものの，現時点では必ずしも安全で既存の術式を置き換えるものとは言い切れないかもしれない．

　胸椎OLFに対しては椎弓切除術に必要に応じて後方固定を追加するのが一般的である．Duらは胸椎OLFをCT矢状断にてbeak typeとround typeに分類し，beak typeは術後の改善が乏しかったと報告している[35]．また手術に当たり硬膜骨化の有無は重要となるが，Zhaoらは胸椎OLFにおける硬膜骨化の発生率は35％と報告し，Sato classificationにおけるtuberous typeと9°以上の局所後弯が硬膜骨化の危険因子としている[36]．硬膜骨化を有するOLFに対する術式の工夫として，Panらはzoning laminoplastyという工夫を報告している[37]．これは，まずfirst safe zoneとして当該黄色靱帯を挟む上下の椎弓の上部1/3をドリルにて切除し，そこからスパーテルを当該椎弓前面の両側に入れることで硬膜両外側で癒着のないsecond safe zoneを同定する．骨化巣の頭尾辺縁であるtransition zoneとsecond safe zoneをそれぞれ横方向，縦方向に掘削することで中央に島状に残った骨化巣を牽引しながら切離するというものである．硬膜骨化巣の切離の必要性については賛否あると思われるが，系統だった術式手順は効率的かつ合併症の低減に寄与すると考える．

35) Du P, Ma L, Ding W：The influence of ossification morphology on surgery outcomes in patients with thoracic ossification of ligamentum flavum（TOLF）. J Orthop Surg Res 17：229, 2022
36) Zhao Y, Xiang Q, Jiang S et al：Incidence and risk factors of dural ossification in patients with thoracic ossification of the ligamentum flavum. J Neurosurg Spine 38：131-138, 2023
37) Pan Q, Zhu Y, Zhang Z et al：Novel therapeutic strategy in the treatment of ossification of the ligamentum flavum associated with dural ossification. Eur Spine J 32：1068-1076, 2023

I章 脊椎
1 頚・胸椎

1-3. 頚椎症性脊髄症に対する手術法

大島 寧
東京大学大学院医学系研究科 整形外科学

最近の研究動向とガイドライン

- 頚椎矢状面バランスについての報告は出尽くした感があり，注目すべき論文は少なかった．
- 人工椎間板手術における長期成績の多くは神経根症や椎間板ヘルニアに対してのものであり，頚髄症に限定した報告はまだ少ない．今のところ前方固定術と比較してわずかによいかどうかというところであり，患者背景を揃えた報告が今後出てくるものと予想される．
- 頚髄症に対する内視鏡手術の報告はまだ少ないものの，今後増加する可能性がある．
- 2020年に「頚椎症性脊髄症診療ガイドライン」の改訂第3版が出されているが，この2年では改訂はなかった．

術式比較

前回の本レビューで紹介しているが，2椎間以上の頚椎症性脊髄症に対する前方除圧固定術と後方手術（椎弓形成術あるいは後方除圧固定術（LF））を比較した論文が2021年にJAMA誌に掲載されている．北米15施設で実施したランダム化比較試験（RCT）であり，手術アウトカムは術前後とも同等であり，合併症は前方48% vs 後方24%で前方に有意に多く（p = 0.002），その多くは嚥下障害であったが，逆に30日以内の再入院は前方0% vs 後方7%と後方のほうが多かった．それに比してこの2年では目立った報告はなかったが，いくつかお示しする．3椎間あるいは4椎間の頚椎症性脊髄症患者153人に対して multiple anterior cervical discectomy and fusion（ACDF）とLFを比較した単施設からの報告があり，ACDFのほうがLFより年齢が若く後弯患者が多いという患者背景であった．術後の neck disability index（NDI）および頚部痛の改善率はACDFのほうがよかった[1]．

C5麻痺は後方手術に多いという既報があるが，それを裏付けるRCTが出た[2]．北米からの多施設研究であり，前方手術が132例，後方手術が151例（椎弓形成術28例を含む）であった．C5麻痺の頻度は前方3.03% vs 後方11.26%であり，有意に後方手術のほうが多かった．米国では後方手術といえ

1) Lambrechts MJ, Brush PL, Lee Y et al：Patient-reported outcomes following anterior and posterior surgical approaches for multilevel cervical myelopathy. Spine (Phila Pa 1976) 48：526-533, 2023
2) Bak AB, Moghaddamjou A, Alvi M et al：Postoperative C5 palsy after anterior or posterior decompression for degenerative cervical myelopathy：a subgroup analysis of the multicenter, prospective, randomized, phase III, CSM-Protect clinical trial. Spine (Phila Pa 1976) 49：1410-1416, 2024

ば固定術をすることが多く，今回も椎弓形成術とLFが混在しているが，**C5麻痺は後方手術に多いというのは過去の報告に矛盾しない結果であった．**

椎弓形成術とLFの比較も過去に多くの報告があるが，米国からのメタ解析が追加された[3]．22論文が対象で，そのうち1論文がRCTであった．結果として椎弓形成術1,025人とLF 1,103人が含まれた．結果として，手術時間，出血量，全体的な合併症率，C5麻痺の頻度，NDIなど，椎弓形成術のほうが優れているという結果であった．椎弓形成術とLFとのコストを比較した米国からの報告では，インプラント代を含む場合，あるいは除外して計算した場合の両方において，椎弓形成術のほうがコストが少ないという報告であった[4]．同じく北米からの報告で，頚椎術後の仕事復帰について調べたものがある．術前に仕事をしていた68人の内訳は，ACDFが27人，椎弓形成術が12人，LFが29人であった．12ヵ月以内に仕事復帰をすることができたのは45人（66％）であり，中央値はACDFが3ヵ月，椎弓形成術が1ヵ月，LFが6ヵ月であった．術後1年で1/3が仕事復帰していないということに驚くが，いずれにしろ椎弓形成術が早く仕事に復帰できるということが示された[5]．椎弓形成術は術後の頚部痛がLFと変わらないという報告も多く，**最近では米国から椎弓形成術を支持するような報告も増えているようである．**とはいえ，本邦に比べて米国では前方手術あるいはLFの頻度が圧倒的に高いことは言うまでもない．

▶ 前方手術

2000年以降にpublishされた論文をまとめた4椎間の前方除圧固定術のシステマティックレビューによると，中国からの報告が35.5％，米国からが28.6％であった．脊髄症はそのうち46.9％（神経根症が26.9％）だった．メタ解析によると，合併症は全体で16.2％であり，個別では嚥下障害4.5％，血腫1.5％，嗄声0.20％，C5麻痺0.17％であった．骨癒合率は41.3〜94％と報告によってばらつきがみられた[6]．また，10,615例の前方手術の合併症をまとめた中国の単一施設から報告があり，後咽頭間隙血腫の頻度は17例（0.17％）であり，術後平均8.5時間（25および75パーセンタイルはそれぞれ4時間，24時間）で起こっていた．そのうち2例に緊急挿管，1例に気管切開を要し，死亡は1例だった[7]．同様に，データベースを用いた米国からの報告で，頚椎前方の再手術症例における早期の合併症を調べたものがある[8]．109人中7人（6.9％）において嚥下障害および嗄声がみられ，多くは3ヵ月以内に改善していた一方で，1人は長期間経過しても改善していなかった．隣接椎間障害をまとめたメタ解析によると，X線画像上の評価では30％に，臨床的に問題となるものでは11％に生じていた．発育性狭窄，高齢，術前から隣接椎間に変性あり，術後の前弯減少，などがそのリスク因子として同定された[9]．

3) Daher M, Nassar JE, McDonald CL et al：Laminoplasty versus laminectomy and posterior fusion for cervical myelopathy：a meta-analysis of radiographic and clinical outcomes. Spine（Phila Pa 1976）49：1311-1321, 2024

4) Chua T, Lim PL, Hershman SH et al：Cervical laminoplasty versus laminectomy and fusion：a comprehensive time-driven activity-based cost analysis. Spine（Phila Pa 1976）49：1555-1560, 2024

5) Miranda SP, Whitmore RG, Kanter A et al：Patients may return to work sooner after laminoplasty：occupational outcomes of the Cervical Spondylotic Myelopathy Surgical Trial. Neurosurgery, 2024. doi：10.1227/neu.0000000000003048（online ahead of print）

6) Arnautovic A, Mijares J, Begagić E et al：Four-level ACDF surgical series 2000-2022：a systematic review of clinical and radiological outcomes and complications. Br J Neurosurg, 2024. doi：10.1080/02688697.2024.2337020（online ahead of print）

7) Qu R, Jin J, Wang X et al：The incidence, clinical features and risk factors for post-operative retropharyngeal hematoma and related dyspnea following anterior cervical discectomy and fusion：a single-center study of 10,615 patients. Spine J 24：2264-2272, 2024

8) Laskay NMB, Yang LC, Estevez-Ordonez D et al：Early voice and swallowing disturbance incidence and risk factors after revision anterior cervical discectomy and fusion using a multidisciplinary surgical approach：a retrospective cohort evaluation of a prospective database. Neurosurgery 94：444-453, 2024

9) Zhu Q, Li N, Ding Y et al：Incidence of adjacent segment degeneration and its associated risk factors following anterior cervical discectomy and fusion：a meta-analysis. World Neurosurg 183：e153-e172, 2024

14　Ⅰ章　脊椎

手技的なものでは，韓国からの vertebral body sliding osteotomy（VBSO）についての報告が続いている．主に後縦靱帯骨化症（OPLL）でされることが多いが，Lee らは VBSO 38 例，ACDF 62 例，anterior cervical corpectomy and fusion（ACCF）28 例との間で比較した．再手術の少なさ，術後半年における骨癒合率，術後 5 年時における前弯角の維持において VBSO が最も優れていた．術後 5 年時における骨癒合率，JOA スコア，NDI，頚部痛などは同等であった．以上より，VBSO が最も優れていると結論づけているが，患者の割り振りなどが不明であり，バイアスがかかっている可能性があることに注意が必要であろう[10]．少し変わったものとして，skip corpectomy というものがある．多椎間病変に対して C4 と C6 の corpectomy を行い，C3/7 にプレートを当てるものである．Multiple ACDF では対処しづらいような OPLL が対象となりそうだが，実際には頚椎症に対しても行っているようである．この論文は 48 人に対して平均 14.6 年の follow-up をしていて，頚椎前弯は長期にわたって維持されており，インプラントの異常はなく全員で骨癒合が得られていた[11]．

▶人工椎間板

本邦でも人工椎間板手術が普及しつつあるが，欧米では 10 年以上の長期成績が報告されており，前方除圧固定術との比較ではおおむね同等からやや優れているものが多かった．ただ，**ほとんどは頚椎椎間板症あるいは神経根症についてのものであり，頚髄症に限っている報告は少ない**．2011～2021 年において頚椎前方手術を受けた 43 万人強をまとめた報告によれば，この期間中に ACDF が 404,195 人，人工椎間板手術（cervical disc arthroplasty：CDA）が 29,465 人であった．ACDF は数としては圧倒的に多いものの 2014 年以降頭打ちになっている一方で，CDA は年々増加して 2019 年の時点で 2011 年の 6 倍を超え，その後はプラトーに達していた．全体的な合併症率は ACDF vs CDA で 12.20％ vs 8.77％，再手術率は 4.96％ vs 3.35％，嚥下障害は 3.70％ vs 2.98％であり，CDA を支持する結果になっている[12]．Michigan Spine Surgery Improvement Collaborative Database からの報告では，2 椎間までの ACDF と CDA を 4：1 でマッチングして比較している（ACDF 2,208 例 vs CDA 552 例）．傾向として CDA のほうが若い人が多く，ACDF のほうが脊髄症の人の割合が高い（ACDF 30％ vs CDA 25％）というものであった．術後 2 年のアウトカムはほぼ同等であった．一般に CDA のほうが適応が厳しいとされているため単純な比較をすることが難しいとされており，患者選択に影響している可能性があると述べている[13]．

10) Lee DH, Park S, Lee CS et al：Vertebral body sliding osteotomy as a surgical strategy for the treatment of cervical myelopathy：outcomes at minimum five years follow-up. Spine（Phila Pa 1976）48：600-609, 2023

11) Sarigul B, Ogrenci A, Yilmaz M et al："Skip" corpectomy technique in multilevel cervical spondylotic myelopathy and ossified posterior longitudinal ligament：outcomes with over 10-years follow-up. Br J Neurosurg 14：1-5, 2023

12) Singh M, Balmaceno-Criss M, Anderson G et al：Anterior cervical discectomy and fusion versus cervical disc arthroplasty：an epidemiological review of 433,660 surgical patients from 2011 to 2021. Spine J 24：1342-1351, 2024

13) Miller AK, Zakko P, Park DK et al：Cervical disc arthroplasty versus anterior cervical discectomy and fusion：an analysis of the Michigan Spine Surgery Improvement Collaborative Database. Spine J 24：791-799, 2024

椎弓形成術

ご存じの通り椎弓形成術についての論文は本邦から大量に出ているが，最近では過去にどこかで読んだような論文が中国などから多数出ているようである．そういう意味ではあまり紹介するものもないのだが，術前の可動域が術後成績に与える影響についての論文が出ている．例えば，術前の頚椎前屈可動域が大きいと術後の sagittal imbalance を生じるというものや[14]，術前の頚椎後屈可動域が小さいと術後に後弯傾向を示すというものなどである[15]．これまでに頚椎アライメントと椎弓形成術についての報告が多数あり，すでに出尽くした感がある中での報告であるが，その意義については現時点ではわからない．

ところで，術前に頚部痛があると固定術が勧められる傾向にあるが，除圧術でも頚部痛が改善するという報告を紹介する．米国からのもので，椎弓形成術を受けた患者における術前の頚部痛が中等度（VAS 4〜6）あるいは重度（VAS 7〜10）であっても，術後にそれぞれ3.1 および5.6 の改善が得られたとしている[16]．頚部痛の原因として，椎間板，椎間関節，筋肉，脊髄症，神経根症など多くの要素が関与していると考えられているが，除圧により頚部痛が改善しうることを示した論文である．もちろん頚部痛の原因が明らかである場合には固定術を行うほうがよいと思われるが，術前に頚部痛が強いからといって全例固定術をするのは問題かもしれない．さらに，頚髄症患者の術前腰痛を調べた報告がある．頚椎手術患者の67％が術前に腰痛を呈しており，頚椎術後に約半数が30％以上の改善を示した[17]．こちらもメカニズムに不明な点が残るが，JOA スコアの改善率と腰痛改善の程度に関係性があったことから，腰痛に脊髄症がある程度関与している可能性があると考察されている．

平山病

平山病の治療としては固定術あるいは duraplasty（+ laminoplasty）が選択されることもあり，一定の見解が得られていないが，固定術についての報告が多いようである．ここでは平山病についての論文を2つ紹介する．1つはメタ解析で，23論文から70人の患者が含まれており，平均年齢21.2歳，男性が91％，平均罹病期間が43ヵ月であった．84.3％の患者において改善が得られ，除圧なしによる固定術のみを行った群が除圧術（固定併用を含む）の群に比して成績が良好であった．その他，20歳未満，前方手術（vs 後方あるいは前後方）の群で成績が良好であった[18]．ただし，サンプルサイズが十分とはいえず，解釈には注意を要する．もう1つは中国の1施設から15例をまとめた報告であり，前方固定術が行われた．2椎間が13例，3椎間が2例であり，C4/5 あるいは C5/6 を含む症例が80％だった．手の震えは完全ではないもの

14) Liu C, Wang W, Li X et al：The preservation of cervical flexibility helps maintain cervical sagittal alignment after laminoplasty. Spine J 24：2058-2065, 2024

15) Ren HL, Shen X, Ding RT et al：Preoperative range of motion in extension may influence postoperative cervical kyphosis after laminoplasty. Spine（Phila Pa 1976）48：1308-1316, 2023

16) Pinter ZW, Mikula AL, Reed R et al：Is severe neck pain a contraindication to performing laminoplasty in patients with cervical spondylotic myelopathy？ Clin Spine Surg 36：127-133, 2023

17) Nakarai H, Kato S, Hirao Y et al：Coexisting lower back pain in patients with cervical myelopathy. Clin Spine Surg 37：E257-E263, 2024

18) Pennington Z, Lakomkin N, Michalopoulos GD et al：Surgical management of Hirayama disease（monomelic amyotrophy）：systematic review and meta-analysis of patient-level data. World Neurosurg 172：e278-e290, 2023

の改善していた一方で，筋委縮はあまり回復しなかった[19]．診断が難しい疾患であるが，早めの対応が必要なのは言うまでもない．

内視鏡手術

　過去に和歌山県立医科大学および筆者らがtubular retractorを用いた椎弓切除術の有用性を報告しているが，インドからも220例における報告があった．42例で止血にやや苦労し，4例で小さな硬膜損傷があったが，すべて鏡視下に対処することができた．C5麻痺が8例にみられたが，すべて改善した[20]．頚椎は筋層からの出血が多いので，十分な止血が必要ということであろう．近年は腰椎におけるbiportal techniqueの報告がアジア諸国から盛んに行われているが，2020年頃から頚髄症についての報告も散見されている．リスクの問題から腰椎病変あるいは頚部神経根症における報告に比べるとまだ少ないが，unilateral biportal endoscopy（UBE）とACDFを比較した131例のRCTが報告された[21]．ただし，頚椎症性脊髄症ではなく椎間板ヘルニアによる神経症状がある患者が対象となっており，脊髄症と神経根症が混在していることに注意が必要である．どちらも2椎間までの症例であり，手術時間はACDFが，出血量はUBEが有意に少なかった．術前後のJOAスコア，NDI，痛みなどのアウトカムは両者に優劣はなかった．ACDFでは術後に頚部痛あるいは上肢痛がみられた症例があったのに対し，UBEでは上肢しびれを生じた症例があった（有意差なし）．UBEが非常に盛んな韓国では，ミニプレートによる椎弓形成術をUBE下に行っている施設もあるようである[22]．鏡視下に椎弓切除をするのではなくインプラントを入れるメリットがあるのかどうかは不明であり，現時点では適用を慎重に検討するのがよいだろう．

その他

　腹臥位手術では鼠径部の圧迫による血流障害などに注意を要するが，頚椎後方手術における深部静脈血栓症（DVT）のリスクを示した報告がなされた[23]．頚椎手術を受けた340人中50人（14.7％）に術後DVTがみられ，仰臥位手術では3.9％だったのに対して腹臥位手術では21.6％と有意に高頻度だった．多変量解析の結果，年齢（63.5歳以上），出血量（303 mL以上），腹臥位手術（オッズ比（OR）：9.3）がリスク因子として同定された．腸骨部に当てるクッションが血管を圧迫していないか注意を要するとしている．

　頚椎手術における硬膜損傷の影響をまとめた報告は少なく，術後1年以上経過した時点でのアウトカムを調べたものはほとんどなかったが，この論文では頚椎手術を受けた2,704人における硬膜損傷が術後成績に与えうる影響を調べている[24]．硬膜損傷は97例（3.6％）でみられ，固定術，上位頚椎手術，OPLLなどで有意に多く生じていた．周術期合併症として術後創部感染症や麻痺の頻

19) Liu H, Zhang Z, Li S et al：Clinical outcomes of anterior cervical decompression and fusion therapy for patients with Hirayama disease. World Neurosurg 186：e75-e80, 2024

20) Sharma M, Yadav N, Ratre S et al：Endoscopic posterior approach for cervical myelopathy and radiculopathy using tubular retractor：our experience, surgical technique, and literature review. World Neurosurg 190：e622-e636, 2024

21) Peng W, Chu R, Cui W et al：Unilateral biportal endoscopic decompression versus anterior cervical decompression and fusion for unilateral cervical radiculopathy or co-existing cervical myelopathy：a prospective, randomized, controlled, noninferiority trial. BMC Musculoskelet Disord 25：582, 2024

22) Kim JY, Heo DH：Biportal endoscopic cervical open-door laminoplasty to treat cervical spondylotic myelopathy. Acta Neurochir（Wien）166：182, 2024

23) Wang Y, Chen X, Wu Q et al：Prone position increases the risk of postoperative deep vein thrombosis in cervical spine surgery by limiting venous return in the lower limbs. Spine（Phila Pa 1976）49：1154-1161, 2024

24) Oshima Y, Nakamoto H, Doi T et al：Impact of incidental dural tears on postoperative outcomes in patients undergoing cervical spine surgery：a multicenter retrospective cohort study. Spine J. 2024. doi：10.1016/j.spinee.2024.09.020（online ahead of print）

度が高く，小脳出血が1例に起きていた．硬膜損傷の有無は術後1年のアウトカムには影響しておらず，周術期にしっかり対応すれば大きな問題にはならないことが示されていた．

糖尿病と脊椎手術成績についての報告は過去に複数あったが，高脂血症が頚椎の固定術に与える影響を調べた論文が同一施設から2本発表された[25, 26]．合併症率に与える影響については前方手術と後方手術で一貫性がなく今後の検討が必要であるが，OPLLにおいて肥満や高脂血症などが注目されており，代謝疾患と頚髄症との関係についてさらなる報告を待ちたい．

25) Okada R, Son SM, Fresquez Z et al：Association of hyperlipidemia with perioperative complications in posterior cervical spine fusion：a comparative retrospective study. Clin Spine Surg 36：E457-E463, 2023

26) Son SM, Okada R, Fresquez Z et al：The effect of hyperlipidemia as a risk factor on postoperative complications in patients undergoing anterior cervical discectomy and fusion. Clin Spine Surg 36：E530-E535, 2023

I章 脊椎
1 頚・胸椎

1-4. 後頭骨・上位頚椎疾患の治療

大内田 隼, 中島宏彰
名古屋大学大学院医学系研究科 整形外科学

最近の研究動向とガイドライン

- 環軸椎回旋位固定（atlanto-axial rotatory fixation：AARF）の治療では，早期治療開始の重要性が強調されている．小児では保存的治療が有効であるが，成人や慢性期の症例では手術治療が必要となる割合が高い．
- 関節リウマチ（rheumatoid arthritis：RA）患者の頚椎病変に対する手術件数は，DMARDsなどの内科的治療の進歩により減少傾向にある．周術期のRA治療薬管理や合併症に注意が必要である．
- ダウン症候群における環軸椎脱臼（axial atlantoaxial dislocation：AAD）のスクリーニングでは，定期的な頚椎X線撮影よりも病歴聴取と身体診察が重要である．症状のある患者に対しては段階的な画像検査が推奨される．
- Klippel-Feil症候群やEhlers-Danlos症候群など，症候群に関連するAADでは，症例ごとの解剖学的特徴や合併症リスクを考慮した治療アプローチが必要である．
- 上位頚椎の固定術において，患者の解剖学的変異（high-riding VAなど）に応じたインプラント設置の工夫が重要であり，術前の詳細な画像評価と適切な固定方法の選択が不可欠である．
- C1-2固定術におけるスクリュー挿入法は，Magerl法とGoel-Harms法が広く用いられている．近年では，術中CTナビゲーションやロボット支援下手術の導入により，スクリュー挿入精度の向上が報告されている．

環軸椎回旋位固定（atlanto-axial rotatory fixation：AARF）の治療

　AARFは小児に生じやすい病態であり，保存加療で治癒する症例が多い一方，発症から長期間経過すると難治となる場合もある．Yeungら[1]は独自の牽引療法のプロトコルを施行した43例のAARFの症例集積において，X線画像所見ならびに長期臨床成績を調査した．この研究では発症から治療までの期間は平均12.1週であり，入院期間は平均17.6日，経過観察期間は平均8.5年であった．入院下で，患者の年齢，体重を考慮した牽引重量の増量スケジュールにより体重の1/3まで牽引重量を増やすプロトコルを施行し，X線

1) Yeung CY, Feng CK：Halter traction for the treatment of atlantoaxial rotatory fixation. J Bone Joint Surg Am 104：229-238, 2022

開口位正面像により環軸椎間対称性を評価した．X線での環軸椎間対称性の基準に満たないものは牽引が施行された結果，再発は1例（2.3％）のみで，手術治療を要した症例はなかった．

川崎病は乳幼児に発症する急性熱性疾患であるが，しばしばAARFの合併が報告されている．その臨床的特徴や経過は不明な点が多かったが，Michihataら[2]は本邦のDiagnosis Procedure Combination（DPC）データベースを用いて川崎病患者におけるAARFの特徴を調査した．71,913例の川崎病患者が特定され，そのうち166人がAARFを合併していた．多変量解析によりAARFを発症した患者は，そうでない患者に比べて年齢が高く（オッズ比（OR）：1.24，95％信頼区間（CI）：1.19〜1.29），低体重（OR：0.89，95％CI：0.82〜0.96），非定型な発症様式（OR：1.95，95％CI：1.12〜3.40）と関連していた．

成人におけるAARFは外傷に引き続き発症する．成人におけるAARFの治療時期と成績に関する報告は少ない．Katsuyamaら[3]は成人AARF 30例の症例シリーズの報告と過去の文献レビューを行った．早期発見例（受傷より診断まで1ヵ月未満）は保存加療により良好な結果を示す一方で，1ヵ月以上経過している症例では全例手術加療となっていることを報告している．Zafarshamspourら[4]は成人のAARFに関する61編の文献レビューを行った．このレビューでは発症から1週間以内に診断された急性期群とそれ以降の慢性期群に分けられ，慢性期群では42％の症例で非手術的に整復不能であり患者の84％で外科的治療が行われた．慢性期群では急性期群に比較して整復不能例が6.1倍多く（95％CI：1.9〜19.7），固定手術が11.5倍多く（95％CI：3.6〜36.5）実施されていた．患者は保存的治療で良好な結果が得られる可能性が高いが，慢性期に診断された患者は保存的治療で改善する可能性は低く，外科的治療が必要になることが多い．

AARFの診断と治療のエビデンスは，近年大きな方針の変化は見当たらないが，**小児における早期治療開始の重要性や発症早期における牽引治療など非手術療法の有効性が示される傾向は一貫している．一方で，成人例は外傷に併発する症例が多く，手術加療が必要となる場合が多い**．

▶ 環軸椎脱臼（axial atlantoaxial dislocation：AAD）に対する治療

AADは第1頸椎（環椎）と第2頸椎（軸椎）の異常な配列を指す病態である．AADの病態の中心は環軸椎の不安定性であり，通常は進行性であるため手術加療が行われることが多い．進行すると軸椎歯突起が上方に移動し，脊髄を圧迫する可能性があるため，早期に正確に診断して治療方針を決定することが重要である．

2) Michihata N, Suzuki T, Honda A et al：Clinical features of Kawasaki disease with atlantoaxial rotatory fixation. Pediatr Infect Dis J 41：626-630, 2022

3) Katsuyama Y, Okuda Y, Kanamura H et al：Management of adult atlantoaxial rotatory fixation：case series with literature review. Iowa Orthop J 43：96-105, 2023

4) Zafarshamspour S, Lesha E, Cecia A et al：Traumatic atlantoaxial rotatory fixation in adults：a systematic review of published cases. Neurosurg Rev 47：90, 2024

Shら[5]は393人のプレートとスクリューで環軸椎固定術を行ったAAD患者の文献レビューを行い，平均73ヵ月（6〜155ヵ月）の経過観察期間において再発やインプラント合併症により再手術例はなかったと報告した．Michelら[6]は上位頸椎の不安定性に関する包括的な文献レビューを行い，特に引用の多い100編の文献を調査している．このレビューではコンピュータ断層撮影（CT）や磁気共鳴画像法（MRI）などの新しい技術の活用を取り入れた近年の画像診断の報告の傾向を示す一方で，外科治療技術を中心にいまだ質の高いエビデンスが不足していることを指摘した．**AADを併発する疾患は年齢を問わず非常に多様であり，病態ごとに細分化されたより質の高い研究が必要である．**

関節リウマチ（rheumatoid arthritis：RA）の頸椎病変に対する外科的治療の変化

頸椎病変はRAに頻発する病態である．RAでは自己抗体が関節の滑膜に浸潤し，強固な炎症反応を引き起こす．その結果，頭蓋骨頸椎移行部の関節軟骨や靱帯を破壊され，骨膜を侵食されてパンヌスが形成され，脊髄圧迫を引き起こす可能性がある[7]．「関節リウマチ診療ガイドライン2024」[8]では，神経症状が重症になる前，また環軸椎の不安定性が整復可能な時期に手術を行うことが推奨されている．

Perez-Romanら[9]は米国におけるRA患者の頸椎手術の傾向を全患者（非RA患者）と比較した．1998〜2021年にかけて，非RA患者の頸椎固定術は増加する一方で，RA患者の割合は有意に減少した（変化 - 0.13件/年, p = 0.01）．さらに，ロジスティック回帰分析では，RA患者が前方固定を受ける割合は非RA患者より低いと報告した（OR：0.655, 95% CI：- 0.4504〜- 0.3972, p < 0.0001）．この傾向はDMARDs（disease modifying anti-rheumatic drugs；疾患修飾性抗リウマチ薬）や他のRA治療薬の使用量の増加と一致しており，RAの内科的治療の進歩によるものと考えられた．

周術期におけるRA治療薬の休薬については，基本的には必須とまではいえないが，「関節リウマチ診療ガイドライン2024」で生物学的製剤（bDMARD）については休薬が推奨されている．一方で，休薬期間に関しては意見が一致していないとされている．**DMARDsの進歩はRA患者の手術リスクを低減する一方で，周術期でも多くの薬剤は休薬を必要としない傾向にある．**生物学的製剤の使用による周術期合併症リスク増加にけ留意が必要であるかもしれない．

ダウン症候群におけるAAD

ダウン症候群におけるAADに対する包括的なレビュー[10]では，無症候性のAADに対して定期的な頸椎X線検査をスクリーニングに使用すべきでは

5) Shah A, Vutha R, Prasad A et al：Central or axial atlantoaxial dislocation and craniovertebral junction alterations：a review of 393 patients treated over 12 years. Neurosurgical Focus 54：E13, 2023

6) Michel C, Dijanic C, Abdelmalek G et al：Upper cervical spine instability systematic review：a bibliometric analysis of the 100 most influential publications. J Spine Surg 8：266-275, 2022

7) Weyand CM, Goronzy JJ：Immunometabolism in early and late stages of rheumatoid arthritis. Nat Rev Rheumatol 13：291-301, 2017

8) 日本リウマチ学会 編：関節リウマチ診療ガイドライン2020. 診断と治療社, 2024

9) Perez-Roman RJ, Govindarajan V, Levi DJ et al：The declining incidence of cervical spine surgery in patients with rheumatoid arthritis：a single-surgeon series and literature review. J Neurosurg Spine 37：350-356, 2022

10) Bull MJ, Trotter T, Santoro SL et al：Health supervision for children and adolescents with Down syndrome. Pediatrics 149：e2022057010, 2022

なく，病歴聴取と身体所見での頚髄症のスクリーニングを行うことが望ましいとしている．一方で2年に1度は麻酔，外科手術，またはX線撮影の際に生じる環軸椎不安定性悪化のリスクについて保護者に説明すべきであると述べられている．頚部痛や神経症状の訴えのある患者では，まず中間位でのX線検査を行い，異常が認められなければ機能撮影の施行が推奨されている．

▶ Klippel-Feil 症候群における AAD

Klippel-Feil 症候群では，第1頚椎と後頭骨の癒合および第2，3頚椎の癒合を伴う"サンドイッチ"型癒合がみられる場合がある．この亜型をもつ患者は，環軸関節亜脱臼を発症するリスクが特に高いとされる．Xuら[11]は，サンドイッチ型 AAD と診断された253人と同数の非サンドイッチ型 AAD の特徴や経過の比較を行った．この研究では，サンドイッチ型 AAD では脊髄症を発症する可能性が高く（87.4% vs 74.7%，$p < 0.001$），I型キアリ奇形（20.9% vs 1.2%，$p < 0.001$）および脊髄空洞症（21.3% vs 1.6%，$p < 0.001$）を合併する率が高かった．手術では経口的な病変部の剥離の施行やサルベージ手術が行われた割合も多く，**症候群に併発する AAD では手術手技の工夫や病態に応じた合併症予防が重要である．**

▶ Ehlers-Danlos 症候群（EDS）患者における頭蓋頚椎不安定性（cranio cervical instability：CCI）の診断と治療

EDS では靭帯の弛緩により頚椎の過可動性が生じるが，EDS の過可動性と真の不安定性を区別する明確な基準はなく，慎重に手術の適応を判断すべきである．Maoら[12]は EDS に関する文献レビューを行った．EDS の頭蓋骨頚椎間の不安定性の診断では，頭蓋軸角（CXA；斜台と歯突起後面のなす角），基底軸椎間距離（BAI；basion 先端と歯突起後面の距離），pB-C2（前頭骨から後下頚椎 C2 までを結んだ線と，前頭骨底の硬膜縁の垂直線との間隔）などX線画像での指標が用いられる．また，頚椎屈曲伸展，回旋位での MRI や CT など動的画像診断の有用性も報告されている．

治療の第一選択は頚椎装具と理学療法を用いた保存的治療である．症状の改善がみられるかどうかを確かめるために，4～6週間の頚椎固定装具の試験的装着を行う場合もある．症状の進行や保存的治療による症状の改善がみられない場合は，外科的介入の適応であり，頭蓋骨頚椎固定術は EDS のような過剰可動性をもつ患者において隣接椎体障害のリスクが高まることに留意すべきである．EDS における CCI でも後頭頚椎固定術による症状改善が報告されているが，これらの報告に含まれる症例数は少なく，**実際の EDS における CCI に対する手術適応の基準や外科治療の効果を示す質の高いエビデンスは限られて**

11) Xu N, Tian Y, Yue L et al：Clinical and surgical characteristics of patients with atlantoaxial dislocation in the setting of sandwich fusion：a case-control analysis of over 500 patients with mid-term to long-term follow-up. J Bone Joint Surg Am 105：771-778, 2023

12) Mao G, Kopparapu S, Jin Y et al：Cranio-cervical instability in patients with Ehlers-Danlos syndrome：controversies in diagnosis and management. Spine J 22：1944-1952, 2022

いる．EDSにおけるCCIの確実な診断・治療ガイドライン作成のために，大規模な前向き研究によるデータ蓄積が必要である．

▶ 後頭骨頚椎固定の周術期合併症

Zileliら[13]は後頭骨頚椎固定を行った患者128例における平均63ヵ月の調査において，52%の患者に何らかの合併症が認められたことを報告している．最も多かったのはインプラント関連の合併症（32%）であるが，全身合併症も11.7%に認めていた．術後早期（1ヵ月以内）に6例の死亡例も認めており，上位頚椎の固定手術には他の部位の脊椎に比べ重篤な合併症が生じるリスクも高いことから，**後頭骨や上位頚椎手術の手術期では術後のモニタリングや全身管理に注意が必要である**．

▶ 上位頚椎の疾患別の解剖学的変異に対するインプラント設置の工夫

後頭骨・上位頚椎に対する固定術は，脳神経や脊髄の圧迫や関節不安定性をもつ病態に対して行われる．この部位の解剖では，特に第2頚椎骨内の椎骨動脈の走行が内背側に偏位しておりC2椎弓根スクリュー設置が困難な，いわゆる"high-riding VA"の存在が問題になることが多い．さらに併存疾患をもつ患者では，解剖学的構造が変化しインプラント設置が困難である症例も多い．**頭蓋頚椎移行部や上位頚椎を固定範囲に含む脊椎手術では椎骨動脈の術前画像評価は必須であり，患者の解剖学的リスクに応じて慎重に固定方法を計画する必要がある**．

Klippel-Feil症候群では第2頚椎の椎弓根が細くスクリューの挿入が困難である場合がある．Duら[14]は第2，3頚椎が癒合したKlippel-Feil症候群において，第2頚椎の椎弓根スクリューを"medial sliding technique"を用いた第3頚椎への椎弓根スクリュー挿入で代替する方法を報告している．この方法は第3頚椎の横突起と第2頚椎峡部の外側縁をスクリュー挿入点の解剖学的指標にする方法で，術後CTにおいて96.7%が安全域と診断された．

頭蓋底陥入症（basilar invagination：BI）は解剖学的奇形を伴うことが多く，しばしば精確なスクリュー挿入が困難である．Jianら[15]はBIにおける大後頭孔の異常な傾斜を初めて詳細に分析し，過度な大後頭孔の傾斜の主な原因は，斜台の低形成と環椎後弓の後頭骨化であるとしている．Zhouら[16]が調査した91例174本のフリーハンドテクニックでのC2椎弓根スクリュー挿入精度（2mm未満の皮質穿破）は23.6%であり，多変量解析では，側方環軸関節面の矢状面での角度が15°以上，冠状面で20°以上，峡部の幅が4.3mm未満，皮膚から棘突起までの距離が2.8cm以上であることが，BI患者におけるスクリューの誤設置に独立して寄与していることが示された．

13) Zileli M, Akıntürk N：Complications of occipitocervical fixation：retrospective review of 128 patients with 5-year mean follow-up. Eur Spine J 31：311-326, 2022

14) Du YQ, Yin YH, Li T et al：Can C1 lateral mass and C3 pedicle screw fixation be used as an option for atlantoaxial reduction and stabilization in Klippel-Feil patients? A study of its morphological feasibility, technical nuances, and clinical efficiency. Neurosurg Rev 45：2183-2192, 2022

15) Jian Q, Zhang B, Jian F et al：Basilar invagination：a tilt of the foramen magnum. World Neurosurg 164：e629-e635, 2022

16) Zhou LP, Zhang RJ, Zhang HQ et al：Effect of high-riding vertebral artery on the accuracy and safety of C2 pedicle screw placement in basilar invagination and related risk factors. Global Spine J 14：458-469, 2024

また，Lee ら [17] は high-riding VA や C2 の椎弓根径が小さい症例に対し，意図的に椎弓の内側皮質を穿破してスクリューを挿入する C2 medial window screw（C2MWS）テクニックを報告している．この方法を用いた 11 例のケースシリーズでは椎骨動脈の損傷を回避しながら神経症状の悪化は認めなかった．

C1-2 固定におけるスクリュー設置精度の進歩

C1-2 固定の方法は現在，C2 外側塊より外側環軸関節を貫くように挿入する Magerl 法や C1 外側塊スクリューと C2 椎弓根スクリューによる Goel-Harms 法（GHT）が広く用いられている．

Mike-Mayer ら [18] は骨粗鬆症性歯突起骨折に対する Magerl 法と GHT 法の固定力について，カダバーを用いて解析した．モーションキャプチャを用いた動態解析では，屈曲・伸展，軸回転，側方屈曲のいずれの動きにおいても両手法に差は認めなかったとしている．

Lvov ら [19] は 4,208 人の患者を含む 86 編の C1-2 固定術に対する GHT 法の癒合率，インプラント関連合併症の文献レビューを行った．このレビューでは，①椎骨動脈（VA）損傷 2.8%，② VA 方向へのスクリューの誤配置 5.8%，③ C2 神経根刺激 6.1%．非癒合率は 4.2% であった．最適なアプローチを特定するためには，高い有意性を有するさまざまな C1-2 固定法の比較研究がさらに実施されるべきである．

インプラントを用いた C1-2 固定においては，術中 CT を用いたナビゲーションを用いたスクリュー挿入が多く使用されてきている．Haemmerli ら [20] は術中 CT 画像の取得について，手術室に備え付けの CT（iCT）と移動式のコーンビーム CT 装置（CBCT）によるスクリュー精度を比較し，スクリュー挿入精度（2 mm 未満の皮質穿破）は iCT が 97.7%，CBCT が 98.9% と同等である一方で，手術時間の中央値は CBCT が 122 分であり，iCT の 166 分に対し有意に短かった（p < 0.01）と報告している．iCT は一般に画像が高精細であるが，専用の手術台が必要であり，CBCT に比較しワークフローがやや煩雑であった．

近年では，ロボットを用いたスクリュー挿入も試みられている．Jiayuan ら [21] はロボット支援下での Magerl 法での 24 例のスクリュー設置の精度を調査した．このシリーズ内のスクリュー設置の精度はグレード A（C2 峡部幅がスクリュー径以上で完全に骨内に位置している）の割合が 81.3%，グレード B（皮質骨穿破が 2 mm 未満）の割合が 96.9% であり，C2 峡部が狭い症例でも安全（グレード B 以内が 100%）なスクリュー設置が可能であると報告した．Zhou ら [22] はロボット支援下での頚椎椎弓根スクリューの精度をフリーハンド法と比較し，ロボット支援群は術後入院期間が有意に短く（6.35 日 vs 7.96 日，

17) Lee DH, Park S, Cho JH et al：The medial window technique as a salvage method to insert C2 pedicle screw in the case of a high-riding vertebral artery or narrow pedicle：a technical note and case series. Eur Spine J 31：1251-1259, 2022

18) Mike-Mayer A, Lam K, Morris RP et al：Posterior atlantoaxial fixation of osteoporotic odontoid fracture：biomechanical analysis of the Magerl versus harms techniques in a cadaver model. Spine J 24：1510-1516, 2024

19) Lvov I, Grin A, Talypov A et al：Efficacy and safety of Goel-Harms technique in upper cervical spine surgery：a systematic review and meta-analysis. World Neurosurg 167：e1169-e1184, 2022

20) Haemmerli J, Ferdowssian K, Wessels L et al：Comparison of intraoperative CT- and cone beam CT-based spinal navigation for the treatment of atlantoaxial instability. Spine J 23：1799-1807, 2023

21) Jiayuan W, Yi W, Fangfang D et al：Accuracy and risk factors of Magerl screw placement in robot-assisted atlantoaxial surgery：a case series study. Int J Med Robot 20：e2603, 2024

22) Zhou LP, Zhang RJ, Zhang WK et al：Clinical application of spinal robot in cervical spine surgery：safety and accuracy of posterior pedicle screw placement in comparison with conventional freehand methods. Neurosurg Rev 46：118, 2023

p = 0.014），Grade A の設置率が高い（82.7% vs 60.8%，p = 0.008）一方で，臨床的に許容可能な精度（Grade A + B）に有意差はなく（96.2% vs 87.4%，p = 0.161），手術時間が有意に長い（80.05 分/スクリュー vs 51.93 分/スクリュー，p < 0.001）ことを報告している．

　頭蓋 − 頚椎領域のインプラント設置は近年，術中 CT ナビゲーションやロボット支援技術の導入により精度が向上し，合併症リスクが低減されてきている一方で，これらの新技術に対する費用対効果や長期的な臨床成績に関する十分なエビデンスはまだ確立されておらず，今後の研究課題となっている．

I章 脊椎
1 頚・胸椎

1-5. DISHを合併した脊椎骨折の治療

武田和樹, 渡辺航太
慶應義塾大学医学部 整形外科学教室

最近の研究動向とガイドライン

- びまん性特発性骨増殖症(diffuse idiopathic skeletal hyperostosis：DISH)は，平均寿命の延長および代謝性疾患の増加に伴い，世界的に増加傾向である．特に超高齢社会を迎えている本邦ではその傾向は顕著であり，日常診療でも遭遇する機会が多い疾患である．
- DISHを合併した脊椎損傷は比較的軽微な外傷で発生し，医師による診断の遅れが神経障害に直結しうるため，単純X線だけでなくCTを撮像し，骨折の有無につき評価を行うことが重要である．
- DISH患者では，骨密度が高い傾向にある一方で，脊椎強直に伴う外傷時の応力集中や，海綿骨骨梁構造の脆弱性(骨質の低下)から骨折のリスクが高く，治療に難渋することも多い．
- 椎間が強直するDISHの特徴を活かした新しいスクリュー挿入法が開発され，従来法と比べ低侵襲かつ強固な固定性を得ることが可能となった．
- DISH脊椎損傷では，腹臥位による骨折部の開大や転位が発生することを防ぐために，側臥位での手術や，スカルクランプ支持体位を用いた手術体位の工夫の有用性が報告されている．

病態

びまん性特発性骨増殖症(diffuse idiopathic skeletal hyperostosis：DISH)は全身の腱付着部に骨強直をきたす非炎症疾患として1975年，Resnickらにより提唱され，1976年に診断基準が定義された[1]．DISHは50歳以上にみられ，加齢とともに増加する．一方，強直性脊椎炎(ankylosing spondylitis：AS)は40歳未満の若年男性に多くみられる．DISH症例の多くは無症候性に進行し，日常生活動作制限や腰痛の訴えなども少ないことから，これまで単純X線上の病名として扱われる傾向があり，臨床的な意義は少ないと考えられてきた．しかし，両者ともに転倒などの外傷が加わると容易に不安定な脊椎損傷をきたし，重篤な神経症状をきたすことが報告されるようになり，その早期診断と早期治療介入の重要性が認知されるようになってきた．

これまでに高齢，男性，肥満，高血圧，アテローム性動脈硬化症，糖尿病，遺伝要因との関連が報告されているものの，現時点でDISHの確固たる原因は

1) Resnick D, Niwayama G：Radiographic and pathologic features of spinal involvement in diffuse idiopathic skeletal hyperostosis (DISH). Radiology 119：559-568, 1976

不明である．DISH 患者の多くは，肥満，高血圧，アテローム性動脈硬化症，糖尿病などの，平均寿命の延長に伴い増加傾向の疾患を併存症として有しており，超高齢社会を迎えている本邦では DISH の有病率はさらに上昇すると予測されている．DISH 患者では軽微な転倒で容易にきたす脊椎損傷や，手術時のスクリュー固定力が低いことが報告されている一方で，dual energy X-ray absorptiometry（DEXA）法による骨密度は高いことが報告されている．DEXA 法による骨密度の調査では骨棘や血管の石灰化の影響を強く受けることから，DISH 患者では骨密度が過大評価される可能性があるため，対象領域を椎体部分のみに絞って評価した quantitative computed tomography（QCT）法が適しているといわれており，QCT 法での評価で DISH 椎体では癒合椎体中間部の骨密度低下を認めたと報告されている[2]．Uehara らは長野県小布施町の 50 歳以上の住民コホート 411 人の全脊椎単純 X 線，骨密度（腰椎および股関節），骨代謝マーカー（BAP，NTX，TRACP-5b）を調査し，単純 X 線にて 16.1％（男性 25.2％，女性 7.2％）に DISH を認めたと報告している．また骨密度の高い患者（オッズ比（OR）：腰椎 7.47，股関節 22.8）で有意に DISH の合併が認められた一方で，骨代謝マーカーは DISH との関連がみられなかったため，骨代謝異常が DISH の原因であるとは考えにくいと報告している[3]．Ikuma らは DISH 患者と年齢・性別をマッチさせた非 DISH 患者の 188 人に対して，過去に DISH との関連の報告がある糖尿病，心血管疾患の既往，大動脈の石灰化指数についての検討を行ったが，これらの因子との有意な関連はなく，年齢，男性比率，肋椎関節の骨増殖が DISH 患者群で有意に多く，DISH の病因として加齢または生体力学的な関与がある可能性を報告した[4]．

▶ 疫　学

DISH の有病率は診断／分類基準によって異なるが，10〜40％程度と推定されている．DISH は加齢に伴い有病率が増加し男性に多く，Hiyama らが 2018 年に報告した 1,479 例の CT 調査では，全体の有病率は 19.5％であり，胸椎（65.1％）に多く認められたと報告した．さらに 70 歳以降では DISH の有病率が 40.9％と，高齢者においては稀な疾患でないことを報告した[5]．Ikuma らは三次医療機関を受診し胸部 - 骨盤 CT を撮影された患者 1,519 例を解析し，17.4％に DISH を認め，DISH 群では平均年齢が 78.8 歳と非 DISH 群の 67.8 歳と比べ有意に高く，高齢男性で有病率が高かったと報告した[4]．Yoshihara らは 3,299 例の黒人胸部 CT を調査し，DISH の有病率が 7.7％（男性 7.0％，女性 8.7％）で，罹患椎体は T8 に最も多く，次いで T9，T7 であったと報告している[6]．またインド人 2,500 例の横断研究では，DISH の有病率は 6.9％（男性 8.2％，女性 4.1％）であり有意に男性が多く，罹患椎体は T8-9 に多いと報告した[7]．DISH の有病率は人種間で異なることから，何らかの遺伝因子や環境

2) 土谷弘樹，石川紘司，工藤理史 他：びまん性特発性骨増殖症（DISH）における QCT を用いた椎体内 3D 骨密度評価．J Spine Res 13：910，2022

3) Uehara M, Takahashi J, Ikegami et al：Differences in bone mineral density and bone turnover markers between subjects with and without diffuse idiopathic skeletal hyperostosis. Spine（Phila Pa 1976）45：E1677-E1681, 2020

4) Ikuma H, Hirose T, Nakamura D et al：The prevalence and characteristics of diffuse idiopathic skeletal hyperostosis（DISH）：a cross-sectional study of 1519 Japanese individuals. Diagnostics（Basel）12：1088, 2022

5) Hiyama A, Katoh H, Sakai D et al：Prevalence of diffuse idiopathic skeletal hyperostosis（DISH）assessed with whole-spine computed tomography in 1479 subjects. BMC Musculoskelet Disord 19：178, 2018

6) Yoshihara H, Nadarajah V, Horowitz E：Prevalence and characteristics of thoracic diffuse idiopathic skeletal hyperostosis in 3299 black patients. Sci Rep 11：22181, 2021

7) Singh NA, Shetty AP, Jakkepally S et al：Ossification of posterior longitudinal ligament in cervical spine and its association with ossified lesions in the whole spine：a cross-sectional study of 2500 CT scans. Global Spine J 13：122-132, 2023

因子が発症に関与していると考えられる．発生部位に関して人種を問わず胸椎発生（特に中位胸椎）が最も多く，胸椎で発生した DISH が頭尾側に進展していくような進展形式をとる可能性が示唆されている．

▶ DISH の脊椎損傷

DISH は，椎体間に連続的な骨橋を形成することで脊椎の生体力学に変化をもたらし，骨密度や年齢，BMI，糖尿病，喫煙歴などの要因に関係なく，軽微な外傷でも骨折リスクを高めるとされている．Murakami らは，新規椎体骨折と診断され入院加療が必要であった 159 例を調査し，椎体骨折患者における DISH の頻度は 33.9％であったと報告している[8]．近年，DISH の脊椎骨折の有病率やリスク因子に関する論文が散見されるようになってきており，2024年のシステマティックレビューでは，1,193 例の DISH 患者のうち 231 例（22.6％，95％信頼区間（CI）：13.4〜33.4％）が椎体骨折に罹患しており，罹患椎体は胸腰椎移行部（T12-L1）が最も多く，全体の 47.3％を占めていると報告した[9]．Wu らは，新規に胸腰椎の脆弱性椎体骨折（vertebral fragility fractures：VFFs）を発症した患者 189 例と，椎体骨折のない患者 375 例，合計 564 例を対象に，50〜59 歳，60〜69 歳，70〜79 歳，80 歳以上の 4 つの年齢層に分けて層別化解析を行い，DISH が加齢に伴う胸腰椎の VFF に与える影響を検討した[10]．新規 VFF 患者 189 例のうち，DISH を有する患者は 71 例（37.6％）であり，骨折の多く（86％）は，連続した骨化巣と離れた部位で骨折を起こしており，骨化巣内もしくは骨化巣の上下端で骨折を認めた症例はわずか 14％であったと報告した．また，DISH が VFF に与える影響は年齢とともに変化し，50〜59 歳群では DISH が VFF の有意なリスク因子であることを明らかにした（OR：7.111，p = 0.009）．一方で，システマティックレビューでは DISH と脊椎骨折の関連性に関する結果は一貫しておらず，いまだ議論の余地が残るところである[9]．DISH 患者では，脊椎および大腿骨の両方で高い骨密度値を示す一方で，骨質が非常に悪いことが骨折のリスクとなるという報告もある．Pini らは骨質（骨微細構造）を評価する TBS（trabecular bone score）を計測し，DISH と TBS の関連性について検討した[11]．968 例のうち 207 例（21.6％）が DISH を有しており，TBS 値は DISH 群で 1.317（95％CI：1.303〜1.331），非 DISH 群で 1.334（95％CI：1.327〜1.341）と，DISH 群で有意に TBS が低い結果であった（p = 0.03）．さらに Pini らは，1,545 例の閉経後女性（DISH は 152 例，8.2％）でも TBS を計測し，DISH 群で 1.272（95％CI：1.253〜1.290），非 DISH 群で 1.334（95％CI：1.328〜1.339）であり，DISH 群で有意に TBS が低いことを明らかにした（p < 0.0001）[12]．後述する手術治療でも述べるが，DISH 患者では，骨質が悪いことが骨折のリスクを上昇させ，さらに手術治療においてインプラント関連合併症を増加させ，治療を

8) Murakami Y, Mashima N, Morino T et al：Association between vertebral fracture and diffuse idiopathic skeletal hyperostosis. Spine 44：E1068-E1074, 2019

9) Harlianto NI, Ezzafzafi S, Foppen W et al：The prevalence of vertebral fractures in diffuse idiopathic skeletal hyperostosis and ankylosing spondylitis：a systematic review and meta-analysis. N Am Spine Soc J 17：100312, 2024

10) Wu Y, Ye Q, He D et al：Effect of diffuse idiopathic skeletal hyperostosis on the occurrence of thoracolumbar vertebral fragility fractures at different ages. Global Spine J, 2024. doi：10.1177/21925682241283197（online ahead of print）

11) Pini SF, Sgaramella GA, Pariente-Rodrigo E et al：Trabecular bone score and bone turnover markers in men with DISH：data from the Camargo Cohort study. Semin Arthritis Rheum 50：1521-1524, 2020

12) Pini SF, Pariente E, Olmos JM et al：Diffuse idiopathic skeletal hyperostosis（DISH）and trabecular bone score（TBS）in postmenopausal women：the Camargo cohort. Semin Arthritis Rheum 61：152217, 2023

28 Ⅰ章 脊椎

難渋させる要因となっている可能性がある.

DISH を合併した脊椎骨折は高い死亡リスクを伴い,1 年以内の死亡率が 24
～33％と報告されている [13].この死亡率の高さは多くの因子が関与している
が,併存疾患,高齢,女性,脊髄損傷などが死亡率を高めるリスクといわれて
いる.Cabrera らは全米入院患者データベースを用いて,AS および DISH 患
者における術後入院中死亡率を予測するため,機械学習によるデータ分析を
行った [13].術後死亡率は,AS 患者では 6.4％,DISH 患者では 2.8％,AS と
DISH の両方を有する患者では 8.3％であった.高齢,高血圧,脊髄損傷,お
よび頚椎骨折が術後入院中死亡率の予後予測因子であることを明らかにした.
DISH 患者では不安定性を伴う脊椎骨折のリスクが 10 倍以上であり,それに
よって引き起こされる脊髄損傷は入院期間の延長のみならず死亡率の上昇にも
直結するため,早期発見,早期治療介入が非常に重要である.

▶ DISH を合併した脊椎骨折の治療

DISH を合併した脊椎骨折では前述のごとく,高齢者に多くみられ,慎重な
保存治療を行っても神経症状の悪化が起こりうること,保存治療のほうが死亡
率が高いこと,不安定性を伴っていることも多く脊髄損傷のリスクが高いこと
などから,手術治療が選択されることが多い.治療法の選択としては AO 分
類 Spine 胸腰椎損傷分類で強直下端は A の骨折形態となり保存治療となるが,
B2/B3/C の骨折形態では手術加療が必要となる [14].DISH を合併した脊椎骨
折の保存治療に関しては,骨粗鬆症治療薬である PTH 製剤を用いて骨癒合が
得られたという症例報告が散見されるのみで,まとまった報告はない.一方
で,従来の手術方法では,固定範囲はスクリューのゆるみを避ける目的で骨折
椎体の上下 3 椎体の広範囲固定が推奨されてきたため,手術侵襲が高い.
DISH 患者ではメタボリックシンドロームや虚血性心疾患などの併存疾患を有
している患者が多く,高齢であり,周術期合併症の発生率が非 DISH 患者と比
較して高いため,より低侵襲な手術治療が望ましいとされている [15].DISH 脊
椎損傷を治療するうえでの問題点として,①従来法による広範囲の固定術は高
侵襲であること,②椎体の骨質が脆弱であるためスクリューの固定性が悪いこ
と,③後弯変形を伴う患者が多いため,腹臥位の手術台では骨折部が開大し転
位すること,が挙げられる.

DISH では椎体内の海綿骨量が減少することに加え,強直した脊椎では骨折
部以外に可動する椎間が存在しないため,従来の椎弓根スクリューでは容易に
ゆるみを生じる.そのため,海綿骨の骨質に頼らずに椎体終板を含めた皮質骨
をスクリューで捉える方法として,さまざまなスクリュー刺入法が開発,報告
されてきた.椎体終板を貫通するスクリュー刺入法である single/double
endplates penetrating screw(SEPS/DEPS)法 [16],transdiscal screws for

13) Cabrera A, Bouterse A, Nelson M et al:
Prediction of in-hospital mortality follow-
ing vertebral fracture fixation in patients
with ankylosing spondylitis or diffuse
idiopathic skeletal hyperostosis:machine
learning analysis. Int J Spine Surg 18:62-
68, 2024

14) 岡田英次朗:若手医師のための経験すべき
"領域別"手術講座 脊椎(PART 1)DISH
の手術手技 固定範囲とその手技.整外
Surg Tech 11:622-632, 2021

15) Okada E, Ishihara S, Azuma K et al:Met-
abolic syndrome is a predisposing factor
for diffuse idiopathic skeletal hyperostosis.
Neurospine 18:109-116, 2021

16) 竹内拓海,細金直文:びまん性特発性骨増
殖症(DISH)に伴う脊椎骨折に対する椎
体終板貫通スクリューを用いた後方固定:
Single or double endplates penetrating
screw(SEPS/DEPS)法.整・災外 65:
214-217, 2022

diffuse idiopathic skeletal hyperostosis（TSD）法[17]，penetrating endplate screw（PES）法[18~20]などが報告されている．いずれの刺入法も，①スクリュー刺入部の背側皮質骨，②椎弓根下縁の骨梁の多い部分，③当該椎体の頭側終板および④頭側椎体の尾側終板を貫き，⑤通常より長いスクリューの挿入が可能，で強固なスクリューの固定性を得ることが可能である．また，いずれの刺入法も，X線透視やナビゲーションを用いて経皮的に刺入することができるため，併存症を多く有する高齢者に多いDISHを伴う脊椎骨折では手術の低侵襲化を図ることが可能である．Takeuchiらは，有限要素法を用いて従来の椎弓根スクリュー刺入軌道とSEPS/DEPS法のスクリュー刺入軌道の固定性強度を比較検討した[21]．SEPS法およびDEPS法の軸方向への引き抜き強度（pullout strength：POS）値は，従来の椎弓根スクリュー刺入軌道に比べそれぞれ140％および171％高く，DEPS法では統計学的に有意であった（p = 0.007）．また，多方向に対する固定強度は，SEPS法およびDEPS法が，従来の椎弓根スクリュー刺入軌道に比べ，頭側，尾側，および内側方向で有意に高かった（p < 0.05）．さらにDEPS法の固定椎体下端の骨折強度は，従来の椎弓根スクリュー刺入軌道よりも高い傾向であったと報告しており，骨質が脆弱であるDISHの脊椎骨折に対して，SEPS/DEPS法によるスクリュー刺入が固定性を高めるうえで有効な選択肢でありうると述べている．

　また，近年本邦でも脊椎固定術における新たな固定材として，cement-augmented fenestrated pedicles screw（FPS）の使用が可能となった．FPSは従来の椎弓根スクリューと比較し，固定力の上昇，ゆるみの発生率の減少，再手術リスクの減少などさまざまな利点が報告されている．Yagiらは，従来の椎弓根スクリューとFPSの臨床的有効性を比較するため，システマティックレビューとメタ解析を行い，FPSは従来の椎弓根スクリューよりも有意にゆるみのリスクが低く（p = 0.001），特に骨粗鬆症患者集団では，FPSを使用したほうが，再手術率は有意に低かったと報告した（p = 0.009）[22]．FPSが，骨質が脆弱であるDISHの脊椎骨折に対しても有効である可能性があるものの，いまだまとまった報告はなく，症例報告にとどまっているのが現状である．

　これまで，DISHを伴った骨粗鬆症性椎体骨折に対するballoon kyphoplasty（BKP）の有効性と安全性を検討した報告はなかった．Tsuchikawaらは，DISHの下端もしくは隣接椎体骨折患者89例を対象とし，BKPの予後不良因子を多変量解析で検討し，座位と腹臥位での骨折椎体のwedge angleが10°以上（感度84.2%，特異度82.4%）の場合，骨癒合不全のリスクが高くなると報告した[23]．また，Sanadaらは，DISHの下端もしくは隣接椎体骨折患者21例と，DISHを有さない椎体骨折患者51例を比較し，DISH患者では，術後BKP椎体の局所後弯が有意に進行するものの（p < 0.05），術後腰痛は両群と

17）生熊久敬，廣瀬友彦：びまん性特発性骨増殖症（DISH）を伴う胸腰椎骨折に対する椎体終板を貫通させる新しいスクリュー挿入法（Transdiscal Screw for DISH：TSD）と従来法の比較検討．J Spine Res 12：714-722，2021

18）Ishikawa T, Ota M, Umimura T et al：Penetrating endplate screw fixation for thoracolumbar pathological fracture of diffuse idiopathic skeletal hyperostosis. Case Rep Orthop 2022：5584397, 2022

19）Hishiya T, Ishikawa T, Ota M：Posterior spinal fixation using penetrating endplate screws in patients with diffuse idiopathic skeletal hyperostosis-related thoracolumbar fractures. J Neurosurg Spine 34：936-941, 2021

20）石川哲大，海村朋孝，菱谷崇寿 他：強直脊椎骨折に対する椎体終板貫通スクリュー法という選択肢―重症骨粗鬆症合併症例に対する工夫．関節外科 40：559-569，2021

21）Takeuchi T, Takamizawa Y, Konishi K et al：Comparison of the fixation strengths of screws between the traditional trajectory and the single and double endplate penetrating screw trajectories using osteoporotic vertebral body models based on the finite element method. Asian Spine J 18：12-20, 2024

22）Yagi M, Ogiri M, Holy CE et al：Comparison of clinical effectiveness of fenestrated and conventional pedicle screws in patients undergoing spinal surgery：a systematic review and meta-analysis. Expert Rev Med Devices 18：995-1022, 2021

23）Tsuchikawa Y, Kamei N, Yamada K et al：Prognostic factors of balloon kyphoplasty for osteoporotic vertebral fractures with diffuse idiopathic skeletal hyperostosis. J Neurosurg Spine 39：75-81, 2023

もに有意に改善し，BKP隣接椎体骨折を含めた合併症も有意差はなかったと，良好な成績を報告している[24]．今後さらなる文献の蓄積により，DISHを伴った椎体骨折に対するBKPの適応がより明確になることが期待される．

DISH患者では，外傷以前からの後弯変形や，受傷後時間の経過した症例で椎体圧壊のため後弯変形を伴う場合がある．そのような症例に通常のホールフレームを用いて腹臥位を取ると，骨折椎体前方が開大し骨欠損部が大きくなり，また意図せず骨折部の転位が増強する可能性がある．過去の文献では，ホールフレームや体位を工夫して後弯の維持をした腹臥位での手術法や，経皮的椎弓根スクリューを用いた側臥位手術などが有用であると報告されてきた．Kobayashiらは，DISHに伴う胸腰椎骨折に対するスカルクランプ支持体位を用いた前方開口転位の整復法を報告している[25]．スカルクランプ支持体位を用いて頭部を過前屈させることにより骨折部の前方開口転位を整復することで，術前の骨折部の局所後弯角が$-2.9 \pm 8.4°$から，術後$10.9 \pm 7.7°$に有意に改善し（$p = 0.005$），良好な治療成績であったと報告している．スカルクランプ支持体位は頚椎後方手術などで頻用されるため，脊椎外科医も使用に慣れており，安全に前方開口転位の整復を行えるため，有用な整復法であると考えられる．

▶ まとめ

DISH脊椎損傷は近年の研究により，病態や治療法の選択について徐々にエビデンスが蓄積してきた．超高齢社会を迎えた本邦では増加傾向であり，合併症率や死亡率も高い疾患であるため，早期診断，早期治療介入が非常に重要である．骨質の低下に伴う骨脆弱性を有することが多いため，低侵襲かつ強固な固定力をもった術式選択が必要である．近年の新規技術の導入や，手術体位の工夫により，低侵襲かつ安全な手術を行うことが重要である．

24) Sanada K, Tanaka J, Ohta H et al：Outcomes of balloon kyphoplasty for vertebral compression fractures in patients with diffuse idiopathic skeletal hyperostosis at the distal end or adjacent vertebra of the fused segments. Asian Spine J 18：244-250, 2024

25) Kobayashi H, Watanabe K, Kobayashi Y et al：Reduction method for anterior opening displacement in thoracolumbarvertebral fractures with diffuse idiopathic skeletal hyperostosis using the skull clamp-assisted position. Fukushima J Med Sci 70：87-92, 2024

I章 脊椎
2 腰椎

2-1. 腰部脊柱管狭窄症に対する手術治療

海渡貴司
大阪労災病院 整形外科

最近の研究動向とガイドライン

- 腰椎変性疾患，特にすべり症に対する固定術追加の是非については議論が続いており，概して北欧は非固定を推奨し，米国は固定を推奨する傾向がみられる．
- 術後臨床成績評価では，より層化した治療効果判定を目的として，疾患特異的な効果判定基準の使用を推奨する報告がある．
- MRI 画像を用いて，CT で得られる骨形態情報（CT-like images）や骨質情報（VBQ スコアなど）に関する報告が増加している．今後は，CT や DXA，QCT の代用としての意義から，MRI 画像が捉える生体情報に関する独自の有用性が報告されることが期待される．
- 新技術では，椎間関節の関節形成術（TOPS）や腹臥位 LIF（PTP）の臨床成績が報告されている．しかし，いまだエビデンスは不足しており，今後の質の高い研究報告が待たれる．

腰部脊柱管狭窄症の手術治療に関連したトピックス

すべり症を含む腰部脊柱管狭窄症に対する除圧 vs 固定

腰部脊柱管狭窄症に対する固定術追加の意義については，長年論争が続いている．過去 2 年間の報告を見ても，米国を中心とした固定術が優位とする報告と，北欧を中心とした固定追加の意義はあまりないとする報告に結果は二分されている．まず，固定術に一定の意義があるとする報告では，Shukla ら[1]は，腰椎すべり症に対する除圧と固定の臨床成績に関するシステマティックレビューとメタ解析（23 文献，90,996 症例）を行い，固定術では合併症率が高く（オッズ比（OR）：1.55，p < 0.001），手術時間（標準化平均差（SMD）：2.60，p = 0.04）および入院期間（SMD：2.16，p = 0.01）も長いが，Oswestry Disability Index（ODI）（SMD：−0.38，p < 0.01）および下肢痛 Numerical Rating Scale（NRS）（SMD：−0.11，p = 0.04）・腰痛 NRS（SMD：−0.45，p < 0.01）の変化量は固定群が除圧単独群と比較して有意に優れていることを報告している．また，Mohanty ら[2]は，腰椎すべり症に対する固定術追加の意義を，脊椎骨

1) Shukla GG, Chilakapati SS, Matur AV et al：Laminectomy with fusion is associated with greater functional improvement compared with laminectomy alone for the treatment of degenerative lumbar spondylolisthesis：a systematic review and meta-analysis. Spine (Phila Pa 1976) 48：874-884, 2023

2) Mohanty S, Barchick S, Kadiyala M et al：Should patients with lumbar stenosis and grade I spondylolisthesis be treated differently based on spinopelvic alignment? A retrospective, two-year, propensity matched, comparison of patient-reported outcome measures and clinical outcomes form multiple sites within a single health system. Spine J 23：92-104, 2023

32   Ⅰ章 脊椎

盤矢状面アライメントの観点から検証している．傾向スコアマッチングなどにより背景を調整した679人の1度すべり症に対し，除圧術単独（1-2椎間，50.1％）あるいは除圧術＋固定術（posterolateral fusion：PLFあるいはtransforaminal lumbar interbody fusion：TLIF，49.9％）を受けた症例データの検証から，術前PI-LLミスマッチが大きい群では，固定術の追加により患者立脚アウトカム（PROMIS）が非固定と比較して有意に改善し，再手術率も有意に低値（12.6％ vs 17.9％，p ＜ 0.0001）である一方，PI-LLミスマッチが小さい群に関しては，固定術の追加は患者立脚アウトカムを有意に低下させ，術後2年の再手術率を有意に増加（25.5％ vs 14.7％，p ＝ 0.015）させたことを報告している．

　次に，固定術を追加する意義が少ないとする報告を示す．Karlssonら[3]は，The Swedish Spinal Stenosis Study（SSSS）の観察期間を延長（5年）した解析結果を報告（Försth P et al，NEJM，2016の続報）している．すべり症を含む1-2椎間の腰部脊柱管狭窄症247人に対する除圧単独と固定術併用の術後5年成績は，術後2年と同様でODIや再手術率は両群で差がなく，EQ-5Dは固定群で有意に低値（0.69 vs 0.59，p ＝ 0.027）であった．層化した解析では，すべりを合併している群で，固定術の併用により下肢痛改善に対する効果が高い（80％ vs 58％）が，ODIに対する効果はないとしている．また，同じくKarlssonら[4]は，SSSSの術後2年のMRI（計176例）を解析し，固定群で隣接椎間の狭窄が有意に高頻度に発生し（47％ vs 29％，p ＝ 0.02），この結果はすべり症のみを抽出しても変わりなかったことを示し，除圧術単独を推奨している．結果の解釈においては，固定術は大多数がinstrumented PLFで，少数にPLIFやuninstrumented PLFが実施されていること，患者平均年齢が60代で，女性で固定群が多いことに留意する必要がある．同じく北欧のノルウェーからの報告では，Hellumら[5]は，すべり症に対する除圧術と固定術を比較（大部分がPLF）した267人のランダム化比較試験（RCT）（NORDSTEN-DS）の追加解析を行い，過去に報告されている腰椎不安定性や術前ベースラインのすべてを層化して解析しても，固定術による臨床成績改善には貢献しなかったと報告している．

▌術中・術後出血対策

　トラネキサム酸（TXA）の術中静脈内投与は，特に高侵襲手術における出血量低減対策として広く行われているが，TXAの局所投与の有効性に関する報告は少ない．Jiangら[6]は，脊椎固定術を受ける90人の患者に対し，閉創後に局所へ，TXAおよび局所麻酔薬などからなるカクテル注射を行う群と同量の生理食塩水を投与する2群に分けた二重盲検前向き割り付け試験を実施した．結果，術後ドレーンの排液量に両群で差がなかったが，術後の採血データから算出した出血量はカクテル投与群で少なかったと報告している．

　ドレーン留置が，腰痛手術術後の合併症として頻度が高い血腫を防止するた

3) Karlsson T, Försth P, Skorpil M et al：Decompression alone or decompression with fusion for lumbar spinal stenosis：a randomized clinical trial with two-year MRI follow-up. Bone Joint J 104-B：1343-1351, 2022

4) Karlsson T, Försth P, Öhagen P et al：Decompression alone or decompression with fusion for lumbar spinal stenosis：five-year clinical results from a randomized clinical trial. Bone Joint J 106-B：705-712, 2024

5) Hellum C, Rekeland F, Småstuen MC et al：Surgery in degenerative spondylolisthesis：does fusion improve outcome in subgroups? A secondary analysis from a randomized trial (NORDSTEN trial). Spine J 23：1613-1622, 2023

6) Jiang W, Fu M, Dong W et al：Use of a multifunctional cocktail for postoperative bleeding and pain control in spinal fusion：a randomized, double-blind, controlled trial. Spine (Phila Pa 1976) 47：1328-1335, 2022

めに実施されることが多いが，ドレーン留置によりかえって術後出血が増加することや，入院期間が延長することなどが問題点として報告されている．Molina ら[7]は，腰椎除圧固定術を実施した93人に対し（術中大量出血や硬膜損傷症例は除外），ドレーンの留置有無を無作為に割り付け，術後の患者立脚アウトカム，出血量，入院期間などへの影響を検証した．結果，術後創部被覆剤の汚染や術後体温は両群に差を認めなかった．しかし，術後4日のヘマトクリット値には有意差がないが非ドレーン群で高い傾向にあり，入院期間はドレーン留置群で有意に長かった．また，SF-36のQOLスコアはドレーン非留置群で有意に高値であった．合併症の発生に両群に差はなく，血腫は両群で認めなかったことを報告している．

腰椎変性疾患の術後成績評価

腰椎変性疾患に用いられる患者立脚アウトカムの最小有意変化（MCID）は，変性疾患をひとくくりにして算出し報告されている．Power ら[8]は，腰椎変性疾患を4つ（脊柱管狭窄症，すべり症，椎間板ヘルニア，椎間板変性疾患）に分け，各疾患におけるODI，腰痛・下肢痛VASの変化と患者満足度の変化から，各疾患別のMCIDを算出した．結果，腰椎変性疾患で大きく異なる（例：椎間板変性疾患におけるODIで小さく，椎間板ヘルニアにおける下肢痛で大きい）ことを報告した．また，術前のMCIDが高い場合や低い場合には，絶対値の変化ではなく，変化量で評価することが推奨されることも報告している．

大規模脊椎センターでは，腰椎変性疾患手術の待機期間が3ヵ月以上となることが本邦でも多く見受けられる．Jentzsch ら[9]は，腰部脊柱管狭窄症の手術成績に，術前の待機期間が与える影響をODIの30％以上の改善有無で検証した．結果，術前待機期間（初診から最終の術前診察，平均5.9ヵ月）は術後のODI改善の絶対値には影響を与えないが，術前待機期間が12ヵ月を超える症例は，最終フォローアップでODI MCDIに達する率が有意に低値（46％ vs 73％）であった．初診から術前までの間に臨床症状の変化は少なく，罹病期間延長の影響は小さく待機期間の影響が大きいと考察している．

▶ 腰部脊柱管狭窄症の画像評価に関連したトピックス

MRI を用いた CT 様骨イメージ

MRI画像を用いて骨イメージを作成することは，CT撮影による放射線被曝を回避することができ，若年患者のみならず成人においても意義が大きい．MRIの主に3D Multi-Echo Gradient-Echo法を用いて，複数の画像を加算し，白黒反転させることでCT様の画像を得る方法（CT-like images/MR bone images）が近年注目されている[10]．

7) Molina M, Torres R, Castro M et al : Wound drain in lumbar arthrodesis for degenerative disease : and experimental, multicenter, randomized controlled trial. Spine J 23 : 473-483, 2023

8) Power JD, Perruccio AV, Canizares M et al : Determining minimal clinically important difference estimates following surgery for degenerative conditions of the lumbar spine : analysis of the Canadian Spine Outcomes and Research Network (CSORN) registry. Spine J 23 : 1323-1333, 2023

9) Jentzsch T, Sundararajan K, Rampersaud YR : The clinical course of symptoms during wait time for lumbar spinal stenosis surgery and its effect on postoperative outcome ; a retrospective cohort study. Spine J 24 : 644-649, 2024

10) Chong LR, Lee K, Sim FY : 3D MRI with CT-like bone contrast - an overview of current approaches and practical clinical implementation. Eur J Radiol 143 : 109915, 2021

Gassertら[11]は，複数のMRI技術を用いた骨組織描出法の特徴を明らかにするために，カダバー腰椎を用いて3D T1-weighted gradient-echo法（T1GRE），ultra-short echo time sequence optimized for bone（UTEb）/for cartilage（UTEc）などのMRI画像の精度を，組織所見およびCT画像（一般臨床撮影条件）で比較した．骨棘や骨硬化を含めすべてのMRI撮像法で再現性が高かったが，T1GRE法で全般的精度が高く，軟骨終板の描出ではUTEc法が優れることを報告している．

CT-like imagesは空気が明るく表示されること，撮像時間が長いこと，それに伴う体動の影響を受けやすいなどの課題があるものの，今後，分離症などの小児脊椎疾患の骨癒合評価，高齢者の骨粗鬆症評価など，幅広い範囲で活用されることが期待される．

MRIを用いた骨質スコアと臨床成績

MRIのT1強調像を用いて計測するvertebral bone quality score（VBQスコア）が，DXAによる骨密度と相関し脊椎圧迫骨折のリスク予測に有用であることが2020年に報告され，脊椎臨床成績との関連についての報告が増加している．また，インプラントの沈下などとより関連すると考えられる軟骨終板近傍の骨質を，同じくT1強調画像を用いて評価するものとして，endplate bone quality score（EBQスコア）も報告されている．

Aiら[12]は，346人のTLIFを施行された患者から52人のケージ沈下群と背景をマッチさせたケージ非沈下群を選定し，術前MRIからVBQおよびEBQスコアがケージ沈下を予測する精度を検証した．ケージ沈下群では，VBQスコアおよびEBQスコアが高値であり，ケージ沈下に対するVBQスコア，EBQスコアのカットオフ値はそれぞれ3.4（AUC 0.799，特異度69％），4.7（AUC 0.829，特異度83％）で，EBQスコアが特異度では優る可能性を報告した．

一方，Salzmannら[13]は，198人の腰椎のVBQスコアと定量的CT（QCT）のデータを比較し，VBQスコアの骨量減少・骨粗鬆症の診断精度を検証した．結果，VBQスコア2.388をカットオフとした場合，骨密度正常と骨量減少症／骨粗鬆症を鑑別する精度は，感度74.3％，特異度57％，AUC 0.708であり，中等度であると結論づけた．VBQスコアは骨密度以外の要素を含んだ，骨質の評価指標である可能性が示唆され，単純に骨量の評価としては限界が示唆されるものの，骨質を含む情報を提供する指標としての活用が期待される．

▶ 腰部脊柱管狭窄症の新技術に関連したトピックス

腰椎椎間関節の関節形成術

Total Posterior Spine（TOPS）deviceは，左右のpedicle screw（PS）を

11) Gassert FT, Kufner A, Renz M et al：Comparing CT-like images based on ultra-short echo time and gradient echo T1-weighted MRI sequences for the assessment of vertebral disorders using histology and true CT as the reference standard. J Magn Reason Imaging 59：1542-1552, 2024

12) Ai Y, Zhu C, Chen Q et al：Comparison of predictive value for cage subsidence between MRI-based endplate bone quality and vertebral bone quality scores following transforaminal lumbar interbody fusion：a retrospective propensity-matched study. Spine J 24：1046-1055, 2024

13) Salzmann SN, Okano I, Jones C et al：Preoperative MRI-based vertebral bone quality（VBQ）score assessment in patients undergoing lumbar spinal fusion. Spine J 22：1301-1308, 2022

チタンロッドで連結した後，隣接する脊椎でPSを連結したロッド同士をポリカーボネートウレタンおよびPEEK製リボンで連結することで，矢状面でのtranslationを制動する一方，脊椎の6方向運動を許容する椎間関節の関節形成インプラントとして2023年6月FDAで承認された．Nassrら[14]は，腰部脊柱管狭窄症あるいは1度すべり症の321症例を2：1でTOPS device群と固定群に割り付けたRCTの術後2年成績（160例）を報告している．臨床的な治療成功を，再手術含む追加治療がない，インプラント関連の問題がない，ODIの15ポイント以上の改善，新規神経障害の出現がないこと，骨癒合障害（固定群では偽関節，TOPS群では自然癒合）がないことと定義した検討では，臨床的成功率はTOPS群73％，固定群25％（p＜0.001）とTOPS群で有意に高く，固定群では有症状の隣接椎間障害が高率に発生（5.4％ vs 0.0％，p＝0.003）した．しかし，TOPS群では，椎弓根スクリューのゆるみを8％（9/113例）に認め，うち2例に再手術が施行されている．

　Pinterら[15]は，153人の狭窄症を伴う1度すべり症に対するTOPS deviceを用いた椎間関節形成術の臨床試験術後1年の成績を報告している．結果，TOPS deviceは画像上の脊椎可動性を温存しながら，ODI，VASなどのすべての評価指標で有意な改善を認めた．5.9％で再手術が必要であったが，TOPSに関連するもの（L5PSのゆるみ）は1症例のみで，他の再手術関連因子はTLIFと同様であったと報告している．

腹臥位 LIF

　LIFに関する新技術としては，extreame LIF（XLIF）を開発した術者らにより，腹臥位でLIFを行う prone lateral lumbar interbody fusion（PTP）が開発され，その臨床成績が報告されている．腹臥位でLIFを行うメリットとしては，前弯の獲得が比較的容易であること，LIFと後方手術が同時に行えること，股関節伸展により腰神経叢が後方にシフトすることが挙げられ，短所としては，術視野の確保が難しいこと，内臓器が体位により圧迫される可能性があることが挙げられる．Diaz-Aguilarら[16]は，多施設後ろ向き観察研究により，PTPを受けた363人（88％は2椎間以下）の平均術後7.3ヵ月の画像臨床成績を骨盤パラメータを含めて評価し，臨床評価はODIを除き有意な改善を示し，PTP施行によりPI-LLは術前10.5°から術後2.9°に改善したが，PTは術前後で変化しなかったことを報告している．現時点ではほとんどの報告が術後短期の症例報告であるため，今後，PTPの中期成績や前向き割り付け試験の結果が待たれる．

14) Nassr A, Coric D, Pinter ZW et al：Lumbar facet arthroplasty versus fusion for grade-Ⅰ degenerative spondylolisthesis with stenosis：a prospective randomized controlled trial. J Bone Joint Surg Am 106：1041-1053, 2024

15) Pinter ZW, Freedman BA, Nassr A et al：TOPS Study Group：A prospective study of lumbar facet arthroplasty in the treatment of degenerative spondylolisthesis and stenosis：results from the Total Posterior Spine System（TOPS）IDE Study. Clin Spine Surg 36：E59-E69, 2023

16) Diaz-Aguilar L, Stone LE, Soliman MAR et al：Radiographic alignment outcomes after the single-position prone transpsoas approach：a multi-institutional retrospective review of 363 cases. Neurosurg Focus 54：E3, 2023

2-2. 腰椎椎間板ヘルニア治療の現状

大江真人, 南出晃人
獨協医科大学日光医療センター 整形外科・脊椎センター

最近の研究動向とガイドライン

- 腰椎椎間板ヘルニアに対する手術治療は, 脊椎内視鏡下椎間板摘出術が長期の臨床成績ともに一般的な手術法となり, 全内視鏡下椎間板摘出術 (full endoscopic discectomy: FED) が広く行われている.
- 腰椎椎間板ヘルニアに対する unilateral biportal endoscopic discectomy (UBED) の臨床成績は, 顕微鏡下椎間板摘出術, FED と同等であると報告されてきている.
- 腰椎椎間板ヘルニアに対するコンドリアーゼの椎間板内酵素注入療法 (化学的髄核融解術) は2年以上の治療成績が報告されてきている.

腰椎椎間板ヘルニアの管理

腰椎椎間板ヘルニア (LDH) の評価と管理について, 病態の患者に対するケアの評価と改善における医療チームの役割について議論している研究を紹介する[1]. データソースは PubMed/Medline と Embase からであり, PRISMA ガイドラインに従って英語論文 (2010〜2023年まで) を調査した. 検索により777件の研究が同定され, 7件の論文が分析された. LDH は, 内科医, 救急科医, ナースプラクティショナー, プライマリケア医にとって頻度の高い問題であり, 専門分野間でのチームが必要である. 最初の治療方針は保存的治療であり, 疼痛を和らげるためにアセトアミノフェンやNSAIDsが頻繁に使用され, 場合によってオピオイド鎮痛薬が用いられる. 最終的な治療選択は手術であるが, 一部の患者には神経学的損傷や不快感が残ることがある. また, 腰痛は精神的な問題と関連していることが多く, その場合にはプライマリケア医や精神科の専門医が対応すべきである. 定期的な運動と健康的な体重を維持することで, 治療効果を高めることができる. LDH に対する専門分野のチーム治療プロトコルを理解することが, 将来の評価と管理の改善に役立つとしている.

1) Awadalla AM, Aljulayfi AS, Alrowaili AR et al: Management of lumbar disc herniation: a systematic review. Cureus 15: e47908, 2023

神経根症を伴う腰椎椎間板ヘルニアの診断と治療に対する AI の信頼性

　神経根症を伴う LDH では，時にはその症状，診断，治療は複雑である．LDH は，30〜50 歳代に多く，男女比は 2：1 である．腰痛の発生率は 13〜31％と推定されるが，神経根症状が加わると，すべての病因において発生率は 12〜40％となる．この疾患の臨床管理には，集学的治療とさまざまな予後因子の考慮が必要であり，しばしば確立された臨床ガイドラインの使用が必要となる．現在では，臨床医が利用できる臨床ガイドラインの参考文献や，効率化されたインターネット上のリソースは数多くある．現代の医療では，迅速な対応とアクセスのしやすさから，臨床判断の指針として人工知能（AI）ツールが検討されることが多くなっている．

　OpenAI によって開発された Chat Generative Pre-trained Transformer（ChatGPT）は，ディープラーニング技術と大量のテキスト情報を使用して，言語入力に対する人間のような応答を生成する，一般に公開されている高度な言語モデルの一例である[2]．ChatGPT は，膨大な情報のライブラリとデータベースを用いて学習され，複雑なアルゴリズムを用いてユーザーの質問に対する回答を予測することができる．AI モデルは，その深い知識ベースと機能的な多様性によって，ヘルスケアの状況を一変させる能力をもっている．ChatGPT は，一般的な医学知識において妥当な精度を示している[3]．臨床例を提示すると，年齢，性別，症例の鋭敏性に基づいて，鑑別診断を生成し，診断テストを提案し，最終的な診断を提供し，患者管理戦略を推奨することができ，今後，医療分野での応用の可能性を検討されている．ChatGPT は，神経根症を伴う LDH に関する臨床的意思決定において，補助的な役割を果たすかもしれない．

　Kayastha ら[4] は，ChatGPT の回答の正確さを，広範な医学的研究と専門家のコンセンサスから導き出された推奨事項である，神経根症を伴う LDH の診断と治療のための 2012 年北米脊椎学会（North American Spine Society：NASS）臨床ガイドラインと比較している．その結果，ChatGPT-3.5 とChatGPT-4.0 は，病歴と身体所見のカテゴリーで 100％の精度を示した．診断的検査では ChatGPT-3.5 で 0％，ChatGPT-4.0 は 100％の精度を示した．非外科的介入は ChatGPT-3.5 で 50％，ChatGPT-4.0 で 63％の精度であり，外科的介入では ChatGPT-3.5 の精度は 0％，ChatGPT-4.0 の精度は 33％であった．これらから，ChatGPT-4.0 は ChatGPT-3.5 より全体的に質問項目での精度が高く，**NASS ガイドラインと妥当な一致**を示したが，臨床医は誤情報に対する保護ができないため，現状の ChatGPT の使用に注意すべきであると結論している．

2) OpenAI：ChatGPT：optimizing language models for dialogue. Published November 30, 2022.
https://openai.com/blog/chatgpt/（2023 年10 月 1 日閲覧）

3) Rao A, Pang M, Kim J et al：Assessing the utility of ChatGPT throughout the entire clinical workflow：development and usability study. J Med Internet Res 25：e48659, 2023

4) Kayastha A, Lakshmanan K, Valentine MJ et al：Lumbar disc herniation with radiculopathy：a comparison of NASS guidelines and ChatGPT. N Am Spine Soc J 19：100333, 2024

腰椎椎間板ヘルニアの自然退縮

　LDH の自然消退はよく知られている現象であるが，その予測因子に関するエビデンスは比較的少ない．そのため，早期の手術が有益な患者と手術のリスクを回避して非手術的治療が有益な患者を識別するように，現在のところ医療の最適化がされていない．LDH 自然退縮の予測因子に関するシステマティックレビューをした研究を紹介する[5]．NASS の定義（椎間板脱出形態により bulging, protrusion, extrusion, sequestration）に従って LDH の論文（2014～2022 年に発表された論文．ただし，Chiu らによるレビュー1編では，2014 年 3 月以前に発表された論文を調査した）を対象に，Cochrane，Embase，MEDLINE の各データベースから文献検索を行った．360 例の LDH を記述した 16 の論文が同定され，若年，男性，神経根症と L4/5 または L5/S1 LDH の傾向があった．追跡画像診断までの平均期間は 11.5ヵ月であり，bulging, protrusion, extrusion, sequestration の自然退縮の割合は，それぞれ 13.3％，52.5％，70.4％，93.0％であった（$x^2 = 126.01$，$p < 0.001$）．extrusion, sequestration では完全に退縮する可能性が有意に高かった．他の退縮予測因子は，ベースラインヘルニアの体積が大きい（1,260.16 mm^3 vs 1,006.71 mm^3（退縮有無），$p < 0.002$），transligamentous のヘルニア（$x^2 = 13.321$，$p < 0.001$），migrate したヘルニア（$x^2 = 14.5132$，$p < 0.001$）であった．これらの LDH 退縮が予測される所見は症状の改善とも相関していた．

　また別のナラティブレビューを行った報告[6]では，PubMed および Cochrane Central Register of Controlled Trials を利用して，保存的治療後の LDH の自然吸収または退縮に関する関連論文を検索（開始時から 2023 年 6 月 30 日までのものを対象）している．検索語には，LDH，intervertebral disc（IVD），腰椎椎間板ヘルニア，退行，吸収，非外科的治療，保存的治療に関連するものを含めている．外科的治療を伴わない自然吸収は，LDH の種類や大きさ，炎症反応，治療因子に影響される．LDH 組織の**軟骨成分の割合が高い場合**，または MRI で **Modic の変化**が示された場合，LDH の吸収は妨げられた．造影 MRI で，突出した椎間板の周囲が輪状に増強される**ブルズアイ徴候**は，再吸収が容易であることの重要な指標である．さらに，**extrusion, sequestration タイプ**の LDH は，自然再吸収の可能性が高いことが予測できる．さらに，脊柱管内の椎間板組織上の突出の割合が高いほど，再吸収の可能性が高くなる．したがって，上記の所見は LDH に対する保存的治療の実行可能性を示しており，著者らは臨床症状を伴う LDH に対する非外科的管理を推奨している．

5) Rashed S, Vassiliou A, Starup-Hansen J et al：Systematic review and meta-analysis of predictive factors for spontaneous regression in lumbar disc herniation. J Neurosurg Spine 39：471-478, 2023

6) Zeng Z, Qin J, Guo L et al：Prediction and mechanisms of spontaneous resorption in lumbar disc herniation：narrative review. Spine Surg Relat Res 8：235-242, 2024

腰椎椎間板ヘルニアに対するコンドリアーゼ治療

　保存的治療と外科的治療の中間的治療と考えられている化学核溶解療法は，椎間板の髄核を化学的に溶解させる，LDH に対する侵襲の少ない治療法である．Smith によって最初に報告されたキモパパインによる化学核溶解は，1980年代から 1990 年代にかけて，LDH の代替治療として欧米で広く用いられ，優れた臨床成績が得られている．しかし，キモパパインはアナフィラキシー，感染，出血，神経学的合併症などの重篤な有害事象のため，現在は使用できない．コンドロイチン硫酸 ABC エンドリアーゼ（コンドリアーゼ）は，グラム陰性桿菌 *Proteus vulgaris* 由来の純粋なムコ多糖分解酵素で，プロテオグリカンのグリコサミノグリカンであり，髄核に多く存在するコンドロイチン硫酸とヒアルロン酸に高い基質特異性をもっている．キモパパインとは対照的に，コンドリアーゼはプロテアーゼ活性をもたないので，神経や血管のような周辺組織への損傷が少なく，グリコサミノグリカンを特意的に分解する特性を有している．コンドリアーゼを用いた椎間板内酵素注入療法は，2018 年に日本でLDH に対する臨床使用が承認され，臨床使用後，この治療の有効性は 62〜85％で，重大な有害事象はないと報告されているが[7]，コンドリアーゼ治療の長期的な臨床成績は不明な点が多い．Banno らはコンドリアーゼによる化学核溶解後 2 年の臨床成績と X 線評価について検討している[8]．その結果は，コンドリアーゼ治療の 76.1％（51/67 例）が有効であり，無効のため 11.9％（8/67 例）に手術が必要であった．手術を要した 5/6 例は椎間板摘出術の既往があった．下肢痛，腰背部痛に対する Oswestry Disability Index（ODI）スコアと VAS スコアは，3 ヵ月〜2 年の間で有意に改善した．患者の 80％が治療に満足し，その 85％がこの治療を推奨していた．**椎間板変性の進行**は 3 ヵ月後で 57.1％に認められたが，2 年後には 30％がベースラインまで回復していた．**椎間板高**は 3 ヵ月で減少したが，1 年でわずかに回復し，2 年まで安定していた．椎間板ヘルニアの再発は認められなかった．これらから，コンドリアーゼによる化学的髄核融解術は，LDH 患者の 78％に 2 年間有効であり，椎間板は変性するも時とともにわずかであるが回復がみられ，患者満足度の高い治療であるとして推奨している．

　また，コンドリアーゼ注入後の椎間板変性と臨床転帰に関連する報告[9]では，椎間板変性の評価に Pfirrmann 分類[10]を用い，注入後 3 ヵ月における椎間板変性に関連する因子を調査している．注入後 3 ヵ月間に Pfirrmann 分類のグレードが進行したか否かで P 群（進行，n = 49）と NP 群（非進行，n = 78）に分けている．その結果，40 歳未満と有意な相関があり（p = 0.013，オッズ比（OR）：3.69，95％信頼区間（CI）：1.32〜10.31），また，ベースライン時の Grade II または III（p = 0.021，OR：3.51，95％ CI：1.24〜9.64），ヘル

7) Banno T, Hasegawa T, Yamato Y et al：Disc degeneration could be recovered after chemonucleolysis with condoliase.—1 year clinical outcome of condoliase therapy—. J Orthop Sci 27：767-773, 2022

8) Banno T, Hasegawa T, Yamato Y et al：Condoliase therapy for lumbar disc herniation：2 year clinical outcome. J Orthop Sci 29：64-70, 2024

9) Kobayashi K, Sato K, Ando T：Factors associated with disc degeneration based on Pfirrmann criteria after condoliase treatment for lumbar disc herniation. J Orthop Sci 28：976-983, 2023

10) Pfirrmann CW, Metzdorf A, Zanetti M et al：Magnetic resonance classification of lumbar intervertebral disc degeneration. Spine（Phila Pa 1976）26：1873-1878, 2001

ニア MRI 高強度信号（p ＝ 0.047，OR：2.97，95% CI：1.03〜8.87）と有意な相関を示した．P 群では，椎間板高減少率 20%，椎間板ヘルニアサイズ縮小率，疼痛 VAS 改善率が有意に高かったが，両群とも疼痛は有意に減少していた．これらから，コンドリアーゼによる椎間板内注入療法は安全で有効であり，注入 3ヵ月後の MRI における椎間板変性の進行は，臨床転帰の改善と有意に相関していると結論している．

▶ 腰椎椎間板ヘルニア患者の術後再発リスク因子

LDH 患者における経皮的内視鏡下腰椎椎間板摘出術（PELD）後の再発のリスクについてシステマティックレビューをした報告を紹介する[11]．PubMed，Embase，Web of Science のデータベースから検索している．術後の再発として，2 値変数（性別，Modic 変化（MC），2 型糖尿病（T2DM），喫煙）の影響，連続変数（sagittal range of motion：SROM，肥満度（BMI），年齢）の影響について評価した．その結果，8 件の研究で分析され，MC（OR：3.88，95%CI：2.24〜6.74，p ＜ 0.001），喫煙（OR：1.87，95%CI：1.45〜2.42，p ＜ 0.001），T2DM（OR：1.61，95%CI：1.12〜2.31，p ＝ 0.010），SROM（加重平均差（WMD）：2.33，95%CI：0.95〜3.70，p ＝ 0.001），BMI（WMD：1.68 kg/m²，95%CI：1.37〜1.99，p ＜ 0.001），年齢（WMD：9.95 歳，95% CI：5.05〜14.86，p ＜ 0.001）は，PELD 後の LDH 患者の術後再発と有意に相関していた．以上から，年齢，BMI，SROM が高いこと，T2DM や喫煙の既往があること，MC が多いことは，PELD 後の術後再発と相関する可能性があると結論している．

▶ Unilateral biportal endoscopic discectomy (UBE) の臨床成績

全内視鏡下腰椎椎間板摘出術のような低侵襲脊椎手術は，外傷が少なく，術後の回復が早いという利点から患者の間で広く認知されるようになり，従来の手術に代わって LDH の手術アプローチとして希望されることが多くなっている．全内視鏡下腰椎椎間板摘出手術は，アプローチの違いから，椎間孔からの percutaneous transforaminal endoscopic discectomy（PTED）と椎弓間からの percutaneous endoscopic interlaminar discectomy（PEID）の 2 種類に大別される．また，最近では，従来の手術と内視鏡下脊椎手術とを組み合わせた unilateral biportal endoscopic discectomy（UBED）手術が注目されている．このデュアルポートによるアプローチは，従来のシングルポートの脊椎内視鏡手術に比べ，除圧のための外科的コントロールが容易で，より広い視野を提供できる利点がある．その UBED の LDH に対する臨床成績について，顕微鏡下椎間板摘出術との比較により，その臨床成績は顕微鏡下椎間板摘出術と同等であり，脊椎外科医にとってよい選択肢となりうる手技であると報告されてい

11) Jiang L, Xie X, He R et al：Analysis of risk factors for post-operative recurrence after percutaneous endoscopic lumbar discectomy in patients with lumbar disc herniation：a meta-analysis. J Orthop Surg Res 18：935, 2023

る[12]. また, システマティックレビューによるメタ解析では[13], 合計 1,001 人の患者を対象とした 9 つの研究が含まれ, UBED と顕微鏡下椎間板摘出術の有効性に有意差は認められず, UBED は在院日数の短縮, 推定出血量の減少, 合併症発生率の同等といった潜在的な利益をもたらす可能性があると報告している. さらに, PEID と UBED の有効性と安全性を比較した研究でも, LDH 患者の疼痛緩和と機能的能力改善において同様の効果を有すると報告している[14].

若年者における腰椎椎間板ヘルニア

　LDH は若年者では稀である. 20 歳以下で発症する LDH は若年性椎間板ヘルニア (juvenile disc herniation : JDH) と呼ばれる. 成人の LDH は椎間板変性の進行段階とみなされているが, なぜ若年層で椎間板が破裂するのかは依然として不明である. JDH の MRI 所見の特徴を明らかにし, その病的因子を調査した研究を紹介する[15]. 比較対照には, 20 歳未満で MRI に LDH の所見がなく, スポーツ中の腰部の捻挫, 転倒, 打撲などの軽微な外傷に関連した腰痛のため MR 画像診断を受けた者としている. JDH 患者と対照者に, ライフスタイル, 家族歴を面接により調査している. MR 画像では, 椎間板変性, 骨端輪離開, Modic 変化, 終板病変 (endplate lesions) を評価している. 297 人の JDH 患者 (男：女 = 199 人：98 人, 17.3 ± 2.1 歳) と 185 人の対照者 (男：女 = 94 人：91 人, 17.1 ± 2.4 歳) を調査した. 年齢, 肥満度, 日常的な肉体労働, 定期的な運動, 日常的な座位時間は, JDH 患者と対照群で同様であった. 重篤な背部痛の家族歴は対照群よりも JDH 患者で多く (59.4 % vs 26.5 %, $p < 0.001$), LDH の家族歴 (45.0 % vs 12.4 %, $p < 0.001$) も同様であった. 骨端輪離開は, JDH 患者の 91 人 (36.4 %), 102 椎間板 (29.2 %) で確認され, 対照群では 5 人 (1.4 %) しか確認されなかった ($p < 0.001$). 全体として, JDH 患者では重度の椎間板変性は有意な所見ではなかった. 骨端輪離開の JDH にみられる MRI の一般的な所見は, 未熟な椎間板変性モデルではなく, 遺伝的に介在する JDH の発生モデルであると結論している.

　若年者の LDH に対する手術成績の報告は散見されるのみである. 紹介する研究は[16], 若年者 (10〜21 歳) の LDH に対する全内視鏡下腰椎椎間板摘出術 (FELD) の臨床転帰を調査している. 2 施設による後ろ向き研究であり, 臨床転帰は, 腰痛と下肢痛の VAS および ODI を用いて評価した. 結果は, 199 人の患者が対象 (平均年齢 18.5 歳, 平均 BMI 25.1 kg/m², 男女比 2.8) であり, 症状発現から手術までの期間は, 一般に年齢とともに延長した. VAS スコアと ODI スコアは術後に有意に改善した. 単一椎間板症例 195 例中 17 例が, modified Macnab criteria に基づく予後不良例であり, 外側椎間板ヘルニア (OR：3.72, 95 % CI：1.14〜12.12, $p = 0.029$) と術前の VAS スコア高値

12) Özer Mİ, Demirtaş OK : Comparison of lumbar microdiscectomy and unilateral bi-portal endoscopic discectomy outcomes : a single-center experience. J Neurosurg Spine 40 : 351-358, 2023

13) Feng Z, Zhao Z, Cui W et al : Unilateral biportal endoscopic discectomy versus microdiscectomy for lumbar disc herniation : a systematic review and meta-analysis. Eur Spine J 33 : 2139-2153, 2024

14) **Wei WB, Dang SJ, Liu HZ et al : Unilateral biportal endoscopic discectomy versus percutaneous endoscopic interlaminar discectomy for lumbar disc herniation. J Pain Res 17 : 1737-1744, 2024**

15) Jiang L, Du X, Pan Z et al : Lumbar disc herniation in juveniles : a case-control study of MRI characteristics and etiological insights. J Orthop Res 41 : 2685-2693, 2023

16) Feng F, Zhao R, Dong H et al : Full-endoscopic lumbar discectomy for lumbar disc herniation in young adults : 199 consecutive cases treated by a single surgeon with a mean 3.7-year follow-up. J Neurosurg Spine 41 : 369-377, 2024

（OR：1.98，95％ CI：1.13〜3.46，p = 0.017）が，FELD 後の好ましくない転帰の危険因子として同定された．JDH 患者に対する FELD は安全で有効であるが，術前の VAS スコアと椎間孔内外の外側椎間板ヘルニアは，臨床転帰に影響する因子であり，手術手技の選択に有用な指標であると結論している．

▶ MRI-HIZ 領域と椎間板性腰痛

椎間板原性腰痛症（DLBP）とは，神経組織の圧迫を伴わない腰椎椎間板の変性疾患（特に腰椎椎間板ヘルニアと腰部脊柱管狭窄症を除く）を主症状とするものである．現在，DLBP の病態は完全には解明されておらず，診断のための具体的な方法もまだ確立されていない．現在，椎間板造影は DLBP 診断のゴールドスタンダードであり，原因となる椎間板の特定を明確にすることができると認識されている．腰椎の MRI における高輝度域（HIZ）は，1992 年に Aprill[17] によって初めて報告されたもので，腰椎の T2 強調画像における線維輪の後縁に位置する，小さく，独立した，限局した高信号域を指す．線維輪の後縁にあり，髄核から分離しているが，髄核よりも高信号である．Aprill は臨床研究を通じて，椎間板造影中に線維輪の破裂により造影剤がこぼれた場合，約 90％の症例で HIZ が疼痛を誘発することを証明し，この疼痛は患者の通常の腰痛症状を再現する（疼痛再現と呼ばれる）ことから，HIZ が有痛性椎間板破裂の診断に重要な徴候であることを示唆した．しかしながら，HIZ に対する理解は一貫しておらず，さらに，その役割と意義について多くの議論が交わされている．Yang ら[18] は，システマティックレビューとメタ解析により HIZ と腰椎椎間板造影陽性との関係を検討し，HIZ と DLBP の相関を調査した．腰椎 MRI と椎間板造影を受けた腰痛患者を含むコホート研究，および椎間板の形態学的変化と痛みの再現現象に関する HIZ と椎間板造影の相関を評価した結果を解析対象とし，28 論文がこのメタ解析に含まれた．HIZ 陽性と椎間板造影における椎間板形態異常との間には，統計学的に有意な相関が認められた（OR：28.15，95％ CI：7.38〜107.46，p < 0.00001）．HIZ 陽性椎間板の患者は，HIZ 陰性の画像診断の患者（29.0％，1,314/4,524 人）に比べ，一貫した疼痛の発生率が有意に高かった（71.0％，969/1,365 人）（OR：7.71，95％ CI：5.29〜11.23，p < 0.00001）．HIZ 陽性で椎間板形態異常のあるセグメントは，HIZ 陰性（32.2％，75/233 人）よりも一貫した疼痛の発生率が高かった（86.1％，230/267 人）（OR：14.09，95％ CI：2.12〜93.48，p = 0.006）．以上から，①HIZ 陽性は，椎間板変性を示し，HIZ は椎間板性腰痛の身体診断の特異的指標となりうる，②HIZ 陽性に基づく椎間板変性の程度が高いほど，椎間板造影により誘発される一貫性のある疼痛の可能性が高い，③HIZ 陰性に基づく椎間板変性の程度は造影により誘発される一貫性のある疼痛との相関が低いと結論している．

17) Aprill C, Bogduk N：High-intensity zone：a diagnostic sign of painful lumbar disc on magnetic resonance imaging. Br J Radiol 65：361-369, 1992

18) Yang L, Li W, Yang Y et al：The correlation between the lumbar disc MRI high-intensity zone and discogenic low back pain：a systematic review and meta-analysis. J Orthop Surg Res 18：758, 2023

I章 脊椎
2 腰椎

2-3. 腰痛に対する集学的治療

折田 純久
千葉大学フロンティア医工学センター，千葉大学大学院医学研究院 整形外科学

最近の研究動向とガイドライン

- 腰痛は，世界中で最も多くの人々が経験する健康問題のひとつであり，特に労働年齢層での障害の主要な原因として位置づけられている[1]．その影響は，患者の生活の質の低下にとどまらず，医療費の増加や生産性の低下など，社会経済的な負担を伴う．スペインでは，腰痛による年間経済損失は非常に大きいとされ，国際的にもその影響が注目されている[2]．慢性腰痛は，急性の腰痛と異なり長期にわたる症状が特徴であり，患者の日常生活や精神的健康にも大きな影響を与える．

- 一方で，従来の腰痛治療は，その効果に限界があるとも指摘されている[3]．薬物療法や単一の運動療法では必ずしもすべての患者の症状を改善できず，再発率が高いことが課題である．こうした状況を背景に近年注目されているのが，生物心理社会モデルに基づく集学的治療である．このモデルは，腰痛を単なる身体的な問題（生物学的要素）からのみ捉えるのではなく，心理的，社会的要因も含めて包括的に管理することを目的としている．

- 腰痛に対する集学的治療は，運動療法，心理的介入，患者教育，多職種連携，デジタルツールの活用など，多様な要素を統合したアプローチを特徴とする．その中核をなすのは患者一人ひとりの特性やニーズに応じた個別化医療であり，これにより治療効果の最大化が図られる[4,5]．さらにデジタル技術や遠隔医療の進展により，治療へのアクセスが向上し従来の医療モデルでは対応が難しかった課題への解決策が提供されつつある[1,6]．

腰痛に対する学際的アプローチの実際

多職種連携の重要性

腰痛の治療においては，単一の治療方針では限界があるため，医師，理学療法士，心理士，栄養士，社会的支援スタッフなど，多職種が協力する学際的アプローチが重要である．このアプローチにより，患者の身体的および心理的要因に包括的に対応することが可能となる．Wamiら[7]は，慢性腰痛患者に対する学際的リハビリテーションプログラムの主要な特徴を特定し，特に多職種間の協力が患者の健康関連生活の質の向上に寄与することを示した．

1) Priebe JA, Kerkemeyer L, Haas KK et al：Medical app treatment of non-specific low back pain in the 12-month cluster-randomized controlled trial Rise-uP：where clinical superiority meets cost savings. J Pain Res 17：2239-2255, 2024
2) Cuenca Zaldívar JN, Fernández-Carnero J, Sánchez-Romero EA et al：Effects of a therapeutic exercise protocol for patients with chronic non-specific back pain in primary health care：a single-group retrospective cohort study. J Clin Med 12：6478, 2023

さらに，Woznicaら[6]は，遠隔医療を活用した学際的ケアが腰痛治療に有効であることを報告している．このモデルでは，医師や理学療法士，上級医療提供者（原文：Advanced Practice Provider，看護師の上級職であるナースプラクティショナーや医師助手などを指す），生活習慣アドバイザーが連携し，診断，治療計画の作成，遠隔での指導を行うことで患者の痛みや生活の質が改善した．さらに画像診断，処方薬，侵襲的介入の利用率が低いことも注目されると報告した．

チーム医療における成功要因

学際的アプローチを成功させるには，患者中心のケアとチーム間の円滑なコミュニケーションが不可欠である．Treaseら[8]は，腰痛の改善においてアスリート，コーチ，臨床医のそれぞれが重要視する要因を調査した結果，患者と治療者間の関係性やケアチームのコミュニケーションが治療成功の鍵であることを明らかにした．

また，Maserら[9]は，腰痛患者におけるリハビリテーション環境（入院とデイケア）と治療成果を比較し，デイケア患者が痛み関連障害や自己効力感の改善で優位性を示す場合があることを報告している．この研究では，治療環境が患者の心理的および機能的改善にどのように影響を与えるかを示しており，学際的チーム医療の設計において治療環境の選択が重要な要素であると結論づけた．さらに，Altら[10]は，生物心理社会的要因を考慮した治療スキルの向上と，医療従事者と患者との十分な協力が，治療の遵守を促進するために重要であるとしている．これらの要素が相互的に機能することで，腰痛治療の成功率が高まるものと考えられる．

臨床現場での実践例

Woznicaら[6]が報告した遠隔医療を用いた学際的ケアは，特に生活環境や社会的制限のため治療を自由に受けることができない患者に有効であることを示している．ここで提唱されたモデルでは，患者がリアルタイムでの音声・映像による医療サービスを受けることができ，さらに健康指導や栄養指導も取り入れることで，中等度または重度の痛みをもつ患者の83.3%が臨床的に有意な改善を示した．

臨床に即した一例として，Whiteら[11]は尾骨痛（coccydynia）を対象にした治療オプションのレビューを行い，学際的アプローチが特定の慢性疼痛治療においても適用可能であることを示唆した．特に，ストレッチや体外衝撃波療法，後根神経節刺激などの神経調節療法や手術（尾骨切除術）といった専門的治療の適応を決定し成功させるためには，多職種の協力が不可欠であるとしている．さらに，Wamiら[7]は，慢性腰痛患者の学際的リハビリテーションプログラム

3) Ahmed S, Visca R, Gogovor A et al：Implementation of an integrated primary care prevention and management program for chronic low back pain (LBP)：patient-reported outcomes and predictors of pain interference after six months. BMC Health Serv Res 24：611, 2024

4) Larivière C, Preuss R, Coutu MF et al：Disability reduction following a lumbar stabilization exercise program for low back pain：large vs. small improvement subgroup analyses of physical and psychological variables. BMC Musculoskelet Disord 25：358, 2024

5) Christe G, Benaim C, Jolles BM et al：Changes in spinal motor behaviour are associated with reduction in disability in chronic low back pain：a longitudinal cohort study with 1-year follow-up. Eur J Pain 28：1116-1126, 2024

6) Woznica DN, Milligan M, Krymis H et al：Telemedical interdisciplinary care team evaluation and treatment of people with low back pain：a retrospective observational study. Arch Rehabil Res Clin Transl 5：100269, 2023

7) Wami SD, Fasika S, Donnelly C et al：Characteristics of interprofessional rehabilitation programs for patients with chronic low back pain evaluated in the literature：a scoping review protocol. Syst Rev 12：105, 2023

8) Trease L, Mosler AB, Donaldson A et al：What factors do clinicians, coaches, and athletes perceive are associated with recovery from low back pain in elite athletes? A concept mapping study. J Orthop Sports Phys Ther 53：610-625, 2023

9) Maser D, Müßgens D, Kleine-Borgmann J et al：Setting the stage for pain relief：how treatment setting impacts interdisciplinary multimodal pain treatment for patients with chronic back pain. Pain 165：2909-2919, 2024

10) Alt A, Luomajoki H, Luedtke K：Which aspects facilitate the adherence of patients with low back pain to physiotherapy? A Delphi study. BMC Musculoskelet Disord 24：615, 2023

11) White WD, Avery M, Jonely H et al：The interdisciplinary management of coccydynia：a narrative review. PM R 14：1143-1154, 2022

（interdisciplinary pain rehabilitation：IPR）は，健康関連の生活の質，機能，労働能力の向上，および痛みの軽減に効果的であるとし，特に異なる専門職間の十分な協調や役割分担がプログラムの成功に寄与することを強調している．

運動療法

運動療法の種類と効果

運動療法は腰痛治療において中心的なアプローチのひとつであり，痛みの軽減，機能の改善，心理的状態の向上に寄与することが知られている．Cuenca-Zaldívar ら[2]は，慢性非特異的腰痛患者を対象とした治療的運動プロトコルの効果を評価し，痛みの強度と障害に有意な改善がみられたと報告した．この研究では，頚部および腰部の自己モビライゼーション（可動域拡大）運動と体幹安定化運動が含まれ，いずれも中程度以上の効果を示した．

さらに Shinohara ら[12]の研究では，慢性腰痛患者に対して運動を実施した群としなかった群に対する傾向スコアマッチングによる解析を行った結果，運動療法を行うことで疼痛障害評価スケールである痛み障害評価尺度（Pain Disability Assessment Scale：PDAS）の有意な改善を示し，これが疼痛自己効力感質問票（Pain Self-Efficacy Questionnaire：PSEQ），疼痛破局化尺度（Pain Catastrophizing Scale：PCS）の改善をもたらすことで自己効力感の向上を呈することを示した．さらにこの研究では，有酸素運動や体幹安定化運動が治療効果に寄与する有効な手段であると強調している．

運動療法と心理的要因の相互作用

運動療法の効果は，患者の心理的要因とも密接に関連している．Larivière ら[4]は，腰痛患者を対象に大きな臨床改善を示したグループと小さな改善を示したグループを比較し，運動療法が心理的要因（恐怖回避信念，痛み破局化，心理的苦痛）に与える影響を分析した．その結果，この研究では心理的な改善が運動療法の成功における重要な要素であることを明らかにし，腰痛患者が運動療法により心理的状態が改善することで，障害や痛みの軽減に寄与することを示している．特に，運動療法が痛み破局化を減少させることで患者の治療結果を改善するメカニズムが示唆された．

運動遵守の促進

運動療法の効果を最大限に引き出すためには，患者の治療遵守を高めることが重要である．Alt ら[10]のデルファイ調査（専門家の意見を体系的に収集・集約するための方法論であり，複数回の調査ラウンドを通じて意見の収束を目指す手法）では，運動遵守を促進する要因として，生物心理社会的要因の考慮，

12）Shinohara Y, Wakaizumi K, Ishikawa A et al：Improvement in disability mediates the effect of self-efficacy on pain relief in chronic low back pain patients with exercise therapy. Pain Res Manag 2022：4203138, 2022

理学療法士の治療スキルの向上，および患者との協力関係の確保が挙げられた．

さらに，Denneny ら[13] は，再発予防のための個別化ウォーキングプログラムの有効性を通じて運動療法の重要性を指摘しており，患者が運動を生活の一部として継続できるよう支援する必要があると述べている．このため，理学療法士は患者の個別ニーズに応じた指導を行い，腰痛患者が自発的に運動を続けるための環境を整えることが求められる．

心理的介入・患者教育

心理的要因の緩和の有効性

腰痛の管理において，心理的要因は治療効果に大きく影響を与える．特に，痛み破局化（catastrophizing）や恐怖回避信念（fear-avoidance beliefs）は，患者の障害や治療効果に悪影響を及ぼすことが知られている．Levenig ら[14] は，治療の期待値が結果に与える影響を調査し，痛みの軽減や心理的改善が患者の回復に重要であることを示した．また，心理的介入が患者の抑うつ状態に与える影響も指摘されている．

さらに Bennema ら[15] は，interdisciplinary pain rehabilitation（IPR；学際的疼痛リハビリテーション）が痛み破局化を含む心理的要因に与える影響を調査し，心理的改善が患者の痛みの軽減および機能回復に寄与することを示唆した．このような介入は，慢性腰痛患者における長期的な治療成果の向上に役立つとした．一方で，痛み，機能，HACS（human assumed central sensitization；ヒト仮定中枢感作）の間に一貫した時間的関係は確認されなかった．これらの要因の相互作用は個人ごとに異なり，治療における個別化の必要性を示唆している．

患者・医療スタッフ双方への教育介入の意義

患者教育は，腰痛管理の基盤として，さらに患者の自主性を育成することで自発的な治療介入につなげる点で非常に重要である．患者に対する適切な情報提供は，痛みのメカニズムの理解を促し，自己管理能力を高める．Pichonnaz ら[16] は，慢性腰痛患者がリハビリテーションプログラムを通じて自己管理スキルを習得することができるようになるような期待を抱いていることを示し，プログラム終了後も患者が自ら責任をもって管理する意識が高まることで持続可能な腰痛管理を実現しうることを報告している．

また，Hubeishy ら[17] は，腰痛関連ガイドラインを実地臨床に導入するに当たって，理学療法士含むスタッフに対する教育が彼らの心理的および社会的障壁を克服するうえで重要であると述べている．この研究では，ガイドラインに基づいたスタッフに対する教育的アプローチが患者の期待や治療遵守の向上に寄与することが示された．

---

13) Denneny D, Walumbe J：Physical activity to prevent recurrences of low back pain. Lancet 404：98-100, 2024

14) Levenig CG, Hasenbring MI, Günnewig L et al：Treatment expectations—you get what you expect—and depression plays a role. J Pain 25：104582, 2024

15) Bennema AN, Schiphorst Preuper HR, Krops LA et al：Temporal relationships between pain, functioning, and human assumed central sensitization in patients with chronic low back pain；a single-case design. Musculoskelet Sci Pract 72：102966, 2024

16) Pichonnaz C, Ancey C, Mbarga J et al：Patients' expectations of physiotherapists before and after an intensive chronic low back pain rehabilitation programme：a qualitative study based on semi-structured interviews and observations. Disabil Rehabil 46：1776 1786, 2024

17) Hubeishy MH, Rolving N, Poulsen AG et al：Barriers to the use of clinical practice guidelines：a qualitative study of Danish physiotherapists and chiropractors. Disabil Rehabil 46：105-114, 2024

自己管理能力の向上がもたらす効能

腰痛管理においては，医療スタッフのみならず患者自身が主体的に治療に参加する能力を育むことも非常に有効である．Zaina ら [18] は，慢性腰痛患者に対する包括的な教育プログラムが自己管理能力の向上に効果的であることを示している．特に，cognitive behavioral therapy（CBT；認知行動療法）を組み込んだ教育的アプローチは，患者の自己効力感を高め，再発リスクを低下させる可能性がある．CBT は患者の考え方（認知）や行動のパターンを分析し，それを修正することで精神的な問題や身体的な症状を改善する心理療法のひとつであり，うつ病や不安障害，そして慢性疼痛などさまざまな心理的および身体的疾患の治療に広く用いられている．

また，腰痛の自己管理能力を向上するためのさまざまな工夫についても報告されており，Nascimento ら [19] の研究では小学生を対象とした姿勢教育プログラムにおいて，コミックを活用した創作活動や読書，塗り絵，クロスワード，テーマ討論などの双方向的な教育が子どもたちの健康促進に効果的であることが示された．これは年齢に応じた適切な治療介入が疼痛治療に有効であることを示しており，このような活動を通じて正しい姿勢に関するテーマを解釈，関連づけ，概念化する認知的・表現的スキルを強化するアプローチは成人にも応用可能であり，教育プログラムを通じて健康的な習慣を育む重要性を示している．

最新の治療手法と課題

デジタルツールの活用

近年，デジタルツールを用いた腰痛管理が注目を集めている．Priebe ら [1] は，Kaia バックペインアプリを中心としたデジタル治療法を紹介し，一般開業医（general physician：GP）を主体とする治療モデル「Rise-uP」が従来の標準治療よりも臨床的および経済的に優れていることを示した．この治療法では，アプリを通じた患者教育や運動療法，自己管理の支援が実現され，痛みの大幅な軽減が報告されている．

一方，Hubeishy ら [17] は，ガイドラインに基づいたデジタル教育プログラムを提案し，特に生物心理社会的リスク因子をスクリーニングし，患者教育を促進する取り組みが有効であると指摘している．これらのデジタルツールは，特に患者がアクセスしやすい低コストの治療方法として期待される．

ガイドラインの実装と課題

臨床ガイドラインに基づく治療が推奨されるものの，その実施にはいくつか

---

18) Zaina F, Côté P, Cancelliere C et al：A systematic review of clinical practice guidelines for persons with non-specific low back pain with and without radiculopathy：identification of best evidence for rehabilitation to develop the WHO's Package of Interventions for Rehabilitation. Arch Phys Med Rehabil 104：1913-1927, 2023

19) Nascimento GBS, de Maio Nascimento M, de Araújo LMG et al：Comics as a physical education tool for health promotion in Brazilian primary education, based on Paulo Freire's principles of empowerment. Children（Basel）10：1575, 2023

48　Ⅰ章　脊椎

の障壁が存在する．Hubeishy ら[17]の研究では，理学療法士やカイロプラクターがガイドラインを実行するうえで直面する課題として，ガイドラインの妥当性への懐疑や，専門職としていかに関わるかという彼ら自身のアイデンティティの影響が挙げられている．このため，ガイドラインの内容を患者のニーズや期待にあわせて柔軟に適応させる必要がある．

また，Alt ら[10]は，患者と治療者の間の協力や十分なコミュニケーションが，ガイドラインの遵守を促進する重要な要素であることを強調している．これらの要素を改善することで，ガイドラインの適用が広がる可能性がある．

新規治療法の可能性

デジタルツールに加え，新しい治療法も腰痛管理における注目分野である．例えば運動器疼痛の慢性化と難治化に関わる神経障害性疼痛は体性感覚系に影響を与える病変や疾患が直接の原因となるが，薬物療法はしばしば不十分な結果となることも多い．これに対して Ghafouri ら[20]は，慢性神経障害性疼痛に対する学際的疼痛リハビリテーションプログラムの効果を評価し，後根神経節刺激などの神経調節療法や患者教育を組み合わせたアプローチが有望であることを示している．しかし，これらの新規治療法は高い専門性を要し，導入にはコストやリソースの確保が課題となる．

遠隔医療の展望

Woznica ら[6]の研究では，遠隔医療を用いた学際的アプローチが腰痛患者の痛みや生活の質を改善する可能性を示している．このモデルでは，リアルタイムに提供される音声・映像を活用して患者と医療チームが効率的に連携し，治療プランの策定やフォローアップを行う．この方法は，特に地方やリソースが限られた環境での治療アクセスの改善に寄与すると考えられる．こうした遠隔医療を通じた学際的ケアは，慢性腰痛患者の痛み軽減および健康関連生活の質（health-related quality of life：HRQoL）の向上を効果的に支援し，画像診断，処方薬，侵襲的介入の利用率が低いことも鑑みた腰痛管理における有望なアプローチとしてさらなる適用が期待される．

▶ 個別化医療と課題

個別化アプローチの必要性

腰痛は，患者ごとにその原因や病態が異なるため，本来であれば治療も個別化する必要がある．Larivière ら[4]は，腰痛患者の治療効果における心理的および身体的要因の違いを分析し，特に大きな臨床改善を示す患者群では心理的改善が顕著であることを示した．この結果は，患者の心理状態や治療に対する

20) Ghafouri N, Bäckryd E, Dragioti E et al：Effects of interdisciplinary pain rehabilitation programs on neuropathic and non-neuropathic chronic pain conditions - a registry-based cohort study from Swedish Quality Registry for Pain Rehabilitation (SQRP). BMC Musculoskelet Disord 24：357, 2023

期待を考慮したうえでの個別化治療が必要であることを示唆している.

また, Jenkins ら[21] は, 腰痛治療における心理的, 社会的要因が障害や痛みの軽減に大きく影響を与えることを報告している. 患者の個別要因を把握し, それに基づいて治療計画を調整することが重要な鍵となる.

ケース別の治療戦略

腰痛患者の重症度や背景に応じた治療計画を立案することは, 腰痛治療の効果を最大限発揮するうえで必要かつ重要である.

Denneny ら[13] は, 再発を防ぐために運動療法を個別化し, 患者の生活スタイルや身体能力に適応させることが重要であると指摘している. これにより治療への遵守を高め, 再発のリスクを軽減することができる.

さらに, Shinohara ら[12] は, 運動療法が患者の自己効力感の向上を介して痛みを軽減するメカニズムを示した. この結果は, 患者個々の心理的状態を考慮した運動プログラムの設計が有効であることを示している.

また, Maser ら[9] は, 入院治療とデイケア治療の効果の比較を通じて治療環境が患者の治療効果に与える影響を分析した. その結果, 入院治療に比較してデイケア治療が痛み関連障害や自己効力感の改善において優位性を示し, さらには労働能力喪失日数もデイケア患者のほうが少なかった. この研究は, 日常環境を内包するデイケア形式が, 患者の負担に応じたコスト効率のよい治療オプションとなる可能性を示唆しており, 本邦においてそのまま当てはまるわけではないものの, 患者のニーズに応じた治療環境の選択が重要であることが示唆される.

長期的管理の重要性

腰痛の治療では, 症状の軽減だけでなく, 長期的な管理が重要である. Zaina ら[18] は, 慢性腰痛患者に対する教育プログラムが自己管理能力の向上に寄与し, 再発のリスクを低減することを示唆している. 教育を通じて患者が自身の治療に積極的に関与することで, 長期的な治療成果が向上する.

また, Christe ら[5] は, 腰痛患者における脊椎運動行動の変化が障害の改善と関連していることを示した. この知見は, 痛みの再発を防ぐための長期的な管理戦略が重要であることを強調している.

さらに, Woznica ら[6] が報告した遠隔医療のような新しい治療モデルは, 長期的なフォローアップや再発予防プログラムにおいて特に有用である. 医療スタッフとの接点が医療施設に限定されないため患者が治療チームと継続的に連携しやすく, 結果として再発のリスクを軽減できる可能性が高まる.

21) Jenkins HJ, Brown BT, O'Keeffe M et al：Development of low back pain curriculum content standards for entry-level clinical training. BMC Med Educ 24：136, 2024

まとめ

集学的治療の意義

腰痛に対する集学的治療は，運動療法，心理的介入，患者教育，多職種連携，最新技術を統合した包括的なアプローチとして，その有効性が多くの研究で確認されている．一方で，実践の普及やエビデンスの強化，個別化の深化といった課題が残されている．

これらの課題を解決するためには，臨床研究の充実と現場への適用，そして患者中心の治療モデルの構築が不可欠である．今後も腰痛管理の分野での革新が進むことで，多くの患者がよりよい生活の質を享受できるようになることが期待される．

特に，Priebe ら[1]，Wami ら[7]，Woznica ら[6] の研究は，デジタルツールや遠隔医療を組み込んだ新しい治療モデルが，治療アクセスの向上や患者の自己管理能力の促進に貢献することを示している．一方で，心理的介入や教育プログラムの重要性を強調した Levenig ら[14]，Pichonnaz ら[16]，Zaina ら[18] の知見は，患者の主体的な治療参加が治療成功の鍵であることを示唆している．

今後の課題と展望

1. エビデンスの強化

多くの新しい治療法が効果を示しているが，高品質なランダム化比較試験（randomized controlled trial：RCT）の不足が指摘されている．特に，Maser ら[9] や White ら[11] が示したデイケア治療や新規治療法（体外衝撃波療法，神経調節療法）のような，従来診療で一般的ではないと思われる治療の効果を支持するエビデンスの蓄積が必要である．

2. ガイドラインの普及

Hubeishy ら[17]，Alt ら[10] の研究が指摘するように，ガイドラインの普及を阻害する要因として治療者の懐疑や実践の困難さが挙げられる．これらの課題を克服するためには，教育やトレーニングを通じて治療者のスキル向上を図り，ガイドラインの柔軟な適用方法を探る必要がある．

3. 個別化治療の深化と持続可能な医療モデルの開発

Larivière ら[4]，Denneny ら[13] が示した個別化医療の重要性をさらに推し進めるため，患者の心理的および社会的背景に基づく治療計画のさらなる最適化が求められる．患者の特性を考慮した治療アプローチが，長期的な治療成果を向上させる可能性がある．また，デジタルツールや遠隔医療の導入は，コスト効率の高い治療モデルを提供する可能性があるが，その持続可能性を確保するためには，技術の普及や医療インフラの整備が課題となる．

I章 脊椎
2 腰椎

2-4. 骨粗鬆症性椎体骨折に対する治療

粕川雄司[1]，宮腰尚久[2]
[1] 秋田大学医学部附属病院 リハビリテーション科
[2] 秋田大学大学院医学系研究科 整形外科学講座

最近の研究動向とガイドライン

- 骨粗鬆症性椎体骨折（osteoporotic vertebral fracture：OVF）に対して，より早期に椎体形成術や後弯形成術を施行したほうが，臨床成績がよいとするエビデンスが蓄積されつつある．しかし，OVFに対する椎体形成術や後弯形成術の施行時期について，受傷後いつまでを早期とするかは今後さらなる検証が必要である．
- 片側のみから進入する椎体形成術・後弯形成術は，両側から進入する術式に比べ手術時間が短く，セメント注入量も少ない．また，片側から進入するカーブ型の椎体形成術も手術時間が短く，セメント漏出の頻度が少ないが，両側から進入する術式と比較して，臨床成績には差がなかった．
- OVFに対するロボット併用の椎体形成術や後弯形成術は，セメント漏出の頻度を減らし，術中に使用する放射線量を減らすが，術後の疼痛などは差がなかった．
- OVFに対する椎体形成術・後弯形成術は，生命予後を改善する．
- OVF患者に対する運動療法は，生活の質，疼痛，転倒リスク，後弯変形，身体機能を改善する．
- OVFに対する薬物治療については，長期治療の有効性と安全性や，薬物治療中止後の続発性OVFは，治療期間が長いほど頻度が高くなることが明らかとなった．わが国からも，骨形成促進薬と骨吸収抑制薬の治療効果の違いが報告された．

椎体形成術施行のタイミング

骨粗鬆症性椎体骨折（osteoporotic vertebral fracture：OVF）の初期治療は，装具治療による保存治療が選択されるが，疼痛が遷延している症例に対して，経皮的椎体形成術が施行される．これまで，バルーンを用いた**経皮的後弯形成術**（balloon kyphoplasty：BKP）は，低侵襲で術後早期から除痛効果が得られ，骨折部の椎体圧潰進行を予防し，早期離床や日常生活動作（activity of daily living：ADL）の改善をもたらすと報告されている．しかし，わが国ではBKPの適応は，十分な保存治療を行っても疼痛などの症状が続く症例が対象となっていた．そのため，OVFを受傷してどのようなタイミングでBKPを施行するのがより適切なのかは明らかとなっていなかった．

Liu らは，BKP の手術タイミングについて 13 の研究による 930 人の有症状の OVF 患者を対象としたシステマティックレビューで，早期（24 時間以内〜10 週未満）に BKP を施行したほうが，時間が経過（2〜16 週以上）してから BKP を施行した症例に比べ，除痛効果・機能の回復・椎体高の回復・後弯変形の改善が優れていたと報告している[1]．また，時間が経過してから BKP を施行した群では，**隣接椎体骨折（adjacent vertebral fractures：AVFs）**のリスクが高かったと報告している[1]．

わが国からも OVF 受傷後 2 週以内に BKP を行った群（early 群，n = 62）と 2 週以降に BKP を行った群（non-early 群，n = 33）で AVFs の発生率を比較したところ，early 群（6.5 %）では non-early 群（33.3 %）に比べ有意に低値で，椎体の楔状率も early 群で non-early 群に比べ有意に低下していたと報告されている[2]．また，同じように OVF 受傷後 4 週以内に BKP を施行した early 群（36 例）と 4 週以降に BKP を施行した late 群（63 例）を比較検討した報告でも，AVFs の発生率は early 群（13.9 %）で late 群（33.3 %）に比べ有意に低値で，early 群で late 群に比べセメントの使用量（early 群：7.42 mL，late 群：6.3 mL）が有意に多く，手術時間（early 群：30.2 分，late 群：37.1 分）が有意に短かった[3]．これらの報告より，**OVF 受傷後早期に BKP を施行したほうが，AVFs の発生率が低く，手術時間が短くなる可能性がある**．

しかし，**受傷後いつまでを早期とするかは一定の見解は得られていない**．Seah らは，11 の研究を対象としたシステマティックレビューで，早期の BKP など手術施行時期を OVFs 受傷後 2〜4 週以内（対象症例 712 例，平均経過観察期間 12.9 ヵ月）と，OVFs 受傷後 6〜8 週以内（対象症例 775 例，平均経過観察期間 11.0 ヵ月）で検証したところ，最終観察時における疼痛の改善率は早期手術群で有意に高く，術後の絶対疼痛スコア，セメント漏出，隣接椎体骨折，後弯変形については，両群間に差はなかった[4]と報告している．そのため，OVFs 後 2〜4 週疼痛が持続する症例に対しては，早期に椎体形成術を施行することで疼痛の改善率は有意に高く，早期手術として考慮してもよいと思われる．しかし，今後早期手術の時期を含めその有用性を検証するために，大規模な臨床研究が必要である．

▶ 異なるアプローチによる椎体形成術・後弯形成術：片側進入，curved

わが国で保険適用となっている BKP は，両側から経椎弓根的に椎体内にセメントを注入するが，片側のみの経椎弓根アプローチによる**経皮的椎体形成術**（percutaneous vertebroplasty：PVP）や**経皮的後弯形成術**（percutaneous kyphoplasty：PKP），椎弓根外からの椎体形成術，および片側からカーブ型の器機でセメントを注入する椎体形成術や後弯形成術などが論文では報告されて

1) Liu D, Xu J, Wang Q et al：Timing of percutaneous balloon kyphoplasty for osteoporotic vertebral compression fractures. Pain Physician 26：231-243, 2023

2) Takano H, Nojiri H, Shimura A et al：Early balloon kyphoplasty treatment for osteoporotic vertebral fracture reduces adjacent vertebral fractures. Medicina（Kaunas）60：1097, 2024

3) Miyamoto A, Parihar U, Kumawat C et al：Retrospective cohort study of early versus delayed ballon kyphoplasty intervention for osteoporotic vertebral fracture treatment. Medicina（Kaunas）60：519, 2024

4) Seah SJ, Yeo MH, Tan JH et al：Early cement augmentation may be a good treatment option for pain relief for osteoporotic compression fractures：a systematic review and meta-analysis. Eur Spine J 32：1751-1762, 2023

いる.

片側と両側の経椎弓根アプローチによる PKP の効果と安全性について，8
つのランダム化比較試験（randomized controlled trial：RCT）と 4 つのコ
ホート研究から 1,391 人を対象としたメタ解析では，片側 PKP は後弯角の改
善がよく，手術時間が短く，セメント使用量が有意に少なかった[5]．さらに，
18 の論文を対象としたシステマティックレビューでは，片側からの PKP は両
側からの PKP に比べ，手術時間が有意に短く，使用したセメント量や放射線
量が有意に少なかったが，セメント漏出量は 2 つの術式とも同様で，後弯角の
変化と除痛効果，および Oswestry Disability Index（ODI）で評価した腰痛に
よる ADL の障害程度も有意な違いはなかったと報告されている[6]．

片側の経椎弓根アプローチでも，片側からカーブ型の器機で経皮的に椎体形
成を施行する percutaneous curved vertebroplasty（PCVP）と，片側または
両側からの PKP の比較検討も報告されている．PCVP と片側の PKP を比較し
た RCT では，術後 12 ヵ月で PCVP のほうが椎体内のセメントの拡がりが対
称的であったが，除痛効果には有意差がなく[7]，6 つの RCT と 2 つのコホー
ト研究を対象としたメタ解析は，片側の PVP に比べ PCVP は注入されたセメ
ント量が多く，セメント漏出率が低く，最終観察時の腰痛の程度が有意に低
かったが，手術時間・術中放射線線量・術後早期の疼痛は有意な差はなかった
と報告している[8]．一方，PCVP と両側からの PKP を比較した研究では，両
群間で腰痛の程度と ODI は有意な差がなかったが，PCVP のほうが手術を施
行した椎体の再骨折の頻度が有意に低く，X 線透視の使用時間と手術時間が
有意に短かった[9]との報告があり，3 つの RCT と 1 つの後方視研究を対象と
したメタ解析では，両側の PVP に比べ PCVP は手術時間が短く，注入するセ
メント量が少なく，X 線容量が少なかったが，Cobb 角，疼痛，臨床成績は差
がなかった[10]などの報告がある.

椎体形成セメントの粘稠性

PVP や PKP に使用するセメントの**高粘稠性**と**低粘稠性**の違いについて，2
つのメタ解析が報告された．Wang らは 8 個の研究（高粘稠性 279 例，低粘稠
性 279 例，合計 558 例）を対象としてメタ解析を行い，椎間板腔，傍椎体，静
脈へのセメント流出は高粘稠性のほうが低粘稠性に比べ有意に少なく，硬膜外
腔や脊柱管内への流出は差がなかったと報告している[11]．また，Li らも 12 個
の RCT の論文を対象にしたメタ解析により，高粘稠性のセメントでは椎間板
腔，傍椎体，静脈内，脊柱管内への流出が低粘稠性のセメントに比べ，有意に
少なかったと報告している[12]．しかし，どちらの報告でも腰背部の痛み
（visual analog scale：VAS）と，臨床成績である ODI や疼痛の程度（VAS）
は，高粘稠性のセメントでも低粘稠性のセメントでも有意差はなかった[11,12].

5) Sun Y, Li X, Ma S et al：Comparison of the efficacy and safety of unilateral and bilateral approach kyphoplasty in the treatment of osteoporotic vertebral compression fractures：a meta-analysis. Jt Dis Relat Surg 35：491-503, 2024

6) Cao DH, Gu WB, Zhao HY et al：Advantages of unilateral percutaneous kyphoplasty for osteoporotic vertebral compression fractures - a systematic review and meta-analysis. Arch Osteoporos 19：38, 2024

7) Lv Z, Chen Z, Chen H et al：Percutaneous curved vertebroplasty versus unipedicular approach vertebroplasty for acute osteoporotic vertebral compression fractures：a randomized controlled trial. Spine（Phila Pa 1976）48：552-558, 2023

8) Huang Y, Liu Y, Zhong F et al：Percutaneous curved vertebroplasty versus unilateral percutaneous vertebroplasty for osteoporotic vertebral compression fractures：a systematic review and meta-analysis. World Neurosurg 181：29-37, 2024

9) Zhou Q, Wan Y, Ma L et al：Percutaneous curved vertebroplasty decrease the risk of cemented vertebra refracture compared with bilateral percutaneous kyphoplasty in the treatment of osteoporotic vertebral compression fractures. Clin Interv Aging 19：289-301, 2024

10) Fu X, Li YM, Tian P et al：Comparison between unilateral curved and bilateral straight percutaneous vertebral augmentation in the treatment of osteoporotic vertebral compression fractures：a meta-analysis. Jt Dis Relat Surg 34：237-244, 2023

11) Wang Q, Sun C, Zhang L et al：High- versus low-viscosity cement vertebroplasty and kyphoplasty for osteoporotic vertebral compression fracture：a meta-analysis. Eur Spine J 31：1122-1130, 2022

12) Li Y, Tan Z, Cheng Y et al：High-viscosity versus low-viscosity cement for the treatment of vertebral compression fractures：a meta-analysis of randomized controlled trials. Medicine（Baltimore）101：e31544, 2022

ロボット手術

近年，多くの分野でロボット技術を使用した外科手術が行われるようになっている．OVF に対する脊椎外科手術でも，ロボット技術を併用した手術が行われその効果が検証されている．Wang らは 13 の論文，合計 1,094 人を対象として，ロボット併用と透視併用の PKP と PVP について，それらの手術関連因子と臨床成績を比較検討したメタ解析・システマティックレビューを報告している．その結果は，ロボット併用の PKP・PVP では，セメント漏出，透視の使用回数，後弯角度（inclination angle），入院期間，術後 3 日以内の疼痛（VAS），術後 3 日以内と 1 ヵ月の Cobb 角が，透視を併用した PKP・PVP に比べ有意によかったが，手術時間，使用したセメント量，臨床成績である ODI，術後 1 ヵ月の VAS は両術式で有意差がなかった[13]．ロボット併用の PKP・PVP の効果についてのメタ解析が複数報告されており，ロボット併用の PKP は，コントロール群に比べ Cobb 角の矯正が有意によく，セメントの漏出が有意に少なかったが，疼痛，放射線線量や，手術時間は有意差がなかったとする報告[14]と，ロボット併用の PKP では透視を用いた PKP に比べ，術後 6 ヵ月の疼痛 VAS が有意に低値であったが，術後 3 ヵ月と 12 ヵ月では有意差がなかったとする報告[15]などがある．今後，OVF に対する脊椎手術においてもロボット技術を併用した低侵襲手術の効果について，さらなる検証が期待される．

椎体形成術・後弯形成術が生命予後を改善

OVFs に対する椎体形成術（vertebroplasty：VP）や後弯矯正術（kyphoplasty：KP）などの手術は，OVFs による疼痛を軽減し ADL を改善するが，生命予後にどのような影響を及ぼすかは，明らかとなっていなかった．

Zhang らは，5 つの研究を対象としたメタ解析で，VP や KP を行った手術群（n = 42,934）は手術を施行しなかった群（n = 1,991,244）に比べ，死亡リスクが 18% 減少（ハザード比（HR）：0.82，95% 信頼区間（CI）：0.78〜0.85）したと報告している[16]．

椎体骨折と骨格筋・トレーニング

傍脊柱筋の変性や脂肪変性が，OVFs に及ぼす影響についても注目されている．傍脊柱筋の変性や脂肪変性が新規椎体骨折に及ぼす影響を検証した 11 の研究を対象としたメタ解析では，脊柱起立筋と多裂筋，および大腰筋の横断面積（cross-sectional area：CSA）の低下と，傍脊柱筋の脂肪変性が新規椎体骨折の発生と関連した[17]．また，4 つの研究を対象とした傍脊柱筋の OVFs の再発に及ぼす影響を検証したメタ解析では，傍脊柱筋の CSA ではなく脂肪

13) Wang X, Zhu YH, Zhu QS：Efficacy and safety of robot-assisted versus fluoroscopy-assisted PKP or PVP for osteoporotic vertebral compression fractures：a systematic review and meta-analysis. J Robot Surg 17：2597-2610, 2023

14) Chen H, Li J, Wang X et al：Effects of robot-assisted percutaneous kyphoplasty on osteoporotic vertebral compression fractures：a systematic review and meta-analysis. J Robot Surg 18：243, 2024

15) Chang Y, Chen WC, Chi KY et al：Robot-assisted kyphoplasty versus fluoroscopy-assisted kyphoplasty：a meta-analysis of postoperative outcomes. Medicina（Kaunas）59：662, 2023

16) Zhang Y, Ge J, Liu H et al：Kyphoplasty is associated with reduced mortality risk for osteoporotic vertebral compression fractures：a systematic review and meta-analysis. Eur Spine J 33：1490-1497, 2024

17) Chen Z, Shi T, Li W et al：Role of paraspinal muscle degeneration in the occurrence and recurrence of osteoporotic vertebral fracture：a meta-analysis. Front Endocrinol（Lausanne）13：1073013, 2023

変性がOVFsの再発に関連したと報告されている[17].

　一方，OVFsを有する骨粗鬆症患者に対する**運動療法**の効果についてもメタ解析が行われている．12のRCT（n = 1,289）を対象としたメタ解析では，コントロール群に比べレジスタンス運動とバランス運動は，生活の質，疼痛のVAS，転倒リスク，脊柱後弯，およびファンクショナルリーチを有意に改善すると報告され，運動は最低10週間実施することが推奨されている[18]．また，OVFsに対する椎体形成・後弯形成術後の運動療法の効果について，10の研究（n = 889）を対象としたメタ解析では，運動療法は術後6ヵ月と12ヵ月で疼痛VASとODIを有意に改善し，再骨折のリスクを軽減するかもしれないと報告されている[19].

▶ 薬物治療

■ ロモソズマブの椎体骨折抑制効果と安全性について

　抗スクレロスチン抗体薬であるロモソズマブは，投与後12ヵ月まで，プラセボ（FRAME試験）またはアレンドロネート（ARCH試験）に比べ，非椎体および椎体骨折の発生を有意に抑制することが報告されている．FRAME試験では，ロモソズマブはプラセボに比べ，骨密度を増加し，非椎体骨折，有症状の骨折，新規椎体骨折，および骨粗鬆症に関連する主要骨折の発生を有意に抑制した[20]．そのFRAME試験またはARCH試験の試験期間中に非椎体骨折を生じた患者において，非椎体骨折の再発およびその後の椎体骨折の発生率は，ロモソズマブによる初回治療を受けた患者で対照群に比べ有意に低く（FRAME試験：非椎体骨折および椎体骨折の発生率；ロモソズマブ3.6%［2/56］および1.8%［1/56］vsプラセボ9.2%［7/76］および3.9%［3/76］．ARCH試験：非椎体骨折および椎体骨折の発生率；ロモソズマブ10.0%［7/70］および5.7%［4/70］vsアレンドロネート12.6%［12/95］および8.4%［8/95］），12ヵ月目までに椎体骨折が認められた患者においては，椎体骨折の再発およびその後の非椎体骨折の発生率は，ロモソズマブ群が対照群より有意に低かった（FRAME試験：椎体骨折および非椎体骨折の発生率；ロモソズマブ0.0%［0/17］および0.0%［0/17］vsプラセボ11.9%［7/59］および8.5%［5/59］．ARCH試験：椎体骨折および非椎体骨折の発生率；ロモソズマブ9.0%［6/67］および7.5%［5/67］vsアレンドロネート15.0%［15/100］および16.0%［16/100］）．また，12ヵ月目までに骨折が認められた患者において，ロモソズマブ投与群では骨折関連の合併症は報告されなかったことから，非椎体骨折または椎体骨折後36ヵ月までのロモソズマブ治療の有効性と安全性が報告された[21].

18）Li X, Chen W, Chen Q et al：Effects of resistance and balance exercises for athletic ability and quality of life in people with osteoporotic vertebral fracture：systematic review and meta-analysis of randomized control trials. Front Med （Lausanne）10：1135063, 2023

19）Than CA, Adra M, Curtis TJ et al：The effect of exercise post vertebral augmentation in osteoporotic patients：a systematic review and meta-analysis. J Orthop Res 41：2703-2712, 2023

20）Langdahl B, Hofbauer LC, Ferrari S et al：Romosozumab efficacy and safety in European patients enrolled in the FRAME trial. Osteoporos Int 33：2527-2536, 2022

21）Lane J, Langdahl B, Stone M et al：Romosozumab in patients who experienced an on-study fracture：post hoc analyses of the FRAME and ARCH phase 3 trials. Osteoporos Int 35：1195-1204, 2024

デノスマブ投与中止後の椎体骨折

デノスマブは，強力な骨吸収抑制作用による骨密度増加効果を有するため，上記のように続発性骨粗鬆症における椎体骨折の発生リスクも軽減するが，投与中止後に骨粗鬆症治療を継続しない場合には椎体骨折発生リスクが上昇することが懸念される．しかし，デノスマブ投与中止後のOVFおよび多発性OVFs（OVFが2個以上）の発生リスクがデノスマブの治療期間と関連しているかどうかは不明であった．デノスマブ中止後の多発性OVFs発生に関連する因子についての多変量解析では，年間の多発性OVFs発生率はプラセボ群が3.6（95% CI：1.9〜6.3），デノスマブ治療期間3年以内の短期群が2.9（95% CI：1.4〜5.4），治療期間が3年より長期の長期群が7.5（95% CI：4.8〜11.1）と増加し，多発性OVFsが4個以上の年間発生率はプラセボ群が0.59（95% CI：0.1〜2.1），短期群が0.57（95% CI：0.1〜2.1），長期群が3.34（95% CI：1.7〜6.0）と増加した．これらの結果より，デノスマブ投与中止後に続発する多発性OVFsは，デノスマブの投与期間と関連することが報告されている[22]．

週1回のテリパラチドとアレンドロネートの椎体骨折に対する効果

Japanese Osteoporosis Intervention Trial（JOINT）-05 試験では，前向き無作為化非盲検エンドポイント試験で，骨折リスクの高い骨粗鬆症女性を対象にテリパラチドを週1回72週間皮下注射し，その後アレンドロネートを48週間皮下注射する逐次療法群と，アレンドロネートを120週間単剤投与する群で，形態椎体骨折の発生頻度への効果が検証された．その結果，489例のテリパラチドからアレンドロネートへの逐次療法群の年間形態椎体骨折の発生率（0.1020）は，496例のアレンドロネート単剤投与群の発生率（0.1492）に比べ有意に低かった（95% CI：0.54〜0.88，p < 0.01）[23]．

22) Cosman F, Huang S, McDermott M et al：Multiple vertebral fractures after denosumab discontinuation：FREEDOM and FREEDOM Extension trials additional post hoc analyses. J Bone Miner Res 37：2112-2120, 2022

23) Mori S, Hagino H, Sugimoto T et al：Sequential therapy with once-weekly teriparatide injection followed by alendronate versus monotherapy with alendronate alone in patients at high risk of osteoporotic fracture：final results of the Japanese Osteoporosis Intervention Trial-05. Osteoporos Int 34：189-199, 2023

I章 脊椎
2 腰椎

2-5. 腰椎椎間板の変性予防と再生治療

藤田順之
藤田医科大学 整形外科学講座

最近の研究動向とガイドライン

- 腰椎変性疾患に対するPRP療法においては，ブロック治療で用いられている臨床研究の報告が多く，これらの結果をまとめると，硬膜外ブロックとしてのPRP療法は，ある一定の効果が期待できる．
- 椎間板治療における間葉系幹細胞の有効性を示す研究は，一例報告や非対照試験が多く，エビデンスレベルの低いものが多かった．今後は，前向きランダム化比較試験（RCT）などのエビデンスレベルの高い研究発表が待たれる．
- 椎間板治療における間葉系幹細胞由来のエクソソームに関しては，基礎研究でその有効性は示されているが，臨床研究の報告はまだない．

はじめに

　超高齢社会において健康寿命延伸は喫緊の課題であるが，とりわけ腰痛は健康寿命に大きく影響している．腰痛の原因は多岐にわたるが，その中でも椎間板変性が原因のひとつであることに異論はないところであろう．椎間板変性を抑制すること，さらには再生させることは極めて困難な課題ではあるが，本稿では最新の文献を引用しながら，主に腰椎変性疾患に対する再生医療を用いた治療を紹介する．

　現時点では，腰椎変性疾患に対する再生治療については，エビデンスレベルの高い論文が多く出ているわけではなく，治療方法として確立しているとは言い難い．その中で，比較的高い頻度で用いられているのが，多血小板血漿（platelet-rich plasma：PRP）と間葉系幹細胞である．PRPにおいては，比較的簡単に準備することができ，また自家移植となることから，臨床上も障壁はほとんどない．間葉系幹細胞においては，同種移植または自家移植の両方の選択肢があり，PRPよりもその準備が少し複雑になる．2006年に山中伸弥らによって発表されたinduced pluripotent stem cell（iPS細胞）は，体細胞へ4種類の遺伝子を導入することにより，多くの細胞に分化できる分化万能性と，分裂増殖を経てもそれを維持できる自己複製能をもつ細胞であるが，椎間板再

生に関しても非常に期待されるものである．基礎研究レベルではその有効性を示す論文はあるものの，今回紹介できる臨床研究に関する報告はなく，今後の道のりは長いかもしれないが，何らかの形での臨床応用が期待される．

▶ PRP 療法

　PRP療法は，整形外科領域においては，上腕骨外側上顆炎，足底腱膜炎，アキレス腱炎，変形性膝関節症に対して行われることが多い．PRP療法は，自己の血小板を中心とした血液成分を利用したもので，血小板から放出された成長因子などが細胞の構築や血管新生を促進することがいわれているが，組織再生を促す効果よりも，成長因子などによる抗炎症作用を活用した治療とも考えられる．また，濃度はさまざまではあるが，PRPには白血球成分も含まれ，リモデリングの誘発や炎症と抗炎症のバランサーとしての役割をもつとされている．脊椎領域におけるPRP治療は，椎間板内治療，骨癒合促進，ブロック療法などで試みられている．椎間板内治療においては，主に椎間板性腰痛に対するPRP注射と，椎間板摘出術などの治療などとともに椎間板変性抑止を目的にPRP注射を併用する2つに大別される．

　椎間板性腰痛に対する治療としては，Zhangらが前向き研究にて，31人の椎間板性腰痛の患者に対してPRPの椎間板内注射を行い，1年間経過を観察したところ，1人は期間内に手術が行われたが，それ以外で約70%が疼痛改善や機能回復したことを報告している[1]．さらに，Akedaらは，以前に行われた椎間板性腰痛患者に対するPRP上清の椎間板内注射のRCTを改めて後ろ向きに検討し，多椎間の変性症例や，椎間板内にhigh intensity zoneをもつ患者では治療成績が悪いことを報告した[2]．

　手術との併用療法としては，Zhangらが，腰椎椎間板ヘルニア患者に対する経皮的椎間板摘出術の際にジェル状のPRPを注射することも試みている[3]．98人の患者の結果を後ろ向きに検討したところ，PRP注射を併用した群において，術後1年半の間に有害事象はなく，併用していない群に比べて，臨床成績は有意に良好であり，画像上もPfirrmann分類において有意な差があり，ヘルニアの再発率も低かったことが報告されている．さらに，Liらは，腰椎椎間板ヘルニア患者に対して経皮的椎間板摘出術を行った155人において，摘出の際にPRP注射を行った75人と，行っていない80人の患者の術後1年の臨床成績と画像所見を後ろ向きに比較検討した[4]．有害事象はともになく，臨床成績にも有意差は認められなかったが，術後1年のMRIの画像評価において両群間に有意差があり，PRPは椎間板変性を抑制する効果があることを報告している．

　一方，PRPの骨癒合促進効果については，Satoらが腰椎の側方固定術において，移植骨にPRPを併用することによって，骨癒合率に差があるかどうか

1) Zhang J, Liu D, Gong Q et al：Intradiscal autologous platelet-rich plasma injection for discogenic low back pain：a clinical trial. Biomed Res Int 2022：9563693, 2022

2) Akeda K, Fujiwara T, Takegami N et al：Retrospective analysis of factors associated with the treatment outcomes of intradiscal platelet-rich plasma-releasate injection therapy for patients with discogenic low back pain. Medicina (Kaunas) 59：640, 2023

3) Zhang L, Zhang C, Song D et al：Combination of percutaneous endoscopic lumbar discectomy and platelet-rich plasma hydrogel injection for the treatment of lumbar disc herniation. J Orthop Surg Res 18：609, 2023

4) Li T, Du W, Ding Z et al：Percutaneous endoscopic lumbar discectomy combined with platelet-rich plasma injection for lumbar disc herniation：analysis of clinical and imaging outcomes. BMC Musculoskelet Disord 25：328, 2024

を検証している[5]．術後半年の経過の中では，PRP を併用した群のほうが，併用していない群よりも骨癒合を促進させる結果が示された．PRP のブロック療法においては，Le らが，25 人の腰椎椎間板ヘルニアの患者に対して障害高位の神経根へ PRP 注射を前向きに行い 1 年間経過観察したところ，有害事象はなく，各種患者立脚型アンケートにおいてもスコアの改善が維持されていたことを報告している[6]．また Wongjarupong らは，腰椎椎間板ヘルニア患者に対する硬膜外ブロックにおいて，PRP の効果を，ステロイド使用をコントロールとして，RCT を行った[7]．計 30 人の患者に対して試験が行われ，PRP は VAS や Oswestry Disability Index（ODI）において，ステロイドよりも良好な結果が得られたことを報告している．また，Singh らは，椎間板膨隆を伴う腰痛患者に対する硬膜外注射において，ステロイド込みの局所麻酔薬との RCT を行った[8]．計 42 人の患者の半年間の経過を観察したところ，PRP 注射のほうがコントロールよりも有効であったことを報告している．さらに Jayasoorya らも，腰痛患者に対して硬膜外注射を行う際に PRP を用い，ステロイド使用と比較している[9]．計 64 人の結果では，施行後 1 時間後と 3 ヵ月後の VAS において，PRP 群のほうが有意な改善があったことを報告している．

また，椎間板内治療に含まれる臨床研究として，Kawabata らは，Modic 変性 type 1 をもつ腰痛患者 10 人に対して，PRP の椎間板内注射を施行した前向きの非対照試験を行っている[10]．Modic 変性とは椎体終板の変性のことを指すが，MRI 撮影によって type 1 から type 3 まで分けられ，その中でも type 1 は T1 強調像で低信号，T2 強調像で高信号を示し，腰痛と強い関連があることが以前より知られている．一方で，Modic 変性 type 1 には化膿性椎間板炎症例も含まれていることが知られており，最近，抗生剤治療や経皮的クリーニングなどの治療方法も提案されている．Kawabata らの報告によると，症例数は限定的ではあるが，PRP の椎間板内注射の後，化膿性椎間板炎などの有害事象を発症した症例はなかった．また，VAS や ODI などの患者立脚型アンケートでは，施行後半年間では有意な治療効果があり，また MRI を用いた画像評価においても，炎症を示す Modic 変性の範囲が有意に減少したことを報告している．

まとめると，**脊椎領域の PRP においては，ブロック療法で用いられている臨床研究が多かった．**これらの中には RCT も含まれていることからエビデンスレベルも高く，**硬膜外ブロックとしての PRP 療法はその効果が期待できるものと考えられた．**その他の治療方法については，さらなるエビデンスレベルの高い臨床研究の報告が待たれるところである．

5) Sato K, Funayama T, Noguchi H et al：Effect of platelet-rich plasma on the acceleration of graft bone catabolism in lateral lumbar interbody fusion in a short-term assessment. J Artif Organs 27：247-252, 2024

6) Le VT, Nguyen Dao LT, Nguyen AM：Transforaminal injection of autologous platelet-rich plasma for lumbar disc herniation：a single-center prospective study in Vietnam. Asian J Surg 46：438-443, 2023

7) Wongjarupong A, Pairuchvej S, Laohapornsvan P et al："Platelet-Rich Plasma" epidural injection an emerging strategy in lumbar disc herniation：a randomized controlled trial. BMC Musculoskelet Disord 24：335, 2023

8) Singh GK, Talawar P, Kumar A et al：Effect of autologous platelet-rich plasma（PRP）on low back pain in patients with prolapsed intervertebral disc：a randomised controlled trial. Indian J Anaesth 67：277-282, 2023

9) Jayasoorya A, Samal N, Pisulkar G et al：Revolutionizing back pain management：is epidural platelet-rich plasma the superior choice over steroids? Cureus 16：e55423, 2024

10) Kawabata S, Nagai S, Ito K et al：Intradiscal administration of autologous platelet-rich plasma in patients with Modic type 1 associated low back pain：a prospective pilot study. JOR Spine 7：e1320, 2024

60　Ⅰ章 脊椎

▶ 間葉系幹細胞治療

再生医療の中でも注目されている間葉系幹細胞は，骨髄や脂肪，臍帯，歯髄などから抽出され，自己複製能をもつとともに，骨，軟骨，脂肪への分化能を保有していることが知られている．さまざまな臓器において，その有効性が試験されており，椎間板においても同様である．Lewandrowski らは，33 人の椎間板性腰痛の患者に対して，臍帯由来の約 500 万個の同種間葉系幹細胞を椎間板内に注射し，約 2 年間経過観察した[11]．有害事象はなく，VAS や ODI などのスコアも有意に改善したことを報告しているが，本研究は非対照試験であり，今後の RCT が待たれる．Lee らは，8 人の椎間板性腰痛の患者に対して，matrilin-3 で活性化された脂肪由来のストローマ細胞の凝集塊をヒアルロン酸とともに注射し，半年間の治療成績を観察した[12]．結果として，有害事象はなく，6 人の患者で VAS と ODI のスコアの改善が認められ，4 人の患者で画像上での改善が観察された．特に 2 人では high intensity zone が減少し，2 人の患者では椎間板膨隆が縮小していたことを報告しており，間葉系幹細胞の有効性が示唆されたが，本研究においても，今後，より対象数を増やした比較試験が必要である．

一方，椎間板性腰痛に対する治療とは異なるが，Gomez-Ruiz らは，以前の研究で脊椎固定の際にリン酸カルシウムで包埋された自家間葉系幹細胞を移植した 11 人の患者に対して，10 年後の成績を改めて評価した[13]．結果としては，感染，腫瘍化，異所性骨化などは認められず，VAS や ODI も施行前よりも改善していたことを報告している．前向き研究のプロトコルとしては，Sudo らが，椎間板摘出を行う 45 人の患者の椎間板摘出部に，ゲルで包埋した同種骨髄由来の間葉系幹細胞を移植する研究計画を発表した[14]．なお，本研究は前向きで，多施設共同，二重盲検，無作為化比較試験で行われる．Zhang らも，自家脂肪由来間葉系幹細胞をヒアルロン酸ゲルとともに椎間板性腰痛の患者に移植する計画を発表した[15]．本研究は，前向き，単施設研究，二重盲検，用量は漸増性の無作為化比較試験で，対象は 100 人，移植後 2 年まで経過観察される予定であり，これらの結果が待たれる．症例報告においては，Rahyussalim らが，椎間孔狭窄症例に対して経皮的レーザー椎間板減圧術の際に臍帯由来の同種間葉系幹細胞の注射を併用し，術後半年での臨床成績が良好であったことを報告している[16]．なお，本論文では術後の画像評価については触れられていない．さらに，13 歳の頚椎の結核性脊椎炎に対して，経皮的レーザー椎間板減圧術とともに，臍帯由来の間葉系幹細胞およびその分泌蛋白を注射して，治療効果があったという報告もある[17]．

まとめると，臨床における間葉系幹細胞の有効性を示す報告は，一例報告や非対照試験が多く，エビデンスレベルの低いものが多かった．今後は，前向き

---

11) Lewandrowski KU, Dowling A, Vera JC et al：Pain relief after allogenic stem cell disc therapy. Pain Physician 26：197-206, 2023

12) Lee DH, Park KS, Shin HE et al：Safety and feasibility of intradiscal administration of matrilin-3-primed adipose-derived mesenchymal stromal cell spheroids for chronic discogenic low back pain：phase 1 clinical trial. Int J Mol Sci 24：16827, 2023

13) Gomez-Ruiz V, Blanco JF, Villarón EM et al：Autologous mesenchymal stem cell transplantation for spinal fusion：10 years follow-up of a phase Ⅰ/Ⅱ clinical trial. Stem Cell Res Ther 14：78, 2023

14) Sudo H, Miyakoshi T, Watanabe Y et al：Protocol for treating lumbar spinal canal stenosis with a combination of ultrapurified, allogenic bone marrow-derived mesenchymal stem cells and in situ-forming gel：a multicentre, prospective, double-blind randomised controlled trial. BMJ Open 13：e065476, 2023

15) Zhang J, Sun T, Zhang W et al：Autologous cultured adipose derived mesenchymal stem cells combined with hyaluronic acid hydrogel in the treatment of discogenic low back pain：a study protocol for a phase Ⅱ randomised controlled trial. BMJ Open 12：e063925, 2022

16) Rahyussalim AJ, Andar AA, Canintika AF et al：Remarkable recovery of lower extremity motor impairment in degenerative disc disease after percutaneous laser disc decompression combined with umbilical cord-derived mesenchymal stem cells implantation：a case report. Int J Surg Case Rep 118：109576, 2024

17) Rahyussalim AJ, Putra MNS, Nasser MK et al：Cervical tuberculosis treated with closed system abscess evacuation, and percutaneous laser disc decompression combined with secretome derived from umbilical cord mesenchymal stem cells：a case report. Int J Surg Case Rep 119：109764, 2024

RCT などのエビデンスレベルの高い研究発表が待たれるところである．間葉系幹細胞のソースとしては骨髄，脂肪，臍帯などの選択肢があるが，現時点ではどの組織が優れているかも結論は出ていない．

■ エクソソーム

　最近は基礎研究レベルで MSC 由来のエクソソームに関する研究発表が多く，臨床上期待できる結果も示されている．エクソソームとは，細胞から分泌される直径 30〜100 nm 程度の脂質二重膜の膜小胞のことであり，タンパク質，核酸，脂質などの細胞由来成分を含有しており，間葉系幹細胞のもつ抗炎症効果などは，間葉系幹細胞由来のエクソソームによるものであることが示唆されている．Jia らは，臍帯由来の間葉系幹細胞からのエクソソームがミトコンドリアの機能不全を修復することによって，椎間板変性を抑止できることを報告している[18]．また，Li らは，骨髄由来の間葉系幹細胞からのエクソソームがマクロファージの極性化を制御して，椎間板変性を改善させる可能性があることを報告している[19]．さらに，Xu らは，骨髄由来の間葉系幹細胞のエクソソームは，酸化ストレスに関与している Keap1/Nrf2 経路を介して椎間板変性を抑制する可能性を報告した[20]．

　このように基礎研究でのエクソソームの有効性は示されている一方で，渉猟した範囲では臨床上有効な結果が得られた報告はなく，今後の臨床応用が待たれるところである．

18) Jia S, Yang T, Gao S et al：Exosomes from umbilical cord mesenchymal stem cells ameliorate intervertebral disc degeneration via repairing mitochondrial dysfunction. J Orthop Translat 46：103-115, 2024

19) Li W, Xu Y, Chen W：Bone mesenchymal stem cells deliver exogenous lncRNA CAHM via exosomes to regulate macrophage polarization and ameliorate intervertebral disc degeneration. Exp Cell Res 421：113408, 2024

20) Xu G, Lu X, Liu S et al：MSC-derived exosomes ameliorate intervertebral disc degeneration by regulating the Keap1/Nrf2 Axis. Stem Cell Rev Rep 19：2465-2480, 2023

I章 脊椎
3 脊柱変形

3-1. 早期発症側弯症に対する手術治療

菅原 亮
JCHO 仙台病院 脊椎外科センター

最近の研究動向とガイドライン

- 早期発症側弯症（early-onset scoliosis：EOS）は10歳未満で発症する脊柱変形と定義され，病因別に特発性，神経筋原性，先天性，症候性と4つのカテゴリに大別される．
- EOSにはさまざまな疾患群が含まれており，またEOS自体が希少疾患であることから，治療方法に関する高いエビデンスレベルの論文がほとんどない．近年は患者立脚型アウトカムが注目され，エビデンスの確立を目指した研究が増加している．
- EOSに対する成長温存手術は，distraction-based methods, compression-based methods, guided growth systems に分類される．Distraction-based implants には Traditional Growing Rods（TGR），Magnetically Controlled Growing Rods（MCGR），Vertical Expandable Prosthetic Titanium Rib（VEPTR）があり，定期的なインプラントの延長を必要とする．Compression-based implants には Vertebral Body Tethering（VBT），guided growth implants には Shilla Growth Guidance System（通称 Shilla）があり，これらはインプラントの延長が不要である．
- 諸外国ではMCGRが主流であり，VBTは固定を回避できる点で注目されている．新たなインプラントが増えた一方で，米国では近年ギプス治療が再注目されつつある．しかしながら，これらのインプラントは本邦では未承認であること，また本邦ではギプス治療も積極的に行われていないため，欧米と比較して治療方法の選択に限りがある．
- 固定か成長温存手術かという手術選択肢をもちうる8〜11歳頃の骨未成熟患児に対し"Tweener"という名称が定義された．Tweenerに該当するEOS患児に対する早期最終固定術の是非を検証する報告が少しずつ増えている．
- いずれの手術方法も合併症が多く，手技に一長一短がある．手術方法，時期について，個々の症例に応じて適切な方針を検討する必要がある．

EOSの治療総論

脊柱変形の進行は胸郭の成長に悪影響を与え，心肺機能の低下から生命予後に影響する可能性がある．しかしながら，変形を進行させないために低年齢で長範囲の固定術を行った場合，十分な胸郭高を獲得できずに胸郭・肺胞の成長

を阻害し，逆に呼吸機能を悪化させる恐れがある．EOS 治療経過において椎体高（T1-12）は成長終了までに 18 cm 以上を獲得するべきとされてきたが，Johnston ら[1]は成長終了前の％FVC または FEV1.0％が 60％未満である場合，椎体高が 18 cm を超えているかどうかにかかわらず，将来的な呼吸障害が避けられない可能性が高いことを報告した．最近では患者立脚型評価を含めた呼吸機能の評価，および包括的ケアの重要性が指摘されており[2]，特に低年齢の EOS 患児では保存療法や成長温存手術により呼吸機能の成長・維持，脊柱高の獲得を目指すことが重要である．

欧米では MCGR，VBT などの新たな成長温存手術が積極的に行われているが，多岐にわたる背景をもつ EOS に対し画一的な治療方法はいまだに確立されていない．最近では，固定か成長温存手術かという選択肢をもちうる成長時期の EOS 患者は "Tweener" と定義され[3]，Tweener に対する早期最終固定術の是非が検証されている．一方，低年齢の EOS 患児に対しては time-saving のためにギプスなどの保存療法に回帰する傾向がある[4]．**本邦では以前からギプス治療を積極的に行う施設は限られており，欧米に比べ保存療法が十分に行われているとは言い難い．**欧米と比較し成長温存手術に使用できるインプラントも少なく，現状では**欧米と比較して EOS 治療の選択肢に限りがあると言わざるを得ない．**

■ EOS に関する研究の動向

EOS は症例数が少なく，症例ごとに疾患の背景が大きく異なるため，進行予測や方針について一概に語ることは困難である．現在でも治療方法に関するエビデンスレベルの高い論文は依然として少ない．Marshall ら[5]は，主要な整形外科・脊椎外科 8 雑誌の投稿論文を解析し，2005〜2020 年までの過去 15 年で EOS 関連の論文が全体の 4.1％から 7.9％に増加したことを報告した．また，Johnson ら[6]は ICEOS（International Congress for EOS）での過去 15 年の演題を解析し，多施設研究の割合が増加していること，患者立脚型アウトカムを含む解析が増えていることから，研究の質の向上を目指した動向があることを示した．患者立脚型のアウトカム評価には主に EOSQ-24 が使用され，各言語への validation の報告も増えている．Matsumoto ら[7]は 8 歳以上の患児が自ら回答可能な EOSQ-SELF を開発し，その有用性を報告した．しかしながら Goker ら[8]は，EOSQ-SELF による評価では保護者による EOSQ と比較して健康関連 QOL が低いことを報告しており，保護者が適切に健康関連 QOL を評価できていない恐れがあるとした．また，EOSQ-24 と SRS-22 と間には強い相関関係がないとの報告もある[9]．今後は**適切な患者立脚型アウトカムを含んだ包括的な治療成績の評価が必要である**と考えられる．

1) Johnston CE, Karol LA, Thornberg D et al：The 18-cm thoracic-height threshold and pulmonary function in non-neuromuscular early-onset scoliosis：a reassessment. JB JS Open Access 6：e21.00093, 2021

2) Mbamalu EK, Hyacinthe J, Hui A et al：Early onset scoliosis and adolescent idiopathic scoliosis：a review of the literature and correlations with pulmonary dysfunction. Cureus 15：e48900, 2023

3) Quan T, Matsumoto H, Bonsignore-Opp L et al；Pediatric Spine Study Group：Definition of tweener：consensus among experts in treating early-onset scoliosis. J Pediatr Orthop 43：e215-e222, 2023

4) Studer D, Hasler CC：Diagnostic and therapeutic strategies in early onset scoliosis：a current concept review. J Child Orthop 18：113-123, 2024

5) Marshall MD, Loayza AN, Baxa GL et al：Increase in early onset scoliosis publications in major orthopaedic and spine journals：2005-2020. J Pediatr Adv Res 3：1-8, 2024

6) Johnson MA, Lott C, Clark AJ et al：Changes in research quality and surgical trends at the international congress on early-onset scoliosis. Spine Deform 11：707-713, 2023

7) Matsumoto H, Body AZ, Sinha R et al：Development and validation of a health-related quality-of-life measure in older children and adolescents with early-onset scoliosis：early-onset scoliosis self-report questionnaire (EOSQ-SELF). J Bone Joint Surg Am 104：1393-1405, 2022

8) Goker B, Beydemir A, Kinikil GI et al：Parent-patient discrepancies in the quality of life assessment of early-onset scoliosis：a comparison between 2 questionnaires completed on 2 different time points – a preliminary report. J Pediatr Orthop 44：e549-e554, 2024

9) Gottlieb R, Smith J, Miyanji F et al；Pediatric Spine Study Group：Do caregivers and patients with early-onset scoliosis share the same perspective on health-related quality of life? A comparison of 24-item early-onset scoliosis questionnaire and 22-item scoliosis research society questionnaire scores. J Pediatr Orthop 44：e555-e559, 2024

64　I章　脊椎

EOS 手術の最近の話題

総　論

　近年の pedicle screw 全盛の時代において，TGR は成長温存手術の嚆矢として本邦においても普及してきた．TGR は頭尾側のアンカー間に牽引力をかけてロッドを延長していく手術であるが，半年に1回程度の延長手術が必要である．MCGR は体外から磁気を利用して延長を行うことができるインプラントで，延長手術を必要としない．そのため米国では 2010 年代半ばから主流のインプラントとなっていたものの，近年は合併症や保存療法への回帰のためか MCGR の件数はピークを超えたと報告されている[10]．しかしながら，**本邦ではいまだに MCGR が導入されていない．**

　本邦で使用可能なほかのインプラントには VEPTR と Shilla がある．VEPTR は肋骨 - 肋骨間，または肋骨 - 脊椎（骨盤）間に設置したインプラントに牽引力を加えることで胸郭および脊柱変形の矯正が可能で，主に先天性の肋骨癒合・欠損や胸郭不全症候群に使用される．VEPTR も TGR 同様，半年に1回程度の延長手術が必要である．Shilla ではロッドが頭尾側のアンカーに使用する pedicle screw 内をスライドできる構造となっていて，延長操作を加えずに脊椎の成長を許容するシステムである．VEPTR は実施施設が限定されていること，Shilla は医師・施設の実施基準があることから，**本邦での成長温存手術は TGR が主流である．**

　Kim ら[11]はこれら4つの成長温存手術の治療成績に対するレビューとメタ解析を行った．67 論文 2,021 患児の解析結果より，Shilla は冠状面での初期矯正が良好である一方，VEPTR はどの時点においても矯正が劣っていたこと，TGR は最終的な身長獲得と予定外再手術が少ない点で優れていること，また合併症については差がないことも報告した．本邦では TGR と VEPTR の instrumentation failure（IF）に関して Yokogawa ら[12]が解析を行い，延長手術を含む1手術当たりでの IF 発生頻度は両者で差がなく（4.3%，4.0%），IF は延長回数に依存せず早期に発生していることを報告した．

TGR

　欧米での MCGR 使用増加により，TGR を支持する論文は減少傾向にある．Varley ら[13]は硬い胸椎後弯をもつ低身長患者の症例にはいまだに TGR の適応があると報告したが，これは Matsumoto ら[14]による MCGR の禁忌（MCGR を設置できない低身長，hyperkyphosis，頻回の MRI を要する患者）とも一致する報告であった．Akbarnia ら[15]はいずれの病因においても TGR の矯正は遜色なく良好であり，特発性に関しては合併症が有意に少ないことを

10) Murphy RF, Neel GB, Barfield WR et al；Pediatric Spine Study Group：Trends in the utilization of implants in index procedures for early onset scoliosis from the Pediatric Spine Study Group. J Pediatr Orthop 42：e912-e916, 2022

11) Kim G, Sammak SE, Michalopoulos GD et al：Comparison of surgical interventions for the treatment of early-onset scoliosis：a systematic review and meta-analysis. J Neurosurg Pediatr 31：342-357, 2022

12) Yokogawa N, Demura S, Ohara T et al：Instrumentation failure following pediatric spine deformity growth-sparing surgery using traditional growing rods or vertical expandable prosthetic titanium ribs. BMC Musculoskelet Disord 25：115, 2024

13) Varley ES, Pawelek JB, Mundis GM Jr et al：The role of traditional growing rods in the era of magnetically controlled growing rods for the treatment of early-onset scoliosis. Spine Deform 9：1465-1472, 2021

14) Matsumoto H, Sinha R, Roye BD et al；Pediatric Spine Study Group：Contraindications to magnetically controlled growing rods：consensus among experts in treating early onset scoliosis. Spine Deform 10：1289-1297, 2022

15) Akbarnia BA, Pawelek JB, Hosseini P et al；Pediatric Spine Study Group：Treatment of early-onset scoliosis：similar outcomes despite different etiologic subtypes in traditional growing rod graduates. J Pediatr Orthop 42：10-16, 2022

報告している．以前は合併症の多さが問題視された TGR であるが，手技の変遷などから近年は合併症自体減少傾向にあると思われる[12]．選択肢の少ない本邦において **TGR は第一選択として行われる術式として支障ないと考えられる**．

MCGR

MCGR は定期的な延長手術が不要で周術期合併症を回避できることが期待されていたが，インプラントサイズ，矢状面のミスフィット，actuator failure（延長部分のトラブル），メタローシス（金属摩耗粉）などの問題が指摘されている．Migliorini ら[16] は 23 論文 504 患児のレビューを行った結果，平均 28.9ヵ月のフォロー期間において MCGR は胸椎後弯・Cobb 角の改善，T1-S1 長の獲得ができ，合併症は 25% と TGR に比較し少ないものの，インプラント関連合併症が多かったと報告した．MCGR は矯正率，脊椎高の獲得については TGR と同等[17] とされているが，Saarinen ら[18] は 90°以上の重度側弯に対しては術後 2 年フォローにおいて TGR よりも矯正が良好で予定外手術が少なかったと述べている．一方で，Shaw ら[19] は諸々の理由で MCGR が延長できない状態を implant stalling と称し，stalling が MCGR 設置 2 年で 50%，4 年で 80% 以上に発生したと報告した．また，現時点での臨床的意義は不明であるものの，MCGR 終了時には患児の血中金属イオンが上昇すること，インプラント周囲の軟部組織に pseudosynovial metaplasia が認められることも報告されている[20]．未解決の問題を孕んではいるものの，**MCGR に対する期待は大きく，実際に日本に導入される際には改良がなされることを期待したい**．

VEPTR

TGR 同様，VEPTR に関する論文は減っており，目新しい話題は少ない．

VEPTR は胸郭のコントロールが可能で当初は呼吸機能の改善が期待されていたものの，初期の報告ほど術後の呼吸機能は改善せず，変形の矯正，脊柱高も期待できるほど得られなかった[21]．以前から VEPTR の合併症が多いことが報告されているが，最近は TGR 同様合併症は減少傾向にあると思われる[12]．**VEPTR は胸郭を直接操作することができる唯一のインプラントであり，肋骨癒合・欠損，胸郭変形を伴う胸郭不全症候群に対して適応がある**．

VBT

椎体に設置したスクリューをポリエチレンケーブルで連結，圧迫力を加えて凸側成長抑制を行うインプラントであり，主に思春期特発性側弯症（adolescent idiopathic scoliosis：AIS）が対象となる．脊椎固定を回避し側弯のコントロールを行う画期的な方法ではあるが，術後の成長予測が困難である

16) Migliorini F, Chiu WO, Scrofani R et al：Magnetically controlled growing rods in the management of early onset scoliosis：a systematic review. J Orthop Surg Res 17：309, 2022

17) Gupta A, Srivastava A, Pandita N et al：Comparison of traditional growth rods and magnetically controlled growing rods in early-onset scoliosis：a case-matched mid-term follow-up study. Eur Spine J 33：2704-2712, 2024

18) Saarinen AJ, Sponseller PD, Andras LM et al；Pediatric Spine Study Group：Matched comparison of magnetically controlled growing rods with traditional growing rods in severe early-onset scoliosis of ≧90°：an interim report on outcomes 2 years after treatment. J Bone Joint Surg Am 104：41-48, 2022

19) Shaw KA, Bassett P, Ramo BA et al：The evolving stall rate of magnetically controlled growing rods beyond 2 years follow-up. Spine Deform 11：487-493, 2023

20) Alberghina F, McManus R, Keogh C et al：The evaluation of serum metal ion levels and metallosis in graduated patients with magnetically controlled growing rods. J Pediatr Orthop 44：43-48 2024

21) Ruiz G, Torres-Lugo NJ, Marrero-Ortiz P et al：Early-onset scoliosis：a narrative review. EFORT Open Rev 7：599-610, 2022

ことが問題である．Roser ら[22]は 19 論文 677 患児のレビューを行った結果，術後 2 年フォローにおいて Cobb 角は 47.8°から 22.2°と良好に矯正されたが，合併症は 23％に発生，その多くはケーブル破綻と過矯正であり，11.4％に再手術が必要であったと報告した．Hoernschemeyer ら[23]は平均 5.7 年の中長期フォローにおいて，カーブパターンにかかわらずほとんどの症例で術後の Cobb 角が経時的に増加し，経過中にケーブル破綻が疑われた症例が 55％に達することを報告した．

AIS に関する報告が多い中，Pulido ら[24]は 20 人の非特発性側弯患者の治療成績を検証し，術後 2 年での成功例（35°未満または固定術の追加なし）は 9 患者（45％）にとどまり，特に神経筋原性では成績が劣るとした．AIS に対しては腰椎での tether 併用の有効性[25]も報告されているものの，**長期成績，非特発性 EOS への適応には不明な点が多い．今後日本に導入されるまでに，さらなる情報が集積されることを期待したい．**

Shilla

延長操作を加えずに脊椎の成長を許容するインプラントであり，初回手術時に頂椎の矯正固定を行うため，初期の冠状面矯正が良好である[11]．TGR と比較して最終固定までの手術回数が 1/3 程度と少ないものの，合併症の発生頻度に関して差はない[21]．Cornaghie ら[26]は，54 例の特発性 EOS に対する Shilla 15 例と TGR/MCGR 39 例（平均手術時年齢 7.5 歳，5.6 年フォロー）の治療成績を比較した結果，最終固定術前の T1-S1 長が Shilla 群で 4.5 cm 多く獲得できており，特発性 EOS における Shilla の優位性を報告した．しかしながら autofusion や crankshaft などの潜在的な問題もあることや，欧米では MCGR が主流のために延長不要というメリットが少ないことも指摘されている[4]．本邦では基準を満たした施設が限られているものの，MCGR が使用できないことから，**手術回数が少なく済むという点で Shilla を選択すべき症例は少なくないと思われる．**

新たなインプラント

成長温存手術の諸問題に対応すべく，延長手技を必要としないインプラントとして，spring distraction system（SDS），one-way self-expanding rod（OWSER）が開発された．いずれも神経筋原性の EOS に対する使用報告があるものの，その長期成績や合併症については不明な点が多く，今後の動向が注目される[27]．

---

22) Roser MJ, Askin GN, Labrom RD et al：Vertebral body tethering for idiopathic scoliosis：a systematic review and meta-analysis. Spine Deform 11：1297-1307, 2023

23) Hoernschemeyer DG, Hawkins SD, Tweedy NM et al：Anterior vertebral body tethering：a single-center cohort with 4.3 to 7.4 years of follow-up. J Bone Joint Surg Am 106：1857-1865, 2024

24) Pulido NA, Vitale MG, Parent S et al：Pediatric Spine Study Group：Vertebral body tethering for non-idiopathic scoliosis：initial results from a multicenter retrospective study. Spine Deform 11：139-144, 2023

25) Oeding JF, Siu J, O'Donnell J et al：Combined anterior thoracic vertebral body tethering and posterior lumbar tethering results in quicker return to sport and activity compared to posterior spinal instrumented fusion in patients with adolescent idiopathic scoliosis. Global Spine J, 2023. doi：10.1177/21925682231222887（online ahead of print）

26) Cornaghie M, Bumpass D, Roeder L et al：Spinal height for growth guidance treatment in early onset idiopathic scoliosis：analysis through final surgical treatment. Spine Deform 12：1485-1491, 2024

27) Lemans JVC, Tabeling CS, Scholten EP et al：Surgical treatment of neuromuscular Early Onset Scoliosis with a bilateral posterior one-way rod compared to the Spring Distraction System：study protocol for a limited-efficacy randomized controlled trial（BiPOWR）. BMC Musculoskeletal Disord 24：20, 2023

成熟の評価，最終固定に関する最近の知見

Tweener について

Quan ら[3] は expert consensus としての Tweener の定義を，女性：初潮前かつ Sanders 4 未満の Y 軟骨開存患者で，Sanders 2・暦年齢 8～10 歳・骨年齢 8 歳 10 ヵ月～10 歳 10 ヵ月，のいずれかを満たすもの，男性：Sanders 4 未満の Y 軟骨開存患者で，Sanders 2・暦年齢 9～11 歳・骨年齢 12 歳，のいずれかを満たすもの，とした．先述の通り，Tweener に該当する EOS 患児に対する早期最終固定術を検証する論文が 2020 年頃から増えており，成長温存手術と最終固定術の成績を比較した結果，成長温存手術を選択した場合には合併症が多いとする論文が散見される．Tweener に対する早期最終固定術の是非についてはさらなる知見の収集が必要であり，**現時点ではあくまで個々の症例に応じた判断が必要**であると考える．

骨成熟の指標について

長年 Risser 分類が使用されてきたが，Risser 1 を迎える段階ですでに成長速度のピークは終了するため，Risser 分類は成長予測に向いていない．近年は Sanders 分類に代表される手指の X 線画像による評価が増えており，Chazono ら[28] は simplified skeletal maturity scale（SSMS）と thumb ossification composite index（TOCI）による骨成熟評価の有効性を報告している．しかしながら，これらの方法は手指や手関節の X 線を個別に撮影する必要がある．Cheung ら[29] は大腿骨頭，大転子，Y 軟骨の骨化程度を 7 段階に分類（proximal femur maturity index：PFMI）した評価法を考案し，再現性に優れた骨成熟評価方法であることを報告した．また Sanders 3 の subtype である 3A と 3B では成長速度に差があり，subtype を臨床に使用する重要性も報告されている[30]．いずれも AIS における進行予測に有用な方法であるが，EOS における decision-making にも利用できるかの検証が必要である．

最終固定術は本当に必要か

Ahuja ら[31] は growing rod（GR）延長終了後に最終固定を行うか，GR をそのまま残しておくかについて 11 論文のメタ解析を行った結果，最終のメインカーブの矯正，胸椎高，T1-S1 高のいずれも有意差がなく，再手術率は最終固定群で有意に多い（オッズ比（OR）：3.19）とした．MCGR 90 症例における同様の研究（最終延長後平均 24.9 ヵ月フォロー）では，最終固定手術での矯正追加ができるものの，メインカーブ，胸椎高に差はなく，最終延長後に生じた 26 合併症のほとんどが最終固定術を行った患者で生じていた[32]．また，Prior

28) Chazono M, Inoue T, Obata S：Substantial mismatch of skeletal maturity assessment between Risser sign and Simplified Skeletal Maturity Scale/Thumb Ossification Composite Index in patients with adolescent idiopathic scoliosis. Spine Deform 11：853-860, 2023

29) Cheung PWH, Canavese F, Chan CYW et al：The utility of novel proximal femur maturity index for staging skeletal growth in patients with idiopathic scoliosis. J Bone Joint Surg Am 104：630-640, 2022.

30) Hori Y, Kaymaz B, Almeida da Silva LC et al：Subclassification of Sanders maturation stage 3 demonstrates differences in spine and total height velocity between 3A and 3B in patients with idiopathic scoliosis. Spine（Phila Pa 1976）49：902-908, 2024

31) Ahuja K, Ifthekar S, Mittal S et al：Is final fusion necessary for growing-rod graduates：a systematic review and meta-analysis. Global Spine J 13：209-218, 2023

32) Mainard N, Saghbini E, Pesenti S et al：Is posterior vertebral arthrodesis at the end of the electromagnetic rod lengthening program necessary for all patients? Comparative analysis of sixty six patients who underwent definitive spinal arthrodesis and twenty four patients with in situ lengthening rods. Int Orthop 48：1599-1609, 2024

ら[33]は，70施設834症例（VEPTR/TGR 96%，MCGR 4%，うち596症例に最終固定術追加）の最終延長後の解析を行った．最終延長後2年以上のフォロー中，再手術は108例（13%）で行われ，内訳は2年以内71例（1/3が感染），2年以降37例（半数弱がインプラント関連）であり，いずれの時期の再手術も最終固定追加群で有意に多いという結果であった．

成長温存手術後に最終固定術を行う是非については今後エビデンスレベルの高い研究の集積が必要であるが，最終固定術を行う場合，合併症のリスクが高いことを熟知しておく必要がある．

33) Prior A, Hardesty CK, Emans JB et al：Pediatric Spine Study Group：A comparative analysis of revision surgery before or after 2 years after graduation from growth-friendly surgery for early onset scoliosis. J Pediatr Orthop 43：481-485, 2023

3-2. 思春期特発性側弯症の原因・診断・治療

谷口優樹
東京大学医学部附属病院 整形外科

最近の研究動向とガイドライン

- 特発性側弯症とは，基礎疾患や原因がはっきりしない側弯症のことを指し，特に 10 歳以降の思春期に発症するものを思春期特発性側弯症（adolescent idiopathic scoliosis：AIS）と呼ぶ．
- 本邦では AIS に関するガイドラインは出されていない．
- AIS の発症原因に関して，本邦での大規模なゲノムワイド関連解析（genome-wide association study：GWAS）に引き続き，遺伝的背景を探索する研究が進められている．
- AIS の検知・診断に関して人工知能（artificial Intelligence：AI）を中心とした最新のテクノロジーを駆使した研究が報告されている．
- AIS における運動療法（physiotherapeutic scoliosis-specific exercises：PSSE）の妥当性に関する検証が進められ，2023 年に Cochrane review（コクランレビュー）が報告された．
- 第一世代の手術療法であるハリントン手術（Harrington instrumentation：HI）の術後 40 年成績がおおむね良好であることが報告され，現在の側弯症手術の妥当性が裏づけられた．
- AIS の手術治療に関しては引き続き，呼吸機能に関連した研究や中長期の非固定部の椎間板変性に関するもの，また術後の proximal junctional kyphosis（PJK）に関するものなどが報告されている．

AIS の発症原因について

　AIS の発症には遺伝学的背景と環境要因の双方が関与することが以前より知られており，AIS は多因子疾患と考えられている．2010 年以降に本邦より AIS に関する大規模なゲノムワイド関連解析（genome-wide association study：GWAS）が行われ，複数の疾患修飾候補遺伝子が報告された．AIS の発症要因に関する遺伝学的背景を探る研究は引き続き行われており，中国のグループからは新たに AIS の一部の症例で glycine transporter 1（GLYT1）をコードする SLC6A9 の変異により発症していることが報告され，その機能解析から神経原性の要因で AIS を発症しているものがありうる，ということが示された[1]．また別のグループからは，軟骨基質の構成成分のひとつである 11 型コラーゲンの構成遺伝子（COL11A1）が AIS 発症に関与する疾患感受性

1) Wang X, Yue M, Cheung JPY et al：Impaired glycine neurotransmission causes adolescent idiopathic scoliosis. J Clin Invest 134：e168783, 2024

70 Ⅰ章 脊椎

候補遺伝子であることが報告された[2]. 本邦で大規模な GWAS を行ったグループからは続報として, かつて AIS の疾患感受性 SNP（single nucleotide polymorphism；一塩基多型）として報告した UNCX 遺伝子の enhancer 領域にある rs78148157 の機能解析が報告された[3]. また同グループからはメンデルランダム化解析により, 低 BMI に関与している遺伝的変異が AIS の発症要因として関与していることが示された[4]. AIS は従前よりやせ型の女性に多く発症することが知られており, 本研究結果は従来からの経験則が遺伝学的にも証明されたことを示している. 中国の別グループからは, かつて本邦より報告された BNC2 遺伝子の functional SNP である rs10738445 が AIS の装具療法の治療抵抗性に関与していることが新たに報告され, **AIS の遺伝学的背景を探る研究が徐々に実臨床に応用されはじめている**[5].

▶ AIS の診断について

AIS の検診は, 本邦では Adams 前屈テストかモアレ検査で一次スクリーニングを行い, 疑わしい症例が二次検診で X 線検査に進むことになっているが, 人工知能（artificial intelligence：AI）を用いたスクリーニングや, X 線の被曝なしに脊柱変形をスクリーニングする研究が進められている. 中国のグループからはスマートフォンで撮像して得られた 2D-RGB（Red Green Blue）images から AI を用いて X 線画像のカーブパターンや Cobb 角を高精度で予測する研究が報告され, 実臨床への応用が期待される[6]. また本邦からも, アパレル企業が開発した体型計測用のボディスーツとスマートフォンアプリを用いて, Cobb 角 25°以上の側弯症を予測することに成功した, という報告がされ, 将来的な自宅あるいは遠隔診療での被曝を要さない側弯症診断の実現への期待が高まっている[7].

▶ AIS の自然経過

AIS の自然経過については 1980 年代に Weinstein らのグループにより胸椎カーブで 50°以上, 腰椎カーブで 40°以上の場合には骨成熟後もカーブが進行することが示され, 以来 40 年にわたり, この閾値を超えたカーブに対しては進行予防目的の手術の適応と考えられてきた. ただ, この閾値よりも小さいカーブの自然経過については不明な点も多く, そのため手術適応も施設や地域により一定していないのが現状である. このような状況を背景に, 香港のグループより骨成熟時に主カーブが 40〜50°の症例のその後の自然経過に関する報告があった[8]. この報告によれば, 骨成熟後 20 歳以下でフォローを開始し, 平均 11.8 年のフォローアップ期間で, フォロー開始時に主胸椎カーブが 40〜50°の症例 52 例中, 36 例で 5°以上の進行がみられ, またうち 11 例では年間 2°以上の "fast progression" がみられたとのことである[8]. またさらに頂椎

2) Yu H, Khanshour AM, Ushiki A et al：Association of genetic variation in *COL11A1* with adolescent idiopathic scoliosis. Elife 12：RP89762, 2024

3) Yonezawa Y, Guo L, Kakinuma H et al：Identification of a functional susceptibility variant for adolescent idiopathic scoliosis that upregulates early growth response 1（EGR1）-mediated UNCX expression. J Bone Miner Res 38：144-153, 2023

4) Otomo N, Khanshour AM, Koido M et al：Evidence of causality of low body mass index on risk of adolescent idiopathic scoliosis：a Mendelian randomization study. Front Endocrinol（Lausanne）14：1089414, 2023

5) Dai Z, Min K, Wu Z et al：Genetic variants can predict the outcome of brace treatment in patients with adolescent idiopathic scoliosis. Spine（Phila Pa 1976）, 2024. doi：10.1097/BRS.0000000000005137（online ahead of print）

6) He Z, Lu N, Chen Y et al：Conditional generative adversarial network-assisted system for radiation-free evaluation of scoliosis using a single smartphone photograph：a model development and validation study. EClinicalMedicine 75：102779, 2024

7) Ito Y, Doi T, Ohtomo N et al：A novel screening method for scoliosis using a bodysuit and 3-dimensional imaging. Spine（Phila Pa 1976）48：1289-1294, 2023

8) Yu SH, Ng CM, Cheung JP et al：Postmaturity progression in adolescent idiopathic scoliosis curves of 40° to 50°. J Bone Joint Surg Am 105：277-285, 2023

の椎体楔状化が強い症例が進行のリスクであること，また coronal imbalance（C7 plumb line と central sacral vertebral line：CSVL の解離）が大きいことが"fast progression"のリスク因子であることが示された[8]．本結果からは，**骨成熟後に主胸椎カーブが 40〜50° の症例が全例進行するわけではないため，これらの症例を全例手術適応として捉えるべきではないが，少なくとも骨成熟後もしばらくのフォローは必要であることが示唆された**．また本研究でカーブ進行群のリスク因子が同定されたことは意義深く，今後同様の研究が報告されていくことで，より詳細な患者の層別化により，治療方針を決定していくことができるようになることが期待される．

また側弯症診断後平均 40 年経過例の呼吸機能予後に関する報告があった[9]．若年世代で AIS に対して手術加療を行う大きな根拠のひとつは，上述したような自然経過で進行するような群では，胸椎カーブの進行により将来胸郭容量が低下し拘束性換気障害を呈することを予防する，ということである．そのため，側弯症長期経過例の呼吸機能予後は AIS の治療ストラテジーを考えるという観点でも非常に重要な報告となる．本報告では，一部手術症例が含まれているものの，主胸椎カーブ 44 例，最終平均 Cobb 角 52° の群では腰椎カーブ群（平均 Cobb 角 40°，33 例）に比して，軽度呼吸機能が低下していたが，同年代の健常群に比較して有意な呼吸機能の低下はなかったと報告されている[9]．本報告からは少なくとも **50 歳台でようやく 50° 程度のカーブに至る程度の症例では，少なくとも思春期に呼吸機能の悪化の予防という観点では手術治療を考慮する必要はない**であろうことを意味しており，現状の治療ストラテジーを変えるべき根拠はないことを示唆している．一方で側弯症の進行に伴い，Cobb 角が 90° 程度を超えると拘束性換気障害が顕在化する，という既報があるため，思春期に胸椎カーブが 50° 以上あるような症例では，やはりその後の進行に伴って拘束性換気障害を壮年期にきたす可能性があり，手術適応と考えられるということは変わりない．

9) Ragborg LC, Dragsted C, Ohrt-Nissen S et al：Pulmonary function in patients with idiopathic scoliosis 40 years after diagnosis. Spine J 24：2135-2142, 2024

◤ AIS の運動療法

AIS の保存療法は，経過観察を除けば，装具療法と運動療法に大別される．装具療法に関しては Weinstein らのグループにより 2013 年に報告されたランダム化比較試験（RCT）（BRAIST study）によって，強いエビデンスを有していることが証明されており，現状の保存療法のゴールドスタンダードになっている．一方で運動療法に関しては有効性を報告する論文は散見されるがサンプル数や研究デザインの観点で有効性を確証できるものは少なく，また本邦でも誇大広告とも取られかねないような代替医療も横行しており，運動療法に関するエビデンスの構築は AIS 診療において喫緊の課題であるといえる．側弯症に対する運動療法ではシュロス法というものが国際的には有名であるが，そ

72 Ⅰ章 脊椎

れ以外にもさまざまなものがあるため，近年では側弯症に特化した運動療法は
PSSE（physiotherapeutic scoliosis-specific exercises）と総称されることが多
い．最近になり，PSSE に関するメタ解析や Cochrane review（コクランレ
ビュー；医学論文のシステマティックレビューを行う国際的団体の Cochrane
が作成している，質の高いシステマティックレビューとして定評のあるもの）
が立て続けに報告され，注目を集めている[10~12]．Baumann らは PSSE に関す
る 7 つの RCT のメタ解析で，PSSE 群はコントロール群に比して，統計学的
に有意に Cobb 角で優れていたもののその差はわずか 2.5° であり，PSSE を行
うことによって臨床的に有意義な Cobb 角や体幹回旋変形や QOL の改善は得
られない，と結論づけている[10]．また同じ著者はシュロス法に限定したメタ
解析についても報告しており，同報告ではシュロス法では体幹回旋の改善と安
全性については Grade A，また姿勢の改善についても Grade B のエビデンス
が確認されたものの，Cobb 角，整容上の変形，QOL，経済性，手術の遅延化
あるいは予防，という観点では Grade Ⅰ であり，現状ではひとつの選択肢とし
て考慮はしてよいものの，その臨床上の有益性は限定的で，積極的な推奨には
さらなるエビデンスの蓄積を要すると述べている[11]．Cochrane review では，
無治療群との比較では PSSE 群でウエストの非対称性や QOL（SRS-22 total
score）に関して有意に優れており，また装具療法との併用では装具療法単独
群に比して，Cobb 角の有意な進行抑制（2.2°）が認められたと報告されてい
る[12]．しかしながら，装具療法群と PSSE 群との比較では Cobb 角の進行や
QOL 指標に関して PSSE 群の統計学的有意性はなかったとのことである．ま
た PSSE に関するエビデンスレベルは総じて低く，さらなる RCT がエビデン
スの構築には必要と結論づけられている[12]．一方で，Cobb 角 25° 以下の軽症
例では早期に PSSE を導入することで無治療群に比較して有意なカーブ進行の
抑制効果が認められたとする前向きコホート研究も出ており，特に軽症例では
有用な可能性も示唆されている[13]．

　以上の結果から，**現状の PSSE に関するエビデンスとしては安全性は高く，
また装具療法との併用もしくは装具を要しない軽症例では弱いながらもエビデ
ンスがあるため，導入を検討してみてもよいものの，装具療法に関する強いエ
ビデンスも勘案するとあくまでも補助的な位置づけである**，ということになる．

▶ AIS の手術療法

▍長期経過

　AIS の手術治療については第一世代の手術であるハリントン手術
（Harrington instrumentation：HI）後 40 年以上経過症例の治療成績が報告さ
れ注目を集めている[14]．この報告では，HI 術後で研究参加の同意が得られた

10) Baumann AN, Orellana K, Oleson CJ et al：The impact of patient scoliosis-specific exercises for adolescent idiopathic scoliosis：a systematic review and meta-analysis of randomized controlled trials with subgroup analysis using observational studies. Spine Deform 12：545-559, 2024

11) Baumann AN, Trager RJ, Anaspure OS et al：The Schroth method for pediatric scoliosis：a systematic and critical analysis review. JBJS Rev 12：e24, 2024

12) Romano M, Minozzi S, Bettany-Saltikov J et al：Therapeutic exercises for idiopathic scoliosis in adolescents. Cochrane Database Syst Rev 2：CD007837, 2024

13) Karavidas N, Iakovidis P, Chatziprodromidou I et al：Physiotherapeutic Scoliosis-Specific Exercises (PSSE-Schroth) can reduce the risk for progression during early growth in curves below 25°：prospective control study. Eur J Phys Rehabil Med 60：331-339, 2024

14) Lander ST, Thirukumaran C, Saleh A et al：Long-term health-related quality of life after harrington instrumentation and fusion for adolescent idiopathic scoliosis：a minimum 40-year follow-up. J Bone Joint Surg Am 104：995-1003, 2022

81 症例，平均フォローアップ期間 45.4 年の症例群の成績が報告され，LIV（固定下端椎体）が L4 以遠の症例では LIV が L3 以上の症例よりも有意に revision が多かったものの（≧ L3：12.8% vs ≦ L4：36.4%），両群間で健康関連 QOL について有意差はなく，またこのコホート全体でみても健常群に比して健康関連 QOL は同等であったとの結果であった[14]．HI 手術は延伸力による矯正がメインのため，現在主に行われている segmental fixation 手術に比して，十分な矯正が得られず，LIV tilt が残存しやすい，また flat back になりやすい，などの特徴が報告されているが，その HI 手術でもかなり良好な長期成績が得られていることが確認され，現在の AIS 手術の妥当性が確認されるような結果であった．また現在の AIS 手術においても**長期の椎間板変性予防の観点から LIV をなるべく L3 以上にして，最低限 3 つの mobile segment（可動椎間）を残すようにする**，というのが世界的な治療ストラテジーになっているが，このストラテジーについても妥当性が確認される結果となっている．今後のより長期の治療成績の報告が期待される．

胸郭形成術と呼吸機能

上述したように AIS 治療において呼吸機能予後は重要なエンドポイントのひとつであり，手術治療後の呼吸機能に注目した報告も継続的にされている．最近になり，AIS 治療時に行われることがある胸郭形成術（thoracoplasty）の呼吸機能への影響に関するメタ解析の論文が 2 編報告された[15, 16]．胸郭形成術とは，AIS 手術時に胸椎回旋を矯正しきれないことにより残存する右側のリブハンプ（rib hump）の整容上の改善を目的として，右側の hump 部で突出している肋骨を 3 本程度部分的に切除する手技である．整容上の満足度は高いものの，胸郭容量を減少させる可能性のある手技であるため，呼吸機能への影響が懸念されるが，呼吸機能への影響についてはいまだに結論が出ていない．今回報告されたメタ解析では 2 編とも **AIS の手術治療において胸郭形成術の併用により，術後の呼吸機能（%FVC）は非併用群に比して有意に低下していた**，という結果であった[15, 16]．本研究結果は我々の日常診療にも少なからず影響を与えうるものであり，少なくとも胸郭形成術実施時には患者および家族にメリットとデメリットを伝えたうえで実施しなければならないと考える．

その他

その他に AIS の手術療法に関連した論文で興味深かったものを紹介する．Burgos らは AIS に対する固定手術後の椎間板変性に関するメタ解析を報告している[17]．本報告では AIS 術後症例において 28 歳時点で 32% の症例で椎間板変性が認められ，**特に LIV が L4 以遠の症例で有意に椎間板変性が多く**，また椎間板変性を有している症例は SRS-22 のいくつかのドメインでスコアが有

15) Turner H, McManus R, Kiely P：What are the effects of posterior corrective surgery, with or without thoracoplasty, on pulmonary function in adolescent idiopathic scoliosis? A systematic review and meta-analysis. Global Spine J 13：910-924, 2023

16) Kumar V, Vatkar AJ, Baburaj V et al：Pulmonary function after thoracoplasty for adolescent idiopathic scoliosis：a systematic review and meta-analysis. Eur Spine J 31：2972-2986, 2022

17) Burgos J, Hevia E, Sanpera I et al：Incidence and risk factors of distal adjacent disc degeneration in adolescent idiopathic scoliosis patients undergoing fusion surgery：a systematic review and meta-analysis. Eur Spine J 33：1624-1636, 2024

意に低値であったとの結果が報告されており，上述した HI 術後の長期成績の報告ともおおむね合致する結果であった[17]．また implant density に関する RCT の結果の報告があった[18]．本報告は 45〜65°の胸椎カーブの AIS 症例 211 例を 1 椎体当たりの implant が ≧1.8 になるように手術する群と ≦1.4 の 2 群にランダムに振り分け，2 年後の成績を比較したものである．結果としては両群間で冠状面の Cobb 角の矯正率や胸椎後弯は同等であったというものであり，経済面や手術時間や合併症の懸念からも現在の多くの施設で行われている implant density の高い手術に対して一石を投じるものである[18]．ただ詳細をみると，再手術率は両群間で差がないものの，implant density が低い群で 1 例，偽関節および尾側コンストラクトのゆるみで再手術になっており，どのように implant density を減じるかは今後の課題である．本邦からは Lenke type 5 の腰椎カーブ手術後の PJK に関する報告があった[19]．本報告では Lenke type 5 の手術症例 92 例中 17.4%の症例で術後 2 年時点で PJK を認め，PI（pelvic incidence）< 45°の low PI が PJK 発生のリスク因子であったということである[19]．腰椎カーブの矯正時に腰椎前弯が増強しても，high PI の症例ではある程度その増大分を吸収してバランスがとれるものの，low PI の症例では腰椎前弯の増大分を吸収しきれずに PI-LL ミスマッチが生じて PJK を生じるということなのかもしれない．今後は胸椎カーブのみならず腰椎カーブにおいても矢状面の観点をより考慮した治療戦略が重要になる可能性がある．Jamnik らは骨未成熟の AIS 手術の治療成績を報告している[20]．本報告では Risser grade 0 で Y 軟骨が開存している段階で一期的固定術を行った特発性側弯症症例 32 例の 5 年手術成績が述べられており，その結果は 20 例（62.5%）で adding-on が生じ，6 例（18.8%）で追加手術が必要であった，ということである[20]．また adding-on を生じた症例では健康関連 QOL が有意に低値であったとのことであった[20]．側弯症は成長期，とりわけいわゆる growth-spurt で急激に悪化することが知られており，骨未成熟で成長余力の大きい段階では非固定部の変形が進行するリスクが高いため，なるべく手術を遅らせたいが，一方で急激にカーブが悪化して手術治療を検討せざるを得ないこともあり，その治療戦略は非常に悩むことが多い．少なくとも本報告の結果を本人・家族に術前に十分に説明したうえで手術に臨む必要があると考える．

▶ おわりに

　この 2 年間で報告された英文論文を中心に AIS の最新のトピックスについて概説した．AIS は古くから知られている疾患であるが，発症要因に関する基礎研究も診断学も治療についても明らかに発展途上であり，今後のさらなる研究の進捗が期待される．

18) Larson AN, Polly DW, Sponseller PD et al ; the Minimize Implants Maximize Outcomes Study Group : The effect of implant density on adolescent idiopathic scoliosis fusion : results of the Minimize Implants Maximize Outcomes randomized clinical trial. J Bone Joint Surg Am 106 : 180-189, 2024

19) Kitagawa T, Suzuki S, Takeda K et al : Pelvic incidence as a predictor of proximal junctional kyphosis in patients with Lenke type 5 adolescent idiopathic scoliosis. Spine（Phila Pa 1976）, 2024. doi : 10.1097/BRS.0000000000005108（online ahead of print）

20) Jamnik AA, Grigoriou E, Kadado A et al : Radiographic and clinical outcomes after definitive spine fusion for skeletally immature patients with idiopathic scoliosis. Spine Deform 12 : 149-157, 2024

I章 脊椎
3 脊柱変形

3-3. 成人脊柱変形に対する手術治療

大和　雄，村上悠介
浜松医科大学 整形外科学講座

最近の研究動向とガイドライン

- 成人脊柱変形手術に関して非常に多くの臨床研究が報告されており，知見が蓄積されてきている．しかし，質の高い研究は少ない．
- 周術期合併症および術後のメカニカル合併症に対して，術前から一般的な危険因子への介入が推奨されている．
- ロッド折損対策は，折れやすい部位を複数のロッドで補強する方法が一般的になりつつある．補強の方法はさまざまであり，最適な方法についてはまだ議論の余地がある．
- PJK/PJFに関する報告は多数あり，システマティックレビューがいくつか報告されている．多くの危険因子があり，介入が試みられているが未解決の問題である．

手術成績

　成人脊柱変形に対する手術治療は，高齢者の健康寿命延伸への意識の高まりや手術を中心とした医療技術の進歩があり，近年は高齢者を中心に手術例が増えている．

中長期成績

　成人脊柱変形手術の中長期成績が報告されている．Yagiら[1]は単施設の159例の5年以上（平均7.5年）の経過観察例の手術成績を年代別に解析した．いずれの年代でもSRS-22rの各ドメインは術前から術後2年に改善し，術後5年まで改善が維持されていた．冠状面と矢状面のX線パラメータは術後に改善し最終経過観察時まで維持されたが，有意なTK（thoracic kyphosis）の増加とPJK（proximal junctional kyphosis）はすべての年代で観察された．PT（pelvic tilt）は胸椎後弯の発生を補うために増加したが，C7SVA（sagittal vertical axis）は有意に変化しなかった．50歳以上の成人脊柱変形手術の中長期手術成績は良好であり，再手術率や合併症発生率は高齢患者で若年層の患者と同様の改善を達成していた．

1) Yagi M, Shimizu T, Suzuki S et al ; Keio Spine Research Group：Clinical, radiographic, and cost analysis of corrective spine surgery for adult symptomatic lumbar deformity with a mean of 7.5 years follow-up. Spine（Phila Pa 1976）48：335-343, 2022

Imbo ら[2] は術後 5 年以上経過観察可能であった 99 例（フォローアップ率 83.9%）の合併症の発生と再手術について報告している．術後 5 年までの有害事象発生率は 70.7% であり，25 例（25.3%）で重篤な合併症が発生し，26 例（26.3%）で再手術を施行された．合併症や再手術の発生は術後 2 年未満に生じる割合が有意に多かったが，2 年以降でもメカニカル合併症は発生した．

成人脊柱変形の 5 年以上の長期成績はおおむね良好であるが，中長期にもメカニカル合併症が発生することから，術後長期の経過観察が必要である．

周術期合併症

成人脊柱変形手術では，周術期合併症の高い発生率が問題である．近年は**栄養状態**や**サルコペニア**などの患者因子が成人脊柱変形の進行や周術期合併症に関わる因子として注目されている．

栄養，サルコペニア

Park ら[3] は傍脊柱筋の萎縮が PJK および PJF（proximal junctional failure）のリスク因子で，PJK 群よりも PJF 群のほうがより重度であったと報告している．

術後合併症を予測するために，Tretiakov ら[4] はスコアリングシステムを作成し，年齢，高血圧，末梢血管障害，喫煙，貧血，ビタミン D 値，BMI，糖尿病を因子として挙げている．高リスク群は低リスク群と比較して，術後合併症の発生や再手術が必要になる可能性が 2 倍以上高かったと報告している．Wang ら[5] は術前の MNA-SF（mini nutritional assessment-short form），GNRI（geriatric nutritional risk index），PNI（prognostic nutritional index），血清アルブミン値（Alb）を用いて術前の栄養状態を評価し，入院期間，合併症，3 ヵ月以内の再入院について比較した．PNI は術後総合併症と関連があり，MNA-SF と Alb は術後感染症，身体機能，入院期間と関連があった．

Hirase ら[6] はサルコペニアを有する患者への術前の理学療法の介入が，入院期間の短縮と術後の運動能力の改善と関連しているか調査した．サルコペニアは NTPA（normalized total psoas area）で定義され，103 例（男性 42 例，女性 61 例）がサルコペニアの基準を満たした．術前理学療法を受けた群（42 例）は入院期間が短く（111.2 ± 37.5 時間 vs 162.1 ± 97.0 時間，p ＜ 0.001），術後 1，2，3 日目の歩行距離がより長く，全有害事象の発生率も低かった（31.0% vs 54.1%，p = 0.003）．

危険因子の術前最適化

Katiyar ら[7] は成人脊柱変形手術に対する一般的な危険因子（肥満，低活動性，骨粗鬆症，低栄養，喫煙，糖尿病，貧血，オピオイド使用，認知機能障

2) Imbo B, Williamson T, Joujon-Roche R et al：Long-term morbidity in patients after surgical correction of adult spinal deformity：results from a cohort with minimum 5-year follow-up. Spine（Phila Pa 1976）48：1089-1094, 2022

3) Park JS, Cho KJ, Kim JS et al：Sarcopenia in paraspinal muscle as a risk factor of proximal junctional kyphosis and proximal junctional failure after adult spinal deformity surgery. J Neurosurg Spine 40：324-330, 2023

4) Tretiakov PS, Thomas Z, Krol O et al：The predictive potential of nutritional and metabolic burden：development of a novel validated metric predicting increased postoperative complications in adult spinal deformity surgery. Spine（Phila Pa 1976）49：609-614, 2024

5) Wang SK, Li J, Wang P et al：Comparison of four nutritional screening tools for predicting postoperative adverse events following degenerative spinal deformity surgery. Spine（Phila Pa 1976）49：536-546, 2024

6) Hirase T, Lovecchio F, Allen M et al：Preoperative physical therapy is associated with decreased length of stay and improved postoperative mobility in patients with sarcopenia undergoing adult spinal deformity surgery. Spine（Phila Pa 1976），2024. doi：10.1097/BRS.0000000000005056（online ahead of print）

7) Katiyar P, Reyes J, Coury J et al：Preoperative optimization for adult spinal deformity surgery：a systematic review. Spine（Phila Pa 1976）49：304-312, 2024

害）についてシステマティックレビューを行い，術前に最適化するための推奨事項を挙げている．修正可能な危険因子に対して，さまざまな分野の専門家による集学的なカンファレンスで評価し，術前に最適化するアプローチが推奨される．これらは労力と患者のケアに要する時間を増加させるかもしれないが，周術期合併症を有意に減少し死亡率を減少させる可能性がある．

成人脊柱手術においては，患者の併存症と全身的な状態を総合的に評価し，周術期の合併症を減らすための対策を取ることが合併症発生の低減には重要である．

▶ メカニカル合併症

術後のメカニカル合併症については非常に多くの研究がなされている．システマティックレビューも多く報告されている．

▌PJK/PJF

1. システマティックレビュー

Lee ら[8]は PJK/PJF の発生と対策についてシステマティックレビューを行い，103論文を調査した．PJK/PJF の発生には，①患者因子：高 BMI，高齢，骨粗鬆症など，②X線因子：術後の不適切なアライメント，過矯正など，③手術因子：固定範囲，近位端の固定法など，非常に多くの危険因子があることを示している．Lu ら[9]もシステマティックレビューを行い13論文を解析した．同様に多くの患者因子，X線因子，手術因子を報告している．両論文とも，近年サルコペニアは患者因子として注目されており，術者は身体機能も評価し，術前リハビリテーションを考慮する必要があるとしている．

2. PJK/PJF の再発

メカニカル合併症の中でも PJK/PJF は発生頻度が高く，繰り返す例が多くみられる．Funao ら[10]は症候性の PJK に対して再手術を施行した39例を検討し，12例（31%）で再び PJK が生じたことを報告している．再発生の危険因子は，術前の大きな PJA，TK，SVA と，手術による大きな TK，SVA の矯正であった．また Park ら[11]も PJF に対して再手術を施行した60例中，24例（40%）に再度 PJK が生じ，再手術後の大きな SVA，初回手術後の PI（pelvic incidence）-LL（lumbar lordosis）の過矯正，再手術時の UIV（upper instrumented vertebra）へのセメント不使用，再手術時に PJK severity score が高値であることが危険因子であると報告している．

このように PJK/PJF は再手術後も比較的高率で発生することが示されており，注意が必要である．

8) Lee BJ, Bae SS, Choi HY et al；Korean Spinal Deformity Society（KSDS）：Proximal junctional kyphosis or failure after adult spinal deformity surgery - review of risk factors and its prevention. Neurospine 20：863-875, 2023

9) Lu Z, Wang T, Wei W et al：Risk factors of proximal junctional failure after adult spinal deformity surgery：a systematic review and meta-analysis. World Neurosurg 193：1-7, 2024

10) Funao H, Kebaish FN, Skolasky RL et al：Recurrence of proximal junctional kyphosis after revision surgery for symptomatic proximal junctional kyphosis in patients with adult spinal deformity：incidence, risk factors, and outcomes. Eur Spine J 30：1199-1207, 2021

11) Park SJ, Park JS, Kang DH et al：Risk factors for recurrent proximal junctional failure following adult spinal deformity surgery：analysis of 60 patients undergoing fusion extension surgery for proximal junctional failure. Int J Spine Surg, 2024. doi：10.14444/8620（online ahead of print）

78 I章 脊椎

ロッド折損

ロッド折損も依然として主要なメカニカル合併症のひとつである．近年，ロッド数を増やして補強するマルチロッド法での折損予防が一般的になりつつある．ロッドの補強の成績や方法についても多くの報告がある．

Yamatoら[12]はコネクタを用いた簡便なマルチロッドの5年以上の中期成績を報告している．ロッドを追加した39例を同じ術式の従来法19例と比較し，5年間にわたり有意なロッド折損率の低下を認めた．ロッド折損の発生時期はいずれの群でも3年以内が多いが，5年以降に折損が生じた例もあり，長期の経過観察が必要である．また，追加したロッドは骨盤まで補強すべきであるとしている．

Berlinら[13]は従来の主ロッドと別に腸骨スクリューに追加ロッドを接続する補強法を報告している．2年以上経過観察できた50例で，ロッド折損の発生率は1例（2%）と低頻度であった．本方法ではメインロッドと追加ロッドが独立しており，応力が集中しにくいことが利点である．

マルチロッドにて補強することは，固定近位端への応力集中を惹起することが心配される．Yeら[14]は従来の2本ロッドとマルチロッド例のPJKの発生率を多施設後ろ向き研究で検討した．従来の2ロッド993例とマルチロッド307例でPJKの発生率に差はなかった．また，ロッドの素材やUIVのレベルの違いによる検討でも明らかな差はなかった．

マルチロッドでの折損率の低下についてはコンセンサスが得られているが，最適な方法については議論の余地がある．

Leeら[15]は骨盤までの固定をした際の腸仙移行部のフェイラーの発生率と危険因子を報告している．単施設後ろ向き研究で，骨盤アンカー（腸骨へ挿入したスクリュー）の再挿入を必要としたフェイラーの発生率は4.3%であり，過去の報告より少なかった．再手術の原因としては腰仙部でのロッド折損と同部の偽関節であり，腰仙部をまたぐロッドの数を多くすること，補助ロッドの下端を骨盤にすることが防御因子，冠状面の矯正不良が危険因子であった．

▶ MIS（minimal invasive surgery）

成人脊柱変形手術は広範囲固定が必要となることが多く，侵襲が大きいため周術期の合併症の発生率が高い．近年，さまざまなcMIS（circumferential MIS）の手技を用いることで侵襲を軽減することが可能となり，良好な成績が報告されている．Passiasら[16]はフレイル患者に対する成人脊柱変形手術において，cMISと従来のopen手術を比較した．cMIS群は，術中出血量や術中術後の合併症が少なく，再手術が必要になる可能性が低かったと報告している．

12) Yamato Y, Hasegawa T, Yoshida G et al：Impact of multi-rod reinforcement on rod fractures in adult spinal deformity：a retrospective case series with a minimum follow up of 5 years. J Orthop Sci, 2024. doi：10.1016/j.jos.2024.01.010（online ahead of print）

13) Berlin C, Ben-Israel D, Sardi JP et al：Novel method of iliac accessory rods for rod fracture prevention in adult deformity surgery：a case series of 82 patients with outcomes and complications. J Neurosurg Spine, 2024. doi：10.3171/2024.5.SPINE24208（online ahead of print）

14) Ye J, Gupta S, Farooqi AS et al：Use of multiple rods and proximal junctional kyphosis in adult spinal deformity surgery. J Neurosurg Spine 39：320-328, 2023

15) Lee NJ, Marciano G, Puvanesarajah V et al：Incidence, mechanism, and protective strategies for 2-year pelvic fixation failure after adult spinal deformity surgery with a minimum six-level fusion. J Neurosurg Spine 38：208-216, 2022

16) Passias PG, Tretiakov PS, Nunley PD et al：Incremental benefits of circumferential minimally invasive surgery for increasingly frail patients with adult spinal deformity. J Neurosurg Spine 39：168-174, 2023

術後 2 年時の PI-LL は open 群で小さかったが（7.08° vs 2.13°，p = 0.016），健康関連 QOL は cMIS 群で改善を認めた．

　Ishihara ら[17] は，LLIF（lateral lumbar interbody fusion）と PPS（percutaneous pedicle screw）を用いた cMIS の臨床成績を評価し，術後 PI-LL ＜ 10°の術後アライメントが得られる条件を検討した．術後 PI-LL ＜ 10°を達成できたのは 110 例（75.9％）で，LLIF 後の PI-LL ≧ 20°，術前 PI ≧ 56°が危険因子だった．

　また Ishihara ら[18] は，冠状面アライメント不良例に対する cMIS で可能な 3 つの術中対策方法の効果を検証した．Rod rotation は 38 例，スクリュー間の distraction は 7 例，kickstand rod は 5 例に施行された．これら 3 つの手技を組み合わせることで，術後すべてのグループで C7-CSVL（central sacrum vertical line）＜ 10 mm を達成できていた．

　MIS 技術の進歩に伴い周術期の合併症を軽減することが可能となり，成人脊柱変形手術へ適応も広がっている．矯正率が改善し，良好な成績を得ることができるようになってきている．

▶ Kickstand rod

　成人脊柱変形手術において至適な脊柱骨盤矢状面アライメントを獲得することが重要である．一方で冠状面アライメント不良も術後成績の悪化につながる．その解決策のひとつとして kickstand rod があり，有用性に関する報告が散見される．

　Mundis ら[19] は kickstand rod 法と従来法で，手術結果と臨床成績を比較した．C7 plumb line と CSVL の距離（coronal vertical axis：CVA）が 30 mm 以上または Cobb 角 30°以上の側弯を有する患者に kickstand rod が追加された．Kickstand rod 群は従来法群と比較して CVA が改善した（18 mm vs 35 mm，p ＜ 0.01）が，術前後の変化量（ΔCVA）は有意な差はなく（60 mm vs 42 mm，p = 0.13），臨床的な差もなかった．術後の冠状面アライメント不良例は両群間で有意な差はなかった．Hassan ら[20] の報告でも，術後 CVA は kickstand rod 群で有意に改善しており，術後 CVA が 30 mm 未満になった患者の割合は kickstand rod 群で多かった．また再手術を必要とするメカニカル合併症の発生率が有意に低かった（7.1％ vs 24.3％，p = 0.0174）．

　Kumar ら[21] は成人脊柱変形手術におけるシステマティックレビューにおいて，kickstand rod の手術成績，安全性に焦点を当てて検討している．2018～2023 年に発表された 6 件の研究から 97 例の患者が対象となった．術前の CVA は平均 6.9 cm で，ΔCVA は 5.1 cm，再手術率は 13.2％だった．

　Kickstand rod は冠状面アライメントの矯正に有効であり，術後合併症や再手術を抑えることが可能であると考えられる．しかし臨床成績への影響につい

17) Ishihara M, Taniguchi S, Adachi T et al：Conditions for achieving postoperative pelvic incidence-lumbar lordosis ＜ 10° in circumferential minimally invasive surgery for adult spinal deformity. J Clin Med 11：1586, 2022

18) Ishihara M, Taniguchi S, Ono N et al：New effective intraoperative techniques for the prevention of coronal imbalance after circumferential minimally invasive correction surgery for adult spinal deformity. J Clin Med 12：5670, 2023

19) Mundis GM Jr, Walker CT, Smith JS et al：International Spine Study Group（ISSG）：Kickstand rods and correction of coronal malalignment in patients with adult spinal deformity. Eur Spine J 31：1197-1205, 2022

20) Hassan FM, Bautista A, Reyes JL et al：Use of the kickstand rod improves coronal alignment and maintains correction compared to control at 2 year follow-up. Spine Deform, 2024. doi：10.1007/s43390-024-00950-8（online ahead of print）

21) Kumar V, Dhatt SS, Bansal P et al：The kickstand rod technique for correction of coronal malalignment in patients with adult spinal deformity：a systematic review and pooled analysis of 97 cases. Asian Spine J 18：472-482, 2024

80   Ⅰ章 脊椎

ては今後さらなる研究が必要である.

▶ ロボット支援手術

　近年脊椎手術にもロボット支援手術が導入されており，システマティックレビューが報告されている．Lu ら[22]は成人脊柱変形に対するロボット支援手術のシステマティックレビューを行い，採択された4つの論文で椎弓根スクリューの精度，手術時間，放射線被曝量および術中術後合併症について検討した．ロボット支援下での椎弓根スクリューの挿入精度は，ナビゲーションやフリーハンドでの挿入に比べ良好であった．患者の被曝はロボット使用群で高く，術者の被曝は最も低かった．手術時間，術中出血量に有意な差はみられず，術中術後合併症についても発生率に有意な差はなかった．

　Khalifeh ら[23]も成人脊柱変形に対するロボット支援手術のシステマティックレビューを報告している．椎弓根スクリューについては2論文，S2 alar-iliac スクリューについては3論文が採択された．結果は椎弓根スクリュー，S2 alar-iliac スクリューともに非常に高いスクリュー挿入精度であり，合併症の発生も少なかった．

　脊椎ロボット支援手術は，成人脊柱変形手術においてもスクリュー挿入精度を向上させることが示されている．しかし，成人脊柱変形手術において，どの程度の利点があるのかはまだ不明である．本邦での成人脊柱変形手術への使用はまだ限られた施設のみであり，かなり限定的であるが，さらに技術の進歩が進み，より多くの臨床データが蓄積されれば，ロボット支援手術は成人脊柱変形手術においてより重要な役割を果たす可能性がある．

22) Lu Z, Tischer T, Lutter C et al：Robotic-assisted surgery for adult spinal deformity. A systematic review. Brain Spine 4：102904, 2024

23) Khalifeh K, Brown N, Pennington Z et al：Spinal robotics in adult spinal deformity：a systematic review. Neurospine 21：20-29, 2024

II章 上　肢

4 肩・肘

4-1. 腱板断裂 ………………………………………………… 82

4-2. 上腕骨近位端骨折 ……………………………………… 89

4-3. 上腕骨外側上顆炎 ……………………………………… 97

4-4. 上腕骨遠位端骨折 ……………………………………… 102

5 手

5-1. 手指変形性関節症（母指 CM 関節症含む）…… 109

5-2. 橈骨遠位端骨折 ………………………………………… 116

5-3. Kienböck 病 …………………………………………… 123

5-4. 手指屈筋腱損傷 ………………………………………… 134

6 末梢神経

6-1. 腕神経叢損傷 …………………………………………… 141

6-2. 上肢における絞扼性神経障害 ……………………… 150

II章 上肢
4 肩・肘

4-1. 腱板断裂

笹沼秀幸
とちぎメディカルセンターしもつが 整形外科

最近の研究動向とガイドライン

- 腱板断裂（rotator cuff tear：RCT）は症候性と無症候性に分類される．完全断裂では病態が徐々に進行し，症候性に移行する可能性が高い．
- 急性（外傷性）断裂では，保存治療より手術治療を選択するほうが中長期的な利点が大きいと捉えられている．
- 腱板修復術（rotator cuff repair：RCR）において，術後再断裂は臨床成績を悪化させるため，危険因子を考慮して手術適応と術式選択を考慮すべきである．
- 修復不能な腱板断裂に対する外科治療は，肩関節外科が解決できていない課題である．近年は，本邦からも有望な術式が報告されており，今後，エビデンスの蓄積が期待される．
- 高齢者（本邦では65歳以上）の広範囲腱板断裂もしくは腱板断裂症性肩関節症に対してリバース型人工肩関節置換術（reverse total shoulder arthroplasty：rTSA）は有効な治療法である．日本整形外科学会の適正使用基準を遵守されたい．
- RCTに対するリハビリテーション治療のエビデンスは低い．今後，AI機器などを用いて「質と量」を明確にする必要がある．

RCTの疫学

RCTの発生率と症状の特徴

ロンドン郊外にあるChingfordでのコホート研究[1]で，1,003人の女性（64〜87歳）の完全断裂発生率は22％であり，その中の48％は無症候性であった．加齢と利き手側（相対リスク（RR）：1.64，オッズ比（OR）：1.58）が影響した．興味深いのは，断裂サイズとOxford Shoulder scoreとの間には相関がなかった点である．同様に，Rohrbackら[2]は腱板損傷（71肩）患者の機能低下は病理学的指標（断裂サイズ，腱の退行度と筋萎縮）とは関連なく，抑うつ症状と関連したと報告している．日常診療で，小断裂でも疼痛が強く機能障害が強い症例を経験することがあり，診察所見や問診の重要性を示している．

1) Hinsley H, Ganderton C, Arden NK et al：Prevalence of rotator cuff tendon tears and symptoms in a Chingford general population cohort, and the resultant impact on UK health services：a cross-sectional observational study. BMJ Open 12：e059175, 2022
2) Rohrback M, Ramtin S, Abdelaziz A et al：Rotator cuff tendinopathy：magnitude of incapability is associated with greater symptoms of depression rather than pathology severity. J Shoulder Elbow Surg 31：2134-2139, 2022

また Torchia ら[3] は 65 歳以下の無症候性 RCT を約 7 年間前向きに観察し，完全断裂の 60％（138/229 人）で断裂サイズの拡大が生じ，ほぼ全例で肩痛が生じたと報告した．完全断裂の変化は部分断裂のそれより早期に生じた．利き手側が，断裂拡大のリスクであった．脂肪変性も痛みの発生と断裂の拡大と関連していた（ハザード比（HR）：1.79，95％信頼区間（CI）：1.24〜2.58，p = 0.002）．65 歳以下に生じた RCT は断裂サイズの進行とともに疼痛が生じやすい．この事実は RCT の治療選択に大きな影響を与える．

COVID-19 ワクチンと肩痛

ワクチン接種後の肩障害（shoulder injury related to vaccine administration：SIRVA）の発症機序はいまだ解明されていない．COVID-19 ワクチン接種後の SIRVA に関する 22 論文のレビューによれば[4]，ワクチンはオックスフォード−アストラゼネカ（37.0％）およびファイザー−バイオンテック（33.3％）であった．症状は 30％が 72 時間以上経過後に発現し，全例が疼痛を訴え，90％が複数の症状を伴っていた．画像検査で 32％は滑液包炎，27％は癒着性関節包炎，20％は RCT または腱板病変があり，17％はリウマチ性多発筋痛症または類似症候群と診断された．治療は保存治療が主に行われ，半数以上が数週間〜数ヵ月で完全に解消された．エビデンスが不足しているが，ワクチン接種およびブースター接種を受ける患者数の増加に伴い，医療従事者が SIRVA を潜在的なリスクとして認識する必要はありそうだ．

▶ 保存治療 up to date

Platelet rich plasma（PRP）療法

再生医療の名のもとに PRP 注射療法は運動器疾患に広まりつつある．しかし，RCT・腱板損傷に関して組織が再生されるというエビデンスはなく，抗炎症効果が争点となる．

PRP 注射とコルチコステロイド注射のランダム化比較試験 13 編（725 患者）のメタ解析[5] によると，術後 1 年まで PRP 群が有意に除痛と機能改善を示した．また，Vaquerizo らは慢性腱板損傷への plasma rich in growth factors（PRGF，PRP の一種）注射とコルチコステロイド注射のランダム化比較試験[6] を行い，治療後 6 ヵ月および 12 ヵ月の PRGF 注射群の患者立脚型アウトカムが有意に改善したと報告した．PRP に関しては精製法や投与回数が研究ごとに異なっていることから，適正な使用条件も検討する必要性がありそうである．

3) Torchia MT, Sefko JA, Steger-May K et al：Evaluation of survivorship of asymptomatic degenerative rotator cuff tears in patients 65 years and younger：a prospective analysis with long-term follow-up. J Shoulder Elbow Surg 32：1432-1444, 2023

4) Fortier LM, Smith KL, Ina JG et al：Common characteristics of shoulder injury related to vaccine administration following COVID-19 vaccination：a comprehensive systematic review. J Shoulder Elbow Surg 33：202-209, 2024

5) Pang TL, Xu Y, Li T et al：Platelet-rich plasma injection can be a viable alternative to corticosteroid injection for conservative treatment of rotator cuff disease：a meta-analysis of randomized controlled. Arthroscopy 39：402-421.e1, 2023

6) Vaquerizo V, García-López M, Mena-Rosón A et al：Plasma rich in growth factors versus corticosteroid injections for management of chronic rotator cuff tendinopathy：a prospective double-blind randomized controlled trial with 1 year of follow-up. J Shoulder Elbow Surg 32：555-564, 2023

手術適応の検討

現段階で本邦では RCT に関する明確な手術基準はない．Kane ら[7]は急性 RCT 40 例を平均 4.5 年間観察し，45% が手術となり，手術患者の満足度は保存治療群より優れていたと報告した．複数腱が断裂している患者で手術を要する確率が上昇した．また，Hill ら[8]も同様の報告をしている．Moosmayer ら[9]の小・中断裂に対する手術治療と理学療法の RCT 研究では，5 年後，10 年後と同様に 15 年後も手術群は理学療法より臨床スコアと除痛の点で優れていた．**急性・外傷性 RCT において手術治療を患者に勧める根拠になるだろう．**

RCR の臨床成績に影響する因子

術前画像評価

RCR の術後再断裂は臨床成績に影響することから，そのリスク因子の同定は重要である．Darbandi ら[10]は術前画像検査で一貫して有意とされる修復腱の再断裂リスクとして，肩峰上腕距離（acromio-humeral interval：AHI）（80%），クリティカルショルダー角（67%），断裂サイズ（63%），前後（AP）寸法（60%），断裂腱板筋の脂肪浸潤（FI, 58%），および後退サイズ（56%）を挙げている．Caffard ら[11]も AHI（OR：0.9）を再断裂リスクとして挙げ，カットオフ値を 7.4 mm（OR：11）と報告した．**RCR の術前リスク評価と術式の決定には画像検査は必須である．**

RCR に対する頚椎疾患の影響

頚椎変性疾患と RCR の関係はたびたび報告される．米国での国立データ（PearlDiver）研究[12]によると，頚椎疾患合併患者への RCR は，術後感染（OR：1.25），再修復術（OR：1.77），人工肩関節への置換（OR：1.62），反対側の RCR（OR：1.71）のリスクになる．**RCR の最適な治療のために頚椎疾患を考慮して，迅速に鑑別しておく必要がありそうだ．**

非加熱式タバコは鏡視下腱板修復術（arthroscopic rotator cuff repair：ARCR）の臨床成績に影響するのか？

Yoon ら[13]は ARCR への非加熱式タバコの影響を調査した．喫煙の有無で術後 2 年の臨床スコアと可動域に差はなかったが，MRI による再断裂率は，非喫煙群（8.9%）が紙巻きタバコ群（31.1%）および加熱式タバコ群（28.9%）よりも有意に低値であった．**RCR を行う際にタバコの種類にかかわらず禁煙が必要である．**

---

7) Kane LT, Luthringer T, Vaughan A et al：Outcomes of initial nonoperative treatment of traumatic full-thickness rotator cuff tears. J Shoulder Elbow Surg 33：1586-1592, 2024

8) Hill JR, Olson JJ, Sefko JA et al：Does surgical intervention alter the natural history of degenerative rotator cuff tears? Comparative analysis from a prospective longitudinal study. J Shoulder Elbow Surg 31, 2024. doi：10.1016/j.jse.2024.05.056（online ahead of print）

9) Moosmayer S, Lund G, Seljom US et al：Fifteen-year results of a comparative analysis of tendon repair versus physiotherapy for small-to-medium-sized rotator cuff tears：a concise follow-up of previous reports. J Bone Joint Surg Am, 2024. doi：10.2106/JBJS.24.00065（online ahead of print）

10) Darbandi A, Credille K, Darbandi A et al：Fatty infiltration, tear size, and retraction size are significant risk factors for retear after arthroscopic rotator cuff repair：a systematic review. Arthroscopy, 2024. doi：10.1016/j.arthro.2024.06.040（online ahead of print）

11) Caffard T, Kralewski D, Ludwig M et al：High acromial slope and low acromiohumeral distance increase the risk of retear of the supraspinatus tendon after repair. Clin Orthop Relat Res 481：1158-1170, 2023

12) Yang DS, Molla V, Daniels AH et al：The effect of concurrent cervical spine degenerative disease on the outcome of rotator cuff repair：a national database study. J Shoulder Elbow Surg 33：1017-1027, 2024

13) Yoon TH, Choi JH, Lim JR et al：Heated tobacco products have detrimental effects on rotator cuff healing similar to conventional cigarettes. J Bone Joint Surg Am 106：869-878, 2024

健康の社会的決定要因（SDOH）の影響

世界保健機関（WHO）は健康の社会的要因（social determinants of health：SDOH）を以下の10項目に分類している．①社会格差，②ストレス，③幼少期，④社会的排除，⑤労働，⑥失業，⑦社会的支援，⑧薬物依存，⑨食品，⑩交通

SDOHは，環境的，制度的，および内因的な条件の集合であり，これが個人の生涯にわたる医療へのアクセスと利用に影響を与える可能性がある．

RCRとSDOHの関連を調査したレビュー[14]で，**女性，労働集約的職業，労災申請，併存疾患，喫煙，連邦補助保険，低学歴，少数民族，低収入地域，失業，術前の麻薬使用が医療アクセスの遅れや重篤な病態に寄与すると報告された**．Slusarczykら[15]はSDOHの指標のひとつである地域剥奪指数（areal deprivation index：ADI）とARCRの臨床成績が負の相関を示すと報告した．**患者の社会的背景を考慮し，整形外科医が治療に当たることの重要性を示している**．

RCRの手技と術式

LHBの処置は？

RCR時の上腕二頭筋長頭（LHB）腱の処置は議論の余地がある．Hartlandら[16]の行ったRCT研究を渉猟したメタ解析で，腱固定術はポパイ変形の発生率の低下を示した（OR：0.29，$p < 0.00001$）．腱切離術は手術時間が短かった．LHB病変に対する腱固定術は腱切離術に対して有意な臨床的効果は見当たらなかった．**整容的な効果が大きい年齢では腱固定術を考慮すべきである**．

RCRの最適なテンションは？

RCRを行う際に「腱板修復時の最適なテンションは？」は大きな疑問であろう．Miyakeら[17]は，デジタル張力計と接触型レーザードップラー血流計を使用して，完全RCT患者の修復腱板の張力と腱板内の微小血流の関係を調査した．10 Nを超えると腱板内の微小血管の血流が有意に低下することが示され，このデータは，RCR時の最適な修復張力を決定するための指標になる．今後，in vitroも含めてエビデンスが蓄積されることが期待される．

骨髄刺激（bone marrow stimulation：BMS）手技は有用か？

RCR時の修復手技として，BMS法に関するランダム化比較試験のシステマティックレビュー（5編，n = 499）で[18]，腱板治癒率はBMS群と非BMS群で同等であった．また，最終評価時の各種客観的臨床スコアも差はなかった．In vivo研究では腱板治癒促進効果が多数報告されている．再断裂リスクの高

14) Mandalia K, Ames A, Parzick JC et al：Social determinants of health influence clinical outcomes of patients undergoing rotator cuff repair：a systematic review. J Shoulder Elbow Surg 32：419-434, 2023
15) Slusarczyk S, Van Boxtel M, Ehioghae M et al：The impact of social deprivation on rotator cuff repair outcomes. J Shoulder Elbow Surg 33：2580-2585, 2024

16) Hartland AW, Islam R, Teoh KH et al：Clinical effectiveness of tenotomy versus tenodesis for long head of biceps pathology：a systematic review and meta-analysis. BMJ Open 12：e061954, 2022

17) Miyake S, Izaki T, Arashiro Y et al：Excessively high repair tension decreases microvascular blood flow within the rotator cuff. Am J Sports Med 50：3643-3648, 2022

18) Thamrongskulsiri N, Limskul D, Itthipanichpong T et al：Similar healing rates of arthroscopic rotator cuff repair with and without bone marrow stimulation：a systematic review and meta-analysis of randomized controlled trials. Am J Sports Med 52：1855-1864, 2024

い症例に限定した RCT 研究が待たれるところである.

コラーゲンを使用した腱再生誘導インプラント

2023 年より本邦でも生物誘導ウシコラーゲンパッチ（Regeneten, Smith & Nephew, 米国テネシー州メンフィス）が腱板修復部の補填材料として保険適用になった. 部分断裂に対する補強目的での使用で術後拘縮が増加したという報告[19] や, デバイス関連と思われる重篤な有害事象が米国で報告された（感染と持続的な疼痛）[20]. おおむね良好な臨床成績と判断できるが, 真の有用性と適応を検討するためにランダム化比較試験が必要である.

修復不能な広範囲腱板断裂に対し注目される術式

広範囲腱板断裂は一次修復が困難であり, 確立した再建術式がない現状である. 下記に解説する手術方法は本疾患に対する有効な治療として期待されている. 今後, エビデンスの蓄積が必要である.

肩峰下バルーンの効果は？

修復不能な RCT に対して肩峰下（subacromial balloon：SAB）バルーンスペーサーが欧米では使用されている. Sandler らは修復不能な RCT に対する SAB スペーサーと鏡視下デブリドマンの比較研究をレビューした[21]. 鏡視下デブリドマンは, スペーサー群より疼痛スコアの減少と Constant スコアの増加を認め, rTSA までの平均待機期間も有意に延長できた（11.0ヵ月 vs 25.4ヵ月）. SAB スペーサーはデブリドマン単独に対する明確な利益がない. 本邦では現時点で使用できないが, 導入される可能性は低いだろう.

上方関節包再建術（superior capsular reconstruction：SCR）への注目

Mihata が開発した, 自家大腿筋膜を用いた修復不能 RCT に対する SCR は, 良好な成績が報告されており, 現在では多くの国で施行されている. Hasegawa ら[22] は SCR 後のグラフト生着を分類（Hasegawa 分類 タイプ I ～ V. V は完全断裂）し, 臨床成績との関連を調査した. タイプ V は, タイプ I ～ II より臨床スコアおよび可動域の改善度が低値であった. AHI 術前後の変化は, タイプ I ～ II のみで有意に増加（改善）した. SCR も RCR 同様にグラフトの再断裂が臨床成績に負の影響を与えることを報告した. また, Takayama ら[23] は SCR 術後の筋力をハンドヘルドダイナモメーターで評価した. 術後 2 年で外旋および内旋筋力は, 健側の約 80％まで回復したが, 外転筋力は健側の 50％未満であったと報告した. スポーツ愛好家や重労働者のニーズに関してはさらなる評価が必要であろう.

19) Yeazell S, Lutz A, Bohon H et al：Increased stiffness and reoperation rate in partial rotator cuff repairs treated with a bovine patch：a propensity-matched trial. J Shoulder Elbow Surg 31 (6S)：S131-S135, 2022

20) Bushnell BD, Connor PM, Harris HW et al：Two-year outcomes with a bioinductive collagen implant used in augmentation of arthroscopic repair of full-thickness rotator cuff tears：final results of a prospective multicenter study. J Shoulder Elbow Surg 31：2532-2541, 2022

21) Sandler AB, Gil LG, Scanaliato JP et al：Subacromial balloon placement demonstrates no advantage over debridement in the treatment of massive irreparable rotator cuff tears：a dual-armed systematic review and meta-analysis of over 1000 patients. Am J Sports Med 52：1088-1097, 2024

22) Hasegawa A, Mihata T, Yamamoto N et al：Postoperative graft integrity affects clinical outcomes after superior capsule reconstruction using fascia lata autograft in posterior-superior rotator cuff tears：a multicenter study. J Shoulder Elbow Surg 32：1476-1485, 2023

23) Takayama K, Ito H：Evaluation of muscle strength recovery following superior capsular reconstruction using a tensor fascia lata graft：a comparison with the unaffected side. J Shoulder Elbow Surg 32：1681-1688, 2023

修復不能な腱板断裂に対する Ex medialization 法

修復不能な RCT に対して，Mizuki ら[24] は上腕骨頭先端から 5〜8 mm 部分を切除した後，極端な内側化で腱板を修復する手技を Extreme medialized repair（Ex medialization）と称した．修復不能な腱板断裂に対する術後 2 年以上の短期の良好な臨床成績を報告した．注目すべきは，MRI での再断裂は 2 例（3.1％）のみであったという．今後，追試や比較試験が行われることになるだろう．

同種アキレス腱を用いた僧帽筋移行術

修復不能な後上方型 RCT に対する同種アキレス腱を GAP 部のグラフトに用いた下部僧帽筋腱移植術は，2014 年に Elhassan らによって報告された新しい術式で，近年はアジア諸国でも広まりつつある．韓国からも良好な中期臨床成績が報告されている[25]．本邦ではアログラフトの使用が困難なために，自家ハムストリング腱をグラフトにした手法が考案されている．

高齢者に対する術式として信頼できる rTSA

高齢者の修復不能な腱板断裂や腱板断裂症性肩関節症に rTSA は有効な治療法である．すでに Grammont 型デザインの良好な中長期的な臨床成績が報告されている．rTSA は術後 6 週より客観的臨床スコアのみならず生活の質に関する主観的・感情的スコアが改善すると報告されており[26]，術後の迅速な機能回復は特筆すべきである．また，rTSA の偽性麻痺肩状態の改善率は，SCR のそれより高く，除痛効果が高いとする報告がある[27]．現在，本邦では「リバース型人工肩関節全置換術適正使用基準」があり，rTSA を行ううえでの適応と条件が明確に示されている．これを参考にされたい．

▶ RCR に対するリハビリテーション

早期運動療法の効果

RCR 後のリハビリテーションに関するエビデンスは低い．小・中断裂の RCT に対する ARCR の早期介入群（術後 1 週間以内に開始）と遅延介入群（術後 4 週間後に開始）を比較すると[28]，早期介入群は最初の 6ヵ月間，除痛効果と可動域改善があったが，最終的には 2 群間は同等であった．修復腱板の integrity にも差がなかった．術後の積極的な早期理学療法が術後短期の臨床成績に有益である可能性があるが，再断裂を助長しないかが懸念されている．また，現在の自宅における自己管理下での理学療法は治療の一貫性や標準化を欠いている．今後は，AI スポーツ機器を使用して治療の一貫性を保ち，治療

24) Mizuki Y, Senjyu T, Ito T et al：Extreme medialized repair for challenging large and massive rotator cuff tears reveals healing and significant functional improvement. Arthroscopy 39：2122-2130, 2023

25) Baek CH, Kim BT, Kim JG et al：Mid-term outcomes of arthroscopically assisted lower trapezius tendon transfer using Achilles allograft in treatment of posterior-superior irreparable rotator cuff tear. J Shoulder Elbow Surg 33：1293-1305, 2024

26) Lee S, Kim DH, Kim SG et al：Does reverse shoulder arthroplasty improve emotional status and quality of life in patients with rotator cuff insufficiency? Prospective sequential follow-up study. J Shoulder Elbow Surg 32：1-8, 2023

27) Reddy RP, Herman ZJ, Como M et al：Reversing chronic pseudoparesis secondary to massive, irreparable rotator cuff tear：superior capsular reconstruction vs. reverse total shoulder arthroplasty. J Shoulder Elbow Surg 33（6S）：S16-S24, 2024

28) Guity MR, Mirghaderi P, Mortazavi SMJ et al：Early versus late physiotherapy following arthroscopic repair of small and medium size rotator cuff tear：a randomized clinical trial. Int Orthop 47：2795-2807, 2023

88　II章　上　肢

の標準化を図ることが重要である.

▎RCR後の車の運転はいつから？

　RCR後の運転再開に関するガイドラインはない. Badgerら[29]はRCR後の27人に装具装着下で公道（コースの全長は24 km）を通常運転させ, 運転技術操作を評価した. 術後2週目から, 被験者は一般的な安定運転を獲得した. この研究はRCR後の運転再開について整形外科医が患者に助言するうえで参考になるが, 道路上での危険回避能力などは評価されていない. また, 画像診断による運転の術後腱板への影響も評価されていない（米国ではスリング使用での運転に法的な支障はない）.

29) Badger AE, Samuel LT, Tegge AN et al : Patients who undergo rotator cuff repair can safely return to driving at 2 weeks postoperatively. J Bone Joint Surg Am 104 : 1639-1648, 2022

II章 上肢
4 肩・肘

4-2. 上腕骨近位端骨折

西頭知宏, 竹下克志
自治医科大学 整形外科学教室

最近の研究動向とガイドライン

- 2010年代では高齢者上腕骨近位端骨折に対する人工骨頭置換術は減少し, リバース型人工肩関節全置換術が増加している.
- 上腕骨近位端骨折に対する手術療法は, 1年死亡率を低下させる可能性がある.
- 高齢者上腕骨近位端骨折に対する治療では, さまざまな治療法と比較しリバース型人工肩関節全置換術の臨床成績が良好である報告が散見される.
- 高齢者上腕骨近位端骨折に対し観血的骨接合術からのサルベージ手術で行ったリバース型人工肩関節全置換術の臨床成績は, 初回リバース型人工肩関節全置換術よりも劣り, 合併症率が高い可能性がある.

疫学

Papaliaら[1]は, New York Statewide Planning and Research Cooperative System databaseを使用し2010～2020年までの上腕骨近位端骨折の治療傾向について調査した. 92,308人, 平均年齢67.8 ± 16.8歳が対象となり, 15,523人（16.82％）が手術加療を受けた. 年代別手術術式は, 49歳以下では骨接合術が最も多く, 50～64歳においても骨接合術が最も多かったが, 人工骨頭置換術が徐々に減少しリバース型人工肩関節全置換術が増加した. 65歳以上では最初の5年において骨接合術, 人工骨頭置換術が急激に減少し, リバース型人工肩関節全置換術が増加し, 2019年には骨接合術の件数を上回った. 上腕骨近位端骨折の治療は保存的加療が主流であり, 50歳以上の手術割合の増加はないが, 65歳以上で顕著にリバース型人工肩関節全置換術の増加がみられると報告している.

Alrabaaら[2]は, PearlDiver MUExtr Databaseを使用し2010～2019年までの上腕骨近位端骨折に対し, 観血的骨接合術, 人工骨頭置換術, リバース型人工肩関節全置換術の手術加療の傾向を調査した. 384,158人の患者が手術加療を受け, この期間中ではリバース型人工肩関節全置換術の件数が増加し, 観血的骨接合術と人工骨頭置換術の件数が減少した. 観血的骨接合術と人工骨頭

1) Papalia AG, Romeo PV, Kingery MT et al : Trends in the treatment of proximal humerus fractures from 2010 to 2020. J Shoulder Elbow Surg 33 : e49-e57, 2024

2) Alrabaa RG, Ma G, Truong NM et al : Trends in surgical treatment of proximal humeral fractures and analysis of post-operative complications over a decade in 384,158 patients. JB JS Open Access 7 : e22.00008, 2022

90　Ⅱ章　上　肢

置換術を受けた患者と比較し，リバース型人工肩関節全置換術を受けた患者は有意に高齢で女性に多く，Charlson Comorbidity Index が高かった．観血的骨接合術は，リバース型人工肩関節全置換術と比較し術後 2 年以内の合併症率が有意に高く（23.03％ vs 18.62％，p ＜ 0.0001），また再手術率が高かった（20.3％ vs 10.3％，p ＜ 0.0001）が，90 日以内の救急外来受診率は低く（20.3％ vs 16.7％，p ＜ 0.001），再入院率は低かった（12.9％ vs 10.3％，p ＜ 0.0001）．リバース型人工肩関節全置換術を受けた患者が高齢で，内科合併症を多くもっていることが原因ではないかと考察されている．

　Cognetti ら[3]は，National Surgical Quality Improvement Program database を用いて上腕骨近位端骨折の手術療法の傾向，合併症について調査を行った．リバース型人工肩関節全置換術は 2007 年に 4％であったものが，2018 年には 34％と有意に増加，観血的骨接合術も 2007 年に 46％であったものが 2018 年には 57％と有意に増加した．人工骨頭置換術は，2007 年に 50％であったものが，2018 年では 9％に有意に低下した．合併症に関しては，浅創感染，肺炎，尿路感染，深部静脈血栓症，出血による輸血，腎不全を含む小さな合併症は減少したと報告している．**過去の報告と同様，2010 年代では高齢者上腕骨近位端骨折に対する人工骨頭置換術は減少し，リバース型人工肩関節全置換術が増加している．**

　Duey ら[4]は，Medicare Limited Data set を使用して 2017〜2020 年に治療を行った 65 歳以上の上腕骨近位端骨折を後方視的に調査した．49,072 人（平均年齢 76.6 歳，女性 82.3％）が対象となり，治療の内訳は保存治療 77.5％，観血的骨接合術 10.9％，人工肩関節全置換術 10.6％，人工骨頭置換術 1.0％であった．1 年の死亡率は，保存療法では 11.0％，観血的骨接合術 4.0％，人工肩関節全置換術 5.2％，人工骨頭置換術 6.0％であった．保存治療と比較し，観血的骨接合術（調整オッズ比（aOR）：0.55，95％信頼区間（CI）：0.47，0.64，p ＜ 0.001），人工肩関節全置換術（aOR：0.59，95％ CI：0.50，0.68，p ＜ 0.001）であり，1 年死亡率減少と関連していた．高齢者上腕骨近位端骨折に対する手術加療は，保存療法と比較し 1 年死亡率を低下させる可能性があるとしている．**下肢，特に大腿骨近位部骨折の手術療法が死亡率を低下させると報告されているが，上肢骨折である上腕骨近位端骨折に対する手術療法が死亡率を低下させる可能性があるとの報告は注目に値する．**

▶ 診　断

　Makaram ら[5]は，受傷後 1 週間以内に肩関節専門医を受診し，初診時 X 線では骨折のない肩関節外傷患者を前向きに追跡し，最初の経過観察時に MRI 撮影を行った 59 人，平均年齢 58.5（30〜79）歳，45.8％が女性のコホートを調査した．MRI で転位のない大結節骨折患者が 42.4％存在した．X 線で指摘

---

3) Cognetti DJ, Arana AA, Hoof M et al：Short-term complications for proximal humerus fracture surgery have decreased：an analysis of the National Surgical Quality Improvement Program database. Clin Orthop Relat Res 480：2122-2133, 2022

4) Duey AH, Stern BZ, Zubizarreta N et al：Surgical treatment of displaced proximal humerus fractures is associated with decreased 1-year mortality in patients aged 65 years and older：a retrospective study of Medicare patients. J Shoulder Elbow Surg 33：1962-1971, 2024

5) Makaram NS, Robinson CM：A new clinical sign to detect radiologically occult greater tuberosity fractures. J Shoulder Elbow Surg 33：932-939, 2024

できない大結節骨折患者の上腕前方から骨幹部中央に及ぶ皮下血腫は，潜在的大結節骨折診断において精度98％（感度100％，特異度97％，陽性的中率96％，陰性的中率100％）であった．X線で骨折を指摘できない肩関節外傷患者において，上腕前方から骨幹部中央に及ぶ皮下血腫は，潜在的な大結節骨折を見つけるために役立つとしている．

保存療法

Østergaardら[6]は，60歳以上の転位のある上腕骨近位端2パート骨折の保存療法に際し，理学療法士の指導による運動療法と，指導を行わず自宅で運動療法を行う2群に割り付けるランダム化比較試験を行った．指導群37人（平均年齢72.9 ± 6.9歳，女性78％），指導なし群35人（平均年齢72.3 ± 7.7歳，女性86％）に割り付けられ，指導群は週1回の理学療法を10週，指導なし群は10週間毎日自宅で運動療法を行った．主要評価項目は3ヵ月時点でのDisability of the Arm, Shoulder, and Hand scoreとし，指導群25.9（標準偏差（SD）：16.0）に対し指導なし群22.4（SD：18.9）であり，臨床的有意差は認めなかった（3.5，95％ CI：−5.0〜12.5）．高齢者上腕骨近位端2パート骨折の保存療法では，指導なしの自宅運動療法が実施できる可能性がある．**上腕骨近位端骨折は保存療法が最も多く**[1]**，高齢者が増加していく本邦において自宅運動療法実施が医療費抑制につながる可能性があり，今後のさらなる研究が必要である．**

手術治療

観血的骨接合術

Roddyら[7]は，大結節骨折のみの2パート骨折を除いた上腕骨近位端脱臼骨折に対し観血的骨接合術を行い，少なくとも術後2年以上経過観察した患者を調査した．対象は26人，平均年齢45 ± 16歳，男性77％であり，受傷から手術までは中央値1（1〜5）日，Neer分類で2パート8％，3パート27％，4パート65％，54％で解剖頚骨折を含み，31％でhead-splitがあり，39％が前方脱臼であった．また，術前X線評価は，medial hinge displacement 92.3％，calcar length＜8 mm 69.2％，medial comminution 46.2％であった．手術は全例三角筋−大胸筋間アプローチで行われ，allograft strutが42.3％，allograft cancellousが34.6％で使用された．上腕骨頭壊死は19％，再手術率は15％，再手術はインプラント抜去，肩甲下筋修復，麻酔下授動術であり，人工関節置換はなかった．術後平均6年のAmerican Shoulder and Elbow Surgeons（ASES）scoreの中央値は98.3（IQR：86.7，range：63.3〜100）であり，骨頭壊死あり（ASES score 98.3）となし（ASES score 92.0）に有意差はなかっ

6）Østergaard HK, Launonen AP, Toft M et al：Physiotherapist-supervised exercises versus unsupervised home-based exercises after nonsurgically treated proximal humerus fracture：a multicenter randomized controlled trial. J Shoulder Elbow Surg 33：994-1003, 2024

7）Roddy E, Kandemir U：High rate of avascular necrosis but excellent patient-reported outcomes after open reduction and internal fixation（ORIF）of proximal humerus fracture dislocations：should ORIF be considered as primary treatment. J Shoulder Elbow Surg 32：2097-2104, 2023

92　Ⅱ章　上　肢

た．骨頭壊死，再手術率は高かったが，人工関節置換はなく臨床スコアもよい
ことから，若年だけでなく中年の上腕骨近位端脱臼骨折に対して初回手術とし
て観血的骨接合術が検討されるべきとしている．

　Haws ら[8]は，55歳以上の上腕骨近位端骨折に対しロッキングプレートを
用いて観血的骨接合術を行った79人を対象として，術後1年での整復矯正損
失と患者立脚型評価，可動域，合併症を調査した．矯正損失は，最終的なX
線画像における大結節の転位＞5 mm，head shaft angle ＞10°とした．29.1%
（23人）に矯正損失がみられ，calcar comminution（相対リスク（RR）：2.5,
95% CI：1.3〜5.0，p < 0.01），骨頭高位が大結節高位の5 mm 未満（RR：2.0,
95% CI：1.0〜3.9，p = 0.048），screw-calcar 距離 ≧ 12 mm（RR：2.1，95%
CI：1.1〜4.1，p = 0.03）が危険因子であった．多変量解析では，calcar
comminution（RR：2.4，95% CI：1.2〜4.7，p = 0.01）が独立した危険因子で
あった．矯正損失群は，ない群と比較し，高い合併症率（44% vs 13%，p <
0.01），再手術率（30% vs 7%，p < 0.01）であった．整復位保持には，calcar
comminution，骨頭高位，screw-calcar 距離を考慮することが重要であるとし
ている．

　Michel ら[9]は，上腕骨近位端粉砕骨折に対しダブルプレートを用いて骨接
合術を行った35例，平均年齢59.5 ± 12歳，女性16人（45.7%）を後方視的
に調査した．骨折型はResch 分類でⅡ：2.9%，Ⅲ：31.4%，Ⅳ：55.3%，Ⅴ：
11.4%であった．手術は，ダブルプレートは外側にロッキングプレート，前方
から1/3円プレートを使用した．主要評価項目はX線を用いたneck-shaft
angle とされ，平均21 ± 16.6ヵ月の経過観察で，術中 neck-shaft angle が
131.5 ± 6.9°であったものが，最終経過観察時には136.6 ± 13.7°であり有意な
変化はなかった．平均29.5 ± 15.3ヵ月経過観察での臨床成績は，Constant
score 78.5 ± 17，Simple Shoulder Test 9.3 ± 3.2，subjective shoulder value
78.8 ± 19.5%であった．全体の合併症は31.4%にあり，上腕骨頭壊死は2例
（5.7%）であった．上腕骨近位端粉砕骨折に対するダブルプレートは，若年者
の人工関節置換術の代用になる可能性があるとしている．**若年者の上腕骨近位
端骨折や脱臼骨折に対しては人工関節置換術が躊躇されることがあり，観血的
骨接合術が行われる．成績向上を目指し，手術時の注意点や手術手技改善に関
するさらなる研究が必要である．**

人工骨頭置換術

　Hasler ら[10]は，上腕骨近位端骨折に対して人工骨頭置換術を行った41例，
平均年齢62（38〜85）歳を調査した．9例は再手術，3例は追跡不能，7例は
手術と関係なく死亡し，22例は平均10.4（9〜13）年経過観察可能であった．
9例の再手術のうち7例は，初回手術より2年以内に再手術となった．内訳

8) Haws BE, Samborski SA, Karnyski S et al：Risk factors for loss of reduction following locked plate fixation of proximal humerus fractures in older adults. Injury 54：567-572, 2023

9) Michel PA, Raschke MJ, Katthagen JC et al：Double plating for complex proximal humeral fractures：clinical and radiological outcomes. J Clin Med 12：696, 2023

10) Hasler A, Ker A, Grubhofer F et al：Clinical and radiographic long-term outcomes of hemiarthroplasty for complex proximal humeral fractures. J Shoulder Elbow Surg 33：698-706, 2024

は, 2例は感染, 5例は大結節の偽関節と変形癒合であった. 初回手術より5年以上経過し再手術を行った2例の原因は, 腱板機能不全であった. 最終経過観察可能であった症例では, インプラント生存率は71% (22/31例) であった. これらの症例の平均相対的Constant scoreは76% (49〜96%), 前方挙上116° (60〜170°), 外旋28° (0〜55°), subjective shoulder value 76% (40〜100%) であった. 10年の期間において, 前方屈曲, 結帯の可動域は有意に低下した. 最終観察時の大結節癒合に関して, 1例は偽関節, 10例 (45%) は変形癒合, 12例 (50%) は解剖学的位置であった. 最終経過観察時の臨床成績は, 大結節変形癒合群と解剖学的位置群で有意差はなかった. 2例に関節窩浸食があったが, インプラントのゆるみはなかったとしている.

Zhaoら[11]は, 上腕骨近位端粉砕骨折に対し人工骨頭置換術を行い, 10年以上経過観察できた70歳未満の64例 (平均54.9歳) と70歳以上の23例 (平均73.5歳) を後ろ向きに比較検討した. インプラント生存率は70歳未満: 98.4%, 70歳以上: 91.3%であった. 70歳未満と比較し70歳以上ではASES score (74.2 vs 81.0), 満足した患者の割合 (12% vs 64%) ともに有意に低かった. また, 70歳以上では, 大結節合併症 (39% vs 16%), 関節窩浸食 (100% vs 59%), 骨頭上方化 (80% vs 31%) が有意に多かった. 70歳未満の成績はよかったが, 70歳以上では臨床成績, 満足度が低く合併症が多いため, 高齢者上腕骨近位端粉砕骨折に人工骨頭は勧められないとしている. **高齢者上腕骨近位端粉砕骨折の疫学では, 人工骨頭が減少しリバース型人工肩関節全置換術が増加しているが**[1〜3], **臨床成績, 患者満足度がリバース型人工肩関節全置換術と比較し低いことが原因の可能性があり, 今後のさらなる研究が必要である.**

リバース型人工肩関節全置換術

Sebastiá-Forcadaら[12]は, 上腕骨近位端粉砕骨折に対しリバース型人工肩関節全置換術を行い, 少なくとも7年以上前向きに経過観察できた33例 (平均年齢72.7 ± 6.7歳, 女性29例, 平均経過観察期間8.3 ± 1.4年) を調査した. Constant scoreの平均は, 術後2年56.8 ± 14.7, 術後5年54.7 ± 14.9, 術後7年53.1 ± 15.4と, 術後2年時と比較し経時的に有意に低下したがminimal clinically important differenceには至らなかった. 前方屈曲, 外転可動域に関しても経時的に有意な低下がみられたが, 外旋・内旋可動域は有意な変化は認めなかった. 合併症としてscapular notching 24.2%, 結節骨吸収36.3%がみられたが, 感染やインプラントのゆるみはなかった. 1例が人工関節周囲骨折を起こした. 14年累積の人工関節生存率は95.8%であった. 上腕骨近位端粉砕骨折に対するリバース型人工肩関節全置換術の中長期成績は満足いくものであるとしている. **上腕骨近位端骨折に対するリバース型人工肩関節**

11) Zhao Y, Zhu Y, Lu Yi et al：Does age affect patient outcomes after humeral head replacement in the treatment of acute proximal humeral fractures? A comparative cohort study with a minimum 10 years long-term follow-up. J Shoulder Elbow Surg 33：46-54, 2024

12) Sebastiá-Forcada E, González-Casanueva J, Miralles-Muñoz FA et al：Effectiveness over time of the reverse shoulder prosthesis for acute proximal humeral fracture. J Shoulder Elbow Surg, 2024. doi：10.1016/j.jse.2024.05.045 (online ahead of print)

全置換術の臨床成績は経時的に低下していく可能性があり，注意深く経過観察していく必要があり，さらなる長期成績の調査が必要である．

Parel ら[13]は，national administrative claims database を使用，stratum specific likelihood ratio analysis を用いて上腕骨近位端骨折に対してリバース型人工肩関節全置換術を行った患者，11,707 人を調査した．受傷後 0〜6 週に手術を行った群と比較して，7〜52 週に手術を行った群では術後 2 年以内のリビジョン手術が多かった（OR：1.93，$p < 0.001$）．また，受傷後 7〜52 週に手術を行った群では，0〜6 週に手術を行った群と比較して，脱臼による再手術（OR：2.24，$p < 0.001$），インプラントのゆるみによる再手術（OR：1.71，$p < 0.001$），人工関節周囲感染（OR：1.74，$p < 0.001$），インプラント周囲骨折（OR：1.96，$p < 0.001$）が有意に多かった．上腕骨近位端骨折の治療方針に関して，保存加療かリバース型人工肩関節全置換術で決定が難しい場合，4〜6 週の保存療法で経過観察をすることは，リバース型人工肩関節全置換術後の再手術のリスクを増加させずに適切に経過観察できるかもしれないとしている．**上腕骨近位端骨折の治療方針説明に際して，有用な情報である．**

さまざまな治療法の比較

Miquel ら[14]は，70 歳以上の Neer 分類 3，4 パート上腕骨近位端骨折に対し，**リバース型人工肩関節全置換術か保存療法**を行う多施設共同無作為化比較試験を行った．リバース群は 37 例（平均年齢 76.5 ± 5.8 歳，女性 81％），保存群は 44 例（平均年齢 77.4 ± 4.8 歳，女性 84％）で背景に有意差はなかった．主要評価項目は 1 年の Constant score であり，66 例が解析され，リバース群（平均 61.2 ± 13.3）が保存群（平均 52.4 ± 16.2）より有意に成績が良好であった（$p = 0.02$）．保存群に合併症はなかったが，リバース群で 2 例（腋窩神経麻痺と人工関節周囲感染）あり，人工関節周囲感染で再手術が必要であった．

Watts ら[15]は，65 歳以上の Neer 分類 3，4 パート上腕骨近位端骨折に対し，**リバース型人工肩関節全置換術か人工骨頭置換術**を行う多施設共同無作為化比較試験を行った．リバース群は 18 例（平均年齢 81 ± 7.0 歳，女性 83％），人工骨頭群は 18 例（平均年齢 76 ± 7.4 歳，女性 94％）で背景に有意差はなかった．主要評価項目は 1 年の Constant score であり，リバース群（平均 51.1 ± 14.9）が人工骨頭群（平均 35.0 ± 13.5）より有意に成績が良好であった（$p = 0.004$）．合併症として，人工骨頭で 1 例インプラント破損，リバース型人工肩関節全置換術で不安定性があり再手術を要した．

Lanzetti ら[16]は，70 歳以上の 3，4 パート上腕骨近位端骨折に対し，棘上筋の脂肪変性が Goutallier 分類 1，2 の軽度な例にはロッキングプレートを用いた**観血的骨接合術**，Goutallier 分類 3，4 の重度な症例には**リバース型人工**

13）Parel PM, Bervell J, Agarwal AR et al：Reverse total shoulder arthroplasty within 6 weeks of proximal humerus fracture is associated with the lowest risk of revision. J Shoulder Elbow Surg, 2024. doi：10.1016/j.jse.2024.03.027（online ahead of print）

14）Miquel J, Cassart E, Santana F et al：Reverse shoulder arthroplasty or nothing for patients with displaced proximal humeral fractures：a randomized controlled trial. J Shoulder Elbow Surg 33：2187-2195, 2024

15）Watts AC, Jenkins CW, Boyle SP et al：SHERPA trial group：Superior functional outcome following reverse shoulder arthroplasty compared to hemiarthroplasty for displaced three and four-part fractures in patients 65 and older：results from a prospective randomized controlled trial - the shoulder hemiarthroplasty or reverse polarity arthroplasty (SHeRPA) trial. J Shoulder Elbow Surg, 2024. doi：10.1016/j.jse.2024.05.016（online ahead of print）

16）Lanzetti RM, Gaj E, Berlinberg EJ et al：Reverse total shoulder arthroplasty demonstrates better outcomes than angular stable plate in the treatment of three-part and four-part proximal humerus fractures in patients older than 70 years. Clin Orthop Relat Res 481：735-747, 2023

肩関節全置換術を行い，2年以上経過観察可能であった群を前向きに観察した．リバース型人工肩関節全置換術群は72人，平均年齢76歳に対し，観血的骨接合術群は66人，平均年齢73歳，平均経過観察期間は両群ともに53ヵ月であり，Constant score 85 vs 53，ASES score 46.3 vs 30.0，DASH score 40.5 vs 30.5と，いずれの臨床成績においてもリバース型人工肩関節が有意に良好であった．また，合併症発生率は骨接合術群が5％，リバース群が1％であり，リビジョンは骨接合術群9％，リバース群0％であった．70歳以上の3，4パート上腕骨近位端骨折に対してはリバース型人工肩関節全置換術が好ましい可能性があるが，人工関節のゆるみや感染などの合併症が経時的に生じるリスクがあるとしている．**高齢者上腕骨近位端骨折に対する治療では，さまざまな治療法と比較しリバース型人工肩関節全置換術の臨床成績が良好であることが散見される．**

その他

Koeppeら[17]は，German health insurance dataを用いて，65歳以上の上腕骨近位端骨折に対しリバース型人工肩関節全置換術を行い，34ヵ月経過観察できた患者を後ろ向きに調査した．初回からリバース型人工肩関節全置換術を受けた例が14,220例（中央値81歳，女性86.6％），上腕骨近位端骨折に対しロッキングプレートを用いた観血的骨接合術を行い再手術としてリバース型人工肩関節全置換術を行った例が1,282例（中央値78歳，女性85.6％）であった．患者背景を調整後の解析では，手術合併症発生率は再手術群で初回入院中はOR：4.62（95％CI：4.00～5.34，p＜0.001），長期経過観察はOR：1.52（95％CI：1.27～1.81，p＜0.001）であり，また再手術群で医療費が高かった．高齢者上腕骨近位端骨折において，観血的骨接合術の予後を注意深く考慮し，予後が期待できなければリバース型人工肩関節全置換術の選択がよいかもしれないとしている．

Colasantiら[18]は，65歳以上の上腕骨近位端骨折に対し，初回リバース型人工肩関節全置換術を行った患者322例（平均72歳，女性82％，平均観察期間42ヵ月）と観血的骨接合術からリバース型人工肩関節全置換術に変更した患者84例（平均65歳，女性77％，平均観察期間48ヵ月）の臨床成績を比較検討した．Simple Shoulder Test（9.05 vs 8.3），Constant score（63 vs 57），ASES score（79 vs 74）といずれも初回群が有意に臨床成績がよく，また患者満足度も高く，手術合併症，再手術は少なかった（2.5％ vs 26.2％，1.6％ vs 8.3％）．インプラント10年生存率は，初回手術94％に対し観血的骨接合術からの再手術は66％であり，リビジョンの危険度は再手術群で3.69であった．

Caldariaら[19]は，上腕骨近位端粉砕骨折に対し初回にリバース型人工肩関節全置換術を行った群と，観血的骨接合術に失敗しその後にリバース型人工肩

17) Koeppe J, Stolberg-Stolberg J, Rischen R et al：Increased complication rates of salvage reverse total shoulder arthroplasty（RTSA）after failed locked plate fixation compared with primary RTSA in the treatments of proximal humeral fractures in elderly patients. J Shoulder Elbow Surg 32：1574-1583, 2023

18) Colasanti CA, Anil U, Adams J et al：Primary versus conversion reverse total shoulder arthroplasty for complex proximal humeral fractures in elderly patients：a retrospective comparative study. J Shoulder Elbow Surg 32：e396-e407, 2023

19) Caldaria A, Saccone L, Biagi N et al：Reverse shoulder prosthesis for proximal humeral fractures：primary treatment vs. salvage procedure. J Clin Med 13：3063, 2024

96　Ⅱ章　上　肢

関節全置換術を行った群の臨床比較を行った．初回群42例（平均年齢75.6歳，女性35例，経過観察51ヵ月）に対し再手術群21例（72.5歳，女性13例，経過観察49.5ヵ月）であり，Constant score は72.1 vs 62.5と有意に初回群の臨床成績がよく，合併症は7.15% vs 14.28%と初回群が少なかった．**高齢者上腕骨近位端骨折に対し観血的骨接合術からのサルベージ手術で行ったリバース型人工肩関節全置換術の臨床成績は，初回リバース型人工肩関節全置換術よりも劣る可能性がある．初回手術時の治療法決定に有用な情報となる可能性がある．**

Bjørdal ら[20]は，65～85歳の上腕骨近位端粉砕骨折に対し，ロッキングプレートを用いた観血的骨接合術とリバース型人工肩関節全置換術のランダム化比較試験を行い費用対効果を比較した．リバース群64例（平均年齢75.5歳，女性92.2%），骨接合群（平均年齢74.7歳，女性86.7%）であった．2年経過観察後104例が解析され，平均の quality-adjusted life year はリバース群1.24（95% CI：1.21～1.28），骨接合術群1.26（95% CI：1.22～1.30）であり，2群間に差がなかったと報告している．

20) Bjørdal J, Fraser AN, Wagle TM et al：A cost-effectiveness analysis of reverse total shoulder arthroplasty compared with locking plates in the management of displaced proximal humerus fractures in the elderly：the DelPhi trial. J Shoulder Elbow Surg 31：2187-2195, 2022

4-3. 上腕骨外側上顆炎

鈴木 拓[1], 早川克彦[2]
[1] 慶應義塾大学医学部 整形外科学教室, [2] 愛光整形外科

最近の研究動向とガイドライン

- 上腕骨外側上顆炎に対する保存加療は，従来のステロイド注射，理学療法，装具療法に加え，比較的新しい多血小板血漿（PRP），dry needling，自己血全血，体外衝撃波，ブドウ糖注射まで，数多くの前向きランダム化比較試験（randomized controlled trial：RCT）が報告されている．近年では，これらのメタ解析を行ったシステマティックレビューの報告が多い．どの治療も有用であるという報告がある一方，対照群と差がないとする報告も多い．本邦では保険適用になっていない治療法も多く，費用対効果，侵襲や簡便さも考慮して行うことが推奨される．
- 手術加療では鏡視下手術と直視下手術の比較だけでなく，従来の方法を改良した手技も報告されている．どの治療でも成績に差がなく，合併症や術者の習熟度，侵襲に応じて選択されるべきである．また外側上顆炎と外側不安定性の関連も，近年注目されているトピックのひとつである．
- 本邦では2019年に「上腕骨外側上顆炎診療ガイドライン2019 改訂第2版」（以下ガイドライン）が出版され，最新のエビデンスを加味した内容に刷新された．この分野は，新しい治療や多くのエビデンスが報告され，第3版の作成準備も進んでいる．

上腕骨外側上顆炎に対するガイドライン

近年，質の高い雑誌でも上腕骨外側上顆炎に対する治療のreviewやrecommendationが報告され，上腕骨外側上顆炎に対する治療は注目されており，本稿ではこれらの内容も紹介する[1~4]．本邦の2019年に出版されたガイドライン[5,6]はNew England Journal of Medicine誌[1]でも引用されているが，質の低い論文を除外せずに作成されていると指摘されており[1]，解釈には注意を要する．

ステロイド注射

Hohmannら[7]は，ステロイド注射とPRPを比較した13編のRCTのメタ解析を行った．投与1ヵ月においては，ステロイド投与はPRPより有意に疼痛を改善させたが（標準化平均差（SMD）：0.73，95％信頼区間（CI）：0.12〜

1) Wolf JM：Lateral epicondylitis. N Engl J Med 388：2371-2377, 2023
2) Karbowiak M, Holme T, Thambyrajah J et al：Management of lateral epicondylitis (tennis elbow). BMJ 381：e072574, 2023
3) Marigi EM, Dancy M, Alexander A et al：Lateral epicondylitis：critical analysis review of current nonoperative treatments. JBJS Rev 11：e22.00170, 2023
4) Karjalainen T, Buchbinder R：Is it time to reconsider the indications for surgery in patients with tennis elbow? Bone Joint J 105-B：109-111, 2023
5) 日本整形外科学会，日本肘関節学会 監，日本整形外科学会診療ガイドライン委員会，上腕骨外側上顆炎診療ガイドライン策定委員会 編：上腕骨外側上顆炎診療ガイドライン2019 改訂第2版. 南江堂, 2019

1.42, p = 0.038), 3ヵ月（SMD：−0.88, 95% CI：−1.32〜−0.43, p = 0.0001），6ヵ月（SMD：−2.17, 95% CI：−3.44〜−0.91, p = 0.0001）においては，PRPはステロイドよりも疼痛が改善するという結果であった．これはステロイドに関する過去の多くの報告やガイドラインの内容とも一致しており，**ステロイドの短期的な有用性が改めて示された**[1〜3]．Haら[8]は99人の患者を調査し，手術前までのステロイド注射は平均4.4（1〜15）回行われており，ステロイドの注射回数は術後成績に影響しないことを示した．

理学療法

　理学療法にはストレッチやマッサージなどの運動療法と超音波や温熱療法を使用した物理療法がある．Woodら[9]の23編の1,363人の患者のメタ解析では，疼痛の平均VASは電気物理療法で1.88（95% CI：1.11〜2.66），理学療法で0.9（95% CI：0.1〜1.69）改善し，プラセボと比較して有効であり，電気治療は他の理学治療より先んじて行うべき治療であると述べている．一方，中長期的な理学療法による治療の明確な優位性はないことも指摘されている[1, 2]．ガイドライン[5]では，数ある治療の中で理学療法は唯一「強く推奨する」治療であり，**低侵襲であり，まず初めに行うべき治療である**と考える．

装具療法

　Songurら[10]は肘に装着するテニスバンド（n = 53）と手関節固定スプリント（n = 53）の効果を比較したRCTを行った．6週の時点でPRTEE（Patient-Rated Tennis Elbow Evaluation）スコアは経過観察群が7点しか軽減しなかったのに対し，テニスバンド群が44点，手関節固定スプリント群は46点改善した．両装具ともに効果に差はなく，装具に関しては除痛に対する有用性について見解の一致を得ていない[1〜3]．しかしガイドラインではテニスバンドは「行うことを弱く推奨する」という位置づけであり[5]，**安価で装着しやすく，侵襲の低さから考えても考慮してもよい治療法**と考える．

多血小板血漿（platelet-rich plasma：PRP）

　PRP療法は濃縮血小板に含まれる成長因子やサイトカインを放出することで，損傷組織の修復に寄与すると考えられ，この数年でも最も多くの研究が報告されている治療のひとつである．

　ステロイドとPRPの効果を比較した11編のRCTのメタ解析では，加療後2ヵ月以内の短期での疼痛VASスコア（MD：0.93, 95% CI：0.42〜1.44）とDASHスコア（MD：10.2, 95% CI：9.08〜11.39）は有意にステロイドのほうが良好であった．一方，6ヵ月以降においては，VASスコア（MD：−2.18, 95% CI：−3.13〜−1.22）とDASHスコア（MD：−8.13, 95% CI：−9.87〜−6.39）

6) Amako M, Arai T, Iba K et al：Japanese Orthopaedic Association (JOA) clinical practice guidelines on the management of lateral epicondylitis of the humerus - secondary publication. J Orthop Sci 27：514-532, 2022

7) Hohmann E, Tetsworth K, Glatt V：Corticosteroid injections for the treatment of lateral epicondylitis are superior to platelet-rich plasma at 1 month but platelet-rich plasma is more effective at 6 months：an updated systematic review and meta-analysis of level 1 and 2 studies. J Shoulder Elbow Surg 32：1770-1783, 2023

8) Ha C, Cho W, Hong IT et al：Effect of repetitive corticosteroid injection on tennis elbow surgery. Am J Sports Med 51：1886-1894, 2023

9) Wood SM, Yoon AP, Tseng HJ et al：Comparative effectiveness of physical therapy and electrophysiotherapy for the treatment of lateral epicondylitis：a network meta-analysis. Plast Reconstr Surg 150：594e-607e, 2022

10) Songur K, Demir ZD, Baysan C et al：Clinical and ultrasonographic effectiveness of two different splints used for the treatment of lateral epicondylitis：a prospective randomized controlled study. Arch Phys Med Rehabil 105：655-663, 2024

は有意に PRP のほうが良好であった[11]．ガイドラインでは PRP 療法は「行うことを弱く推奨する」という位置づけであり[5]，別の Journal of Bone and Joint Surgery（JBJS）recommendation でも推奨度は Grade B（fair evidence）であった[3]．しかし，どの報告でも従来の保存加療に抵抗性の症例に対して，一定の効果は認められているため，**手術加療の侵襲の大きさを考慮しても手術前に施行すべき有益な治療である**．

▶ Dry needling （percutaneous tenotomy）

Dry（tendon）needling とは，ステロイドや PRP などを注入せず，針のみで数回～数十回病変部を穿刺し，局所の出血によって病変部の治癒を促す治療である．Dry needling と対照群を比較した 17 編（979 例）の RCT のメタ解析は，投与 1 週においては，dry needling は対照群より有意に疼痛を改善させ（MD：−0.95，95% CI：−1.88～−0.02），肘機能においても dry needling は対照群よりも良好であるという結果であった[12]．本邦では多くの注射療法が保険適用になっていない状況で，**dry needling は外来で施行可能な簡便な方法である．一定の効果が報告されているため**[1]，**手術前に試みてよい治療である**と思われる．

▶ 自己血全血 （autologous whole blood）

遠心をせずに自己の末梢血全血を患部に注入する方法も用いられており，全血に含まれるサイトカインや成長因子が組織修復に寄与すると考えられている．

Keijsers ら[13] は 166 人の患者を，自己血全血，ブドウ糖注射，穿刺のみ（dry needling）の 3 群に振り分けた RCT を行った．5 ヵ月後の平均疼痛 VAS は，穿刺（25），自己血（26），ブドウ糖（29）の 3 群に有意差はなく，Quick DASH スコアは穿刺群と自己血群がブドウ糖群より有意に良好であった．高張力ブドウ糖注射液は，炎症反応を引き起こすことにより，組織治癒と疼痛コントロールを促進させると考えられ，近年報告されている治療である．この研究では，末梢血全血，ブドウ糖ともに疼痛や機能の改善に寄与せず，外側上顆炎には有用ではないと結論づけた．自己血であるため合併症も少ないが，JBJS recommendation では推奨度は Grade I（不十分なエビデンス）であり[3]，**保険適用ではないため，弱く推奨される治療だと思われる**[5]．

▶ 体外衝撃波 （extracorporeal shock wave therapy：ESWT）

Rhim ら[14] は 2 編の RCT のシステマティックレビューを行った．1 編は 12 週において ESWT とステロイド注射を比較し，PRTEE スコア（1.47 vs 9.07）

---

11) Xu Y, Li T, Wang L et al：Platelet-rich plasma has better results for long-term functional improvement and pain relief for lateral epicondylitis：a systematic review and meta-analysis of randomized controlled trials. Am J Sports Med 52：2646-2656, 2024

12) Ma X, Qiao Y, Wang J et al：Therapeutic effects of dry needling on lateral epicondylitis：an updated systematic review and meta-analysis. Arch Phys Med Rehabil, 2024. doi：10.1016/j.apmr.2024.02.713（online ahead of print）

13) Keijsers R, Kuijer P, Gerritsma-Bleeker CLE et al：In the treatment of lateral epicondylitis by percutaneous perforation, injectables have no added value. Clin Orthop Relat Res 482：325-336, 2024

14) Rhim HC, Shin J, Kang J et al：Use of extracorporeal shockwave therapies for athletes and physically active individuals：a systematic review. Br J Sports Med 58：154-163, 2024

と Quick DASH スコア（2.2 vs 9.73）は ESWT が良好であった．もう 1 編においても，12 週時に ESWT はプラセボ群と比較して有意に疼痛が良好であった（SMD：1.5，95％ CI：0.6〜2.4）．

一方，Cheema ら[15] は別の 2 編の RCT のメタ解析を行い，ESWT はプラセボ群と比較して痛み（SMD：7.1，95％ CI：−19.2〜3.9）や機能（SMD：0.03，95％ CI：−0.31〜0.38）は改善させず，ESWT は外側上顆炎の治療として有益ではないと結論づけた．ガイドラインでは，弱いエビデンスに加え，低い費用対効果，本邦での保険の不適応，疼痛などの有害事象から明確な推奨は提示されなかった[5]．JBJS recommendation では推奨度は Grade I（不十分なエビデンス）であり[3]，ESWT の効果に関しては多くの文献でも見解の一致を得ていない．**今後の ESWT の効果を検証するためにさらなる高いエビデンスの研究が必要であると思われる．**

鏡視下手術と直視下手術の比較

Moran ら[16] は鏡視下手術 2,141 例と直視下手術 17,139 例の比較検討を行った．鏡視下手術と直視下手術の橈骨神経損傷（0.34％ vs 0.56％）を含む合併症は両群に差を認めなかった．5 年の術後再発率も鏡視下手術が 5.0％，直視下手術が 3.9％と有意差を認めなかった．過去の報告からも両手技に成績に差を認めないという報告が多い．鏡視下手術は，**手技に習熟すれば，比較的短時間で行うことができ，関節内病変への観察や処置に有用である．**

新しい手術手技の工夫

従来の手技を改変した新しい手技もいくつか報告されている．Lemmens ら[17] は ECRB 腱のデブリドマン後に ECRL 腱や EDC 腱ならびに ECRB 腱の断端を側々縫合した群（32 例）とスーチャーアンカーで外側上顆に縫合した群（32 例）を前向きに割り付けた RCT を行った．両群ともに疼痛スコアや Mayo elbow performance score（MEPS）には差がなかったが，6 週〜3 ヵ月の間はアンカー群のほうが Quick DASH スコアや握力が良好であった．これはアンカーを使用することで患者の筋力回復を早めることができるという考察であった．

Yang ら[18] は関節包ならびに ECRB 腱のデブリドマン（38 例）とデブリドマンを行わない腱の tenotomy（31 例）の手技を後ろ向きに検討した．両群とも術前と比較し，疼痛や機能スコアは改善したが，2 年時の VAS や Mayo elbow performance score は tenotomy のほうが良好であった．**手術手技に関しては，どの手技を選択しても術前と比べて良好な成績が得られる．**

15) Cheema AS, Doyon J, Lapner P：Transcutaneous electrical nerve stimulation (TENS) and extracorporeal shockwave therapy (ESWT) in lateral epicondylitis：a systematic review and meta-analysis. JSES Int 7：351-356, 2023

16) Moran J, Gillinov SM, Jimenez AE et al：No difference in complication or reoperation rates between arthroscopic and open debridement for lateral epicondylitis：a national database study. Arthroscopy 39：245-252, 2023

17) Lemmens L, De Houwer H, van Beek N et al：Functional recovery in the surgical treatment of tennis elbow：side-to-side vs. tendon-to-bone attachment using a knotless suture anchor：a randomized controlled trial. J Shoulder Elbow Surg 32：751-759, 2023

18) Yang X, Ying L, Ying L et al：Modified arthroscopic tenotomy of the extensor carpi radialis brevis for refractory lateral epicondylitis：a cohort study. J Shoulder Elbow Surg 33：536-543, 2024

外側不安定性に対する手術

Eigenschink ら[19] は鏡視所見による外側不安定性を呈する外側上顆炎17肘に対して，LUCL を三頭筋腱を用いて再建した．疼痛平均 VAS は術前8.8から術後1年で1.5と改善し，患者満足度も excellent が15例と高かった．**難治性外側上顆炎に伴う不安定性は近年のトピックである．三頭筋を用いた手技は有用な術式であるが，手術侵襲が高いためにコントロール群を用いた手術適応を慎重に検討する必要がある．**

MRI による評価

Miyamura ら[20] は腱付着部炎をⅠ～Ⅳの4段階に分類し，鏡視下術後患者34人を回復群（n = 24）と未回復群（n = 10）に分けて MRI 評価を行った．術前→術後の MRI 評価は，回復群はⅠ：4→63%，Ⅱ：13→33%，Ⅲ：42→4%，Ⅳ：42→0%で，未回復群はⅠ：10→20%，Ⅱ：20→30%，Ⅲ：70→50%，Ⅳ：0→0%であった．両群は術前の評価に差はなかったが，術後には回復群が有意に MRI 評価が良好であった．Suzuki ら[21] は PRP 療法を施行した30例を前向きに追跡し，施行前，施行後1，3，6，12，18，24ヵ月時に MRI を撮影した．PRP 療法前，施行後1，3，6，12，18，24ヵ月における平均 MRI スコア（0～4点）は2.3→2.0→1.8→1.1→0.7→0.6→0.3，VAS スコアは72→48→34→28→15→14→11，PRTEE スコアは56→36→26→18→8→9→6と，どのスコアも経時的に改善した．MRI は治療前と比べ，3ヵ月後から有意な改善を認め，24ヵ月まで有意な改善が持続した．VAS スコアや PRTEE スコアは治療前と比べ，1ヵ月後から有意な改善を認め，12ヵ月まで有意な改善が持続した．また MRI スコアと臨床スコアの重症度には有意な関連は認められなかった．これまでに PRP 療法の効果は VAS や握力，患者立脚型評価を用いた評価が多く，MRI を用いた客観的な画像評価は少なかった．**両報告ともに MRI を用いて治療後の腱の修復を調査することで，客観的な治療評価を行うことができた報告である．**

19) Eigenschink M, Pauzenberger L, Laky B et al：Lateral ulnar collateral ligament reconstruction using an autologous triceps tendon graft for subclinical posterolateral rotatory instability in recalcitrant lateral epicondylitis. J Shoulder Elbow Surg 32：1262-1270, 2023

20) Miyamura S, Temporin K, Miyata S et al：Arthroscopic debridement for refractory lateral epicondylitis results for substantial improvement in tendinosis scores and good clinical outcomes：qualitative and quantitative magnetic resonance imaging analysis. Arthroscopy 38：3120-3129, 2022

21) Suzuki T, Hayakawa K, Nakane T et al：Repeated magnetic resonance imaging at 6 follow-up visits over a 2-year period after platelet-rich plasma injection in patients with lateral epicondylitis. J Shoulder Elbow Surg 31：1581-1587, 2022

4-4. 上腕骨遠位端骨折

楢﨑慎二, 今谷潤也
岡山済生会総合病院 整形外科

最近の研究動向とガイドライン

- 上腕骨遠位端骨折に対する観血的整復内固定術（open reduction and internal fixation：ORIF）では，高い初期固定力を有するアナトミカルロッキングプレート（antomical locking plate：ALP）の使用によって良好な成績が報告され，本法がゴールドスタンダードとなっている．
① AO分類 type 13A に対しては外側 single plate ＋内側 screw 固定による ORIF が選択肢のひとつである．
② AO分類 type 13C では double plate 固定が有用であり，高齢者に対しても良好な成績が報告されている．
③ Double plate 固定法では平行設置の固定力が優れているとの報告があるが，軟部組織障害への留意が必要である．
④ 手術アプローチとして，内外側複合アプローチや関節内粉砕骨折に対する surgical flip-dislocation of the bicolumnar（SFDB）approach などの報告がある．
⑤ 肘頭骨切りアプローチについては bare area を考慮した解剖学的検討から，軟骨損傷を最小限にする手技の tips を述べた報告がある．
⑥ ORIF に伴う合併症として，臨床的には尺骨神経障害が問題となることが多い．尺骨神経前方移所術は神経障害の予防的処置としては推奨されない．
⑦ ORIF が困難と考えられる症例に対しては早期 total elbow arthroplasty（TEA）を推奨する報告がある．
⑧ Distal humerus hemiarthroplasty（DHH）や TEA は本骨折に対する治療選択肢となりうるが，長期成績はいまだ不明であり適応は慎重に考慮するべきである．

① 高齢者上腕骨遠位端骨折 AO 分類 type 13A に対する ORIF

65歳以上の上腕骨遠位端骨折 AO 分類 type 13A に対する外側 single plate ＋内側 screw 固定群と内外側 double plate 群の比較を行った報告[1]では，臨床結果には有意差はない一方で，外側 single plate ＋内側 screw 固定群では double plate 群よりも尺骨神経麻痺などの合併症が有意に低かった．高齢者の

1) Tanaka K, Takegami Y, Tokutake K et al：A less invasive operative method using a medial cannulated cancellous screw and single plate fixation for the treatment of transcondylar fracture of the humerus in elderly patients in multicenter (TRON group) study. Eur J Orthop Surg Traumatol 33：2481-2487, 2023

単純骨折では，この侵襲性の低い外側 single plate ＋内側 screw 固定を治療オプションとして検討するべきであると提唱している．

AO 分類 type 13A に対する ORIF においては，侵襲を考慮して外側 single plate ＋内側 screw 固定とするのか，初期固定性を重視して double plate 固定とするのかが議論となる．筆者らは，初期固定性のみならず尺骨神経への侵襲にも留意した内固定を選択するべきであると考えており，AO 分類 type 13A2 に対しては外側 single plate ＋内側 screw 固定法の選択を優先するが，type 13A3・内転型・超低位型・内側粉砕型・術中最終判断として骨質不良がある場合には矯正損失の危険性が高いので double plate 固定の適応と考えている[2]．

②高齢者関節内骨折（AO 分類 type 13C）に対する ORIF

高齢者の上腕骨遠位端関節内骨折の治療においても ALP による double plate 固定によって良好な成績が報告されている．

平行設置 double plate による ORIF を行った平均年齢 78 歳の上腕骨遠位端骨折 22 例（AO 分類 type 13C 19 例，type 13B 1 例，type 13A 2 例）の検討では，最終調査時の肘関節平均可動域は 107°（標準偏差（SD）：18.9，範囲 40 ～130°），平均屈曲は 129°（SD：11.7，範囲 120～140°），平均伸展は 22°（SD：12.9，範囲 0～90°）であった．合併症は 5 例（23％）に発生し，1 例で TEA への再手術を要していたが，Quick DASH の平均は 19（SD：14.4），Mayo elbow performance score（MEPS）平均は 86（SD：10.2）であり，おおむね良好な成績であった[3]．

75 歳以上の AO 分類 type 13C3 骨折 30 例（男性 3 例，女性 27 例），平均年齢 80.1 歳（75～93 歳）を対象とした研究[4]においても，double plate 固定を行い MEPS 88.9 点（60～100 点）であり，23 例は excellent または good であった．全例で骨癒合を獲得し，遷延癒合・偽関節・インプラント破綻や TEA への再手術を必要とした症例は認めず，AO 分類 type 13C3 骨折に対しても，double plate によって良好な臨床成績を獲得することが可能であると報告した．また骨粗鬆症を有し，さらに骨折部の粉砕や骨欠損がある場合には，垂直設置法より平行設置が望ましいと論じており，研究対象 30 例のうち 24 例が平行設置による内固定で良好な結果となっていた．

③平行設置 vs 垂直設置

上腕骨遠位端骨折モデルに対して，垂直設置 double plate，平行設置 double plate および外側 single plate ＋内側 screw で固定した 3 群に対する屈曲方向・軸方向・内旋方向への力学的強度研究[5]では，平行設置 double plate 固

2) 今谷潤也：上腕骨遠位端骨折．"レジデントのための整形外科診療 上肢"今谷潤也編．日本医事新報社，pp180-188，2023

3) Frechette GM, Chan JJ, Kim JM et al：The outcomes of intra-articular distal humerus open reduction and internal fixation using parallel precontoured plates in the elderly. J Hand Surg Am 48：830.e1-830. e8, 2022

4) Aguado HJ, Mingo-Robinet J, García-Virto et al：AO/OTA type C3 distal humeral fractures in patients aged 75 years and older：is ORIF with double precontoured anatomical locking plates a reliable treatment? Injury 54（Suppl 7）：111043, 2023

5) Zha Y, Hua K, Huan Y et al：Biomechanical comparison of three internal fixation configurations for low transcondylar fractures of the distal humerus. Injury 54：362-369, 2023

104　Ⅱ章　上　肢

定群の強度がその他よりも優れていると報告している.

　臨床研究では，平行設置群と垂直設置群 50 例ずつの多施設共同による報告があり，術後 3 ヵ月，6 ヵ月，最終調査時での MEPS に有意差がなく，また合併症についても有意差がないとのことであった．一方で，垂直設置群に比較して平行設置群のほうが抜釘を要することが有意に多く（26.5% vs 50%，p = 0.023），比較的薄い外側の軟部組織上にプレートを配置する必要がある平行設置プレート法では，その不快感のためにインプラント除去の発生率が高くなる可能性があることを指摘している [6].

　それ以外にも皮膚潰瘍など軟部組織悪化の可能性についても留意しておく必要がある.

▶④手術アプローチについて

　平均年齢は 81 歳（65〜91 歳）の AO 分類 type 13A2.3 および A3 の症例に対して，腕神経叢ブロック下にて仰臥位での内外側複合アプローチによる double plate 固定による ORIF を行った報告 [7] がある．16 人のうち 15 人で骨癒合を獲得し，平均 VAS スコアは 2.1（0〜6），平均 MEPS は 84.4（70〜100），平均 DASH スコアは 20.6（9.5〜33.6）であった．合併症は整復位矯正損失，プレート部皮膚壊死，肘関節拘縮をそれぞれ 1 例ずつ認めたが，尺骨神経障害は認めなかった．術後の肘関節可動域は全例 100° 以上であり，日常生活動作での障害が残存したものもなく，関節外骨折に対する手術アプローチのオプションとなりうると述べている.

　AO 分類 type 13C に対して肘頭骨切りを行わない手術アプローチとして，側臥位での内外側複合アプローチ群（19 例）と傍上腕三頭筋アプローチ群（18 例）の 2 群にランダムに割り当てて比較した報告 [8] がある．内外側複合アプローチ群の内側切開と外側切開の合計長は，傍上腕三頭筋アプローチ群の正中切開よりも長かった（15.4 ± 0.8 cm vs 14.6 ± 0.8 cm，p < 0.05）が，手術時間（103.5 ± 10.2 分 vs 106.0 ± 8.8 分，p > 0.05），出血量（71.3 ± 24.5 mL vs 72.8 ± 24.6 mL，p > 0.05），および整復位評価目的の Caja スコア（16.05 ± 5.67 vs 15.56 ± 5.66，p > 0.05）には有意差はなかった．追跡調査では術後 3 ヵ月時点での MEPS は内外側複合アプローチが傍上腕三頭筋アプローチ群よりも高かった（80.5 ± 5.7 vs 68.9 ± 8.1，p < 0.05）が，術後 6 ヵ月（83.9 ± 6.6 vs 79.7 ± 7.0，p > 0.05）および最終調査時（86.8 ± 7.1 vs 86.9 ± 7.7，p > 0.05）では 2 群間に有意差はなかった．最終調査時，上腕三頭筋筋力，関節可動域に有意差はなかった．内外側複合アプローチ群の合併症発生率（15.8%）は，傍上腕三頭筋アプローチ群（22.2%）よりも低かったが，有意差は認めなかった．内外側複合アプローチは傍上腕三頭筋アプローチと比較して長期的にも同等の成績であったが，早期機能回復を期待でき，合併症も少ない傾向にあった.

6）Yokoyama H, Takegami Y, Tokutake K et al：Clinical comparison of double-plate fixation by the perpendicular plate method versus parallel plate method for distal humeral fracture：a multicenter（TRON group）study. Eur J Orthop Surg Traumatol 33：2427-2433, 2022

7）Park SG, Seok HG：Bi-columnar locking plate fixation through a combined medial and lateral approach for the treatment of low transcondylar fractures of the distal humerus in the elderly. BMC Musculoskelet Disord 23：764, 2022

8）Teng L, Zhong G, Li HB et al：Combined medial and lateral approach versus paratricipital approach in open reduction and internal fixation for type C distal humerus fracture：a randomized controlled study. Orthop Surg 15：2062-2073, 2023

AO 分類 type 13C3 に対して肘頭骨切りを行わず関節内骨折を整復するアプローチとして，内側顆と外側顆骨片を，それぞれ側副靱帯を軸として反転させておき，これに対して中間粉砕骨片を直視下に整復内固定したうえで（関節面粉砕骨折を単純骨折にする），それぞれ顆部骨片を整復する手術アプローチである surgical flip-dislocation of the bicolumnar（SFDB）approach の報告[9]がある．AO 分類 type 13C3 に対する肘頭骨切り群 32 例と SFDB 群 33 例を後ろ向きに比較検討したところ，手術時間と出血量は SFDB 群のほうが肘頭骨切り群よりも有意に少なく（それぞれ p = 0.001，p = 0.002），最終調査時の MEPS の平均値は両グループ間で有意差がなかった（p = 0.628）．SFDB アプローチは，AO 分類 type 13C3 骨折の治療において，伸展機構を損傷することなく関節面露出を良好に達成するアプローチで，合併症のリスクが低く，早期の機能回復と臨床結果も良好であり，特に肘頭骨切りに対するリスクがないことがメリットであると報告している．

⑤肘頭骨切りアプローチ

上腕骨遠位端関節内骨折（AO 分類 type 13C）の治療原則は関節面の正確な整復と強固な内固定を行い，早期リハビリテーションを行うことである．手術アプローチとしては前述のごとくの肘頭骨切りを要しないアプローチの報告もあるものの，実臨床においては関節面の確実な展開手段として肘頭骨切りアプローチは最も有用な手術アプローチと考えている．一方で，骨切り部の問題（骨癒合遷延や偽関節），肘頭骨接合に伴うインプラント障害（screw，plate や wire などの突出），感染，肘関節拘縮および異所性骨化などの合併症が発生する可能性もあり注意が必要である．本アプローチについての tips などのいくつかの報告がある．

骨切り部位については関節軟骨損傷を最小限に抑えるために滑車切痕内で軟骨が存在しない bare area 内で行うべきであり，この解剖学的構造の研究報告[10]がある．新鮮屍体を用いた尺骨 20 例の解剖によって，bare area の中央は一定しており，滑車切痕の最深部から遠位 4.9 ± 1.5 mm，肘頭先端から遠位 23.2 ± 2.3 mm であることがわかった．Bare area 内にとどまるための Chevron 骨切り術の許容される先端角度は平均 110 ± 11.8°であり，軟骨損傷リスクは比較的高い．一方 transverse 骨切り術での許容範囲は冠状面で平均 18 ± 10.6°であり，軟骨損傷するリスクがより低い．滑車切痕の内外側に見える bare area を指標にして，尺骨の後面に垂直に transverse 骨切り術を行うことが，滑車切痕の軟骨損傷の可能性を最も低くする手技であると考えられた．またこの研究の結果に基づくと，Chevron 骨切り術を行う場合には，110°以上の浅い角度が推奨される．またこの研究も引用したうえで肘頭骨切りのコツを述べた報告[11]もある．

9) Zhou SC, Jin SY, Wang QY et al：Surgical flip-dislocation of the bicolumnar approach without olecranon osteotomy versus olecranon osteotomy in type AO 13C3 distal humeral fracture：a matched-cohort study. J Orthop Surg Res 18：913, 2023

10) Ting FSH, Huang A, Potra R et al：Morphology of proximal ulna bare area：a guide for olecranon osteotomy. J Hand Surg Am 49：281.e1-281.e5, 2024

11) Lanham NS, Tropf JG, Johnson JD：Olecranon osteotomy exposure for distal humeral fracture treatment. JBJS Essent Surg Tech 14：23.00041, 2024

合計1,445人の患者を含む39の研究を対象としたChevron骨切りとtransverse骨切りを比較したシステマティックレビュー[12]では，骨切り部の偽関節は43/811（5.4%）の患者で発生し，transverse骨切りのほうがChevron骨切りよりも発生率が高いと報告されている（6/73（8.2%）vs 37/712（5.2%））．また肘頭骨切り部の骨接合に用いたインプラントの除去を要した症例は236/1,078（21.9%）で，プレート固定を使用した研究で44/99（44.4%）と最も発生率が高かった．遷延癒合の発生率はテンションバンドワイヤリング固定が11/355（3.2%）で最も低く，海綿骨スクリューのみの固定で2/26（7.7%）と最も高かった．

肘頭骨切り部の骨接合について，plate固定とscrew固定との力学的強度を比較した論文[13]がある．新鮮凍結屍体を用いてChevron骨切りを行った12対の肘関節に対して，ALPまたはワッシャー付きのcanulated screwを用いて骨接合し，その固定力について比較検討が行われた．それぞれのグループで破綻するまでの荷重に統計的有意差はなかったが，screw固定群のほうが周期的荷重中の転位が有意に大きかった．またこれは骨密度低下とも関連していた．これらの結果は，肘頭骨切り部に対するscrew固定はplate固定と比較して骨切り部の転位が大きくなる可能性があることを示唆しており，特にこの転位は骨質の悪い患者で大きくなる可能性があるとしている．

筆者らが肘頭骨切りアプローチを施行する際には，滑車切痕で軟骨損傷を生じないようにtransverse骨切りを選択しており，**肘頭の骨接合については軟部組織に留意してよりlow profileとなるテンションバンド固定を行っている．骨切り時の熱による組織障害が生じないように常に生理食塩水で冷却すること，骨接合の際には肘頭骨折の手術と同様に肘頭骨片から刺入したK wireが必ず尺骨の前方骨皮質を貫くようにするなど，一つひとつの手技を確実に行うことなどが重要と考えている．**

▶ ⑥ ORIFに伴う合併症について

Plateを用いたORIFを受けた170例についての合併症の検討[14]では，術後尺骨神経障害26例（15.3%），術後橈骨神経障害4例（2.4%），スクリュー関節内穿破およびルーズニング1例（0.6%），インプラント刺激による抜釘8例（4.7%），骨癒合不全7例（4.1%），表層感染2例（1.2%），深部感染4例（2.2%），創傷合併症7例（3.9%），異所性骨化37例（21.8%），肘関節拘縮（機能的可能域に達成しなかった）が79例（46.5%），BrobergおよびMorrey grade Iを超える変形性関節症が41例（24.1%）であった．臨床的には尺骨神経障害が問題となることが多い．術後尺骨神経障害は予防的尺骨神経前方移所術を行った症例でより頻繁にみられたが，この差は統計的に有意ではなかった（p = 0.086）．

12) Feinstein SD, Paterno AV, Allen AD et al：Techniques and fixation of olecranon osteotomy：a systematic review. J Hand Surg Glob Online 5：643-649, 2023

13) Davey AP, Wellington IJ, Ford BT et al：Plate vs. intramedullary screw fixation of chevron olecranon osteotomies：a biomechanical study. JSES Int 7：678-684, 2023

14) Han SH, Park JS, Baek JH et al：Complications associated with open reduction and internal fixation for adult distal humerus fractures：a multicenter retrospective study. J Orthop Surg Res 17：399, 2022

116 人の AO 分類 type 13C 患者について，年齢，性別，BMI，損傷機序，開放骨折か否か，手術時間，駆血帯使用時間，最終診察時の神経症状の有無などについて後ろ向き調査[15]を行い，最終調査時には 34 人の患者（29.3％）に尺骨神経障害が持続していた．その内訳は，修正 McGowan 分類で grade 1 が 28 例で，grade 2 が 6 例であった．多変量解析では，尺骨神経障害の予防に対する明確な説明変数として唯一の独立した因子は肘頭骨切りアプローチであった（オッズ比（OR）：0.30，95％信頼区間（CI）：0.12〜0.73）．これについては，肘頭骨切りアプローチにより，関節内骨片を内固定するための十分な視野・作業スペースが確保され，上腕三頭筋や周囲の軟部組織を牽引することなく骨折を観察することができる結果であると考察している．一方で尺骨神経前方移所術については尺骨神経障害の予防とは関連がなかった．

尺骨神経前方移所術の有用性について 1,280 人の患者を対象とした合計 17 研究（8 つの RCT と 9 つの後ろ向き研究）のメタ解析による報告[16]があり，骨折治癒時間，入院期間，出血量，尺骨神経炎発生率，肘関節可動域，臨床的機能評価，遷延癒合発生率，術後感染には有意差がない一方で，尺骨神経前方移所術は有意に手術時間が長くなっていた．術前に尺骨神経障害を併発していない上腕骨遠位端骨折に対する尺骨神経前方移所術が優れる点は認められなかったと報告している．

筆者らが double plate 固定を行う際には，神経の全周性剥離は行わず，神経の走行床を温存して神経を保護する最小侵襲尺骨神経処置（minimally invasive ulnar nerve transposition：MIUT 法）を行っている[17]．これは前方から進入している尺骨神経の 3 本の主要な伴走血管を温存しつつ，尺骨神経および上腕三頭筋の一部を一塊として尺側に移動する方法である．

⑦ ORIF vs TEA

60 歳以上の上腕骨遠位端骨折に対する ORIF と TEA を比較したメタ解析[18]では，関節可動域に関しては TEA は ORIF よりも有意に良好で，再手術率と肘関節拘縮は TEA のほうが ORIF よりも有意に低かった．しかし，その他の術後合併症率や機能スコア（MEPS，DASH）は TEA と ORIF で同等であった．

上腕骨遠位端骨折に対して実施した TEA 104 例について，手術時期による成績を比較した報告がある[19]．2 週以内に治療された early TEA 群（69 例）と 2 週〜6 ヵ月で治療された delayed TEA 群（35 例）を後ろ向きに検討した結果，再手術率，創傷合併症および異所性骨化発生率は両群に有意差はなかった．

受傷後 4 週以内に行われた acute TEA 群（22 例）と ORIF 後の破綻または保存治療失敗後に行われた delayed TEA 群（19 例）を比較した研究[20]では，術

15）Oshika Y, Takegami Y, Tokutake K et al：Ulnar nerve neuropathy after surgery for intraarticular distal humerus fractures：an analysis of 116 patients. J Hand Surg Am 48：1171.e1-1171.e5, 2023

16）Li T, Yan J, Ren Q et al：Efficacy and safety of anterior transposition of the ulnar nerve for distal humerus fractures：a systematic review and meta-analysis. Front Surg 9：1005200, 2023

17）森谷史朗，今谷潤也，楢﨑慎二：高齢者の上腕骨遠位端骨折の治療．日手会誌 39：586-598, 2023

18）Seok HG, Park JJ, Park SG：Comparison of the complications, reoperations, and clinical outcomes between open reduction and internal fixation and total elbow arthroplasty for distal humeral fractures in the elderly：a systematic review and meta-analysis. J Clin Med 11：5775, 2022

19）Macknet DM, Marinello PG, Casey PM et al：Complications of early versus delayed total elbow arthroplasty for the treatment of distal humerus fractures. J Hand Surg Am 49：707.e1-707.e7, 2024

20）Liu C, Zhang D, Blazar P et al：Outcomes after acute versus delayed total elbow arthroplasty for the treatment of distal humerus fractures. J Hand Surg Glob Online 5：612-619, 2023

後平均観察期間 5.8 年での Quick DASH は，acute TEA 群は平均 31 で delayed TEA 群は平均 52（内訳は ORIF 破綻群は 44.2，保存療法失敗群は 76）であり，acute TEA 群で良好な結果であった．最終観察時での Quick DASH が低いことは，TEA 治療タイミングの遅延，保存治療の失敗，うつ病と関連していた．また術後合併症と TEA 遅延との関連もあった．急性期に実施された TEA のほうが良好な治療成績が期待できるので，ORIF または保存治療が失敗するリスクが高い患者に対しては早期 TEA を検討すべきであると述べている．

　本骨折に対する治療として TEA の臨床成績が良好であったとする複数の報告があり，その適応が拡大している傾向にある．しかし，その長期成績はいまだ不明であり，人工関節のゆるみ，人工関節周囲骨折，感染などの特有の合併症を生じた場合には難治症例となるリスクもある．前述のごとく，高齢者関節内骨折を含めて多くの症例が ORIF で良好な成績を獲得できることを認識したうえで，適応は慎重に考慮すべきである．

▶ ⑧ DHH

　本邦での報告は少ないが，上腕骨遠位部のみの人工関節置換術という治療選択肢もある．平均年齢 73 歳の上腕骨遠位関節内粉砕骨折 36 例に対して行われた ORIF 18 例と DHH 18 例とを比較した研究[21]において，オックスフォード肘スコア（OES），VAS，平均関節可動域において両群間に有意差を認めなかった．ORIF 群では早期合併症と再手術の割合が高かったが，これは不適切な適応と手術手技に関連している可能性があると述べている．これらの症例を除けば ORIF 群は DHH 同様の良好な治療成績であった．また本研究での DHH 患者に関する調査は短期（平均 32ヵ月）であり，ORIF の結果は時間の経過とともに改善または横ばいになる可能性が高いのに対し，人工関節置換術の結果は，経年的摩耗などの長期的な合併症が発生すると悪化する可能性が高いことを認識しておく必要がある．これは TEA の場合にも同様のことであり，DHH および TEA の短期および中期の結果は合併症率が低いことを示しているようにみえるが，長期の大規模な調査が待たれるべきであり，上腕骨遠位端骨折に対する人工関節置換術の適応拡大に対して警鐘を鳴らしている．

21) Dirckx M, Tathgar A, Bellringer S et al：Hemiarthroplasty versus open reduction internal fixation for intra-articular distal humerus fractures in older patients. Shoulder Elbow15：83-92, 2023

II章 上肢
5 手

5-1. 手指変形性関節症
（母指 CM 関節症含む）

上原浩介
埼玉医科大学病院 整形外科

最近の研究動向とガイドライン

- 近年手指変形性関節症において，心理社会的要因が治療成績に大きく影響を与えるとの報告が散見され知見が蓄積されつつある．変形性関節症といえば侵害受容性疼痛が主と考えるのが自然ではあるが，神経障害性の機序により疼痛を訴えている患者の割合が多いことが明らかになってきた．難治性の疼痛を有する患者では pain DETECT などのツールを用いて評価する必要がある．
- 手指変形性関節症において，手術を希望するほど困ってはいないが，保存的治療では難渋する症例が少なくない．ここ数年で，既存の薬物治療の効果を評価する研究や，新規薬剤の有効性に関する研究報告が多くみられるようになった．
- ハンドセラピー，牽引療法，prolotherapy などの報告があり，これらは新たな治療選択肢となりえる．
- 母指 CM 関節症に関しては，脱神経手術に関する報告，人工関節置換術の中期・長期成績，再生医療に関する報告が散見された．

手指変形性関節症：神経障害性疼痛

Favero らはびらん性手指変形性関節症と，神経障害性疼痛の関連を評価した[1]．びらん性手指変形性関節症患者の 32〜70％ が神経障害性疼痛と関連していることが明らかとなった．そのうち，手根管症候群の症状を呈している患者は 19％ であったとのことで，侵害受容性疼痛が主と考えられやすい疾患であるものの，神経障害性の機序を併せもっている可能性を念頭におき，評価・治療にあたる必要があろう．

1) Favero M, Cacciavillani M, Ometto F et al：Assessment of neuropathic pain in erosive hand osteoarthritis. J Clin Med 13：3244, 2024

手指変形性関節症：関連因子

アルコール

Scientific Report 誌に，男性において，アルコール摂取量が画像上の手指・膝の変形性関節症の重症度と関連していることが報告された[2]．韓国のコホート研究（男性 1,058 人，女性 1,371 人）からの報告であり，男女におけるアル

2) Xu H, Kang JH, Choi SE et al：Increased alcohol intake is associated with radiographic severity of knee and hand osteoarthritis in men. Sci Rep 14：12648, 2024

110　Ⅱ章　上　肢

コール摂取の関節への影響に差がある可能性が指摘された点が興味深い.

甲状腺機能異常

　手指変形性関節症と甲状腺機能異常の関連は，以前から指摘されている．筆者は症状の強い手指変形性関節症患者には fT3，fT4，TSH の血液検査を行っており，**潜在性甲状腺機能低下を含めると異常値を呈する患者は少なくなく**，内科に紹介している.

　Tagoe らは大規模コホートのデータ解析の結果から，自己免疫性甲状腺機能異常と手指変形性関節症の関連を報告した[3]．Anti-thyroid peroxidase antibody（TPOAb），anti-thyroglobulin antibody（TgAb）高値（75～100 パーセンタイル群）は 60 歳以上の症候性の手指変形性関節症と関連していた．一方で無症候性手指変形性関節症との関連は示されなかった.

メタボリックシンドローム

　手指変形性関節症と脂質異常症，糖尿病，高血圧，肥満との関連の有無やその関連の強さに関しては報告によって異なっており，現時点で一定の見解はない．Scientific Report 誌に，PROCOAC（Prospective Cohort of Osteoarthritis from A Coruña）コホート研究参加者 1,039 例の手指変形性関節症患者のうち，びらん性手指変形性関節症患者 303 例を対象に行われた後解析の結果から，メタボリックシンドロームと，びらん性手指変形性関節症に関連がないとの報告がなされた[4].

手指変形性関節症：薬物療法

　Døssing らが報告した薬物療法のシステマティックレビュー・メタ解析[5]では，65 トライアルが組み込まれた（n = 5,957）．経口 NSAIDs（効果量：−0.18，95％信頼区間（CI）：−0.36～0.02），経口グルココルチコイド（効果量：−0.54，95％ CI：−0.83～−0.24）は手指変形性関節症に明らかに有効であったが，ヒアルロン酸・グルココルチコイド・ヒドロキシクロロキンの関節内投与や NSAIDs の局所投与はプラセボに対して有意差を示せなかった.

ステロイド外用

　6 週後の疼痛 VAS をプライマリーアウトカムとして，ベタメタゾンジプロピオン酸エステル 1 日 3 回塗布（n = 54）とパラフィン塗布（n = 52）を二重盲検ランダム化比較試験（RCT）で比較した[6]．6 週後の疼痛 VAS は各々 −19.9 と −20.9（95％ CI：−8.9～10.2）であり有意差はなかった．Australian Canadian Osteoarthritis Hand Index（AUSCAN），Functional Index for Hand Osteoarthritis（FIHOA），Michigan Hand Outcomes Questionnaire（MHQ）

3) Tagoe CE, Wang W, Kwon HH：Autoimmune thyroid disease modifies the clinical expression of hand osteoarthritis in older people：a third National Health and nutrition examination survey study. Front Med（Lausanne）11：1445188, 2024

4) Silva-Díaz M, Pértega-Díaz S, Balboa-Barreiro V et al：Metabolic syndrome is not associated with erosive hand osteoarthritis：a cross-sectional study using data from the PROCOAC cohort. Sci Rep 14：5968, 2024

5) Døssing A, Nielsen SM, Kroon FP et al：Comparative effectiveness of pharmacological interventions for hand osteoarthritis：a systematic review and network meta-analysis of randomised trials. RMD Open 9：e003030, 2023

6) Wang Y, Estee MM, Gan D et al：Effect of 6-week treatment with topical betamethasone dipropionate in patients with symptomatic hand osteoarthritis：a randomized double-blind, placebo-controlled trial. Osteoarthr Cartil Open 5：100382, 2023

すべてにおいて，2群で差はみられなかった.

ジクロフェナク外用

Mantantzis ら[7] は 1.16％のジクロフェナク外用剤を用い，1日4回2週間塗布するよう患者に指示したパイロット研究の結果を報告した. The Fluorescent Optical Imaging（FOI）を用いた定量的評価法で滑膜炎の改善度を評価した点が目新しく，高度の滑膜炎が示唆される赤いピクセルの個数が，治療前 152.6（標準偏差（SD）：226.5），8日後 125.4（SD：150.4），15日後 87.9（SD：167.3）と減少し改善していた. パイロット研究であり，症例数が少ないが，画像上で客観的に滑膜炎の変化をみている点が評価できる. 今後は症例数を増やし，コントロールを設置した続報に期待したい.

メトトレキサート

手指変形性指関節症へのメトトレキサートを用いた研究は，過去に 10 mg/週で RCT が行われたが，有効ではないとの結果であった. 滑膜炎を有する症例が少ないといった対象選択の問題が指摘されていた. 2023年 Lancet 誌に報告された Wang らの二重盲検 RCT[8] では，MRI で滑膜炎がある症例に対して，20 mg/週のメトトレキサート投与がなされ，6ヵ月後の疼痛・こわばりに関して，moderate ではあるものの，臨床的に意味のある効果が示された. 疼痛 VAS は，メトトレキサート群では−15.2 mm（SD：24.0），コントロール群では−7.7 mm の改善がみられた. 有効ではあるものの，メトトレキサート 20 mg と高用量投与する必要があるため，副作用が出現する可能性や，有効な VAS 改善幅が平均で 15.2 mm（コントロール 7.7 mm）とさほど大きくない点を考慮すると，例えばメトトレキサート使用により長期的な画像上の関節症性変化の進行を予防できるなどといった新たなポジティブ情報が出てこないことには，日常診療での使用には二の足を踏んでしまいそうである.

TNF 阻害薬

Estee らは，手指変形性関節症に対して TNF（tumor necrosis factor）阻害薬を用いて行われた RCT のシステマティックレビュー・メタ解析を報告した[9]. 4つの RCT が組み込まれたが，TNF 阻害薬は短期（4〜6週），中期（24〜26週）の疼痛，1年後の握力に対しては改善しないとの結果であった.

ホルモン補充療法

更年期の女性ホルモン低下に伴い，手指変形性関節症，腱鞘炎，手根管症候群の症状が強く出る症例がいることは多く報告されているが，一方で**ホルモン補充療法が手指の疼痛に有効かどうかに関しての質の高い研究はない状態であ**

7) Mantantzis K, Franks B, Kachroo P et al：Topical diclofenac reduces joint synovitis in hand osteoarthritis：a pilot investigation using Fluorescent Optica Limaging. J Pain Res 17：2279-2286, 2024

8) Wang Y, Jones G, Keen HI et al：Methotrexate to treat hand osteoarthritis with synovitis（METHODS）：an Australian, multisite, parallel-group, double-blind, randomised, placebo-controlled trial. Lancet 402：1764-1772, 2023

9) Estee MM, Cicuttini FM, Page MJ et al：Efficacy of tumor necrosis factor inhibitors in hand osteoarthritis：a systematic review and meta-analysis of randomized controlled trials. Osteoarthr Cartil Open 5：100404, 2023

112　Ⅱ章　上　肢

る．Lancet Rheumatology 誌に，エストロゲン＋バゼドキシフェンによるホルモン補充療法の手指変形性関節症に対するプラセボコントロール二重盲検無作為比較試験（HOPE-e 研究）の feasibility study に関するプライマリーレポートが報告された[10]．まだ症例数が少なく，臨床的な有意性を示すには至っていないが，重度の副作用は報告されなかった．現時点で更年期女性の手指疼痛にホルモン補充療法が有効という質の高い研究報告はない状態であるが，実臨床ではホルモン補充療法や女性ホルモン類似物質のサプリメント投与が行われているのが実情である．この研究の結果に注目したい．

イミペネム / シラスタチン

Liang らは，58 例の指変形性関節症患者に対して，手関節部で経皮的にイミペネム / シラスタチンの動脈内注射を行い，効果・安全性を検証した[11]．疼痛 NRS（Numerical Rating Scale）スコアはベースライン平均が 6.0（SD：1.4）であり，治療後 1，3，6，12，18 ヵ月後でそれぞれ 2.8（SD：1.4），2.2（SD：1.9），2.4（SD：1.9），2.8（SD：1.7），2.9（SD：1.9）減少したとのことである．治療オプションのひとつとして期待されうるが，**コントロールのない研究であるため，有効性の判断には慎重になるべきと考える**．

Prolotherapy

Waluyo らは，腱・靱帯着部や関節周囲，関節内にデキストロースを注射する prolotherapy に関してシステマティックレビューを行った[12]．股関節や膝関節の関節外へは 15%，関節内へは 25% のデキストロースを用いるが，手指へは 10% デキストロースを用い，再度打つ場合には 1～2 ヵ月の間を空ける．有効となる機序は明らかにはなっていないが，デキストロース注射が局所の炎症を蜂起し，自然な治癒機転を模するような，成長因子やコラーゲン代謝物などを放出するトリガーになり，新たな結合組織の増殖・強化に寄与し，関節の安定性，疼痛・機能改善につながるとされている．検討された 14 の論文のうち，10 本の論文で prolotherapy が他の治療よりも疼痛を改善したと報告している．**疼痛や機能を改善する可能性はあるが，研究手法の問題点が指摘されており，いずれの研究も高いバイアスリスクを有していることに注意が必要である**．

▶ 母指 CM 関節症：ハンドセラピー

母指 CM 関節症に対するハンドセラピーに関する興味深い報告がいくつかなされた．Pisano ら[13] は，母指 CM 関節の安定化・筋力強化プログラム（ホームエクササイズ）を標準的な治療と無作為割付で比較した．Repeated measures ANOVA では，12 ヵ月時点で 2 群間に握力・ROM で有意差はみられ

10) Williams JAE, Chester-Jones M, Minns Lowe C et al：Hormone replacement therapy (conjugated oestrogens plus bazedoxifene) for post-menopausal women with symptomatic hand osteoarthritis：primary report from the HOPE-e randomised, placebo-controlled, feasibility study. Lancet Rheumatol 4：e725-e737, 2022

11) Liang KW, Wang B, Huang HH et al：Effectiveness and safety of intra-arterial imipenem/cilastatin sodium infusion for patients with hand osteoarthritis-related interphalangeal joint pain. J Vasc Interv Radiol 34：1485-1492.e1, 2023

12) Waluyo Y, Artika SR, Insani Nanda Wahyuni et al：Efficacy of prolotherapy for osteoarthritis：a systematic review. J Rehabil Med 55：jrm00372, 2023

13) Pisano K, Wolfe T, Lubahn J et al：Effect of a stabilization exercise program versus standard treatment for thumb carpometacarpal osteoarthritis：a randomized trial. J Hand Ther 36：546-559, 2023

なかった（p ≧ 0.398）．患者立脚型評価項目はほとんどの項目で2群とも改善しており（p ≦ 0.011），6，12ヵ月時点で運動時痛，Patient Specific Functional Scale は2群ともに minimally clinically important difference を上回る改善がみられていた．

Campos-Villegas ら[14]は，閉経後の母指 CM 関節症患者に対して，筋力強化に proprioceptive neuromuscular facilitation（PNF）を加えた群と加えなかった群を無作為に割り付けし比較した．2群とも治療前と比較し minimally clinically important difference を上回る改善がみられたが，DASH，疼痛，関節可動域，握力とも，筋力強化訓練に PNF を加えた群でより改善していた．

手指変形性関節症：治療

牽引療法

Saito ら[15]は1日15分，1ヵ月の間，指にフィンガートラップを装着し，プーリーを介して女性500 g，男性1 kg で牽引することで，治療開始1ヵ月時点でのピンチ力が改善し，6ヵ月経過時まで維持されることを報告した．コントロールを設置して行われた質の高い研究であり，治療自体は簡便にできるため，論文としての価値は高いと考える．しかしながら，**疼痛や患者立脚型評価尺度の変化は評価されておらず，症例数も治療群・コントロール群各々18例と少ない．**追試や続報が望まれる．

脱神経（denervation）手術

関節可動域が保たれている変形性関節症の症例では，除痛の観点からは関節形成術，関節固定術に代わって指神経の関節への枝を焼灼・切離する脱神経手術が選択肢になりうる．脱神経手術は，手関節では標準的な術式となっているが，指関節ではさほど普及していない．van der Meulen ら[16]は，手指変形性関節症の脱神経に関して，システマティックレビューを行った．17論文384手術（351患者）が抽出された．疼痛・機能・満足度の面では16論文で有効であるという結果であった．母指 CM 関節症を対象に，大菱形骨切除と脱神経手術を比較した1つの非無作為比較試験では，有効性に有意差はみられなかった．合併症としては，感覚障害が最も多く，次に再手術が続いた．すべての研究がバイアスのリスクを有しており，脱神経手術を推奨するにはエビデンスが不十分と結んでいる．

Frost ら[17]は，trapeziectomy with Ligament Reconstruction and Tendon Interposition（T＋LRTI）20例と脱神経手術33例の治療成績を比較した．脱神経手術群2例は T＋LRTI を追加で行うことになり，1例は他施設で脂肪移植を受けた．両群の比較では，ターニケット時間は脱神経手術 43.5分（SD：

14) Campos-Villegas C, Pérez-Alenda S, Carrasco JJ et al：Effectiveness of proprioceptive neuromuscular facilitation therapy and strength training among post-menopausal women with thumb carpometacarpal osteoarthritis. A randomized trial. J Hand Ther 37：172-183, 2024

15) Saito S, Makino A, Morimoto N：Sustained increase of pinch strength after traction treatment for symptomatic distal interphalangeal joint osteoarthritis. Heliyon 10：e32830, 2024

16) van der Meulen C, van de Stadt LA, Claassen A et al：Surgical denervation as a treatment strategy for pain in Hand osteoarthritis：a systematic literature review. RMD Open 9：e003134, 2023

17) Frost CM, Suresh V, Padovano W et al：Selective thumb carpometacarpal joint denervation versus trapeziectomy and ligament reconstruction with tendon interposition for painful arthritis：a prospective study with 2 years of follow-up. J Hand Surg Am 48：853-860, 2023

114　Ⅱ章　上　肢

11.8），T＋LRTI 82.7分（SD：14.2），患者立脚型評価尺度であるbMHQ（brief Michigan Hand Questionnaire）は両群間で差はなく，両群ともどのタイムポイントでも術前より改善していた．

▶ 母指 CM 関節症：手術

　近年では，軽症例に対しては関節縫縮や関節鏡下の処置，進行した症例に対しては第1中手骨伸展対立骨切り術や関節形成術，関節固定術が選択されることが通常である．関節形成術，関節固定術のいずれを選択するかは術者によるところが大きい（欧州で行われた前向き研究は関節固定術群の合併症の多さから途中で中止となっており，米国では関節固定術はほとんど行われていない現状は知っておくべきであろう）．以前はわが国でも母指CM関節症に対して使用できる人工関節があったが，諸事情から使用できる人工関節がない状態が続いていた．ここ数年で，新たな人工関節を国内で使用可能とする機運が高まってきている．第1中手骨の骨切り術は，関節のリモデリングがみられるまでの間疼痛が改善しない点，関節形成術に関しては，術後半年まではある程度の痛みを有する患者が一定割合（自験例では50％）みられる点などが問題視されうる．人工股関節置換術は術後早期から疼痛はなくなる症例が少なくなく，母指CM関節における人工関節置換術に対して，股関節と同様の術後早期の除痛効果を期待する声が多い．

▌人工関節置換術

　76例92関節に対して行われた，MAÏA（Groupe Lépine）の人工母指CM関節置換術の10年以上の長期成績が報告された[18]．手術時平均年齢は67歳，66例が女性，Quick DASHは61.3（SD：17.1）から19.6（SD：16）まで改善し，ピンチ力，握力は各々26％，39％改善した．8関節が再手術になり，6関節は大菱形骨側のカップのゆるみ，2関節はポリエチレン摩耗による不安定性が原因であった．術前のZ変形を有していた26例のうち5例は，術後も変形は矯正されなかった．5年生存率は93％（95％CI：87〜98），10年生存率88％（95％CI：84〜93）であった．なお，本研究でKapandji indexの平均値が記載されているが，本indexは徒手筋力テストと同じ順序データであるため，平均値を算出するのは誤りであるため注意されたい（中央値で記載するべきである）．

　また，症例数は少ないが，Elektra（SBi）とMoovis（Stryker）の中長期的成績も報告された[19]．平均フォロー期間7.9年のElektra（症例数10）は累積生存率68.6％，平均フォロー期間3.5年のMoovis（症例数21）は累積生存率95.2％であった．

　Moovisと関節形成術（Epping resection-suspension arthroplasty）を比較し

18) Toffoli A, Degeorge B, Cloquell Y et al：MAÏA trapeziometacarpal joint arthroplasty：clinical and radiological outcomes of 76 patients with more than 10 years of follow-up. J Hand Surg Am 49：846-856, 2024

19) Frey PE, Bühner C, Falkner F et al：Mid- and long-term clinical results of the Elektra and Moovis prosthesis for trapeziometacarpal joint replacement. BMC Musculoskelet Disord 25：332, 2024

た，183 例を対象に 7 年以上にわたり行われた RCT の結果が報告された[20]. 人工関節 82 例のうち 3 例に再手術が必要であったが，関節形成術群は再手術を要した症例はいなかった. 12 ヵ月時点での生存率は 96％であった. **術後 6 週時点では，人工関節群のほうが優れたアウトカム（VAS，DASH 値，橈側外転角）を呈していたが，術後 6 ヵ月，12 ヵ月では両群に差はみられなかった**.

また，人工関節置換術後のハンドセラピーに関して，ビデオ補助下の在宅プログラムが，対面でのハンドセラピーと遜色ない結果であったことが Journal of Bone and Joint Surgery American 誌に報告された[21]. 時間・コスト面で優れており，また，ポストコロナの時流にも反しない. 今後ハンドセラピーは，これまで対面一辺倒であった流れから次第にデジタルの教材補助の流れに変わっていく可能性が否定できない.

ピロカーボンディスク挿入術

ピロカーボンディスク挿入術と T＋LRTI をプロペンシティスコアマッチングの手法を用いて比較した研究が報告された[22]. 最低 5 年のフォロー期間において，キーピンチ，ティップピンチ，母指長ともピロカーボンディスク挿入術のほうが優れていた. 患者立脚型評価尺度，関節可動域，合併症に関しては差がなかった.

再生医療

自家脂肪や platelet-rich plasma（PRP）注射に関するシステマティックレビュー・メタ解析が報告された[23]. 8 つの研究が組み込まれた. ステロイド投与より有効であり，VAS（10 段階）で 2.4〜3，DASH で 18〜19 点の改善が見込まれるとある. 特に日常診療で問題となる Eaton stage Ⅲ，Ⅳの症例には効果がないとする報告もある点，PRP に関する研究は 2 つしか組み込まれていない点などに注意が必要である.

20) Klim SM, Glehr R, Graef A et al：Total joint arthroplasty versus resection-interposition arthroplasty for thumb carpometacarpal arthritis：a randomized controlled trial. Acta Orthop 94：224-229, 2023

21) Barrett PC, Hackley DT, Yu-Shan AA et al：Provision of a home-based video-assisted therapy program is noninferior to in-person hand therapy after thumb carpometacarpal arthroplasty. J Bone Joint Surg Am 106：674-680, 2024

22) van Laarhoven CMCA, Donners SJA, van Laarhoven CJHCM et al：Results of pyro-carbon disc interposition compared to trapeziectomy with ligament reconstruction and tendon interposition. Plast Reconstr Surg 154：296e-305e, 2024

23) Winter R, Hasiba-Pappas SK, Tuca AC et al：Autologous fat and platelet-rich plasma injections in trapeziometacarpal osteoarthritis：a systematic review and meta-analysis. Plast Reconstr Surg 151：119-131, 2023

5-2. 橈骨遠位端骨折

松浦佑介
千葉大学大学院医学研究院 整形外科学

最近の研究動向とガイドライン

- 橈骨遠位端骨折の診断ツールとして，AIを用いた診断支援システムの開発が進み，高い診断能力が示され，臨床応用が期待されている．保存治療では，固定期間短縮の試みが行われ，転位のない骨折では1週間のギプス固定で十分で，整復を要する骨折でも高齢者を除いて4週間程度の固定で良好な結果が得られている．
- 高齢者における手術適応に関しては，70歳以上では活動度を含めた生物学的年齢を考慮して手術を検討するべきとされる．手術時期については，慢性痛のリスクを避けるため1週間以内が推奨され，これを超えると合併症リスクが上昇するとの報告がある．
- 手術における方形回内筋の処理については，切離して正確な整復を優先し，回内筋力保持の観点から修復することが推奨される．近年，fragment specific fixationとして多用されているcombined plate固定は，掌側プレートのみでは固定が不十分な症例に限定すべきとされている．一方，粉砕骨折における背側spanning plateの成績は創外固定より優れており，創外固定の代替として検討してよいだろう．
- また，関節鏡使用は関連損傷の診断には有用だが，臨床成績向上への寄与は限定的であり，高度粉砕例における背側関節包デブリドマンの有用性については，さらなる検討が必要かもしれない．尺骨茎状突起骨折や尺骨頚部/骨頭骨折に関しては遠位橈尺関節（DRUJ）不安定性がない限り保存的治療が適しているという意見で一致している．

診断

AIによる診断能力

橈骨遠位端骨折は，整形外科医のみならず救急医や研修医が初期対応することも多い疾患であり，時に正確な診断に苦慮する．この課題を解決するため，人工知能を用いた研究が活発に行われており，橈骨遠位端骨折の診断のみならず，骨折分類や再転位の予測などへの応用可能性が検討されている．

複数のシステマティックレビューにおいて，人工知能による高い診断能力が報告されている．Oude Nijhuisら[1]によるメタ解析では，橈骨遠位端骨折の

1) Oude Nijhuis KD, Dankelman LHM, Wiersma JP et al ; Machine Learning Consortium : AI for detection, classification and prediction of loss of alignment of distal radius fractures ; a systematic review. Eur J Trauma Emerg Surg. 2024. doi : 10.1007/s00068-024-02557-0（online ahead of print）

検出において感度80〜99％，特異度73〜100％，AUC 0.87〜0.99，精度82〜99％という結果が示され，臨床医と比較して同等もしくはそれ以上の性能が確認された．一方，骨折分類における診断精度はAUC 0.59〜0.84，精度60〜81％にとどまっており，また再転位予測に関する研究は現時点では報告されていないため，これらの分野におけるさらなる研究の発展が期待される．

人工知能は近年目覚ましい進歩を遂げ，非専門医の診断能力を凌駕し，診断補助ツールとしての有用性はすでに実証されている．今後は，骨折分類や転位予測などの領域においても，専門医の診断能力を超える性能の実現が期待される．

保存治療

徒手整復の麻酔法

橈骨遠位端骨折の徒手整復において，適切な除痛は患者の苦痛軽減のみならず，確実な整復位の保持にも重要である．近年，さまざまな麻酔方法の有効性について複数の研究が報告されている．

Issinら[2]は233人の患者を対象としたランダム化比較試験（RCT）で，無麻酔での整復とhematoma block下での整復を比較検討した．両群間でペインスコアに臨床的な差を認めなかったことから（小児：9.2 vs 7.5，成人：8.7 vs 5.2），麻酔なしでの整復も可能であると結論づけている．

一方，より高度な麻酔方法の有効性も報告されている．Beckら[3]の81人を対象としたRCTでは，静脈内局所麻酔（IVRA）が骨膜周囲ブロックと比較して，優れた除痛効果を示した．また，Pisljagicら[4]による6つのRCT（計312人）のメタ解析では，超音波ガイド下末梢神経ブロックが有意な疼痛軽減効果を示している（−4.1点，p < 0.01）．

これらの知見から，hematoma blockや骨膜周囲ブロックは，静脈内局所麻酔や超音波ガイド下末梢神経ブロックと比較して除痛効果が劣ることが示唆される．**十分な除痛効果を得るためには，可能な環境下で静脈内局所麻酔や超音波ガイド下末梢神経ブロックを選択することが望ましいと考えられる．**

保存治療における外固定

1．cast固定肢位

ギプスの固定肢位についてはこれまでもさまざまな検討がなされてきた．かつては掌屈尺屈位による固定がよいとされていたが，近年では機能的肢位や背屈位による固定がよいという報告が多い．Jamnikら[5]は，橈骨遠位端骨折の保存的治療における固定肢位が機能的転帰と合併症に与える影響について8つの研究（16の治療群，計786患者）を調査したところ，手関節を背屈位で固

---

2) Issin A, Yurten H, Özcan S：No-anesthesia for Colles fracture. Injury 55：111614, 2024

3) Beck S, Brunner-Parker A, Stamm R et al：Periosteal block versus intravenous regional anesthesia for reduction of distal radius fractures：a randomized controlled trial. Acad Emerg Med 29：1213-1220, 2022

4) Pisljagic S, Temberg JL, Steensbæk MT et al：Peripheral nerve blocks for closed reduction of distal radius fractures - a systematic review with meta-analysis and trial sequential analysis. Acta Anaesthesiol Scand, 2024. doi：10.1111/aas.14474（online ahead of print）

5) Jamnik AA, Pirkle S, Chacon J et al：The effect of immobilization position on functional outcomes and complications associated with the conservative treatment of distal radius fractures：a systematic review. J Hand Surg Glob Online 4：25-31, 2021

定すると機能的・放射線学的転帰が良好で，痛みや再矯正，手術の必要性が低かったことから，背屈位での固定がよいと結論づけている．

2. cast 固定方法

橈骨遠位端骨折保存治療における肘上ギプス固定の有用性はないという結論に落ち着いてきている．近年のさまざまなメタ解析[6~8]では，機能的，画像的な有意性はなく，逆に肩の痛みを訴える患者が多くなるため，患者の快適性や肩の痛みを考慮すると，短腕固定のほうが望ましいと結論づけている．

3. cast 固定期間

Boersma ら[9]は，転位のない骨折（背側角度5~10°未満，橈骨短縮・シフト最大2mm）に対して，1週間と4~5週間のギプス固定で比較し，転位の進行，機能評価や痛みのスコアに有意差はなく，1週間固定でも十分な治療効果が得られることが示された．一方，整復が必要な骨折では，従来の6週間固定から短縮化が検討されている．Elbardesy らの研究[10]（平均年齢61.76歳）では，4週間と6週間のギプス固定を比較し，Quick DASH スコアや関節可動域（ROM），合併症率に有意差がないことから，4週間固定の有効性を示した．ただし，65歳以上の高齢者を対象とした RCT[11]では，4週間群と6週間群で掌側傾斜角に有意差があり（9.13° vs 3.29°，p = 0.043），骨粗鬆症がある高齢者では不安定性や偽関節のリスクに注意が必要かもしれない．

保存治療と手術治療の比較

近年，高齢者の橈骨遠位端骨折に対する手術治療の有効性について，DRAFFT2（英国）[12]，WRIST study（北米）[13]，CROSSFIRE study（豪州・NZ）[14]など，大規模な RCT が実施され，その二次解析も報告されている．Hustedt ら[15]のメタ解析（12研究，1,806人）では，70歳未満では手術による臨床的な改善が期待でき，70~80歳では効果は減少するものの個々の要因で判断が必要で，80歳以上では手術による有意な改善は期待できないと結論づけている．一方で，WRIST study の二次分析では[16]，高齢者の治療において，暦年齢だけでなく生理学的年齢も重要で，活動的で合併症の少ない高齢者は手術が有益であると報告している．このため，活動度を含めた年齢や骨折の転位など，総合的な判断に基づいて個々の患者に適切な治療を選択すべきと考えられる．

▶ 手術治療

手術待機期間

橈骨遠位端骨折の手術時期が治療成績に与える影響について，Khan ら[17]は9つの研究（1,189患者）のメタ解析を行い，放射線学的結果には差がない

6) Saka N, Hoshika S, Inoue M et al：Below- or above-elbow immobilization in conservative treatment of distal radius fractures：a systematic review and meta-analysis. Injury 53：250-258, 2022

7) Raj V, Barik S, Richa：Comparison of above elbow and below elbow immobilisation for conservative treatment of distal end radius fracture in adults：a systematic review and meta-analysis of randomized clinical trials. Chin J Traumatol 26：204-210, 2023

8) Chaudhry YP, Morway GR, Papadelis EA et al：Comparison of short-arm immobilization and long-arm immobilization in conservatively managed distal radius fractures：a meta-analysis and systematic review. Cureus 16：e55813, 2024

9) Boersma EZ, Hekma EJ, Kraaijvanger N et al：Cast-OFF Trial：one versus 4 to 5 weeks of plaster cast immobilization for nonreduced distal radius fractures：a randomized clinical feasibility trial. Hand（N Y）17（1_suppl）：60S-69S, 2022

10) Elbardesy H, Yousaf MI, Reidy D et al：Distal radial fractures in adults：4 versus 6 weeks of cast immobilisation after closed reduction, a randomised controlled trial. Eur J Orthop Surg Traumatol 33：3469-3474, 2023

11) Olech J, Kopczyński B, Tomczyk Ł et al：The functional and radiographic outcomes following distal radius fracture treatment in a cast for 4 and 6 weeks in the elderly：a randomized trial. Adv Clin Exp Med 31：701-706, 2022

12) Costa ML, Achten J, Ooms A et al；DRAFFT2 Collaborators：Surgical fixation with K-wires versus casting in adults with fracture of distal radius：DRAFFT2 multicentre randomised clinical trial. BMJ 376：e068041, 2022

13) Chung KC, Kim HM, Malay S et al；Wrist and Radius Injury Surgical Trial Group：The Wrist and Radius Injury Surgical Trial：12-month outcomes from a multicenter international randomized clinical trial. Plast Reconstr Surg 145：1054e-1066e, 2020

14) Combined Randomised and Observational Study of Surgery for Fractures in the Distal Radius in the Elderly (CROSSFIRE) Study Group；Lawson A, Naylor J, Buchbinder R et al：Plating vs closed reduction for fractures in the distal radius in older patients：a secondary analysis of a randomized clinical trial. JAMA Surg 157：563-571, 2022

ものの，DASH/Quick DASH スコアは早期手術群（2週間以内）で良好であったと報告している（早期群：3ヵ月：12，1年：4 vs 遅延群：3ヵ月：23，1年：21）.

また，Julian ら[18] の15研究（3,061人）の分析では，5つの研究で早期手術群に有利な結果が示され，1週間を超えると慢性痛のリスクが3倍以上となり，合併症増加や手術難易度の上昇が指摘されている．よって，手術治療を選択する場合は1週間以内の実施を検討すべきと考えられる．

方形回内筋の処理について

1. 方形回内筋の温存

Thalhammer ら[19] は標準的掌側アプローチ（48人）と方形回内筋温存アプローチ（43人）を比較する RCT を実施し，6ヵ月時点の Patient-Rated Wrist Evaluation（PRWE）スコアと DASH スコアは標準的掌側アプローチ群で有意に良好であったとしている（PRWE：12.3 vs 18.9，DASH：12.3 vs 19.3）.また，Vivekanantha ら[20] は13研究（1,007骨折）のシステマティックレビューで，DASH/Quick DASH スコアと VAS スコアは術後6週～3ヵ月では方形回内筋温存群が良好だったが，3ヵ月以降は差がなく，合併症にも差はなかったとしている．よって，方形回内筋温存アプローチの長期的な機能予後における優位性は示されておらず，方形回内筋を切離して正確な整復を優先するべきと考える．

2. 方形回内筋の修復

Lamas ら[21] の100人を対象とした RCT では，方形回内筋修復群と非修復群で VAS，ROM，握力，Mayo Wrist Score，Quick DASH スコアに有意差はなく，MRI で全例の方形回内筋浅層の治癒が確認されたことから，修復の臨床的利点は限定的と結論づけられた．一方，Ying ら[22] の7つの RCT（430患者）のメタ解析では，修復群で握力（短期），回内角度（短期），回内筋力（短期・長期）に有意な改善を認めたと報告しており，合併症の予防ではなく回内筋力保持の観点からは修復することが推奨されると考える．

Combined plating

粉砕橈骨遠位端骨折に対して fragment specific に複数の plate を用いて固定する方法が多用され，良好な成績が報告される　方で，異を唱える意見もある．Lundqvist ら[23] は，粉砕を伴う関節内橈骨遠位端骨折150例を対象に，掌側 locking plate 群（75人）と combined plate 群（75人）の比較 RCT を実施し，1年後の評価では，Quick DASH スコア（4.5 vs 12.5）と PRWE スコア（3.5 vs 13.5）が掌側 plate 群で有意に良好で，握力と回内外を除く関節可動域も掌側 plate 群が優れていた．また，手術時間は掌側 plate 群が有意に短く

15) Hustedt JW, Chartrand N, Merrell D et al：The moderating effect of age on patient-reported benefits from operative management of intra-articular distal radius fractures：a meta-regression analysis. J Hand Surg Am 48：1193-1199, 2023

16) Jayaram M, Wu H, Yoon AP et al：Comparison of distal radius fracture outcomes in older adults stratified by chronologic vs physiologic age managed with casting vs surgery. JAMA Netw Open 6：e2255786, 2023

17) Khan S, Persitz J, Shrouder-Henry J et al：Effect of time-to-surgery on distal radius fracture outcomes：a systematic review. J Hand Surg Am 48：435-443, 2023

18) Julian KR, Truong NM, Leversedge C et al：Does time to surgery for distal radius fractures impact clinical and radiographic outcomes? A systematic literature review. Curr Orthop Pract 34：229-235, 2023

19) Thalhammer G, Hruby LA, Dangl T et al：Does the pronator-sparing approach improve functional outcome, compared to a standard volar approach, in volar plating of distal radius fractures? A prospective, randomized controlled trial. J Orthop Traumatol 24：16, 2023

20) Vivekanantha P, Soeder J, Kruse C et al：Pronator quadratus preserving versus pronator quadratus dissecting approaches in volar plate fixation of distal radius fractures：a systematic review of comparative studies. Eur J Orthop Surg Traumatol 34：2289-2302, 2024

21) Lamas C, Arenas J, Almenara M et al：Is pronator quadratus muscle repair required after anterior plate fixation for distal radial fractures? A prospective randomized comparative study. J Hand Surg Eur Vol 49：334-340, 2024

22) Ying L, Cai G, Zhu Z et al：Does pronator quadratus repair affect functional outcome following volar plate fixation of distal radius fractures? A systematic review and meta-analysis. Front Med (Lausanne) 10：992493, 2023

23) Lundqvist E, Fischer P, Wretenberg P et al：Volar locking plate compared with combined plating of AO type C distal radius fractures：a randomized controlled study of 150 cases. J Hand Surg Am 47：813-822, 2022

（53分 vs 85分），放射線学的結果に差はなかったことから，combined plate
固定は掌側 plate のみでは十分な整復固定が得られない症例に限定すべきこと
が示唆された．

関節鏡の使用

　掌側 locking plate を用いた橈骨遠位端骨折の治療に関節鏡を併用すること
の有効性については議論の余地がある．Pérez-Úbeda ら[24] の186 人を対象と
した RCT では，関節鏡併用群と対照群で，患者立脚評価，ROM，CT による
関節面の step off，合併症に有意差は認めず，関節鏡の有用性は関連損傷の診
断能に限定されると報告している．メタ解析に関して，Román-Veas ら[25] の
3 つの RCT 分析では，DASH スコア，ROM，X 線学的結果に有意差なしとし
ている一方で，Shihab ら[26] の 6 研究（280 患者）の分析では，関節鏡併用で
手術時間は延長するものの，術後の step off が有意に改善したと報告してい
る．また，Schmidle ら[27] の 42 人の RCT では，関節鏡下背側関節包デブリド
マンは全体では有意差を認めなかったが，高齢者，重度骨折，長期固定を要す
る患者では有効であったと報告された．

　これらの結果から，**関節鏡は関連損傷の診断には有用である一方，臨床成績
向上への寄与は限定的であり，高度粉砕例における背側関節包デブリドマンの
有用性**については，さらなる検討が必要と考えられる．現時点では関節鏡補助
の骨折観血的手術が臨床成績を向上させるという明確なエビデンスは示されて
いない．

Spanning plate の使用

　高度粉砕した橈骨遠位端骨折に対する一時的背側架橋プレートはこれまでの
創外固定の代替えとして応用され，有効性が報告されている．Esworthy ら[28]
は 13 論文 416 例を検討し，プレート除去までの期間は平均 3.8 ヵ月であるが，
良好な関節可動域が得られ，合併症率も 17％ と許容範囲であったと報告して
いる．Beeres ら[29] の 10 研究（353 患者）でも平均固定期間が 4.5 ヵ月で骨癒
合率 99.4％，良好な関節可動域と機能スコア，acceptable な放射線学的結果を
報告している．Mohamed ら[30] の背側 bridging plate と創外固定の比較 RCT
（各 30 例）では，bridging plate 群で骨癒合が早く（63.6 ± 9.6 日 vs 70.1 ±
12.2 日），3 ヵ月時点での機能評価が優れていたが，12 ヵ月では同等という結果
であった．ただ，合併症率は創外固定群で有意に高く（33.3％ vs 11.5％），臨
床的に bridging plate が有利であったと報告している．

　開放骨折や腫脹など，状況によっては創外固定の使用が有用な場合もある
が，それのみで骨癒合まで目指すのであれば spanning plate を用いるのもよ
い方法であると考える．

24) Pérez-Úbeda MJ, Arribas P, Gimeno García-Andrade MD et al：Adjuvant arthroscopy does not improve the functional outcome of volar locking plate for distal radius fractures：a randomized clinical trial. Arthroscopy 40：305-317, 2024

25) Román-Veas J, Gutiérrez-Espinoza H, Campos-Jara C et al：Arthroscopic assistance in surgical management of distal radius fractures：a systematic review and meta-analysis. J Wrist Surg 13：86-95, 2024

26) Shihab Z, Sivakumar B, Graham D et al：Outcomes of arthroscopic-assisted distal radius fracture volar plating：a meta-analysis. J Hand Surg Am 47：330-340.e1, 2022

27) Schmidle G, Benedikt S, Kastenberger T et al：Arthroscopic debridement of the dorsal capsule in intraarticular distal radius fractures：does it provide superior outcomes? Arch Orthop Trauma Surg 142：691-699, 2022

28) Esworthy GP, Shaji V, Duraku L et al：Bridge plate distraction for complex distal radius fractures：a cohort study and systematic review of the literature. J Wrist Surg 13：282-292, 2023

29) Beeres FJP, van de Wall BJM, Hug U et al：Temporary spanning plate wrist fixation of complex distal radius fractures：a systematic review of 353 patients. Eur J Trauma Emerg Surg 48：1649-1662, 2022

30) Mohamed MA, Abdel-Wanis ME, Said E et al：Dorsal bridge plating versus bridging external fixation for management of complex distal radius fractures. Injury 53：3344-3351, 2022

5. 手　121

合併損傷に対する治療

尺骨遠位部骨折に対する治療

　橈骨遠位端骨折にはしばしば，尺骨遠位端骨折や尺骨頭／頚部骨折を含む尺骨遠位部骨折を合併する．それらの治療について，最近は保存的治療を推奨する報告が増えている．

1．尺骨茎状突起骨折の治療

　Afifi ら[31] は，尺骨茎状突起基部骨折を合併する橈骨遠位端骨折に対して，DRUJ 安定性が得られた患者を橈骨遠位端骨折のみの治療群（Group A：43人）と尺骨茎状突起の tension band wiring 追加群（Group B：43人）に分けた RCT を実施し，平均24ヵ月の最終観察時において，DASH スコア（Group A：6，Group B：6），Modified Mayo Wrist Score（両群87），握力（Group A：88％，Group B：87％）のいずれも有意差を認めず，むしろ尺骨茎状突起固定群では刺激症状（31人），尺骨神経背側枝感覚異常（6人），尺骨茎状突起偽関節（3人）などの合併症を認めたことから，**橈骨遠位端骨折固定後に DRUJ が安定している場合，尺骨茎状突起基部骨折の固定は必須ではないと結論づけている**．

31) Afifi A, Mansour A：Is it necessary to fix basal fractures of the ulnar styloid after anterior plate fixation of distal radius fractures? A randomized controlled trial. J Hand Surg Eur Vol 48：544-550, 2023

2．尺骨頚部／骨頭骨折の治療

　Abdel Khalik ら[32] の尺骨頚部／骨頭骨折に関する17研究（512症例）のメタ解析では，橈骨遠位端骨折を合併する症例（95.9％）について，保存治療群（209例），ORIF 群（237例），Darrah 法群（66例）を比較検討している．この研究では手関節機能はすべての群間で有意差を認めない一方で，合併症率は保存治療群（2.9％）が最も低く，ORIF 群（14.3％）と Darrah 法群（11.8％）で高値であったと報告している．

　よって，尺骨頚部／骨頭骨折も DRUJ の不安定性などがない限り，保存的治療が推奨され，不安定性のある患者では，若年で ORIF を，65歳以上の複雑な症例では Darrah 法も考慮にいれるべきであると考える．

32) Abdel Khalik H, Lameire DL, Kruse C et al：Management of very distal ulna fractures：a systematic review. J Orthop Trauma 37：e274-e281, 2023

SL 靱帯修復の必要性

　Stein ら[33] は，橈骨遠位端骨折の ORIF 時における SL 靱帯修復の有効性について，修復群（71人）と非修復群（57人）を比較した3論文のメタ解析を実施した．1年後の，DASH スコア，手関節掌屈，背屈の効果量はそれぞれ1.74，0.79，−0.28で，修復群で DASH スコアが低く，非修復群で ROM が良好な傾向を認めたが，統計学的有意差は認めなかったと報告している．急性 SL 靱帯損傷に対する手術治療は保存治療と比べて明確な優位性はないものの，両群とも4例ずつに悪化や二次手術を要したことから，悪化要因を適切に見極

33) Stein A, Lalka A, Scott F et al：Is the repair of acute scapholunate injuries associated with distal radius fractures necessary at the time of osteosynthesis? A systematic review and meta-analysis. Hand (N Y) 19：875-884, 2024

122　Ⅱ章　上　肢

めて手術適応を検討すべきと考える.

術後管理

　橈骨遠位端骨折のプレート固定術後の外固定の必要性については議論の余地
がある. Laohaprasitiporn ら[34] は 48 人の術後患者を対象に, 術後外固定なし
群と 2 週間外固定群で RCT を実施し, 術後 3 ヵ月の PRWE スコア, DASH
スコア, 疼痛, 握力, ROM はいずれも経時的に改善し, 両群間に統計学的有
意差を認めなかったと報告している. また, X 線学的所見でも術後外固定な
しでの転位はみられず, 術後の外固定追加は不要と結論づけている.

　また, Ghaddaf ら[35] は 7 つの RCT（509 人）のメタ解析で, 術後固定期間
を 1 週間以下, 2～3 週間, 5～6 週間の 3 グループに分類して比較した. 1 週
間以下と 2～3 週間の固定群は, 5～6 週間固定群と比較して PRWE スコア,
DASH スコアが有意に改善し, 疼痛, 手関節 ROM も有意に改善していた.
これにより, 早期可動化（1 週間以下または 2～3 週間）は, 5～6 週間固定と
比較して短期的には機能改善と疼痛軽減の効果があると結論づけている.

　したがって, 橈骨遠位端骨折のプレート固定術後は, 比較的早期（3 週間以
内）から可動化を開始しても安全であり, 外固定を行う必要性は低いと考えら
れる.

34) Laohaprasitiporn P, Boonchai K, Monteer-arat Y et al：Comparative clinical and radiographic outcomes between early and delayed wrist mobilization after volar fixed-angle plate fixation of distal radius fracture. Sci Rep 12：9648, 2022

35) Ghaddaf AA, Abdulhamid AS, Alomari MS et al：Comparison of immobilization periods following open reduction and internal fixation of distal radius fracture：a systematic review and meta-analysis. J Hand Ther 36：23-32, 2023

5-3. Kienböck 病

久島雄宇[1], 尼子雅敏[2]
[1] 防衛医科大学校 整形外科学講座
[2] 防衛医科大学校病院 リハビリテーション部

最近の研究動向とガイドライン

- Kienböck病は1910年に報告され，Lichtman分類によるStage分類が広く知られている．Stageごとに保存療法から手術加療に至るまでさまざまな治療適応の報告がなされてきたが，大規模なコホート研究や術式間を比較したシステマティックレビューは少なく，いまだに明確な治療アルゴリズムは開発されていない．
- 保存治療の報告では，近年小児や高齢者に有効とする報告も増えてきており，成人とは病態が異なる可能性が示唆され，今後さらなる病態解明が期待される．
- 手術治療では，現在までさまざまな術式が報告され，橈骨短縮骨切り術や血管柄付き骨移植術などの以前報告されてきたものに，改良が重ねられて報告されている．また，近年では自家骨髄血移植治療や関節鏡視下での月状骨減圧術や有頭骨部分短縮骨切り術，血管柄付き豆状骨移植術，人工月状骨置換術などさまざまな新しい術式とその術後成績が報告され，いずれも良好な成績が報告されている．
- Kienböck病，特にLichtman分類StageⅡ～Ⅲに対してさまざまな術式があり，最新の文献においても，どの術式も優れた術後成績が報告されてきた．しかしながら，同一施設や同一術者による各術式間を比較した前向きの大規模な臨床研究の報告はなく，Lichtman分類ごとでの手術方法の最適解はいまだ不明であり，術式選択におけるコンセンサスを得るには，さらなる研究が求められる．

はじめに

Kienböck病は1910年にオーストラリアの放射線科医であるRobert Kienböckにより，月状骨が外傷後もしくは特発的に壊死する月状骨軟化症として初めて報告され，現在ではKienböck病として知られている．月状骨は，手根骨の中央に位置するといった解剖学的特性や，血管の流入が手関節掌側と背側の靱帯付着部に限られることから，一度壊死に陥った月状骨組織は自発的再生が得られにくい．そのため，圧潰が起こり，手根骨全体の並びが崩れるため，手関節機能に大きな影響を与える．

頻　度

2016年の米国のvan Leeuwenらによる報告では，50,171人に及ぶ2003〜2013年のMassachusetts General Hospitalでの手関節または前腕のMRI，CTなどの画像診断レポートを用いた大規模調査において，Kienböck病の頻度は0.27％（138人）と報告された[1]．全体の中で無症状は0.1％，有症状は0.17％であった．過去の報告の中では最大規模の報告である．また，同報告では**無症状患者の平均年齢（平均54歳）は有症状患者（平均43歳）よりも有意に高いことが示されており，Kienböck病が自然経過で治癒する可能性があること**についても言及した．本邦での報告では1991年に清重らが，山形県の65歳以上の520人の単純X線検査による検診で，Kienböck病の頻度は全体で2.5％，男性4.5％，女性1.3％と報告している[2]．また，2015年にTsujimotoらは65歳以上の女性を調査し，頻度は1.2％と報告している[3]．さらに2009年の南アフリカのMennenらによる報告では，1,287人に及ぶ調査において，Kienböck病の頻度は1.9％（23人）であり，発症時の平均年齢は男性49歳，女性46.5歳であると報告した[4]．また，10歳未満のKienböck病はかなり稀で，海外では6歳の報告が最年少であり，本邦では2023年に林原らの8歳の症例報告がある[5]．これまでの教科書などでは一般的に30歳代前後の青壮年期の男性や重労働者に多いといわれてきたが，10歳代や高齢者などでは病態が異なるのではないかという報告も出てきており，今後，年齢別での病態解明や治療方法の選択も課題であると考える．

発症の要因

Kienböck病の病態については諸説あるが，いまだ解明されていないことも多く，結論には至っていない．その発症要因としては，静脈の閉塞からはじまり，静脈閉塞によるうっ血がカルシウムを濃縮させ，高濃度のカルシウムが骨梁に添加骨を形成しつつ壊死が起こり，壊死に陥った骨梁は徐々に吸収され，骨の強度は次第に低下し軟化をきたす．さらに手関節を継続して使用すると，月状骨周囲の軟骨は次第に摩耗し関節症が発生するといった自然経過が報告されている[6]．

2022年にAsfuroğluらはKienböck病患者58例（Lichtman分類Stage I〜IIIa），対照群235例を比較し，単純X線像において，Nattrass index（carpal height/capitate height）低値，ulnar variance height ratio，ulnar minus variance の順に重要度が高いという結果を報告し，これらの画像所見が早期Kienböck病の診断に有用であると考察された[7]．また，2021年に藤田らは，75例のKienböck病患者の手関節単純X線像と79例の健側手関節単純X線像を比較し，**ulnar minus variance は Kienböck 病の発症に関与する可能性が高**

---

1) van Leeuwen WF, Janssen SJ, Ter Meulen DP et al：What is the radiographic prevalence of incidental Kienböck disease? Clin Orthop Relat Res 474：808-813, 2016

2) 清重佳郎，渡辺好博：Kienböck病の疫学．日手会誌8：299-302，1991

3) Tsujimoto R, Maeda J, Abe Y et al：Epidemiology of Kienböck's disease in middle-aged and elderly Japanese women. Orthopedics 38：e14-e18, 2015

4) Mennen U, Sithebe H：The incidence of asymptomatic Kienböck's disease. J Hand Surg Eur Vol 34：348-350, 2009

5) 林原雅子，池田大樹，赤堀圭一 他：8歳男児に発症したキーンベック病の1例．中部整災誌66：189-190，2023

6) 上羽康夫：Kienböck病の成因と治療方針．日手会誌32：853-862，2016

7) Asfuroğlu ZM, Güvenç K, Gümüşoğlu E et al：Order of importance of anatomical risk factors in Kienböck's disease：an artificial neural network study. Hand Surg Rehabil 41：328-333, 2022

いことと，ulnar minus variance かつ月状骨が有頭骨のみならずさらに有鉤骨間に関節面を有する症例（1993 年に Viegas らが報告した type Ⅱ lunate[8]）は有意に Kienböck 病患者で多かったと報告している[9]．これらの報告は MRI だけでなく，単純 X 線像においても早期診断が可能である可能性を示唆し，日常における診察でやはり基本は単純 X 線像，特に正面像による評価が重要であることを再認識させられる有意義な報告である．

MRI による新しい評価システム

2022 年に Ogawa らは T1（プロトン）強調像での新しい grading system を提唱し報告した[10]．Kienböck 病の月状骨は壊死骨であり，一般的には T1・T2 強調像ともに低信号を呈する．しかし，T2 強調像は病期により，うっ血や圧潰が生じて間もない時期には水成分を反映し高信号を呈する時期もある．よって，組織学的な骨壊死状態をよく反映しているのは T1 強調像であったとし，その程度を評価する指標として，月状骨の信号強度をほぼ正常な grade 1 から完全に低下した grade 5 の 5 段階に分類した grading system を提唱した[10]．Kienböck 病患者 31 例を術前後で評価し，MRI 信号強度の改善は，1 年以内に 13 例，1〜2 年後の患者 6 例，2 年以上経過後に 4 例の 23 例（74%）でみられ，悪化した症例はみられなかった．Mayo Wrist Score と MRI の grade は負の相関があり，術前後の評価方法としても有用な可能性があるとしている．

また，2023 年の小川らの報告では，T1 強調像で月状骨に低信号がみられるものの中には別の疾患であるものもあり，例として尺骨突き上げ症候群でみられる月状骨の低信号域は尺骨近位に限局するため（kissing lesion），低信号領域が橈側や遠位に及ぶという点で Kienböck 病とは鑑別が可能であるとしている[11]．

これまで単純 X 線像での Lichtman 分類は有用な評価システムとして知られていたが，MRI の評価システムは明確なものがなかったため，術前後の改善度における画像評価方法としても有用となる可能性があると考える．

保存加療

2022 年に Hwang らは 50 歳以上（平均年齢 62.3 歳）の Kienböck 病患者 27 例（Lichtman 分類 Stage Ⅰ〜Ⅳ）で平均 7.8 年の長期経過観察を行い，VAS は 3.5 から 0.8 へ改善し，単純 X 線像で Lichtman 分類での進行を認めたのは StageⅢa からⅢb へ進行した 1 例のみであったと報告している[12]．また，同様の報告を 2021 年に Lee らが行っており，平均年齢 50.2 歳の Kienböck 病患者 38 例（Lichtmann 分類 StageⅡ，Ⅲa）で保存加療にて経過観察（平均 4.1 年）を行い，32 例（84%）の患者で VAS は改善し可動域は保たれ，単純

8) Viegas SF, Patterson RM, Hokanson JA et al：Wrist anatomy：incidence, distribution, and correlation of anatomic variations, tears, and arthrosis. J Hand Surg Am 18：463-475, 1993

9) 藤田 開，小川 健，岩渕 翔他：手関節単純 X 線での骨形態による Kienböck 病—risk factor の検討—．日手会誌 37：514-518，2021

10) Ogawa T, Ikumi A, Kohyama S et al：Analyzing chronological change in postoperative magnetic resonance imaging results in patients with Kienböck's disease by using an original grading system. Cureus 14：e24178, 2022

11) 小川 健：Kienböck 病の病態について．関節外科 42：845-850，2023

12) Hwang JS, Shim BJ, Li Q et al：The natural history of Kienböck's disease diagnosed at more than 50 years of age. Clin Orthop Surg 14：450-457, 2022

126 Ⅱ章 上 肢

X線像でも月状骨の圧潰の進行は認めなかったと報告している[13].

よって，50歳以上の比較的高齢でのKienböck病患者は，進行期においても疼痛が重度でありADLに支障をきたしている場合などに限り手術加療を行うなど，手術適応を慎重に検討すべきであると筆者も考える.

▶ 手術療法

▌橈骨短縮骨切り術

橈骨短縮骨切り術は，Hultenが指摘・実施したulnar minus varianceをnull varianceにして月状骨へ加わる反復小外傷を是正するniveauoperationに端を発し，1972年に田島が考案した術式である[14]．その効果としては，橈骨尺骨の遠位端の高さを均等にすることではなく，前腕絶対長の短縮により手関節屈筋・伸筋の同時収縮時にかかる長軸圧の軽減を獲得することにあると推定した．その作用を検証する報告としては，1989年に柴田が，サルを用いた実験において，短縮骨切り術後に橈骨月状骨関節の単位面積当たりの応力が減少することを示した[15]．同様にTrumbleらも解剖用屍体を用いた実験より，約2mmの橈骨短縮を行えば，遠位橈尺関節（distal radioulnar joint：DRUJ）への障害や尺骨と手根骨のインピンジメントを生じることなく月状骨の除圧効果が得られることを示しており[16]，実験的にも月状骨への作用が証明された術式である.

近年の報告では，2023年に森谷らが過去の報告をまとめる形で，Lichtman分類の全病期を含んだ対象症例において，85％で機能上の満足すべき改善が得られ，全例でADLや就労に支障がなかったと報告している[17]．特に除痛の効果が大きく，疼痛が消失した症例は68〜89％，重量物や手関節背屈時に疼痛がある症例が11〜16％，時折軽度の疼痛がある症例が16％であった．また，術後の握力は健側比79〜83％であり，従来危惧された握力低下も少ないとしている．10年以上の長期成績でも，Lichtman分類StageⅢbまでの橈骨短縮骨切り術は除痛などの治療効果は長く維持されるという結果をあわせて報告している.

2022年に中台らは，骨硬化や圧潰，手関節の形態異常の有無に関係なく，月状骨が冠状面で完全に分断されるStageⅢcの4例において橈骨短縮骨切り術を施行した結果（平均経過観察期間43.3ヵ月），VASが最終経過観察時には全例で消失し，握力や可動域の改善が得られ，Quick DASHスコアも改善しており，保存加療が無効なStageⅢcに対し有効な術式のひとつであると結論づけている．しかし，月状骨冠状骨折の癒合を獲得できたものは4例中2例であり，骨釘移植を併施したとしても50％しか癒合が得られなかったことから，短縮骨切り術によって月状骨冠状骨折の癒合を獲得するためには血管柄付き骨

13) Lee JH, Son J, Park MJ：Clinical outcomes of patients with Stage Ⅱ and ⅢA Kienböck's disease after undergoing conservative management. Indian J Orthop 56：79-86, 2021

14) 田島達也, 胡 顕宗, 斎藤英彦 他：Kienböck病に対する私たちの前腕骨短縮術の考え方とその成績. 整形外科 28：1560-1565, 1977

15) 柴田 実：Kienböck病に対する前腕骨短縮骨切り術の臨床的ならびに実験的検討. 日整会誌 63：245-261, 1989

16) Trumble T, Glisson RR, Seaber AV et al：A biomechanical com parison of the methods for treating Kienböck's disease. J Hand Surg Am 11：88-93, 1986

17) 森谷浩治：Kienböck病に対する前腕短縮骨切り術. 関節外科 42：851-862, 2023

移植を併施するなどのさらなる工夫が必要であると述べている[18].

筆者らも2023年の日本手外科学会において，骨釘移植を併用した橈骨短縮骨切り術を施行した16例において疼痛・握力・可動域の改善と分節月状骨の癒合が得られ，良好な術後中長期成績（平均経過観察期間：82ヵ月）を報告しており，橈骨短縮骨切り術はulnar minus varianceの症例においては全病期で適応となり，高い除痛効果が得られる有用な術式であると考える.

月状骨減圧術

月状骨減圧術（lunate core decompression）は，月状骨の静脈圧と骨内圧を減少させ血流の改善と疼痛の軽減を図ることを意図した術式である.

2022年にKamraniらは，Lichtman分類StageⅡ～Ⅲb症例における関節鏡視下での月状骨減圧術の成績を，橈骨短縮骨切り術と比較する形で報告している．鏡視下月状骨減圧術の手術手技は，シェーバーで月状骨背側の関節包を切除するとともに滑膜切除を行い，2.5 mmのcutting burrを用いて20°の角度をつけて月状骨掌側の皮質から海綿骨まで掘削するという形で月状骨の減圧を施行した．結果としては鏡視下減圧術群（44例，平均年齢33歳，平均経過観察期間44ヵ月）Quick DASHスコア，VAS，握力，可動域，carpal height ratioについて評価し，減圧術群は全項目で術後有意に改善した．一方，橈骨骨切り術（20例，平均年齢31歳，平均経過観察期間33ヵ月）も握力以外は有意に改善し，ほぼ同等の成績が得られていたが，両術式間での比較では有意差は認められなかった．Lichtman分類での画像上の進行については，減圧術群でStage変化なしが35例（80％），進行が9例（20％），橈骨短縮群でStage変化なしが14例（74％），進行が5例（26％）であった．また，減圧術群のStage別による術後成績はすべての項目で有意差はなく，過去の同一著者でのopenでの減圧術との比較でも術後成績に差はなかったと報告している[19].

減圧術は他術式と比較して，鏡視下で行えればかなり低侵襲であり，同様の報告が今後も蓄積されていけば，StageⅡ～Ⅲb期における有用な術式になると考える.

関節鏡視下有頭骨部分切除術

2024年，Suwannaphisitらは関節鏡視下での部分切除術の手術手技を報告した[20]. **手関節鏡を使用し3.0 mmのカッティングバーを用いて有頭骨近位3 mm部分を切除して月状骨の減圧を行った.** 後療法も，術直後より自動可動域訓練は許可とし，他動可動域訓練は4週からとしている．代表症例の62歳女性，Lichtman分類StageⅢaの症例で先述通り関節鏡視下有頭骨部分切除術を行い，術後5年時で疼痛・可動域・握力・DASHスコア・Patient-Rated Wrist Evaluation（PRWE）スコアはすべて改善して良好な経過が得られたと

18) 中台雅人，森谷浩治，幸田久男 他：Kienböck病 Lichtman分類 stageⅢCに対する橈骨または橈尺骨短縮骨切り術の治療成績．整形外科 73：13-17，2022

19) Kamrani RS, Najafi E, Azizi H et al：Outcomes of arthroscopic lunate core decompression versus radial osteotomy in treatment of Kienböck disease. J Hand Surg Am 47：692.e1-692.e8, 2022

20) Suwannaphisit S, Hasegawa H, Omokawa S et al：Arthroscopic capitate partial resection for Kienböck disease：postoperative outcomes. J Hand Surg Am, 2024. doi：10.1016/j.jhsa.2024.07.023（online ahead of print）

報告している．

　また，2020 年には Arimitsu らが open での同術式の術後成績を報告しており，Kienbock 病 11 症例を対象とし（全例 Lichtman 分類 Stage Ⅲ），術後 2 年の成績では VAS，手関節屈伸可動域，握力は術後に有意に改善したと報告した [21]．

　今後，症例数を増やしての長期成績が待たれるところであるが，非常に低侵襲で，術後固定期間もないため，患者にとってもメリットの大きい術式と考えられ，とても興味深い方法であると思われた．

有頭骨部分短縮骨切り術

　有頭骨短縮骨切り術については 1986 年に Almquist が初めて報告し，83％の患者で月状骨への再灌流と分節化した月状骨の治癒を認めたとした．一方，単なる有頭骨短縮骨切り術では月状骨の除圧は得られるが，舟状骨は短縮後掌屈位をとり舟状有頭骨関節の適合性を変化させ，舟状骨は中手関節内でスムーズに回転しない．そこで有光らは，舟状骨 - 有頭骨および舟状骨 - 大菱形骨 - 小菱形骨間関節の両方の関節を保つために，有頭骨関節面のうち，**舟状骨側関節面は残して月状骨側関節面だけを短縮し，骨切りを行う**有頭骨部分短縮骨切り術を考案した．

　有頭骨部分短縮骨切り術では，舟状骨 - 有頭骨および舟状骨 - 大菱形骨 - 小菱形骨間関節の両方の関節が保たれる．そのため，手根中央関節の動きが良好となり，手関節の運動特性を崩さないことが手根骨間部分固定術や有頭骨短縮骨切り術にはない利点であるとしている．

　2023 年，有光らはこの**有頭骨部分短縮骨切り術**の術後成績について報告した [22]．適応を従来の Lichtman 分類 Stage Ⅲb までから Ⅲc までに拡大し，2001〜2010 年にかけて Stage Ⅲ の Kienböck 病患者 23 人の術後成績を調査した（平均年齢 38 歳，術後平均経過観察期間 48 ヵ月，Stage Ⅲa：14 人，Stage Ⅲb：4 人，Stage Ⅲc：5 人）．臨床スコアは中村の Kienböck スコアを用いて評価し，平均スコアは 23 例中 excellent 11 例，good 11 例，fair 0 例，poor 1 例で，poor の 1 例は Stage Ⅱ の患者で重度疼痛のため，術後 4 年時に月状骨切除術を要していた．**疼痛・可動域・健側握力比のいずれも術後有意な改善を認めた．単純 X 線像では，平均手根高比は 18 人（78％）で変化なく，5 人で低下し，Stahl Index（SI）は 18 人（78％）で変化なく，5 人で低下していた．最終経過観察時の単純 X 線像では，全例で手根中央関節の狭小化や硬化・嚢胞性変化などの変性は認められず，骨切り部の壊死や偽関節も認めなかった．以上から本術式の適応は Stage Ⅲb までは拡大できると結論づけている．**

　また，術式間の比較としては，2023 年に Mazhar らが Lichtman 分類 Stage

21) Arimitsu S, Shimada K, Moritomo H：Lunate fracture healing after partial capitate shortening in Kienböck disease. J Orthop Sci 25：428-434, 2020

22) 有光小百合，森友寿夫：Kienböck 病に対する有頭骨部分短縮骨切り術．関節外科 42：863-869，2023

Ⅱ～Ⅲbに対する橈骨短縮骨切り術とのランダム化比較試験（RCT）を報告している[23]．有頭骨短縮術群（12 例，平均年齢 28.1 歳）と橈骨短縮術群（17 例，平均年齢 31.5 歳）の 2 群で比較し，手術時間は有頭骨短縮術群で平均約 40 分，橈骨短縮術群では平均約 80 分と 2 倍程度の差があり，手術によるコストは橈骨短縮では 9 倍の費用がかかっていた．VAS・握力・DASH・PRWE スコアはすべて両群とも改善していた．以上より，**有頭骨短縮骨切り術が低侵襲・低コストである点から優れている**と結論づけていた．

橈骨遠位端からの有茎血管柄付き骨移植

血管柄付き骨移植は全病期を通じて 10 ％程度の頻度であったが，特に Lichtman 分類 StageⅢA の ulnar plus variance において選択される傾向にあった．

術式間の比較研究として，Afshar らは 4＋5 extensor compartmental artery による血管柄付き骨移植（7 症例）と橈骨短縮骨切り術（9 症例）の治療成績を後ろ向きに調査した[24]．血管柄付き骨移植群の ulnar variance はさまざまであったが，短縮骨切り術群は全例 ulna minus variance の症例であった．術後 5 年以上経過した最終診察時の疼痛，可動域，握力，単純 X 線像所見において 2 群間に有意差は認められず，2 つの術式の術後成績は同等であると結論した．

手関節部背側伸筋区画内を走行する動脈茎を利用した橈骨背側からの血管柄付き骨移植は，1995 年に Mayo clinic より初めて報告され，26 症例に対して施行された同手術は，平均 3 ヵ月の経過観察期間で 92 ％の症例に疼痛改善を認め，握力の回復も良好であったことを示し，MRI でも月状骨の再血行化を示す信号変化を確認でき，X 線像における月状骨の変形を予防したと報告していた[25]．

2022 年に野口らは手術後の X 線像上の月状骨形態変化と疼痛に注目し，Kienböck 病患者 18 例（手術時平均年齢 36 歳，平均経過観察期間：48.1 ヵ月，Lichtman 分類 StageⅡ：3 例，ⅢA：11 例，ⅢB：4 例）で調査を行った．血管柄付き骨移植後の術後除痛率は 78 ％で良好であった．SI の術前と術後 12 ヵ月との変化量が大きい症例に疼痛が残存し，関節症変化が生じていた症例が多かったことから，**SI が術後中期的な疼痛と関節症変化の予測因子となる可能性がある**と結論づけた．このことから，**Kienböck 病において，術後 1 年までの間で月状骨の変形・圧潰が進行しやすく，術後 1 年時点での変形の進行が将来の変形性関節症性変化や疼痛残存のリスク因子になりうる**と報告した[26,27]．

23) Mazhar FN, Motaghi P, Kooshesh MR et al：Comparing the radiologic and functional outcome of radial shortening versus capitate shortening in management of Kienböck's disease. HAND（N Y）18：1120-1128, 2023

24) Afshar A, Eivaziatashbeik K：Long-term clinical and radiological outcomes of radial shortening osteotomy and vascularized bone graft in Kienböck disease. J Hand Surg Am 38：289-296, 2013

25) Moran SL, Cooney WP, Berger RA et al：The use of the 4＋5 extensor compartmental vascularized bone graft for the treatment of Kienböck's disease. J Hand Surg Am 30：50-58, 2005

26) 野口貴志，池口良輔，光澤定己 他：Kienböck 病に対する血管柄付き骨移植後の X 線評価に基づいた予後予測．日手会誌 38：882-885, 2022

27) Noguchi T, Ikeguchi R, Ohta S et al：An amount of change of the Stahl index should be a prediction factor of pain and osteo arthritis induced by Kienböck disease after vascularized bone transfer. J Jpn Soc Surg Hand 38：882-885, 2022

130　Ⅱ章　上　肢

血管柄付き豆状骨移植術

　Kienböck 病に対する血管柄付き豆状骨移植は 1982 年に Saffar らによって初めて報告され，Lichtman 分類 Stage Ⅲの 9 例（平均経過観察期間 2.5 年）に対して，疼痛・可動域の改善が得られたと述べている．

　2023 年に佐伯らは血管柄付き豆状骨移植術の術後成績を報告した[28]．この報告では，**月状骨を摘出し，豆状骨全体を血管柄付きで移植する術式**を対象とした．海綿骨部を露出させるように形成した豆状骨を，血管柄付き骨移植として月状骨を掘削し作製した空間に挿入する術式は除外されていた．Kienböck 病患者 8 例（平均経過観察期間 3.7 年，Lichtman 分類 Stage Ⅲa またはⅢb）について調査し，疼痛は 8 例全例において軽快し，最終経過観察時の握力は健側比で 87％，可動域は健側比で屈曲が 88％，伸展が 63％であり，単純 X 線像評価では術前と最終経過観察時で carpal height ratio および radioscaphoid angle に有意な変化は認められなかった．また，8 例中 5 例（63％）で変形性関節症を認め，移植した豆状骨と有頭骨間で多く認めたが，移植した豆状骨と有鉤骨，三角骨，舟状骨または橈骨間においても MRI において変形性関節症と判断される信号変化を認めた．この要因として，同一著者らの別研究で，MRI の信号変化は，移植された豆状骨と相対する骨とで鏡面像を形成していることを明らかにし，豆状骨とその周囲骨における形状の適合性の低さが関節症性変化の発生に影響していることを報告した[29]．

　以上から，**手関節部における疼痛の軽減が得られ，部分手関節固定術と比較して手関節の運動の損失が少ないことが見込める**ことから，特に **Lichtman 分類 Stage Ⅲa もしくはⅢb における治療方法の選択のひとつとして勧められる**と結論づけた．

自己骨髄液移植治療

　Kienböck 病の低侵襲手術治療として，過去には骨穿孔，創外固定，低出力超音波（low-intensity pulsed ultrasound：LIPUS）などの報告があるが，いずれも効果不十分と結論づけられていた．そのため，Ogawa らはこれらを組み合わせ，さらに**骨髄血移植を追加することで壊死骨の再生が得られるのではないか**という考えから，2005 年に併用治療法を考案し，その結果を報告した[30]．さらに，当初は橈骨から採取した骨髄血を移植骨髄血として用いていたが，その後，腸骨からの骨髄血を移植するように変更した．しかし，どちらの骨髄血を用いても術後臨床成績，画像所見ともに有意な差はなく，間葉系幹細胞以外の要因も月状骨の再生に関与していることが示唆された．

　さらに 2023 年に小川らは最新の術後成績を報告した[31]．2000 年 5 月〜2022 年 1 月までに，Kienböck 病に対して**創外固定と自己骨髄液移植治療を併用**し

28) 佐伯将臣，山本美知郎：Kienböck 病に対する豆状骨移植術―その適応と治療成績について―．関節外科 42：877-882，2023

29) Saeki M, Yamamoto M, Tatebe M et al：Postoperative magnetic resonance imaging following lunate resection and vascularized os pisiform transfer in Kienböck's disease. J Plast Reconstr Aesthet Surg 75：2831-2870, 2022

30) Ogawa T, Ochiai N, Hara Y：Bone marrow from the iliac crest versus from the distal radius for revitalizing the necrotic lunate for Kienböck disease. J Hand Surg Eur Vol 45：299-301, 2020

31) 小川　健：Kienböck 病に対する自己骨髄血移植治療．関節外科 42：883-892，2023

た治療法（術後に全例 LIPUS を使用）を行った 51 例を対象とした（手術時平均年齢：44.0 歳，平均経過観察期間：4.2 年，Lichtman 分類 Stage Ⅱ：12 例，Ⅲa：25 例，Ⅲb：14 例，移植骨髄血：橈骨 24 例，腸骨 27 例）．結果は Mayo Wrist Score で excellent 9 例，good 29 例，fair 8 例，poor 5 例であり，poor 5 例のみ術後に疼痛が改善しなかった．合併症では創外固定ピンの感染は 7 例認めたが，いずれも抜去にて改善したとし，追加手術は Stage Ⅲa と Ⅲb の症例で 1 例ずつ発生し，いずれも部分手関節固定（Graner 法）を行ったと述べていた．単純 X 線像では carpal height ratio はほぼ不変で有意差はなく，SI は有意に低下していた．最終経過観察時単純 X 線像での Lichtman 分類は，術前 Stage Ⅱ は 12 例中 10 例，Stage Ⅲ A は 25 例中 8 例で進行していた．Stage Ⅲ B の 14 例は不変であった．以上から，手術適応について，**Lichtman 分類 Stage Ⅱ はよい適応であり，Stage Ⅲa，Ⅲb においても粉砕や分節化が少ない症例は適応としてよい**と結論づけていた．

　自己骨髄血移植治療は筑波大学およびその関連施設以外からの報告はなく，幅広く周知された方法ではないが基礎研究の裏づけもあり，今後さらに研究が進めば他の骨壊死疾患にも応用できる可能性のある魅力的な治療であると考えられた．

▌手根骨間靱帯を温存した腱球挿入術

　月状骨が分節化した Lichtman 分類 Stage Ⅲc への月状骨温存手術は効果が不十分と考えられており，関節症性変化を伴った Stage Ⅳ とともにサルベージ手術を選択せざるをえないという考えから，Carroll は 1997 年に月状骨を全摘出し腱球で置換する術式を報告した[32]．しかし，追跡調査で，腱球置換では手根骨長の短縮は避けられないことが報告されていた．これに対し，Watson らは部分手関節固定術を追加することで病期の進行を予防できる可能性を報告したが[33]，部分手関節固定による関節可動域制限と橈骨舟状骨関節の関節症性変化の発生が危惧されてきた．そこで岸や岡らは，腸骨片を骨核として腸脛靱帯で包み込むことで，筋腱膜球単体よりも carpal height ratio（CHR）の減少は軽度に抑えられることを報告した[34, 35]．

　さらに **2023 年，四宮らは，月状骨の全摘出術を行わずに可能な限り手根骨間靱帯を温存する手術法を考案して，術後成績を報告した**[36]．2008～2020 年の期間に血管柄付き骨移植での骨癒合が期待できない Lichtman 分類 Stage Ⅲ C もしくは Stage Ⅳ の Kienböck 病患者 7 例に対して，**手根骨間靱帯・関節軟骨温存月状骨部分切除・腱球挿入術**を施行した症例を対象とし，調査した（平均年齢：48.8 歳，平均経過観察期間：5.1 年，Lichtman 分類 Stage Ⅲ C：6 例，Ⅳ：1 例）．結果は，手関節可動域，握力，CHR に術前後で有意差はなく，DASH スコアは 13.6 点であり，疼痛は NRS で術前 7.3 が術後 2.2 へ改善

32）Carroll ER：Long-term review of fascial replacement after excision of the carpal lunate bone. Clin Orthop Relat Res 342：59-63, 1997

33）Watson HK, Ryu J, DiBella A：An approach to Kienböck's disease：triscaphe arthrodesis. J Hand Surg Am 10：179-187, 1985

34）岸　和彦，生田義和，村上恒二 他：Kienböck 病に対する骨核入り筋膜球置換術の経験―けん筋膜球置換術と比較して―. 日手会誌 9：644-647, 1992

35）岡　伸一，生田義和，越智光夫 他：Kienböck 病に対する骨核入り筋膜球置換術の治療成績. 日手会誌 11：811-814, 1995

36）四宮陸雄，砂川　融，徳本真矢：進行期 Kienböck 病に対する手根骨間靱帯を温存した腱球挿入術. 関節外科 42：61-66, 2023

しており，除痛は全例で得られていた．術後平均5年経過時にCHRが低下せず，関節症性変化の明らかな進行がみられていない点が特徴であったとしている．その要因としては，MRIで血流が残存していそうな月状骨は骨接合を施行し可能な限り温存したこと，**手根骨間靱帯に配慮しながら腱球を挿入したことが，圧壊の予防と関節症性変化の進行予防に寄与したもの**と考察していた．また，月状骨の血行は掌側・背側の関節包や靱帯を介して供給されることが解剖学的研究で報告されていることから[37]，手根骨間靱帯を温存することは血流が温存された骨片の骨癒合にも有益である可能性を考察していた．課題としては，有用性を証明するには症例数が少なく，術後5年程度の短期成績であることを挙げていた．

以上の報告からは，これまで報告されてきたサルベージ手術とは異なり，比較的低侵襲かつ，関節固定術よりは手関節可動域を温存しながら，除痛効果得られる点から有用な術式のひとつと考えられる．

舟状骨有頭骨間固定術（scaphocapitate arthrodesis，以下SC固定術）

2024年にDeptulaは変形性手関節症に対するSC固定術のシステマティックレビューを報告した[38]．

舟状骨有頭骨間固定術は，1949年にSutroにより最初に報告され，その後1991年にPisanoがKienböck病に対して初めて行っている．コンセプトは舟状-大菱形-小菱形骨間固定術（scapho-trapezio-trapezoid arthrodesis，以下STT固定術）と同様であり，双方とも除痛や可動域改善が得られ，さらにcarpal collapseやulnar translationの進行防止も目的としている．生体力学的研究においても，橈骨関節面への応力分布は両術式間に差はないと報告されていたが，**SC固定術はSTT固定術と比べると単関節の固定でよいため手技が簡便であり，接触面が広く骨癒合が得られやすい利点**が挙げられていた．

システマティックレビューでは1991〜2022年までの間に18編の論文が報告されており，そのうちの15編の論文はKienböck病に対するもので，3編は舟状骨月状骨間不安定症に対するものであった．術後，VASと握力，DASHスコア，Quick DASHスコア，PRWEスコア，Mayo Wrist Scoreはすべての報告で改善しており，可動域に関しては改善した報告と悪化した報告があり，有意差はなかった．以上から**非サルベージ手術後に悪化した症例に対する術式としては偽関節などの合併症率も低いため有用な方法である**としている．

STT固定術や手関節全固定術よりも合併症が少なく，可動域もある程度温存されるためサルベージ手術としては有用な術式であると考える．

人工月状骨置換術

2024年にHayakawaらは伸筋腱断裂を伴ったKienböck病患者に対して，

37) Bijon C, Saab M, Amouyel T et al : Long-term radiological changes and functional outcomes after proximal row carpectomy : retrospective study with 3 years' minimum follow-up. Orthop Traumatol Surg Res 106 : 1589-1595, 2020

38) Deptula P, McCullough M, Brown T et al : Scaphocapitate arthrodesis for wrist deformities : a systematic review. Plast Reconstr Surg Glob Open 12 : e6205, 2024

人工月状骨置換術を行い良好な短期成績を報告した[39].

人工月状骨は1970年に海外で開発され，過去の報告ではシリコン，チタン，パイロカーボン製などさまざまな製品が開発されたが，シリコンやチタン製の製品は滑膜炎が生じる問題点や，パイロカーボン製の製品は橈側手根屈筋をインプラントに通す必要があり手技が煩雑であることなどから，本邦では使用許可が下りていない．**本邦では1987年に鈴木らが開発したアルミナセラミック製の左右別の解剖学的な構造を有するインプラントのみが使用可能である.**

手術手技については，掌側，背側とも関節包をコの字型に切開し，関節内を展開し，月状骨を摘出後に，人工月状骨にあらかじめ2号の太いナイロンを掌側に2本・背側にも2本通しておき，掌側と背側の関節包と人工月状骨を通しておいた2号ナイロンで縫合して固定する．最後にコの字型に切離してあった関節包を縫合して修復する．**関節包の強固な縫合が脱臼を防ぐ最大のピットフォールとされている.**

過去の鈴木らの報告では，VAS・可動域・握力・CHRの改善が得られ，術後24年経過した症例などにおいても脱臼や感染などの重篤な合併症は生じておらず，良好な成績が報告されている[40]．また，2023年の日本手外科学会や2024年の日本手外科ワークショップにおいても，Kienböck病患者21例（平均年齢：51歳，平均経過観察期間：52ヵ月，Lichtman分類 Stage Ⅲa：16例，Stage Ⅲb：5例）を対象とした**術後成績は，VAS，CHR，Mayo Moified Wrist Score（MMWS）は有意に改善していた.** しかしながら，手関節可動域（屈曲／伸展）の改善はしていたが有意差はなく，その要因としては掌側・背側ともに展開するため侵襲が大きい点が考えられた．

今後も症例数を増やし，長期経過観察は必須であるが，除痛に優れ，CHRが回復したまま悪化する心配のない点が特徴的であり，Lichtman分類 Stage Ⅲで特に月状骨の圧潰・分節化が強い症例では有用な術式ではないかと考えられる．

---

39) Hayakawa K, Suzuki T, Iwamoto T et al：Artificial lunate arthroplasty for Kienböck disease with multiple extensor tendon ruptures. A case report. JBJS Case Connect 13：e23.00147, 2023

40) 鈴木　拓，鈴木克侍，黒岩　宇 他：Kienböck病に対する規格化した人工月状骨置換術の成績．日手会誌 34：91-94, 2017

謝　辞
本稿の作成において，防衛医科大学校 整形外科学講座 市川　武助教に文献収集や論文分析など多大なる貢献をいただいたことを心より深謝申し上げる．

5-4. 手指屈筋腱損傷

森谷浩治
新潟手の外科研究所

最近の研究動向とガイドライン

- 手指屈筋腱損傷の治療においては wide awake local anesthesia with no tourniquet（WALANT）での手術, Manchester short splint（MSS）や relative motion flexion splint（RMFS）を利用した術後療法が一般的になってきている.
- 近位断端の誘導に際しては内視鏡を用いた手術操作が行われはじめている.
- 機能成績や合併症の発生において, 今のところ通常の麻酔と比較して WALANT の利点は認められていないが, 手術費用面に関しては WALANT が優れている.
- 手指屈筋腱損傷の術後療法における MSS や RMFS のエビデンスは限られている.
- 手術合併症を回避するためには術中操作に気を付けるだけでなく, 精神行動障害の既往といった患者背景にも注意しなくてはならない.

治療全般

　20世紀初頭に no man's land といわれていた靭帯性腱鞘内における手指屈筋腱断裂の治療成績は飛躍的に改善しているが, 本外傷は複数の組織が同時に損傷し, それらの相互癒着が不可避であることを踏まえると, **いまなお手外科を専門とするセンターで治療されるべきである**[1]. 元来, 腱縫合は腕神経叢ブロック下に無血野で行われてきたが, 術中に修復した腱の滑走と温存した靭帯性腱鞘の関係が確認できることから, エピネフリン加リドカインを使用した局所浸潤麻酔下に空気止血帯を用いない wide awake local anesthesia with no tourniquet（WALANT）での屈筋腱一次修復術が広まってきている[2]. British Society for Surgery of the Hand（BSSH）の会員を対象とした調査において, 腱縫合で利用されていた麻酔は区域麻酔が60％, 全身麻酔が22％, WALANT が18％であった[3]. その調査では主縫合として56％の医師が 4-strand 縫合を用い, 縫合材料は合成非吸収性モノフィラメント縫合糸が最も利用され（52％）, その縫合糸径は 3-0 が57％, 4-0 が41％を占めていた. 補助縫合は51％の医師が単純連続縫合を実施し, 縫合材料も合成非吸収性モノフィラメント縫合糸

1) Żyluk A, Piotuch B：Management of flexor tendon injuries in the digits：an update. Pol Przegl Chir 95：1-5, 2022

2) Abdelmalek A, McFarlane J：Is releasing pulleys during flexor tendon repair "part and parcel"? Narrative review of the current evidence. Eur J Orthop Surg Traumatol 32：1451-1457, 2022

3) Xue R, Wong J, Imere A et al：Current clinical opinion on surgical approaches and rehabilitation of hand flexor tendon injury-a questionnaire study. Front Med Technol 6：1269861, 2024

（74％）が最多で，縫合糸径は 5-0 が 61％，6-0 が 38％の医師で使用されていた．術後療法としては早期自動運動療法（early active mobilization：EAM）が 84％の医師で選択され，早期他動運動訓練は 15％，固定法は 1％であった[3]．

EAM における運動時の疼痛は訓練の妨げになるだけでなく，臨床結果に悪影響を与える可能性があるため，安静時痛よりも運動時痛の有無を監視するほうが重要となる[4]．現在，EAM は手関節を中間位で固定して手指の完全伸展を避けながら訓練を実施する標準法のほか，手関節を固定せずに中手指節（metacarpophalangeal：MP）関節を 30°屈曲位で手部背側から固定する Manchester short splint（MSS）装着下に自動運動訓練を実施する方法，さらに深指屈筋（flexor digitorum profundus：FDP）腱の四頭馬車効果を利用しようと，屈筋腱縫合を実施した患指の MP 関節を他指に比べて装具で軽度屈曲位に維持しながら自動運動を許可する relative motion flexion splint（RMFS）訓練も実施されるようになってきている[1]．Tobler-Ammann らの MSS を用いて EAM を実施した症例では，術後 13 週から 26 週，52 週にかけて可動域（range of motion：ROM）は絶えず増加し，また患者立脚型評価の改善にも術後経過時間は有意に影響していた[5]．ただし，近位指節間（proximal interphalangeal：PIP）関節の伸展不全は術後 6 週で症例の 75％，術後 1 年で 48％に認められ，どの時期でもこのような ROM の減少は患者不満の主因となり，今後は RMFS 訓練がその改善に寄与するかもしれないと考察されている[5]．

Zone 1 や 2 における手指屈筋腱損傷の修復後に最も頻用されている医療者側評価はオリジナルの Strickland 評価（Strickland 評価）であるが，Renberg らはそれと患者立脚型評価の関係性を調査した[6]．術後 3 ヵ月や 12 ヵ月時点で Quick Disabilities of the Arm, Shoulder and Hand（DASH）や the eight-item patient questionnaire といった患者立脚型評価の成績が悪いと Strickland 評価も有意によくなかった．特に，こわばりがあるという自覚的評価は Strickland 評価で良と可を分けることにつながっており，**患者の立場からすると Strickland 評価は優と良，可と不可の 2 つの結果に区分されるといえる**．以上より，Strickland 評価で良と判定するのに必要な遠位指節間（distal interphalangeal：DIP）関節と PIP 関節の合計 ROM が 120°（健側の 70％）以上になっていることは患者自身の評価にとって大切になる[6]．また，患指だけに着目した Strickland 評価よりも，手の機能を定量化できる 400-points hand test のほうが手指屈筋腱縫合後の手全体の機能を評価しうる[7]．Strickland 評価は判定基準が厳しいため，1985 年に Strickland 自身がその評価法を修正した（修正 Strickland 評価）．それと 400-points hand test の結果にはよい一致が認められ，この点からすると修正 Strickland 評価は Strickland

4) Beckmann-Fries V, Calcagni M, Schrepfer L et al：Relationship between pain, nerve injury and clinical outcomes after flexor tendon injuries in zones 1-2：a retrospective cohort study. Hand Ther 28：60-71, 2023

5) Tobler-Ammann B, Beckmann-Fries V, Calcagni M et al：Outcomes of 218 primary single-finger flexor tendon repairs up to 1 year after surgery：a multicentre cohort study. J Hand Surg Eur Vol 48：911-919, 2023

6) Renberg M, Svingen J, Arner M et al：Patient-reported outcome measures and their association to the original Strickland classification after flexor tendon repair. J Hand Surg Eur Vol 48：661-667, 2023

7) Lozano A, Foisneau A, Touillet A et al：Comparison of the outcomes of flexor tendon repair in zone II using the original and adjusted Strickland scores and the 400-points hand test. J Hand Surg Asian Pac Vol 28：266-272, 2023

136　Ⅱ章　上　肢

評価よりも有益といえる[7].

▶ Zone 1 損傷

Zhu らは zone 1 における FDP 腱損傷に対して，Pennington-modified Kessler 法（4-strand）の単独実施，もしくは 5-0 縫合糸による全周囲腱縫合あるいは 6-0 縫合糸による全周囲腱上膜縫合との併施といった 3 つの異なる修復方法を行い，その治療成績を単一施設の無作為前向き試験で検討した[8].術後 2 年時の総自動運動域（total active motion：TAM）は Pennington-modified Kessler 法単独が有意に補助縫合を加えた 2 群よりも高値であり，再手術率（腱剥離術・再断裂・感染など）に関しては 3 群間で有意差を認めなかったが，検定力が足りないため正確とはいえず，厳密に差がないとはいいきれないと結論づけた[8].

FDP 腱の遠位断端長が極端に短い場合は，爪変形などの問題点から button-on-the nail 法よりも，骨アンカーを用いた再縫着が適している[1].その一方で骨アンカー使用による費用の増加を避けつつ，他の方法と同等の引張強度を有する all-inside 縫合は魅力的な代替手段といえる．Li らの all-inside 縫合を実施した閉鎖性 FDP 腱停止部裂離の 17 例を対象とした後ろ向き症例集積研究において，4 例 24％で合併症が生じていた[9].うち 3 例は縫合糸締結部に関連した末節骨背側の発赤であり，すべて感染予防のために縫合糸の抜去を必要とした．残り 1 例は縫合糸に対する異物反応としての腫瘤を爪下に認めた．さらに，別の 4 例（24％）では爪の隆起がみられたものの，これが外傷や手術に関連しているかどうかは判定できなかった．なお，Strickland 評価で優はなく，良が 5.9％，可が 23.5％，不可が 70.6％であり，DIP 関節の平均 ROM は 25°（0〜55°）であった．全体的に all-inside 縫合実施例の治療成績は良好といえず，また本術式に関連する高い合併症を考慮すると **all-inside 縫合の利点に関してはさらなる検討が必要である**[9].

▶ Zone 2 損傷

Zone 2 における手指屈筋腱断裂では指動脈や神経の損傷を伴いやすく，実際 90.42％の zone 2 FDP 腱断裂は微小外科による処置が併施されていた[10].合併する指動脈・神経損傷を修復しないと屈筋腱一次修復術の臨床成績が不良になりかねないため，手指屈筋腱断裂を治療する外科センターや部門では微小外科による合併損傷の処置も行うべきである[10].

BSSH 会員を対象とした調査で，85％の医師は近位断端の誘導に際して，腱に対する損傷を最小にすることを意識しながら非損傷手技で実施していると回答した[3].その 1 つとして Rizvanoglu らは zone 2 損傷の一次修復術において，近位断端の引き出しを内視鏡下で行った症例（21 例 27 指）と非使用症例

8）Zhu X, Wei H, Zhu H et al：Relative efficacy of three different tendon repairs in complete flexor digitorum profundus laceration in zone Ⅰ：a randomized controlled study. J Orthop Res 41：2322-2328, 2023

9）Li W, Hammert WC：Complications and clinical outcomes following zone Ⅰ flexor tendon repair using all-inside suture fixation. J Hand Surg Am 49：383.e1-383.e6, 2024

10）Pamuk Ç：Is microsurgical experience essential in zone Ⅱ flexor tendon injuries? Jt Dis Relat Surg 34：183-189, 2023

（19 例 25 指）を後ろ向きに比較検討した[11]．DIP 関節および PIP 関節の ROM は鏡視下群 152.3 ± 23.6°，非鏡視下群 134.7 ± 32.1°と有意に鏡視下群が大きく，Strickland 評価も有意に鏡視下群が良好であった．両群ともに再断裂や感染はなかったが，非鏡視下群の 1 例に腱剥離術が実施されていた．盲目的な近位断端の引き出し操作は腱自体を損傷する危険性があり，それを回避すべく皮膚切開を追加しても同部における線維化や腱癒着が惹起され，これらを踏まえると内視鏡を用いた愛護的な近位断端の引き出し操作は腱修復において有用といえる[11]．なお，術後の癒着に関して，zone 2 での FDP 腱一次修復術を 4-strand 縫合と 6-strand 縫合で実施した症例を対象としたランダム化比較臨床試験において有意差は認められていない[12]．

Wang らは健常成人の超音波検査からヤング率と屈筋腱滑走距離を指標として，MP 関節 30°屈曲かつ手関節 0°が zone 2 での術後療法において理想的な固定肢位であると決定した[13]．さらに，その肢位が臨床的に有益か否か調査するため，早期他動運動訓練（Duran 変法）または EAM を行った症例での無作為前向き試験を実施した．握力や TAM，DASH スコアに関して EAM 群は有意に良好であったが，つまみ力や PIP 関節の伸展不全は両群間で有意差を認めなかった．以上より，zone 2 で手指屈筋腱修復を受けた症例には MP 関節 30°屈曲かつ手関節 0°の固定肢位を EAM に組み入れることで，握力や ROM の改善が効果的に高められるといえる[13]．

▶ WALANT

エピネフリン加局所麻酔で除痛と無血術野を獲得する WALANT は，空気止血帯の装着に伴う不快感がないため，屈筋腱損傷治療において一般的に行われるようになってきた[1,14]．Zone 1 または 2 における屈筋腱修復を WALANT で施行し，その術後に EAM を実施した 61 例 67 指を対象とした後ろ向き症例集積研究において，術後に循環障害や創部感染はなかったが，小指 zone 2 損傷の 1 例で術後 3 週に再断裂を認めた（再断裂率：1.5%）[15]．DIP 関節および PIP 関節の合計 ROM の平均は zone 1 で 156.2 ± 3.3°，zone 2 は 143.7 ± 11.4°であり，術後 6 ヵ月以降に 2 例で腱剥離術が施行され，これらの結果はほぼすべてが従来麻酔下で修復された屈筋腱損傷症例の術後成績と同等であった[15]．WALANT と従来麻酔（全身麻酔または静脈内鎮静）で実施した zone 1 または 2 での屈筋腱一次修復術症例を対象とした Townsend らの後ろ向き比較研究からも，WALANT と従来麻酔で ROM や患者立脚型評価を含めた機能成績，再断裂率ならびに腱剥離術を必要とした症例，合併症の発生に関して有意差は認められていない[14]．2024 年に Kammien らは WALANT と従来麻酔で腱修復術が施行された症例を全国規模で調べ，術後 30 日時点での創部合併症や術後 1 年時での再断裂や拘縮に対する再手術，手術費用の結果を報告した[16]．創

11) Rizvanoglu İH, Kucuk U：Comparison of clinical outcomes of endoscope-assisted technique and conventional surgery in zone 2 flexor tendon repair. J Hand Surg Am 48：1161.e1-1161.e8, 2023

12) Heydari MB, Porhesam Y, Karimi Rouzbahani A et al：Comparison of six-strand and four-strand techniques on the repair of injured deep flexor tendons of zone Ⅱ of the hand：a randomized controlled clinical trial. World J Plast Surg 12：34-40, 2023

13) Wang Y, Qian L, Liu ZF et al：Safety and efficacy of ultrasonography of tension after zone Ⅱ flexor tendon repair：a randomized controlled trial. J Hand Ther 36：786-795, 2023

14) Townsend CB, Henry TW, Matzon JL et al：Functional outcomes of flexor tendon repair in the fingers：a comparison of wide-awake local anesthesia no tourniquet versus traditional anesthesia. Hand（N Y）18：635-640, 2023

15) Duru Ç, Yaşar B, Ergani HM et al：Outcomes of wide-awake flexor tendon repairs in 58 fingers and 9 thumbs. J Hand Surg Am 48：734.e1-734.e8, 2023

16) Kammien AJ, Rancu AL, Kim S et al：A nationwide analysis of complications, reoperations and cost of wide-awake flexor tendon repairs. Plast Reconstr Surg 155：301-307, 2025

部合併症や再入院，再断裂または拘縮による再手術において WALANT と従来麻酔で有意差を認めなかったが，**WALANT は手術費用の削減と有意に関連していることが多変量線形回帰分析から確認された**[16]．

WALANT の効果を向上させる試みとして，WALANT と交感神経抑制作用をもつ鎮静薬であるデクスメデトミジンの局所併用に関する二重盲検無作為前向き試験が Alseoudy らによって 2024 年に報告された[17]．手部屈筋腱損傷修復症例を対象としたこの研究から，徐脈や低血圧などの交感神経抑制作用に起因する合併症は認められず，デクスメデトミジンは WALANT の麻酔作用持続時間を有意に増加させることが確認された．しかし，現時点でデクスメデトミジンの局所投与は適用外使用であることには留意すべきである．

▶ 後療法

EAM の訓練内容は多様であり，その効果についての合意形成はいまだなされていない．井部らは，自動屈曲訓練に際して腱滑走抵抗が大きくなる術後 2～3 週は屈曲 ROM の 1/3～2/3 の範囲で行わせる midrange active motion（short-arc active flexion）法を採用し，術後 3 週以内に生ずる PIP 関節の屈曲拘縮に対しては超早期（3 週以内）から動的副子（伸展補助装具）を用いた EAM を実施している[18]．

伸筋腱修復後では手関節を固定しない relative motion splint を使用した訓練が一般的になり，**手指屈筋腱損傷の治療においても同様の RMFS を用いた訓練の報告が増えてきた**[19~21]．ただし，屈筋腱修復後の RMFS 訓練時の手関節固定に関しては研究の不足や臨床実践における推奨事項の一部でもないため，いまのところ手関節は掌屈 20°～背屈 20° の範囲で固定することが望ましい[21]．Shaw らの 2022 年 1 月 7 日時点での論文を対象にした relative motion splint の利用に関するシステマティックレビューにおいて，屈筋腱修復後の報告は後ろ向き症例集積研究の 1 つだけであった[20]．その研究の質はよく，術者自身が最終調査時の計測を行っていたことだけが問題点として挙げられた．Zone 1 損傷 3 例と zone 2 損傷 7 例に対して平均術後 9 日より RMFS を装着させた EAM を実施し，術後平均 25 ヵ月で再断裂や腱剥離術を要した症例はなく，DIP 関節と PIP 関節の平均 TAM は対健側比 86% であった[20]．2023 年に Öksüz らは，zone 1 や 2 損傷に対する一次修復術後 3 週から RMFS を用いた訓練を施行した 14 例の後ろ向き症例集積研究を報告している[19]．再断裂はなく，DIP 関節と PIP 関節の合計 ROM の平均は術後 8 週で 102.5 ± 41.49°，術後 12 週で 123.42 ± 40.94°，術後 16 週で 148 ± 38.18° に改善し，8 例（57%）は DIP 関節や PIP 関節に伸展不全を認めなかった．Newington らの zone 1 または 2 損傷の 18 例を対象とした前向き症例集積研究では，RMFS を用いた訓練が腱縫合術後 1 週のうちから開始されていた[21]．術後 12 週以内の評価にな

17) Alseoudy MM, Abdelkarime EM, Nour K et al : The value of local dexmedetomidine as an adjuvant to ultrasound-guided wide awake local anesthesia no tourniquet（WALANT）in flexor tendon repair surgeries : a randomized controlled trial. BMC Anesthesiol 24 : 120, 2024

18) 井部光滋，越後 歩 : 手指屈筋腱損傷に対する早期自動屈曲・自動伸展法の工夫．日ハンドセラピィ会誌 16 : 45-52，2023

19) Öksüz Ç, Arslan ÖB, Baş CE et al : Early active movement with relative motion flexion splint for the management of zone 1-2 flexor tendon repairs : case series. Physiother Theory Pract 39 : 2420-2426, 2023

20) Shaw AV, Verma Y, Tucker S et al : Relative motion orthoses for early active motion after finger extensor and flexor tendon repairs : a systematic review. J Hand Ther 36 : 332-346, 2023

21) **Newington L, Bamford E, Henry SL : Relative motion flexion following zone I-Ⅲ flexor tendon repair : concepts, evidence and practice. J Hand Ther 36 : 294-301, 2023**

るが，再断裂は2例，腱剥離術を要した症例は1例あり，対健側比の握力は平均72%，Strickland評価での優と良は全体の39%，5°を越えるPIP関節の伸展不全を対象の36%に認めた．現在，屈筋腱損傷修復後のRMFS訓練のエビデンスは限られており，これを補うべくzone 1と2の手指屈筋腱修復症例を対象として，従来の背側スプリントとMSS，RMFSの3種類の装具を比較した多施設無作為前向き試験が英国で始まっている[21]．

不動のために引き起こされた大脳皮質における機能領域の減少や，疼痛に起因する患肢の不使用行動に対応することは大切であり，その対処法のひとつとして感覚信号と運動遂行を増加させて神経の可塑性を促進するmirror therapy（MT）がある．Yalçınらは屈筋腱損傷後に減少した手機能の大脳皮質領域がMTによって再活性化されうるかを，zone 1～5の屈筋腱損傷後，中・長期経過した30例を対象とした無作為前向き比較試験で調査した[22]．通常の術後療法を行った症例とMTを加えた症例（MT群）の間で握力やROM，運動恐怖症に関するスコアに有意差を認めなかったが，MT群は疼痛や患者立脚型評価，自覚的な手機能評価において有意な改善がみられた．このように屈筋腱損傷の術後療法におけるMTの併用は，疼痛や自覚的な手機能の改善に効果があるのかもしれない[22]．

合併症

手指屈筋腱損傷の合併症としては，腱の癒着や弾発，浮き上がり現象，再断裂，関節拘縮，感染を含む手術創関連事項などが挙げられ，またzone 1での爪変形や骨アンカー使用に対する費用の増加，zone 2のFDP腱と浅指屈筋腱間の癒着，zone 3～5での挫滅損傷における癒着は損傷部位からみた合併症となる[23]．BSSH会員の調査では，83%の医師が腱癒着を合併症として挙げ，再断裂（11%）や関節拘縮（5%），感染（2%）がそれに続いた[3]．その調査において，実際に腱癒着は5～20%の症例でみられたと回答されており，再断裂の症例は5%以下と答えた医師が45%，5～10%と答えた医師が45%，15%と答えた医師は10%であった[3]．

2024年にDemersらは全国的保険請求に基づくデータベースを利用して，屈筋腱修復後の腱剥離術の実施とそれに影響した因子について調査した[24]．腱剥離術の実施率は6%であり，ロジスティック回帰分析の結果から**血管損傷の合併や術中の神経損傷，創離開，再断裂および再修復の必要性**が腱癒着に**とって独立した関連因子**になっていた．ただし，患者の年齢や性別，受傷時の神経損傷合併，既存の合併症などは腱剥離術の実施と関係がなかった．2024年にSvingenらはスウェーデンにおける全国的な手外科手術登録をもとに，zone 1や2でのFDP腱および長母指屈筋（flexor pollicis longus：FPL）腱の修復後2年以上における再断裂と精神行動障害（mental and behavioural

22) Yalçın G, Mülkoğlu C, Gülmez S et al：The effect of mirror therapy in the rehabilitation of flexor tendon injuries after primary surgical repair. Hand Surg Rehabil 43：101612, 2024

23) Chen J, Tang JB：Complications of flexor tendon repair. J Hand Surg Eur Vol 49：158-166, 2024

24) Demers AJ, Moran TE, Bustos FP et al：Revision of flexor tendon repair：factors associated with flexor tenolysis. Hand（N Y）19：664-670, 2024

disorder：MBD）の関係性について検討している[25]．抽出された対象は593例717指であり，このうち62例（17.7％）はMBDを有していた．対象の8.2％に再断裂が生じており，その発症の中央値は14日，FPL腱はFDP腱に比べて有意に再断裂が生じていた（オッズ比（OR）：2.5）．また，MBDを有している症例は有してない症例よりも有意に再断裂を発症していた（OR：2.8）．交絡因子を調整した多変量ロジスティック回帰モデルからもMBDを有していることは再断裂に関連しているといえ（OR：3.6），その他の再断裂に関係する因子としては50歳以上（OR：4.3）と男性（OR：2.9）が挙げられた．

25) Svingen J, Arner M：Mental and behavioural disorders increase the risk of tendon rupture after flexor tendon repair in zone Ⅰ and Ⅱ. Hand Ther 29：62-67, 2024

Ⅱ章 上肢

6 末梢神経

6-1. 腕神経叢損傷

佐々木 淳, 坂本相哲
小郡第一総合病院 整形外科

最近の研究動向とガイドライン

● 外傷性腕神経叢損傷（brachial plexus injury：BPI）の治療において，最も優先されるべきものは肘の屈曲機能再建である．この2年においても，これまでと同様に肋間神経，副神経，正中神経，尺骨神経，横隔神経などさまざまなdonor神経による神経交差縫合術や遊離筋肉移植術（free-functioning muscle transplantation：FFMT）による治療成績，手術手技の工夫に関する報告が主体であった．また，横隔神経麻痺，C5神経根の節後損傷診断，神経移行術の成績不良予測などの術前評価に関する報告や，術後の社会復帰・リハビリテーションに関する報告が多い傾向であった．

肘屈曲再建

肘屈曲再建における神経移行術のdonor神経の比較

　外傷性BPIに対する肘屈曲再建は神経交差縫合術が主流であり，肋間神経，副神経，正中神経，尺骨神経，横隔神経などさまざまなdonor神経が使用される．Vernon Leeら[1]は，神経交差縫合術による肘屈曲再建のdonor神経について，64論文1,335例でメタ解析を行った．813人（61％）が上位型BPI，522人（39％）が全型BPIであった．使用されたdonor神経は，副神経，肋間神経（2本または3本），single Oberlin（尺骨神経または正中神経），double Oberlin（尺骨神経＋正中神経），胸背神経，横隔神経などであった．上位型BPIにおける結果は，52件の研究で報告され，肘屈曲力がBritish Medical Research Council（BMRC）Scale M4に回復したのは75％であった．Double Oberlin（尺骨神経＋正中神経）または肋間神経2本の神経移行術は，他の神経移行術（single Oberlin（尺骨神経または正中神経），胸背神経，横隔神経，または他の肋間神経の変法など）と比較して，より高い確率でBMRC Scale M4を達成していた．全型BPIにおける結果は，23件の研究で報告され，肘屈曲力がBMRC Scale M4に回復したのは45％であった．神経移植を併用した副神経移行術が他の神経移行術（肋間神経，横隔神経）と比較して，M4以

1) Vernon Lee CY, Cochrane E, Chew M et al：The effectiveness of different nerve transfers in the restoration of elbow flexion in adults following brachial plexus injury：a systematic review and meta-analysis. J Hand Surg Am 48：236-244, 2023

142　Ⅱ章　上　肢

上の回復を達成する可能性が高かった．しかし，この結果について著者らは，神経移植により2ヵ所の縫合部が生じることや，他のdonor神経と比較して軸索再生距離が長くなることを考えると，理論的に説明するのは難しいとしている．

　また，メタ回帰分析により，上位型BPIでは，受傷から手術までの時間と回復との間に関連性は認められなかったが，全型BPIでは，損傷から神経再生までの期間がM4以上の達成確率と関連していることが示された．**1ヵ月ごとにM4以上の達成確率が7%減少するとしており，全型BPIでは手術時期の遅れは成績不良因子である**と結論づけた．

副神経－筋皮神経移行術と副神経－筋皮神経上腕二頭筋枝移行術における肘屈曲成績の比較

　Pengkedら[2]は，副神経－筋皮神経移行術（MCN群）と副神経－筋皮神経上腕二頭筋枝移行術（NTB群）における肘屈曲の成績を比較した．外傷性全型BPI患者233人を対象とし，MCN群は162人，NTB群は71人であり，肘屈曲の回復の基準はMedical Research Council（MRC）M3以上となったものと定義した．NTB群はMCN群と比較して，回復までの期間が有意に短かった．回復までの期間の中央値は，MCN群で21ヵ月，NTB群で19ヵ月であった．Cox回帰分析の結果，肘屈曲機能回復までの期間が最も短かったのは，NTB群の中でも上腕二頭筋枝を筋皮神経からの分岐部よりも中枢に剥離して神経縫合を行った群（16ヵ月）であった．また，術後24ヵ月時点で肘屈曲がMRC M3以上となったのは，MCN群74.1%，NTB群81.7%であった．しかし，M4以上に回復したのは，NTB群では39.4%であったのに対し，MCN群ではわずか11.1%であった．

　筋皮神経は混合神経であるため，知覚神経への軸索再生が生じ，術後の肘の運動回復を損なう可能性がある．したがって，**純粋な運動神経である上腕二頭筋枝への神経移行は，肘屈曲力の回復において有利である**と結論づけている．

肘屈曲再建，肩再建における横隔神経移行術

　Vyas[3]らは，横隔神経移行術による筋皮神経，肩甲上神経再建の成績を報告した．対象は，外傷性BPI患者18人で，全型15例，C5-7型3例であった．横隔神経－筋皮神経移行術による肘屈曲再建が15例に行われ，全型14例，C5-7型1例であった．横隔神経－肩甲上神経移行術による肩再建が3例に行われ，2例はC5-7型でOberlin法が同時に行われ，1例は全型で副神経－筋皮神経上腕二頭筋枝移行術が併用された．肘屈曲再建が行われた15人中12人（80%）がMRC M3以上の回復を示した．肩再建が行われた患者すべてで外転M3以上の回復を示した．術後に有症状の呼吸機能低下は認めず，術後1

2) Pengked K, Laohaprasitiporn P, Monteerarat Y et al：Effect of shorter nerve graft and selective motor branch of recipient nerve on nerve transfer surgery for elbow flexion in patients with brachial plexus injury. J Neurosurg 139：1405-1411, 2023

3) Vyas AK, Gupta A, Dhanjani B et al：Functional outcome following phrenic nerve transfer in brachial plexus injury. J Hand Microsurg 16；100029, 2024

年で日常生活や 1 km のランニングで息切れを訴えた患者はいなかったとした．著者らは，高振幅，高密度，リズミカルな放電といった横隔神経の特性は，運動機能の回復と最終的な筋力の獲得に役立つとしている．

遊離血管茎付き尺骨神経移植による正中神経再建の長期成績

Lin ら[4] は，全型 BPI に対して，遊離血管茎付き尺骨神経移植（vascularized ulnar nerve graft：VUNG）を使用して正中神経および筋皮神経の再建を行った 118 症例の長期成績について報告した．Donor 神経は C5 神経根（C5 root：C5）25 例，対側 C7 神経根（contralateral C7 root：CC7）93 例，recipient 神経は正中神経（MN）単独（one target），または筋皮神経と正中神経（MCN ＋ MN）（two targets）のいずれかであり，これらに基づいて 4 つのサブグループに分けられた（C5-MN 群 9 例，C5-MCN ＋ MN 16 例，CC7-MN 33 例，CC7-MCN ＋ MN 60 例）．また，one target 群では肋間神経または C6 を donor 神経とした筋皮神経再建術が追加された．指屈曲に関して，神経移植後の MRC には 4 群間で有意差はみられなかった．CC7 を donor 神経とした症例では，MN 単独群（MRC 1.8 ± 0.9）が MN ＋ MCN 群（MRC 1.5 ± 0.6）よりも，指の屈曲が有意に良好であった（p ＝ 0.02）．肘屈曲に関しては，最も良好な結果が得られたのは，C5-MCN ＋ MN 群（MRC 3.5 ± 0.8）であり，最も悪かったのは CC7-MCN ＋ MN 群（MRC 2.9 ± 1.0）であった（p ＝ 0.023）．MRC M3 に到達するまでの平均時間には有意差があり，肋間神経 – 筋皮神経（ICN-MCN）移行群が最も短期間（24.0 ± 15.3ヵ月）で達成しており，CC7-MCN ＋ MN 群が最も長期間（33.5 ± 18.7ヵ月）を要した．

著者らは，以下のように結論している．VUNG を併用した C5 または CC7 移行術による指屈曲および手の知覚再建は，全型 BPI の治療において非常に有効な手段である．同側の C5 を使用して MCN と MN を再建することは，肘と指の十分な屈曲を回復させるための戦略上，最も効率的な方法である可能性があり，CC7 は ICN-MCN 移行術を併用して，MN 単独の再建を行うのに適している．

ただし，この文献では順序尺度である MRC grade に平均値を算出して統計処理を行っており，結果の解釈には注意を要する．また，Chia ら[5] は，C56 型，C567 型の上位型麻痺に対し，肘屈曲再建目的に行った Oberlin 法と肋間神経移行術の成績を比較した際，筋力評価に MRC と KINCOM dynamometer による定量的筋力計測を用いたが，両者の結果には相関がなく，MRC による筋力評価の信頼性の低さを述べている．

肋間神経 – 筋皮神経移行術による肘屈曲再建における肋間神経の延長方法

Das ら[6] は，donor 神経としての肋間神経の延長法について報告した．肋骨

4) Lin JA, Lu JC, Chang TN et al：Long-term outcome of 118 acute total brachial plexus injury patients using free vascularized ulnar nerve graft to innervate the median nerve. J Reconstr Microsurg 39：279-287, 2023

5) Chia DSY, Doi K, Hattori Y et al：Elbow flexion strength and contractile activity after partial ulnar nerve or intercostal nerve transfers for brachial plexus injuries. J Hand Surg Eur Vol 45：818-826, 2020

6) Das KK, Joseph J, Gosal JS et al："Undercutting of the corresponding rib"：a novel technique of increasing the length of donor in intercostal to musculocutaneous nerve transfer in brachial plexus injury. Br J Neurosurg 37：453-456, 2023

の下縁 1/3 を 1.5~2 cm ほど切り込み，骨切りをした肋骨部分に骨蝋を塗布して滑らかにしたのち，肋間溝から神経を移動させている．これにより，肋間神経の長さが平均 1.5~2 cm 増加したとしている．特定の状況下では，肋骨の一部を切除することが，緊張のない神経縫合のために効果的であると結論づけている．

肋間神経－筋皮神経移行術による肘屈曲再建におけるサイズ不適合時の落合法

Iwabuchi ら[7]は，落合法を用いて肋間神経から筋皮神経への神経移行術による肘屈曲再建の術後成績を報告した．対象は BPI 38 例で，手術時の平均年齢は 28（16~52）歳，受傷から手術までの平均期間は 94（51~172）日であった．Donor 神経の数は，2 本 29 例，3 本 6 例，4 本 1 例であった．最終的な追跡調査（平均 56（24~120）ヵ月）では，上腕二頭筋の筋力（MRC）は 30 例で M3 以上，24 例で M4 以上であった．M3 以上の症例の抗重力下での肘自動屈曲可動域は平均 128°であった．

落合法の最も重要な利点は，より小さい donor 神経の神経束がより大きい recipient 神経の中心に集められ，神経上膜スカートで覆われることで，軸索再生の損失を最小限に抑えられることであるとしている．この方法は，あらゆるサイズが不適合な神経移行術に用いることができ，効果的な運動機能の回復につながる可能性があると結論づけている．

上腕三頭筋移行術による肘屈曲再建

Weber ら[8,9]は，上腕三頭筋の上腕二頭筋への腱移行術を行った 12 例の治療成績を報告した．6 例は神経移植または神経移行術に失敗し，上腕二頭筋の modified BMRC（mBMRC）2 以下であった．2 例は薄筋 FFMT に失敗していた．5 例は，血管損傷または FFMT のための donor 神経が不足していたため，二次的な FFMT の適応にならなかった．術前の上腕三頭筋筋力について，4 例は，上腕三頭筋の筋電図は正常で，筋力も十分（mBMRC 5）であった．8 例は筋電図に異常があり，上腕三頭筋を含めた損傷が示されたが，その後回復が認められ，筋力は mBMRC 4 まで回復した．上腕三頭筋の固定方法は，上腕三頭筋腱を上腕二頭筋腱に縫合する pulvertaft 法が 3 例，ボタンによる橈骨への腱固定が 9 例であった．

12 例のうち 9 例が肘屈曲 mBMRC 3 以上を達成し，そのうち 5 例が mBMRC 4 を達成した．M3 以上の症例の自動屈曲は平均 119°であった．3 例は肘屈曲 mBMRC 2 という不満足な結果であった．以前に手術を受けていない症例では，平均 127.5°の可動域を達成し，mBMRC 3 以上であったのに対して，以前に手術（神経移植，神経移行または FFMT）を受けた患者では，平

7) Iwabuchi S, Hara Y, Yoshii Y et al：A favourable suture method for size-mismatched nerve transfer：a case series of intercostal-to-musculocutaneous nerve transfer for brachial plexus injury. J Hand Surg Eur Vol 49：267-269, 2024

8) Weber MB, Wu KY, Spinner RJ et al：Triceps-to-biceps tendon transfer for restoration of elbow flexion in brachial plexus injury. J Hand Surg Am, 2023. doi：10.1016/j.jhsa.2023.06.020（online ahead of print）

9) Weber MB, Townsley SH, Bishop AT et al：Triceps-to-biceps tendon transfer technique for restoration of elbow flexion in adult brachial plexus injury. Tech Hand Up Extrem Surg 28：214-223, 2024

均可動域は 95.0°で，8 例中 5 例が mBMRC 3 以上を達成した．術前の上腕三頭筋筋力，受傷からの期間，年齢，BMI，利き腕，および固定術式は，成績に影響を及ぼさなかったとしている．

筋腱移行術による肘屈曲再建法には，Steindler 法，大胸筋移行術，広背筋移行術などがあるが，上腕三頭筋から上腕二頭筋への腱移行術は，上腕三頭筋の機能が保たれ，十分な筋力がある症例にとっての選択肢のひとつであると考えられる．

Donor 神経が不足している場合の神経移植術による横隔神経延長後の二期的遊離筋肉移植術

遊離筋肉移植術の donor 神経は副神経，肋間神経が選択されることが多い．しかし，副神経損傷や多発肋骨骨折の合併により，これらの donor 神経が使用できない場合がある．Zavala ら[10] は，自家神経移植術による横隔神経の延長後に二期的で施行した薄筋 FFMT について報告した．2007〜2018 年の間に実施された 682 例の腕神経叢手術のうち，149 例で薄筋 FFMT が行われた．断裂した脊髄神経，橈骨神経，副神経，肋間神経が donor 神経として使用されたものは 140 例，横隔神経を延長したのちに donor 神経として使用されたものが 9 例であった．分娩麻痺 6 例，急性弛緩性脊髄炎 2 例，BPI 1 例であった．1 回目の手術では鎖骨上窩で横隔神経に腓腹神経を縫合したのち，遠位断端を三角筋胸筋溝または上腕二頭筋に固定した．Tinel 徴候（痛みと一過性の呼吸困難が誘発されれば陽性）が遠位まで達した時点で（通常は術後 1 年），2 回目の手術として薄筋 FFMT が行われた．再建の目標は，4 例で指の伸展，3 例で指の屈曲，1 例で肘の伸展，1 例で肘の屈曲であった．術前評価と比較すると，すべての症例で筋力の改善がみられた．

著者らは，donor 神経が少ない症例における筋力を増強する最後の再建オプションのひとつとして，横隔神経延長後の二期的薄筋 FFMT は有用である可能性があるとしている．

10) Zavala A, Chuieng-Yi Lu J, Zelenski NA et al：Staged phrenic nerve elongation and free functional gracilis muscle transplantation - a possible option for late reconstruction in chronic brachial plexus injury. J Hand Surg Am 48：1058.e1-1058.e9, 2023

▶ 肩再建

副神経 – 肩甲上神経移行術における前方・後方アプローチの比較

Singh ら[11] は，副神経 – 肩甲上神経移行術における前方，後方アプローチでの治療成績について，肩の外転と外旋筋力および可動域の観点から比較した．MRC M3 以上の筋力は良好な回復，M2 以下は不良な回復とした．神経移行術を受けた 30 症例，前方アプローチ群（A 群），後方アプローチ群（B 群）ともに 15 例ずつであった．A 群は 4〜35 歳（平均 20.5 ± 8.7 歳），B 群は 5〜29 歳（平均 19 ± 6.6 歳）であった．A 群は，C5-7 型 8 例，全型 7 例，B

11) Singh VK, Haq A, Kumari A et al：Spinal accessory to suprascapular nerve transfer in traumatic brachial plexus injury：a comparative study of shoulder recovery outcomes in the anterior versus posterior approach and surgeons' preference. World Neurosurg 189：e970-e976, 2024

146　II章　上　肢

群は C5-7 型 9 例，全型 6 例であった．

　肩外転筋は，A 群では M4 2 例，M3 10 例，M2 3 例，平均可動域 59.6°，B 群では M4 4 例，M3 8 例，M2 2 例，M1 1 例，平均可動域 65.2° であった．肩外旋は，A 群では M2 6 例，M0 9 例，平均可動域 16.2° であったのに対し，B 群では M3 4 例，M2 7 例，M0 4 例，平均可動域 25.1° であった．2 群を比較すると，**外旋筋力において，後方アプローチ群に有意な回復が認められた**（Mann-Whitney U value 57.5，p = 0.02）．

　また，執刀した外科医へのアンケートにて，副神経の展開の速さは両アプローチで同等であったが，後方アプローチでは肩甲上神経の展開が速く，棘上筋の電気刺激による収縮の確認が可能であり，外科医は前方アプローチよりも後方アプローチを好んだとしている．

上腕骨外旋骨切り術による肩関節外旋再建

　神経移植，神経移行術以外の肩関節再建法として，対側僧帽筋移行術が有用であるが，肩関節の拘縮を伴う場合には適応にならないことがある．Madhusudhan ら[12] は，成人 BPI に対する上腕骨外旋骨切り術の成績を報告している．対象は 19 例で，術前評価にて全例，肩の自動外旋が不可で他動外旋も制限されていたが，肘屈曲は M3 まで回復していた．骨切り術後 6 ヵ月で，全例骨癒合が確認された．すべての患者が安静時で 15～20° の外旋位を獲得し，体幹の正中に手が届き，内旋の喪失を訴える症例はなかった．上腕骨外旋骨切り術は，四肢をよりよい審美的および機能的な位置に置くためのシンプルで効果的な処置であるとしている．

▶ 神経移行術の術後成績不良因子

年齢と神経移行術成績の関係

　近年，年齢の高い患者の BPI が増加しており，高年齢層に対する神経移行術を行う頻度が増えている．Socolovsky ら[13] は，神経移行後の脳の可塑性と年齢の関係を解明するために，分娩麻痺と外傷性 BPI の可塑性評価尺度（plasticity grading scale：PGS）を比較した．PGS は 4 段階の評価尺度で，garde 1：no plasticity，grade 2：poor plasticity，grade 3：good plasticity，grade4：excellent plasticity と定義される．対象は，C5-6 型，C5-7 型の分娩麻痺および外傷性 BPI に対して，尺骨神経または正中神経の筋皮神経への移行術による肘屈曲再建を行った 66 症例で，分娩麻痺 22 例，外傷性 BPI 44 例であった．分娩麻痺症例の平均年齢は 10 ヵ月（中央値 10，範囲 3～23）であったのに対し，外傷性 BPI 症例の平均年齢は 30.2 歳（中央値 28，範囲 3～67）であった．PGS は，分娩麻痺症例のほうが外傷性 BPI 症例よりも統計

12) Madhusudhan NC, Bhardwaj P, Varadharajan V et al：Role of external rotation osteotomy of the humerus in patients with brachial plexus injury. J Hand Surg Asian Pac Vol 27：881-888, 2022

13) Socolovsky M, Lovaglio A, Bonilla G et al：Brain plasticity and age after restoring elbow flexion with distal nerve transfers in neonatal brachial plexus palsy and non-neonatal traumatic brachial plexus injury using the plasticity grading scale. J Neurosurg 139：1568-1575, 2023

的に高かった. 最終フォローアップ時に PGS grade 4 を達成したのは, 分娩麻痺症例では 100％ であったのに対し, 外傷性 BPI 症例ではわずか 47.7％ であった. **年齢の高い患者では, 尺骨神経または正中神経の筋皮神経への移行術後の肘屈曲には, 手関節の屈曲を同時に行う必要がある可能性がある.**

Sharma ら[14] は, 神経移行術を受けた上位型 BPI 17 症例を分析し, 臨床結果, 患者立脚型アウトカム, 神経生理学的結果を年齢と相関させた. 症例は, 18〜40 歳までの A 群, 40 歳以上の B 群に分けられた. A 群の患者 10 人の平均年齢は 26.6 ± 2.95 歳であり, B 群の 7 人の患者の平均年齢は 44.7 ± 13.25 歳であった. 神経移行術は, 副神経 – 肩甲上神経交差縫合術, Oberlin 法, Somsak 法が行われた. 12ヵ月の追跡期間終了時点での肘屈曲は, A 群の 7 例 (70％) で MRC M4, 3 例 (30％) で M3, B 群の 3 例 (43％) で M3 を達成しており, 両群間で肘屈曲力に統計的に有意な差が認められた. 肩外転に関しては, A 群の 2 例 (20％) で M4, 8 例 (80％) で M3, B 群の 3 例 (43％) で M3, 2 例 (29％) で M2, 2 例 (29％) で M1 であり, 両群間に統計的に有意な差が認められた. また, VAS, DASH score, 上腕二頭筋の筋活動電位にも, 両群間で統計的に有意な差が認められた. 著者らは, **本研究にて年齢と肘の屈曲および肩の外転筋力との間に逆相関関係があることを明らかにした.**

神経移行術の予後予測

Neti ら[15] は, BPI 患者における神経移行術後 2 年間の肘屈曲の成績不良因子を検討し, 予後予測モデルを作成した. BMI ≧ 23 kg/m², 喫煙, 全型損傷, donor 神経, 上肢骨折の合併, 同側の血管損傷の合併をスコア化し, 0〜4 点は低リスク群 (失敗率 10％未満), 4.5〜7 点は中程度リスク群 (失敗率 10％〜30％), 7.5〜10 点は高リスク群 (失敗率 30％〜67％), 10 点以上は超高リスク群 (失敗率 67％以上) とした.

▶ 手指再建

Single-stage free functioning gracilis muscle transfer による把握機能再建

BPI における手指機能再建は最も難しい治療のひとつであり, 本邦では土井らが提唱した double free functioning muscle transfer が行われている. Maldonado ら[16] は, single-stage free functioning gracilis muscle transfer (gracilis SSFFMT) 後の手の把握能力の結果を分析した. 対象は gracilis SSFFMT を受けた全型 BPI 27 例, donor 神経は肋間神経が 26 例 (2 本が 22 例, 3 本が 3 例, 4 本が 1 例), 副神経が 1 例であった. 指の屈曲について, grade 0：自動屈曲が全くない, grade 1：自動屈曲はないが筋肉が収縮している, grade 2：自動屈曲が可能の 3 段階で評価した. 結果は, grade 2 が 20 例

14) Sharma R, Gaba S, Modi M：Age correlation in upper brachial plexus injury patients undergoing nerve transfer surgeries. Brain Spine 2：101695, 2022

15) Neti N, Laohaprasitiporn P, Monteerarat Y et al：Risk prediction model for unsuccessful elbow flexion recovery after nerve transfer surgery in patients with brachial plexus injury. J Neurosurg 139：212-221, 2022

16) Maldonado AA, Poppler L, Loosbrock Rn MF et al：Restoration of grasp after single-stage free functioning gracilis muscle transfer in traumatic adult pan-brachial plexus injury. Plast Reconstr Surg 151：133-142, 2023

（74％），grade 0 または 1 が 7 例（26％）であった．また，24 例の患者が ADL における手の機能に関する質問に回答し，6 例（25％）は日常の活動に役立つと評価し，18 例（75％）は役立たないと評価した．著者らは，これらの患者の手の機能を改善するには，さらなる研究と調査が必要であると結論づけている．

下位型 BPI における腱移行術による手指再建

Kummari ら[17]は，下位型（C8-T1）BPI に対する腕橈骨筋 – 長母指屈筋，上腕二頭筋 – 深指屈筋移行による手指屈曲再建を報告している．対象は 3 例で，上腕二頭筋 – 深指屈筋移行には大腿筋膜を graft として使用した．全例 MRC grade M4 の手指屈曲を回復し，指尖手掌距離が 1 cm 未満の良好な把持機能を獲得したとしている．

▶ 術前評価

横隔神経麻痺の術前診断

横隔神経麻痺の術前診断は，胸部 X 線撮影，呼吸機能検査，電気生理学検査などで行われることが多い．Crowe ら[18]は，横隔神経麻痺に関する吸気 – 呼気胸部 X 線撮影の診断精度を，術中の横隔神経直接刺激と比較評価した．外傷性 BPI 253 例において，術中に横隔神経を同定し評価した．66 例において，横隔神経を刺激しても横隔膜半側の収縮は得られず，全体の損傷有病率は 26％であった．このうち，237 例が術前に吸気 – 呼気胸部 X 線撮影を受けていた．194 例が正しく診断され，41 例が真陽性，153 例が真陰性であった．43 例が誤って診断され，11 例が偽陽性，32 例が偽陰性であり，感度 56％，特異度 93％，診断精度 82％であった．著者らは，**吸気 – 呼気胸部 X 線撮影法は横隔神経損傷の検出に高い特異性があるものの，偽陰性が多いことから，スクリーニングには使用すべきでない**としている．

C5 神経根の節後損傷診断

外傷性 BPI において，C5 神経根を donor 神経として使用できるかどうかは，機能再建の計画を立てるうえで極めて重要である．Wu ら[19]は，C5 神経根の節後損傷に関する術前評価スコアの正確性について，術中所見と比較して検討した．このスコアは，C5 神経根 tinel test，CT ミエログラムで C5 神経根の損傷の有無，横隔膜半側挙上の有無，中頚部傍脊柱筋の fibrillation の有無という 4 つの因子で成り立っており，0～100 点でスコア化され，点数が高いほど C5 神経根の損傷がない確率が高いというものである．その結果，術前評価スコアは C5 神経根の節後損傷について高い予測値を示し，**正確度は**

17) Kummari VK, Bhardwaj P, Varadharajan V et al：Restoration of hand function in isolated lower brachial plexus injury with brachioradialis to flexor pollicis longus and biceps to flexor digitorum profundus transfer. J Hand Surg Asian Pac Vol 27：599-606, 2022

18) Crowe CS, Pulos N, Spinner RJ et al：The diagnostic utility of inspiratory-expiratory radiography for the assessment of phrenic nerve palsy associated with brachial plexus injury. Acta Neurochir（Wien）165：2589-2596, 2023

19) Wu KY, Lee EY, Loosbrock MF et al：Validation of the root analysis score for C5 viability in patients with pan-brachial plexus injury. J Hand Surg Am 49：526-531, 2024

82.5％，C 統計量は 0.87 であった．スコアが 50 以下の患者では，C5 神経根の展開の必要性について，受診のタイミングや併発した損傷などの患者要因を考慮しながら慎重に検討すべきであるとしている．

　本論文では C5 神経根より分岐する長胸神経麻痺の有無について触れられていない．我々は，shoulder protraction test，Shimoe ら[20] の dynamic shoulder Xp を用いて前鋸筋，長胸神経麻痺の有無を評価し，C5 神経根損傷の診断の参考に使用している．また，C5 神経根 tinel test，C5 領域の知覚を繰り返し評価し，これらの経時的変化，および Doi ら[21] の 3-D T2-SPACE techniques を用いた MRI による神経根糸の画像所見から，総合的に C5 神経根の節前損傷（修復が可能かどうか）について評価を行っている．

▶ 手術時期

早期手術の有用性

　BPI の手術時期は，明らかな引き抜き損傷でない場合，神経回復の有無を確認するために通常は受傷後 3 ヵ月以降になることが多い．Groen ら[22] は，2009 年より，重度の BPI 患者に対して，受傷後 2 週間以内に手術を行う治療アルゴリズムを採用している．C5-8 型，全型，MRI で 1 つ以上の神経根の引き抜きが確認された C5-6 または C5-7 型の患者が含まれるが，患者の循環・呼吸状態が安定しており，骨折が適切に処置されていることを前提条件としている．全型に神経移植術を行った患者の術後 2 年の上腕二頭筋の筋力を評価した結果，MRC M4 の良好な結果は早期に外科的治療を受けた患者でより多くみられ，2 週間以内に手術を受けた患者では，移植神経の長さがより短かったとしている．

　著者らは，早期手術の利点について，①外傷後 1 週間以内に手術を行う場合，瘢痕化がまだ起こっていないため，剥離が容易で遠位神経断端の可動性がよく，その結果，神経の欠損が小さくなり移植片も短くなる，②手術を 3 日以内に行うと，遠位断端に直接電気刺激を与えることが可能になり，遠位断端の特定が容易で遠位の標的を正確に定めることができる，③受傷からの期間が短いと，近位神経，遠位神経および標的筋肉における変性が少なくなる，④早期に診断することで患者の不安が軽減し，より適切なリハビリテーションが可能になる，と述べている．

20) Shimoe T, Doi K, Madura T et al：Analysis of shoulder abduction by dynamic shoulder radiograph following suprascapular nerve repair in brachial plexus injury. J Orthop Sci 22：840-845, 2017

21) Doi K, Marei AE, Hattori Y et al：Diagnostic accuracy of magnetic resonance imaging with 3-dimensional T2-SPACE techniques for preganglionic injury of the brachial plexus. J Hand Surg Am 47：953-961, 2022

22) Groen JL, Pondaag W, Malessy MJA：Early grafting in severe adult traumatic brachial plexus injury. Neurosurg Focus Video 8：V13, 2023

Ⅱ章 上肢
6 末梢神経

6-2. 上肢における絞扼性神経障害

栗本 秀
トヨタ記念病院 整形外科

最近の研究動向とガイドライン

- 絞扼性神経障害の病態についてはいまだに十分に解明されていない．近年，アミロイドーシスと手根管症候群との関係に関する報告が増加している．心アミロイドーシスの早期診断，早期治療介入は極めて重要である．腱滑膜検体のアミロイド陽性率の高さや治療に対する潜在的価値を考えると，疑いのある手根管症候群患者からは積極的に滑膜生検を行うことが支持される．アミロイドーシスの早期発見や治療機会の提供も，末梢神経外科医の重要な役割となる．
- 手根管症候群や肘部管症候群などの絞扼性神経障害の診断に用いられる身体所見や検査は数多く存在するが，どの方法も単独で診断に用いることは推奨されていない．ゴールデンスタンダードとなるような診断基準も存在していない．手根管症候群の治療や診断指針となりうるものに，本邦の日本神経治療学会が監修した「標準的神経治療：手根管症候群」，米国の「The American Academy of Orthopaedic Surgeons Evidence-Based Clinical Practice Guideline on：Management of Carpal Tunnel Syndrome」（AAOSガイドライン）などがある．
- 臨床的評価や電気生理学的検査に加えて，超音波検査の診断ツールとしての役割が重要性を増している．新しい超音波技術が開発されているものの，その臨床的な使用や実現可能性についてはさらなる研究が必要である．機械学習や深層学習を活用した画像診断技術は，絞扼性神経障害の診断において革命をもたらす可能性がある．
- 注射療法に関しては，ステロイド注射の作用機序や有効性に加え，さまざまな薬剤を用いた手根管内注射に関する報告が増加している．メタ解析も多数行われ，その有効性が明らかになりつつある．
- 上肢における絞扼性神経障害に対する外科的除圧は非常に効果的であるが，症状および徴候の持続または再発が起こることがある．症状が罹患神経の絞扼以外の要因で説明できず，保存的治療で改善が得られない場合は，再手術を検討する必要がある．手根管症候群や肘部管症候群の再手術に至るリスク因子や手術方法についての報告を紹介する．

手根管症候群とアミロイドーシス

アミロイドーシスではアミロイド線維が全身に沈着し，心，腎，およびその他の多臓器不全につながる可能性がある．筋骨格組織へのアミロイド沈着は心

症状発症の5～10年前に先行して起こることが知られている．手根管症候群患者898人と傾向スコアマッチングした非手根管症候群患者898人を対象とした後ろ向きコホート研究では，10年間にそれぞれ8.4％と6.2％の患者が新たに心不全と診断され，手根管症候群と心不全発症の間に有意な関連があったと報告されている（ハザード比（HR）：1.39）[1]．手根管開放術中の組織生検は全身性アミロイドーシスを早期に診断し，新しい治療介入の機会を提供できる．確定診断には，組織生検でアミロイドの沈着とトランスサイレチンの前駆蛋白の存在を免疫染色で証明することが必須である．

Ozdagらは採取する組織や手根管開放術の手術方法によってアミロイドーシスの診断率に差があるか検討している．同一患者から手根管開放時に得られた屈筋腱滑膜と横手根靱帯におけるアミロイド沈着の陽性率を比較し，腱滑膜では148検体中31検体（21％），横手根靱帯では148検体中33検体（22％）にアミロイド沈着を認め，148検体中138検体（93％）で生検結果が一致したため，どちらか単一の組織生検でも妥当な診断となると報告している[2]．

また，手掌部を展開する直視下（OCTR）と鏡視下手根管開放術（ECTR）の手術方法の違いによるアミロイド沈着の陽性率の違いについても検討がなされている．OCTR（139例）では手掌部から，ECTR（143例）では手首皮線付近のポータルから，腱滑膜と横手根靱帯の検体を採取し，どちらかが陽性であった頻度を調査している．OCTRとECTR患者の人口統計学的データに差は認めなかったが，OCTRの陽性率は23％，ECTRは3.5％とアミロイド沈着の陽性率に統計的有意差が認められた．横手根靱帯の近位と遠位の採取部位の違い，もしくはECTRでは採取された組織が少なかった可能性などが指摘されている．この結果からは，OCTRのほうがアミロイドーシスの高い診断率が得られる可能性がある[3]．

Brunetらの報告では，手根管開放術を受けた60～80歳の患者254人の滑膜生検で，コンゴレッド染色陽性率は18.5％であった．リスク因子としては男性と，ばね指，聴覚障害，心臓弁疾患の罹患であった[4]と報告している．整形外科医が生検を必要とする患者を特定することは容易ではないが，近年報告されたスクリーニング基準を使用することで不要な生検を減らすことができる．それは，**男性50歳以上または女性60歳以上で両側性手根管症候群の患者**，もしくは既往に脊柱管狭窄症，上腕二頭筋腱断裂，心房細動，ペースメーカ，うっ血性心不全，アミロイドーシスの家族歴，ばね指を有する患者は生検を考慮するとしたものである．現在の薬剤は疾患の進行を遅らせるが，既存のアミロイド沈着を治療するものではないため，心アミロイドーシスの早期診断は極めて重要であり，末梢神経外科医も早期診断に重要な役割を果たすことができる．

1) Luedde M, Schmidt VJ, Gänsbacher-Kunzendorf J et al：Association between carpal tunnel syndrome and subsequent heart failure among adults in Germany. JAMA Netw Open 6：e2323091, 2023

2) Ozdag Y, Koshinski JL, Carry BJ et al：A comparison of tenosynovial and transverse carpal ligament biopsy for amyloid detection in open carpal tunnel release. J Hand Surg Am 49：979-985, 2024

3) Ozdag Y, Koshinski JL, Carry BJ et al：A comparison of amyloid deposition in endoscopic and open carpal tunnel release. J Hand Surg Am 49：301-309, 2024

4) Brunet J, Rabarin F, Maugendre E et al：Prevalence of transthyretin amyloidosis in patients undergoing carpal tunnel surgery：a prospective cohort study and risk factor analysis. J Hand Surg Eur Vol 49：1002-1007, 2024

診断ツール

CTS-6（Carpal Tunnel Syndrome 6）

手根管症候群や肘部管症候群などの絞扼性神経障害の診断に用いられる身体所見や検査は数多く存在するが，どの方法も単独で診断に用いることは推奨されていない．ゴールデンスタンダードとなるような診断基準も存在していない．近年，その簡便さから手根管症候群の診断にGrahamらが報告したCTS-6が広く用いられるようになっている．症状や徴候，診察所見に基づくCTS-6により，正中神経障害の可能性が高い（手根管症候群の確率；0.8）と判断された場合は，追加の電気生理学的検査はその確率にほとんど影響を及ぼさないことが報告されている．しかし，重症度が軽度〜中等度の正中神経障害の診断には，重度の障害に比べると信頼性が劣るとされている．Teunisらは既存の横断的データレジストリを用いて，軽度〜中等度の手根管症候群の推定有病率を調べたところ，CTS-6に基づく診断では73%であったのに比べ，電気生理学的検査と超音波検査を用いたものでは51%と，22%もの顕著な不一致を認め，過小もしくは過剰診断の可能性を報告している[5]．近年のガイドラインの変化や診断ツールに関するエビデンスの増加に伴い，CTS-6の使用はさらに増加していく可能性がある．米国手外科学会の調査では，外科医の経験年数によってもCTS-6の使用頻度は異なり，しばしばもしくは常にCTS-6を使用していると回答した割合は，臨床経験が15年未満の外科医では53%であるのに比べ，臨床経験が16〜30年，もしくは30年以上の経験を有する外科医ではそれぞれ30%と29%であった．臨床経験年数が長いほど，CTS-6よりも電気生理学的検査の使用頻度が高いことも報告されている[6]．**CTS-6のような診断ツールは，前述のごとく電気生理学的検査との不一致も少なからずあり，軽度〜中等度の正中神経障害も正確に診断可能な，信頼性の高い診断ツールの開発が望まれる**．

電気生理学的検査

電気生理学的検査が肘部管症候群の診断と治療に重要であるという認識が高まっている．これは，手根管症候群における電気生理学的検査の役割とは対照的である．手根管症候群では，電気生理学的検査は時に選択的であり，徹底的な診察所見や徴候に付随するものとみなされることがある．**肘部管症候群では，初期症状は手根管症候群よりも忍容性が高く，重症度の過小評価や臨床評価のみに依存することによる手術介入の遅れにつながる可能性がある**．Florczynskiらは，肘部管症候群と診断された42人の患者を対象とし，単純除圧術後の機能回復に影響する術前の電気生理学的パラメータを調査した．複

---

5) Teunis T, Domico A, Ring D et al：Diagnosis of mild-to-moderate idiopathic median neuropathy at the carpal tunnel based on signs and symptoms is discordant from diagnosis based on electrodiagnostic studies and ultrasound. Clin Orthop Relat Res 482：134-140, 2024

6) Hooper RC, Thompson N, Fan Z et al：An analysis of surgeon experience, diagnostic testing, and treatment recommendation for carpal tunnel syndrome. J Hand Surg Am 49：1061-1067, 2024

合筋活動電位（CMAP）の振幅のみが，術後の握力，ピンチ力，DASH などの患者立脚型評価の得点と相関した．**CMAP の振幅のみが肘部管症候群の治療のタイミングや予後を決定する役割を果たすと報告している**[7]．電気生理学的検査は機能回復を予測できるのみでなく，再手術の必要性を判断するうえでも重要な指標となり，手根管症候群も含め，特に手術を考慮する絞扼性神経障害の患者においては必須の検査と考える．

▎超音波検査

　診察は診断の基礎となり感度も高い．しかし，診断を確定し他の原因を除外するためや，治療効果の判定のため，外科的治療介入の前には，電気生理学的検査や超音波検査などの補助的検査がしばしば実施されている．ただし，電気生理学的検査のみを用いた報告では，手根管症候群患者の 16〜34％ と高い偽陰性結果が報告されている．一方，超音波検査は患者の負担が少なく，手根管内の軟部組織構造の形態学的評価も可能であり，神経鞘腫や他の占拠病変などとの鑑別が可能である．Chen らは，電気生理学的検査で異常を認めない手根管症候群の臨床徴候を有する患者の 68％ で，超音波検査が陽性（手根管近位部の正中神経横断面積＞ 10 mm^2）であり，横断面積の平均値も 10.1 mm^2 と健常者平均の 7.5 mm^2 よりも有意に高かったと報告している[8]．**超音波検査は迅速かつ患者負担が少ないだけでなく，特に神経伝導検査が陰性の場合は，手根管症候群において特有な診断的有用性を有する**．また，Saglam らは，手根管開放術を受けた 172 人に対し，術前と術後 3ヵ月に超音波検査を行い，術前の手根管近位部での正中神経横断面積は 16.4 ± 4.5 mm^2 で，術後 3ヵ月では 12.1 ± 3.9 mm^2 と縮小が認められ，さらにその改善が，患者立脚型評価（Boston Carpal Tunnel Syndrome Questionnaire：BCTQ）を用いた症状および機能スケールの改善と関連することを報告している．超音波検査による評価は手根管開放術を受けた患者の予後予測因子ともなりうる[9]．

　神経絞扼が典型的に単一の予測可能な解剖学的部位で起こる手根管症候群とは異なり，肘部管症候群における尺骨神経の絞扼部位は複数の部位で関与の可能性があり，時に診断は難しい．電気生理学的検査は臨床診断を支持する検査として広く用いられているが，偽陰性率は高いことが報告されている．Carroll らは，超音波検査が電気生理学的検査の代替客観的検査として有用であるか検討している．徴候や症状から診断した肘部管症候群患者に針筋電図を加えた神経伝導検査と尺骨神経横断面積測定を行ったところ，患者の 91.3％ が電気生理学的検査で陽性を示し，94.8％ が超音波検査（カットオフ値；最大断面積 10 mm^2）で陽性を示した．過去の報告でも超音波検査は高い感度，特異度が報告されており，**超音波検査は肘部管症候群の診断において，電気診断検査と比較して妥当な，また迅速かつ低侵襲な代替の診断補助検査となりうる**[10]．

7) Florczynski MM, Kong L, Burns PB et al：Electrodiagnostic predictors of outcomes after in situ decompression of the ulnar nerve. J Hand Surg Am 48：28-36, 2023

8) Chen J, Fowler JR：Ultrasound findings in patients with normal nerve conduction despite clinical signs and symptoms consistent with carpal tunnel syndrome. Plast Reconstr Surg 150：1025e-1032e, 2022

9) Saglam G, Turgut MC, Semis HS et al：Ultrasonographic measurement of median nerve cross-sectional area in evaluating carpal tunnel release outcomes. J Hand Surg 48：1060.e1-1060.e8, 2023

10) Carroll TJ, Chirokikh A, Thon J et al：Diagnosis of ulnar neuropathy at the elbow using ultrasound — a comparison to electrophysiologic studies. J Hand Surg 48：1229-1235, 2023

154　Ⅱ章　上　肢

AI

　超音波検査による正中神経の絞扼所見としては，神経の平坦化，剛性の増加，神経内血管分布の変化，可動性の低下，神経輝度の変化および断面積の増加などがあるが，横断面積の増加が最も診断の妥当性が高いことが確認されている．しかし，超音波診断は検者依存性が強く，客観性や再現性の追求が難しい．Moser らは機械学習により正中神経を超音波画像から認識し，手根管入口部で正中神経の横断面積を自動的に推定することを試みている[11]．手根管症候群患者 25 人と健常者 26 人を対象とし，手首皮線から近位 15 cm の範囲の超音波検査をビデオループ上に記録し，手動と自動認識により正中神経を同定した．手動と自動認識の間の平均 Dise スコア（AI モデルがどれだけ正確にターゲット領域を検出できるか評価する指標）は 0.76 であり，その差は 10.9％で有意差はなく，機械学習アルゴリズムにより高い診断精度で正中神経の横断面積測定に役立つツールとなりうると報告している．

　機械学習を用いた手指動作の動画解析により，手根管症候群を診断する試みも行われている．Tsukamoto らは最大速度での手指屈曲伸展の繰り返しを手根管症候群患者と健常者に行わせ，スマートフォンで 10 秒間撮影した動画をマーカーレスのモーションキャプチャと機械学習を用いて解析し，手根管症候群の罹患を推定している．手根管症候群のスクリーニング精度は，小指 DIP 関節の掌背屈方向の運動から作成したモデル（感度 89％，特異度 83％，AUC 値 0.89）が最も高く，神経伝導検査の重症度と相関した（相関係数 0.68）と報告している．非障害指による代償や障害指との協調運動障害の影響が示唆されている[12]．スマートフォンなどの動画撮影を用い簡便で特殊な機器が不要なため，今後，絞扼性神経障害などの機能障害を診断する有効なツールとなる可能性がある．

▶ 治　療

注射療法の有効性

　ステロイドの手根管内注射は，何十年も手根管症候群の治療に用いられているが，いまだにその作用機序や長期有効性に関するエビデンスは不足している．近年，多血小板血漿（PRP），オゾンやヒアルロニダーゼ，プロゲステロンといった新しい局所注射薬の使用も試みられている．Zhou らは，PubMed，Cochrane Library，および Web of Science データベースを用いて，2023 年 6 月 10 日までの手根管症候群治療に対する局所注射の無作為化対照試験を包括的に収集し，ネットワークメタ解析において，それぞれの治療を surface under the cumulative ranking curve（SUCRA）でランク付けした．コルチコ

---

11) Moser F, Muller S, Lie T et al：Automated segmentation of the median nerve in patients with carpal tunnel syndrome. Sci Rep 14：16757, 2024

12) Tsukamoto K, Matsui R, Sugiura Y et al：Diagnosis of carpal tunnel syndrome using a 10-s grip-and-release test with video and machine learning analysis. J Hand Surg Eur Vol 49：634-636, 2024

ステロイド，PRP，5%ブドウ糖液，プロゲステロンおよびヒアルロニダーゼ（ヒアルロン酸分解酵素）などの局所注射治療を行った1,896肢を対象とした12の介入研究を含む26の無作為化対照試験を評価した．ネットワークメタ解析の結果，**症状や機能，疼痛を考慮すると5%ブドウ糖液と副子の併用による治療が，最も効果的でステロイドよりも優れた効果を示し，副作用も観察されていないと報告している**[13]．

両側同時手術の是非

手根管症候群患者の60〜70%で両側性に発症することが知られており，手根管開放術は左右同時または二期的に実施できるが，その選択の違いが術後転帰にどのように影響するか不明であった．van der HeijdenらはTriNetX databaseから収集したデータを用いて後ろ向きの解析を行い，同時もしくは二期的（3ヵ月以内）に両側手根管開放術を行った患者の6ヵ月以内の術後転帰を，傾向スコアマッチングで背景を調整し調査している．二期的な手根管開放術を受けた患者は，より多くの合併症（高血圧，糖尿病など）を有し高齢である傾向を認めた．患者背景をマッチング後，OCTR群は9,286人，ECTR群は3,709人の患者において，二期的に手根管開放手術を行った症例では同時手術症例と比べ，四肢の痛みやばね指の発生率の有意な上昇と関連を認めた．二期的手根管開放術を受けた患者では，1回目と2回目の手術の間に，対側の手にさらに依存することで負荷が増え，それにより対側の手根管症候群が悪化した結果，疼痛やばね指の発生率が上昇したのではないかと考察されている[14]．**両側同時手術は，術後合併症を減少させる可能性が示された．**

再手術

絞扼性神経障害に対する除圧術後に，症状や徴候が持続または再発することがある．症状が罹患神経の絞扼以外の病態で説明できず，保存療法で改善が得られない場合は再手術が検討される．手根管症候群において再手術率は1〜12%の範囲で，男性，喫煙，関節リウマチ，ECTR，手根管開放術の両側同時施行が再手術のリスク因子であると報告されている[14]．電気生理学的検査の著しい悪化のみが，不十分な除圧または医原性損傷を示唆する可能性があるものの，再発例の診断方法についての有効性に関する研究は不足している．**コルチコステロイドの手根管内注射は，再発の診断と治療の両方に価値があり，注射後に手根管症候群の症状が減少する症例では，再手術による高い成功率が報告されている．**手術方法については，再手術例で神経外剥離術の併用は有効性が示されているものの，神経内剥離に関してはその明らかな有効性を示した報告はない．顕著な滑膜炎を伴うときには滑膜切除の併用による良好な結果の報告もあり，屈筋腱滑膜切除を再除圧と併用し実施を検討してもよい．皮弁など

13) Zhou T, Wu Z, Gou X et al：Local injection therapy for carpal tunnel syndrome：a network meta-analysis of randomized controlled trial. Front Pharmacol 14：1140410, 2023

14) van der Heijden B, Dailiana ZH, Giele HP：State of the art review. Upper extremity revision nerve compression surgery. J Hand Surg Eur Vol 49：687-697, 2024

の神経の被覆については最近のシステマティックレビューでは追加する価値は示されておらず，より単純な方法が望ましい[14]．ただし，いずれの方法を用いたとしても，手根管症候群の再手術例では，患者背景を一致させた単回手術患者と比較すると，術後の長期成績は不良で，手根管症候群の患者立脚型評価（BCTQ）や疼痛スコア，満足度スコアが長期経過観察時に低いことが示されている[15]．患者説明時にこれらの情報は有用であるが，再手術例の発生率を減少させる方法については，さらなる研究が必要である．特にECTRでは，腱滑膜の増生や神経の走行異常により十分な視野の確保ができない症例で，不十分な除圧や神経損傷のリスクを伴う．Carrollらは4,338人の手根管症候群患者の後向きコホート研究で，OCTRとECTRの再発率を検討している．ランダム化比較試験（RCT）ではないが，OCTRの再発率が0.71％であったのに対し，ECTRでは2.08％と，1年以内に再手術となる可能性が2.96倍もECTRで高いと報告している[16]．また，Grandizioらの報告によれば，ECTRの892症例中9例（1.02％）でOCTRへの術式の変更を要したが，ECTRを完遂できた症例と比べても，疼痛や機能障害の改善，感染の有無などに差はなかったと報告されている[17]．**ECTRにおいて，視野の不良な症例では迷うことなくOCTRへ変更するべきある．**

肘部管症候群については2番目に多い上肢の絞扼性神経障害であり，尺骨神経除圧後の症状改善が得られない症例は，10〜30％に及ぶと報告されている．New York Statewide Planning and Research Cooperative System databaseを用いて肘部管開放術を受けた成人を3年間追跡調査した研究では，再手術は19,683人中141人，0.7％に行われ，従来までの報告よりも低い再手術率であった．さらに，肘部管開放の両側同時手術例，労災保険加入者，初回手術で筋層下移動術を行った症例では再手術のオッズが高く，高齢者および同時に手根管開放術を行った症例ではオッズが低い結果であった[18]．肘部管症候群の再手術のリスク因子としては，肘関節の骨折や脱臼歴，喫煙，肥満，糖尿病，凝固亢進，高脂血症，慢性肝疾患，貧血なども報告されている．再手術の方法に関してShekouhiらは，20の研究から471人の肘部管症候群の再手術の手術方法に関するシステマティックレビューを行っている．メタ回帰分析により再手術時に筋層下移動術を行った症例では，神経剥離術や皮下前方移動術に比べ，良好な術後成績が得られたと報告している．どの方法を用いても疼痛の改善は得られているものの，神経剥離術のみの症例は有意な運動機能回復を認めなかったとしている[19]．ただし，これまでに報告された再手術の方法に関する利用可能なデータはレベルⅣまたはⅤの研究からのものであり，RCTはない．また，自家もしくは合成材料による神経被覆材料に関してもその有効性に関する研究が乏しい[14]．肘部管症候群の再手術時の手術方法に関しては，今後さらなる研究が望まれる．

15) Westenberg RF, Digiovanni PL, Schep NWL et al：Does revision carpal tunnel release result in long-term outcomes equivalent to single carpal tunnel release? A matched case-control analysis. Plast Reconstr Surg 153：746e-757e, 2024

16) Carroll TJ, Dussik CM, Clary Z et al：Endoscopic versus open carpal tunnel surgery：risk factors and rates of revision surgery. J Hand Surg Am 48：757-763, 2023

17) Grandizio LC, Mettler AW, Warnick EP et al：Intraoperative conversion from endoscopic to open carpal tunnel release：a systematic review and case series. J Hand Surg Am 48：1244-1251, 2023

18) Schloemann DT, Hammert WC, Mandalapu A et al：What factors are associated with revision cubital tunnel release within 3 years? Clin Orthop Relat Res 481：1954-1962, 2023

19) Shekouhi R, Taylor J, Chen X et al：Evaluation of different surgical techniques for revision cubital tunnel release：a meta-analysis of patient-reported symptoms. J Hand Surg 49：124-140, 2024

Ⅲ章 下 肢

7 股関節

7-1. 特発性大腿骨頭壊死症 ………………………… 158

7-2. 変形性股関節症 ……………………………… 165

7-3. 大腿骨近位部骨折 …………………………… 174

7-4. 股関節唇損傷 ………………………………… 180

8 膝関節

8-1. 変形性膝関節症 ……………………………… 186

8-2. 前十字靱帯損傷 ……………………………… 194

8-3. 半月板損傷 …………………………………… 199

8-4. 反復性膝蓋骨脱臼 …………………………… 205

9 足関節・足

9-1. 変形性足関節症 ……………………………… 210

9-2. 後脛骨筋腱機能不全症 ……………………… 219

9-3. 外反母趾 ……………………………………… 226

9-4. 距骨骨軟骨損傷 ……………………………… 231

7-1. 特発性大腿骨頭壊死症

坂井孝司
山口大学大学院医学系研究科 整形外科学

最近の研究動向とガイドライン

- 特発性大腿骨頭壊死症（osteonecrosis of the femoral head：ONFH）の病因は不明であるが，最近IL-6を介した慢性炎症の関与や，細胞老化との関係が報告され，抗スクレロスチン抗体による圧潰予防の可能性が報告されている．
- ONFHが発生したとしても発症を予防するため，いかに圧潰を予防・停止するかが臨床的にも重要なポイントである．圧潰については厚生労働省調査研究班（JIC）病型分類（Type分類）が汎用されており，冠状断面（単純X線前後像）での荷重部に対する壊死域の大きさと部位が予後予測に重要である．Type B・C1 では矢状面における壊死域の前後の広がりも重要で，前方の壊死境界域の重要性について複数報告されている．
- COVID-19 感染に関連した ONFH 発症・発生例が多く報告され，ステロイド全身投与歴，凝固能亢進による栄養血管の閉塞，サイトカインストームの関与などが挙げられている．
- 本邦では，アルコール関連ONFHの新患登録は東京と沖縄で多く，地域性が認められる．
- 早期 ONFH の診断は，近年再生医療の介入対象として重要な課題となっている．ONFH 診断に AI を役立てようとする報告が増えており，診断精度や病型分類精度は経験のある整形外科と同等と報告されている．
- ONFH 診断後9ヵ月で半数以上の例で手術治療が行われている．手術適応・手術時期は重要で，特に骨温存手術の適応と術式選択は壊死域の荷重部に対する大きさと部位，術前シミュレーションを行って決定する．壊死範囲の大きい10代のONFHに対する高度後方大腿骨頭回転骨切り術の術後平均10年での有用性が示されている．手術療法の中では人工股関節全置換術（total hip arthroplasty：THA）が最多で，変形性股関節症と比べて術後合併症は多いが，年齢とともに変形性股関節症に対するTHAと比べてその差は経時的に少なくなる．

ONFHの病因病態

　ONFHの病因はいまだ不明である．IL-6を介した慢性炎症がONFHの病因のひとつとなっているとする報告が散見される．骨頭壊死の境界域では β カテニンの発現が増加しており，IL-6 も同様である．Ozawa らは[1]，マウス骨壊

1) Ozawa Y, Takegami Y, Osawa Y et al：Anti-sclerostin antibody therapy prevents post-ischemic osteonecrosis bone collapse via interleukin-6 association. Bone 181：117030, 2024

死モデルに抗スクレロスチン抗体を用いてWnt-βカテニン経路を活性化し，IL-6の発現を抑制することで骨壊死からの早期の回復がみられたとしている．さらに抗スクレロスチン抗体は骨芽細胞を増加させ，破骨細胞活性を抑制し，マイクロCTで骨量増加がみられ，骨端部の変形予防と圧縮強度を改善し，圧潰予防に寄与するとしている．ヒトONFHにおけるONFH発生・発症予防につながるかもしれないオプションと考えられる．ただし，これまでONFHの圧潰予防については，ビスホスホネート製剤を使用したランダム化比較試験（RCT）では有効でないとされている．

　細胞老化と整形外科疾患の関連について，最近多くの知見が報告されている．Okamotoらは[2]，ONFH例の切除骨頭におけるONFHと細胞老化との関連を調査した．細胞老化に関連するβガラクトシダーゼ活性を検出しうるX-gal染色を行ったところ，境界域では強く染まることが確認され，同様に細胞老化に関連するとされているp16INK4a陽性細胞も境界域に確認されたが，正常域にはほとんどみられなかった．境界域のβガラクトシダーゼ陽性細胞では，間葉系幹細胞のマーカーであるネスチン，骨芽細胞のマーカーであるペリオスチン，骨細胞のマーカーであるDMP-1も陽性であった．これとは逆にβガラクトシダーゼ陽性細胞は正常域ではみられなかった．ONFH組織では細胞老化と関連するp16INK4a，p21，p53の活性が増加していた．またマウス骨壊死モデルを用いて，細胞老化を抑制する目的でヒト間葉系幹細胞培養液（MSC-CM）を投与したところ，老化細胞は減少し，老化関連遺伝子の発現も減少が確認された．壊死処置後4週でのempty lacunaeの減少，6週後の骨梁増加が確認された．ONFHと細胞老化は関連があり，MSC-CMが圧潰予防に寄与する可能性があると結論づけている．

骨髄浮腫（BME）とONFH

　ONFHにおけるMRI画像所見において，大腿骨頭の圧潰とともに骨髄浮腫像（bone marrow edema：BME）がしばしばみられる．BMEは通常band像に隣接してみられ，びまん性に広く存在する場合は壊死域の境界がわかりにくい例があり，治療方針決定に難渋する場合がある．Ikemuraらは，ARCO（Association Research Circulation Osseous）stage Ⅲ以上の55例72関節を対象に，BMEが壊死域に隣接してびまん性に存在する場合，非造影MRIと比べて造影MRIでは修復域が造影され，正常域との境界が明瞭となり壊死範囲を正確に同定できると報告している[3]．

骨頭圧潰

　ONFHにおける骨頭圧潰は発症とほぼ同義であり，**ONFHが発生したとしても発症を予防するため，いかに圧潰を予防・停止するかが臨床的にも重要な**

2) Okamoto M, Nakashima H, Sakai K et al：Cellular senescence is associated with osteonecrosis of the femoral head while mesenchymal stem cell conditioned medium inhibits bone collapse. Sci Rep 14：3329, 2024

3) Ikemura S, Motomura G, Yamaguchi R et al：The influence of bone marrow edema for the assessment of the boundaries of necrotic lesions in patients with osteonecrosis of the femoral head. Sci Rep 12：18649, 2022

160　Ⅲ章　下　肢

ポイントである．骨頭圧潰の病態，関連要因については最近もいくつかの優れた報告がある．

　Yamamoto らは[4]，骨壊死部の圧潰の程度と関節表面の不整の関係を調査するため，摘出大腿骨頭 76 例に対してマイクロ CT により関節表面の評価を行った．68 例で骨壊死外側の境界で関節面の不整がみられ，骨頭圧潰が大きい例で不整が強かった．ROC 解析では関節面の不整を呈する圧潰の cut off 値は 1.1 mm であった．壊死域に隣接する軟骨の組織学的所見では，石灰化層で細胞の壊死がみられ，深層や中間層では細胞の配列異常がみられた．

　ONFH において，壊死域との境界域における骨硬化が骨頭圧潰と関連するといわれている．Xu らは壊死域の外側境界部の骨密度と，引き続き生じる圧潰との関連を調査した[5]．圧潰 9 股と非圧潰 10 股の症例に応じた有限要素モデルを作成した．外側境界部の軟骨下領域と隣接する壊死域を関心領域とし，骨密度を測定し，軟骨下領域／壊死域比，外側境界部の応力を調査した．軟骨下領域／壊死域比は圧潰を生じた例で有意に高く（p = 0.0016），ミゼス相当応力（p = 0.0071）やせん断応力（p = 0.0143）の中央値も圧潰例で有意に高かった．

　骨壊死の内外の広がりは病型分類として圧潰の予後予測に重要であるが，最近は前後の広がりにおける前方の境界の重要性が報告されている．Utsunomiya らは[6]，圧潰骨頭 48 例 55 関節を 1 年以上経過観察し，杉岡法で単純 X 線側面像を撮像し，前方の境界域が内側 1/3 以下（Anterior-area Ⅰ，2 関節），2/3 以下（Anterior-area Ⅱ，17 関節），2/3 を超える例（Anterior-area Ⅲ，36 関節）に分け，疼痛を生じた際と経時的な圧潰量を計測し，圧潰進行を 1 mm 以上呈する時点を終点とした累積生存率を調査した．また，前方境界と病型分類との組み合わせによる圧潰との関連を調査した．圧潰進行は 69%（38/55）で生じ，累積生存率は Anterior-area Ⅲ/Type C2 で有意に低値であった．Type B/C1では，Anterior-area Ⅲ（21/24）で Anterior-area Ⅰ/Ⅱ（3/17）よりも有意に圧潰進行を生じた（p < 0.0001）．Type B/C1 では病型分類に前方境界位置評価を組み合わせることでより圧潰予測に有用であると結論づけている．

　同様に Osawa らも，壊死域の前後の広がり，特に前方境界に注目し，圧潰停止との関連を調査した[7]．初診時圧潰 3 mm 未満の 74 例を対象とし，最短 3 年経過観察した．45 例が圧潰進行例，29 例が圧潰停止例で，MRI T1 強調像での前後（p < 0.01）・内外（p < 0.01）の壊死域は有意に異なっていた．ROC 解析での前後の cut off 値は 62.1% であった．圧潰進行の 5 年時累積生存率は，前後 62.1% 以上で 5.4%，62.1% 未満で 77.8% であった（p < 0.01）．前後の壊死域が 62.1% 以下例では圧潰進行停止が期待でき，治療方針決定に有用な index となりうると結論づけている．

　JIC 病型分類 Type B は圧潰率が 16% 程度と報告されており，Type A の圧潰率 0% と比べて圧潰が生じる可能性があり注意が必要となる．**最近の JIC 病**

4) Yamamoto N, Motomura G, Ikemura S et al：Relationship between the degree of subchondral collapse and articular surface irregularities in osteonecrosis of the femoral head. J Orthop Res 41：1996-2006, 2023

5) Xu M, Motomura G, Utsunomiya T et al：Effects of bone mineral density at the lateral sclerotic boundary on the femoral head collapse onset in osteonecrosis of the femoral head：a preliminary study. Clin Biomech（Bristol）111：106156, 2024

6) Utsunomiya T, Motomura G, Yamaguchi R et al：Effects of the location of both anterior and lateral boundaries of the necrotic lesion on collapse progression in osteonecrosis of the femoral head. J Orthop Sci 29：552-558, 2024

7) Osawa Y, Seki T, Takegami Y et al：Extension of the antero-posterior necrotic regions associated with collapse cessation in osteonecrosis of the femoral head. J Arthroplasty 39：387-392, 2024

型分類の改訂で，Type B を B1 と B2 に分けて圧潰率をより正確に反映させようとしている．どのような Type B 例が圧潰するのかを明らかにするため，Ido らは Type B 41 例 56 関節を最短 3 年経過観察し，3 mm 以上圧潰進行する例とそうでない例に分け，圧潰進行に関わる要因を調査した[8]．大腿骨頭中心 CT での矢状断像，冠状断像でそれぞれ壊死部の最大横径と最大縦径を計測し，骨頭径との割合を比較した．圧潰進行は 17.8 ％で，壊死域の冠状断像での横径比・縦径比，矢状断像での横径比が大きいと有意に骨頭圧潰が進行した（p ＜ 0.01）．冠状断像での横径比が独立した危険因子で（ハザード比（HR）：1.27，95 ％信頼区間（CI）：1.03〜1.57，p ＝ 0.03），cut off 値は 45.6 ％であった．5 年累積生存率は，冠状断像での横径比が 45.6 ％以上で 57.0 ％，45.6 ％未満で 94.9 ％であった．冠状断像での横径比 45.6 ％以上は，Type B 例での圧潰進行予測として有用であると結論づけている．

　一方 Iwasa らは，ONFH 101 関節（平均 44 歳）を対象に，骨頭圧潰と CT 計測による臼蓋被覆・pelvic incidence（PI）との関連を調査した[9]．12 ヵ月以内に圧潰した群（35 関節）と圧潰しなかった群（66 関節）に分けて比較した．Lateral CE 角は非圧潰群で有意に大きかった（32 ± 6° vs 28 ± 7°，p ＝ 0.005）が，PI には有意差がなかった．年齢・性別・BMI・骨壊死関連因子・PI をマッチさせたのちの比較でも lateral CE 角は有意に異なっており，骨頭圧潰に関する lateral CE 角の閾値は 28° であった．ただし effect size は小さく，臨床的に有意な差は小さいと考えられた．なお lateral CE 角が 28° 未満の患者の割合は Type C1・C2 で Type A・B よりも有意に多かった．**骨頭圧潰に関する臼蓋被覆の関連は低い**と結論づけている．

▶ COVID-19 と関連した ONFH

　COVID-19 感染に関連した ONFH 発症・発生例が多く報告されている． ステロイド全身投与歴の有無，肺炎合併の有無，デルタ株・オミクロン株などの別などが検討されている．病態として，凝固能亢進による栄養血管の閉塞，サイトカインストームの関与などが挙げられている．なおステロイド全身投与量および投与期間について，他のステロイド関連 ONFH と比較して少量で短いとする報告もある．

　Takashima らは COVID-19 感染 41 例を対象に調査し，股関節痛を訴える例はなかったが，26 例の MRI スクリーニングで ONFH を 1 例に認めたと報告している[10]．

　Embase，PubMed，Cochrane Library，Scopus の 4 つのデータベースを使用した 14 文献（10 報の症例報告と 4 報の case series）についてのシステマティックレビューで，104 例 182 関節，平均 42.2 ± 11.7 歳（14〜74 歳）の症例について報告されている[11]．13 報ではステロイドが 24.8 ± 11 日（7〜42

8) Ido H, Osawa Y, Takegami Y et al : Factors related to collapse progression in Japanese Investigation Committee classification type B osteonecrosis of the femoral head. Int Orthop 48 : 2033-2040, 2024

9) Iwasa M, Ando W, Uemura K et al : Is there an association between femoral head collapse and acetabular coverage in patients with osteonecrosis? Clin Orthop Relat Res 481 : 51-59, 2023

10) Takashima K, Iwasa M, Ando W et al : Magnetic resonance imaging screening for osteonecrosis of the femoral head after coronavirus disease 2019. Mod Rheumatol 34 : 813-819, 2024

11) Hassan AAA, Khalifa AA : Femoral head avascular necrosis in COVID-19 survivors : a systematic review. Rheumatol Int 43 : 1583-1595, 2023

162 Ⅲ章 下 肢

日）投与され，総投与量は平均 1,238.5 ± 492.8 mg（100〜3,520 mg）であった．COVID-19 診断から ONFH 発生（発症の可能性もある）まで平均 142.1 ± 107.6 日（7〜459 日）で，ONFH は多くの例で stage Ⅱ（70.1%）で，化膿性関節炎を 8 関節（4.4%）で併発していた．147 関節（80.8%）では保存的に加療され，35 関節（19.2%）では手術的に加療されていた．16 関節（8.8%）で core decompression，13 関節（7.1%）で THA が行われ，化膿性関節炎を併発していた 8 関節では 5 関節（2.7%）で 2 期的 THA，3 関節（1.6%）で 1 期的 THA が施行されていた．

Sehrawat らは COVID-19 感染歴のある ONFH 50 例について報告している[12]．平均 36.3 歳（20〜60 歳）で，BMI は平均 25.13 kg/m^2（18.5〜31.5 kg/m^2）であった．男性 45 例，女性 5 例であり，30 例（60%）は外来通院で，12 例（24%）は病棟入院治療，1 例（2%）は ICU，7 例（14%）は ICU と通常病棟入院であった．COVID-9 感染から股関節痛発症まで平均 359.02 日（10〜822 日）で，19 例（38%）はステロイド内服と注射，23 例（46%）は内服のみ，8 例 16% はステロイド投与歴なしであった．ONFH の病期は COVID-19 の重症度と相関し（p = 0.038），それぞれの病期で有意に改善がみられた．平均経過観察期間は 9.79 ヵ月（6〜19 ヵ月）であった．

Okewunmi らは national database を使って 2016〜2021 年に施行された THA 1,127,796 例について調査した[13]．ONFH は 2016〜2019 年で 10,974 例（1.4%），2020〜2021 年で 5,812 例（1.6%）であった（p < 0.0001）．2020 年 4 月〜2021 年 12 月の THA 248,183 例では，COVID-19 歴あり 3.9%（3,313 例中 130 例），COVID-19 歴なし 3.0%（244,870 例中 7,266 例）（p = 0.001）であった．ONFH に対する THA 例は 2020〜2021 年で増加し，COVID-19 歴とともに増加していた．

▶ 疫 学

日本の ONFH に関する疫学研究は，厚生労働省班会議の定点モニタリング，10 年ごとに行われる全国疫学調査など国際的にも高く評価されている．Ando らは厚生労働省の ONFH オンラインレジストリーデータを用いて，2004 年 1 月〜2013 年 12 月のデータ 15,049 例を抽出し特徴を調査した[14]．年間平均登録数は 10 万人当たり 1.77 で，男女比は 1.33 と男性で多く，男性で 40 代・50 代，女性で 60 代に多かった．ステロイド関連は男性（28.6%）が女性（49.8%）より有意に少なく，アルコール関連では男性（47.2%）が女性（9.3%）よりも多かった．ステロイド関連の地域性はなかったが，アルコール関連では性別に関係なく東京と沖縄で多く地域性が認められた．

▶ AI 診断

早期 ONFH の診断は，近年再生医療の介入対象として重要な課題となって

12) Sehrawat S, Ojha MM, Gamanagatti S et al : Is COVID-19 an independent risk factor for the development of avascular necrosis of the hip? A retrospective study to evaluate the factors associated with avascular necrosis of the hip in patients who had COVID-19 infection. Int Orthop 48 : 745-752, 2024

13) Okewunmi JO, Duey AH, Zubizarreta N et al : Did the COVID-19 pandemic coincide with an increase in osteonecrosis as indication for total hip arthroplasty in older patients? J Arthroplasty 38 : 2634-2637, 2023

14) Ando W, Takao M, Tani T et al : Geographical distribution of the associated factors of osteonecrosis of the femoral head, using the designated intractable disease database in Japan. Mod Rheumatol 32 : 1006-1012, 2022

いる．ONFH 診断に AI を役立てようとする多くの報告がなされ，ソフトの進歩・改良・普及により診断精度は向上し，経験のある責任医師と同等の診断精度が報告されている．

Shen らは ONFH を早期診断しうる MRI によるディープラーニングシステムを開発し，臨床的に実現可能性を評価した[15]．2019～2022 年に早期 ONFH と診断した MRI を集積した．Convolutional neural network（CNN）を用いて学習させ，正確度・感度・特異度による診断能力を評価した．また CNN モデルの診断と整形外科医師の診断を比較した．大腿骨頭の圧潰のない 172 例（2,279 画像）と，正常 227 例（8,782 画像）の MRI を集積し，11,061 画像の MRI 画像データを 7（training）：2（validation）：1（testing）の 3 つのデータセットに分けた．なお，ONFH 例と正常例では性別・年齢に有意差はなかった．CNN モデルの AUC は 0.98，正確度 98.4%，感度 97.6%，特異度 98.6% であった．責任医師では正確度 97.1%，感度 96.0%，特異度 97.9% であった．CNN モデルは早期 ONFH の診断に関して，責任医師と同程度の診断能力を示した．

同じグループが，ONFH の病型分類に対して，ディープラーニングを用いた自動分類システムの開発と多施設での検証を行っている[16]．4 施設から後方視的に 1,337 股関節の 1,806 枚の MRI 中央冠状断像を対象とし，JIC 病型分類に基づく ONFH の重症度判定を行い，病型の内訳は Type A：233 枚，Type B：252 枚，Type C1：443 枚，Type C2：878 枚であった．MRI は 1.5 T または 3 T が使用された．そのうち 3 施設からの 1,155 股関節 1,472 枚を，CNN モデルの開発のため，7（training）：1（validation）：2（testing）の 3 つのデータセットに分け，別の 1 施設からの 182 股関節 334 枚を外的検証のために使用した．開発された CNN モデルの成績は良好で，内的検証での正解率は 87.8% であった．AUC，適合率，再現率，F-value のマクロ平均は，内的検証で 0.90，84.8%，84.8%，84.6%，外的検証で 0.87，79.5%，80.5%，79.9% であった．CNN モデルの判定結果は整形外科責任医師の判定結果と有意差なく同等であった．なお，1 画像の評価に CNN モデルでは 1.2 秒，医師では 20 秒近くかかっていた．

▶ ONFH に対する手術治療

大腿骨頭回転骨切り術については，手術適応を考慮するうえで術前シミュレーションが重要となる．骨頭回転後の荷重部における健常域が，圧潰予防のためには 34% 必要で，関節裂隙狭小化などの変性進行予防のためには 40% 必要であり，厳格に手術適応を遵守することが重要である．Atsumi らは前方回転骨切り術の適応にならない壊死範囲の大きい 10 代の症例 35 例 40 関節（男 18 例，女 17 例，平均 14.8 歳）に対し，高度後方回転骨切りを施行し平均 10 年の成績（平均 9.7 年，5～25 年）を報告した[17]．13 関節にステロイド全身投与歴があり，9 関節は大腿骨頭すべり症，9 関節は大腿骨頸部骨折，2 関節は

15) Shen X, Luo J, Tang X et al：Deep learning approach for diagnosing early osteonecrosis of the femoral head based on magnetic resonance imaging. J Arthroplasty 38：2044-2050, 2023

16) Shen X, He Z, Shi Y et al：Development and validation of an automated classification system for osteonecrosis of the femoral head using deep learning approach：a multicenter study. J Arthroplasty 39：379-386.e2, 2024

17) Atsumi T, Nakanishi R, Yoshikawa Y et al：High-degree posterior rotational osteotomy for extensive collapsed femoral head osteonecrosis in teenagers：remodeling and results with a mean of 10-year follow-up. Arch Orthop Trauma Surg 143：6039-6048, 2023

脱臼骨折の既往があり，7関節は明らかな危険因子はなかった．全例で広範な骨頭圧潰がみられ，20関節では術前に関節裂隙狭小化がみられた．後方回転は平均118°，意図的に内反を平均19°（10〜30°）加えていた．最終観察時に34関節はexcellentまたはgood，6関節がfairまたはpoorであった．壊死範囲の大きい10代のONFHに対する高度後方大腿骨頭回転骨切り術は，変性進行を遅らせる有用な治療法であると結論づけている．

米国や日本での手術治療に関するトレンドについて報告されている．米国ではONFHの新患は年間2万例以上である．Ngらはnationwide databaseから，2010〜2020年のONFHに対する手術例64,739例を対象に手術治療の変遷を調査した[18]．手術例は減少傾向であった．関節温存手術は8.6％から11.2％と増加傾向で，50歳未満（15.3％）が50歳以上（2.7％）よりも多かった（p < 0.001）．THAが57,033例（88.1％）と最多で，人工骨頭置換術は3,875例（6.0％），core decompressionは2,730例（4.2％），骨移植術は467例（0.7％），骨切り術は257例（0.4％）であった．関節温存手術としてcore decompressionが50歳未満で増加傾向であることが確認された．Core decompressionはONFHの自然経過を変えないため，日本では単独で行われる機会は少ないが，近年再生医療で使用される細胞や成長因子を壊死域・境界域に充填する際の方法として使用されている．

日本でのONFHに対する人工関節治療の現状として，Nakamuraらは厚生労働省班会議の34施設が参加し1997年から運用されているONFH定点モニタリングシステムデータベースを用いて，2,074例を調査した[19]．診断から手術までは平均9ヵ月（4〜22ヵ月）であった．StageⅡ・Ⅲ例（p < 0.001）や関節温存手術（p < 0.001）に関して，アルコール関連（p = 0.018）やアルコール・ステロイド両方関連（p < 0.001）ではステロイド関連よりも手術までの期間が有意に短かった．手術治療なしの割合は，診断後3ヵ月で75.8％，6ヵ月で59.6％，9ヵ月で48.2％，1年で40.5％，2年で22.2％，5年で8.3％となり，診断後9ヵ月で半数以上の例で手術治療が行われていた．

Zhangらは，年齢別のONFHに対するTHAの成績について報告した[20]．症例データベースをもとに術後2年以上経過観察した85,462関節を年齢別に4群に分け（20〜54歳，55〜64歳，65〜74歳，75〜85歳），各々の群に変形性股関節症に対するTHAの80,120関節をコントロールとして性別・BMI・併存症などでマッチさせて比較した．内科的合併症はONFH症例では年齢とともに増加した．術後2年以内のインプラント周囲骨折は年齢とともに増加したが，90日以内の創部感染，2年時の周囲感染，脱臼，再置換術は減少していた．多重ロジスティック解析での合併症に関する変形性股関節症例との比較では，ONFH症例では合併症が多かったが，その差は年齢とともに減少していた．

18) Ng MK, Gordon AM, Piuzzi NS et al：Trends in surgical management of osteonecrosis of the femoral head：a 2010 to 2020 nationwide study. J Arthroplasty 38：S51-S57, 2023

19) Nakamura J, Fukushima W, Ando W et al：Time elapsed from definitive diagnosis to surgery for osteonecrosis of the femoral head：a nationwide observational study in Japan. BMJ Open 14：e082342, 2024

20) Zhang Z, Chi J, Driskill E et al：Effect of patient age on total hip arthroplasty outcomes in patients who have osteonecrosis of the femoral head compared to patients who have hip osteoarthritis. J Arthroplasty 39：1535-1544, 2024

Ⅲ章 下肢

7 股関節

7-2. 変形性股関節症

池 裕之, 稲葉 裕
横浜市立大学 整形外科

最近の研究動向とガイドライン

- 本邦における変形性股関節症診療ガイドラインが2024年に改訂された.「疫学・自然経過」,「病態」,「診断」は要約・解説の形式に統一され, Background Question (BQ) として記載された. Clinical Question (CQ) はより実臨床に即した内容に整理された. また, 今後の研究が期待される内容は Future Research Question (FRQ) として記載されている[1].
- 近年における海外のガイドラインでは, 運動や理学療法に加えて患者教育が重要視されており, 健康的な体重を超える場合には減量が必要である. 薬物療法では経口 non-steroidal anti-inflammatory drugs (NSAIDs) とステロイド関節内注射が推奨されている. 現時点で変形性関節症に対する病態修飾薬 (disease-modifying osteoarthritis drugs : DMOADs) として承認された薬剤はなく, 別の疾患を対象として承認されている既存の薬剤を転用するという試みがなされている.
- 本稿では, 本邦と海外におけるガイドラインの現状と変形性股関節症の治療法に関する最近の話題について, 紹介する.

本邦および海外におけるガイドラインの現状

2024年に第3版として改訂された「変形性股関節症診療ガイドライン2024」は「Minds 診療ガイドライン作成マニュアル2020」に基づいて作成された[1]. 本ガイドラインはわが国の医療制度を踏まえて作成されたものであり, 患者と医療者の意思決定を支援することを目的としている.

本版では, 現在の研究では推奨が決定できないが, 将来の研究で回答が得られるであろう Clinical Question (CQ) が Future Research Question (FRQ) として記載された.「変形性股関節症に対して PRP (platelet rich plasma) 療法は推奨されるか」に対して, "PRP療法は変形性股関節症患者の疼痛改善に有効であり, その効果と安全性はヒアルロン酸関節内注射と同等である".「寛骨臼形成不全に対する関節温存術に関節内処置を加えることは推奨されるか」に対して, "寛骨臼形成不全に対する関節温存術は関節内処置の有無にかかわらず, 症状緩和および病期進行の予防に効果はあるが, 関節内処置を併用した

1) 日本整形外科学会, 日本股関節学会 監, 日本整形外科学会診療ガイドライン委員会, 変形性股関節症診療ガイドライン策定委員会 編:変形性股関節症診療ガイドライン2024 改訂第3版. 南江堂, 2024

ほうがさらに改善することを示したエビデンスは極めて少ない点には注意を要する".「認知症のある変形性股関節症患者に対する THA は推奨されるか」に対して,"認知症患者に対する THA は,日常生活動作の維持向上のために選択肢として提案される可能性がある"と記載されている.

American Academy of Orthopaedic Surgeons(AAOS)から変形性股関節症に関するガイドラインとして,"Management of osteoarthritis of the hip"が 2023 年 12 月に改訂された[2].推奨 grade はエビデンスレベルにより strong, moderate, limited, consensus の 4 階層に分けられている.エビデンスレベルが高い(strong)項目として,**短期的な症状緩和と機能改善のための NSAIDs 使用,THA におけるトラネキサム酸の投与**が推奨される.また,**ヒアルロン酸関節内注射は行わないことが強く推奨される.**

エビデンスレベルが中等度(moderate)の項目として,機能の早期回復を目的とした THA 後の理学療法,軽度～中等度の症状を有する患者への保存的治療としての理学療法,短期的な機能改善と疼痛緩和のためのステロイド関節内注射が挙げられている.手術アプローチによる患者立脚型スコアの有意差はない.また,高齢者の THA ではインプラント周囲骨折のリスクが低いセメントステムが考慮される.

2023 年に European League Against Rheumatism(EULAR)の変形性股・膝関節症の非薬物的治療に関する推奨が改訂された[3].現在においても,症状の緩和や身体機能の改善・維持を目的とした非薬物療法は変形性関節症に対する中核的な治療法である.この中で,中心となる原則は,①変形性股・膝関節症患者の場合,初期評価では身体的および心理的状態,日常生活の活動,仕事を含む参加,社会的決定要因,環境要因を考慮するために,全人的アプローチを用いる必要がある,②変形性股・膝関節症の治療は,個人のニーズ,好み,能力を考慮して,患者と医療者の共同意思決定に基づいて行う必要がある,という 2 点である.8 つの推奨項目が挙げられており,**教育や運動プログラム,体重維持,ライフスタイルを変更する際の行動変容技術の重要性**が指摘されている.また,変形性膝関節症と比べて変形性股関節症に関する研究の数が少ないため,変形性股関節症に対する推奨レベルが低くなることが記載されている.

2022 年に National Institute for Health and Care Excellence(NICE)の変形性関節症の診断と治療に関するガイドラインが改訂された[4].このガイドラインの目的は変形性関節症の管理と変形性関節症患者の生活の質(quality of life:QOL)を改善することである.診断に関して,**45 歳以上で典型的な症状を有する患者においては,画像検査を行うことなく変形性関節症と診断する**ことが推奨される.中核となる治療は運動療法と体重管理であり,鍼灸と電気療法は施行しないことが推奨される.薬物療法に関しては,可能な限り短期間か

2) American Academy of Orthopaedic Surgeons:Management of osteoarthritis of the hip:evidence-based clinical practice guideline. 2023
https://aaos.org/oahcpg2

3) Moseng T, Vliet Vlieland TPM, Battista S et al:EULAR recommendations for the non-pharmacological core management of hip and knee osteoarthritis:2023 update. Ann Rheum Dis 83:730-740, 2024

4) National Institute for Health and Care Excellence:Osteoarthritis in over 16s:diagnosis and management. 2022
https://www.nice.org.uk/guidance/ng226

つ低用量での使用が望ましく、外用 NSAIDs が無効である場合には内服 NSAIDs の処方を考慮する。グルコサミンおよび強オピオイドは使用しないことが推奨される。ヒアルロン酸関節内注射は施行しないことが推奨され、ステロイド関節内注射は薬物療法が無効な場合、もしくは運動療法の補助として考慮される。

2021 年に EULAR から提示された、リウマチ性・筋骨格系疾患（変形性関節症を含む）の生活スタイルと労働参加に関する推奨では、運動療法の有用性が強調されている[5]。特に変形性関節症では、**疼痛緩和と機能改善に強い効果があるため、定期的な運動を継続することが奨励される**。また、特定の食事や栄養素を摂取することは疾患関連アウトカムに対する効果が小さく、臨床的には無意味であると考えられる。

保存療法

Holden らは変形性股・膝関節症に対する運動療法に関する 31 編のランダム化比較試験（RCT）を対象としたシステマティックレビューを報告している[6]。変形性股関節症が 6 編、膝関節症が 18 編、両者を対象としたものが 7 編であり、対象症例は 4,241 人であった。

運動をしない対照群と比較して運動療法群で疼痛が軽減し、0〜100 スケール（100 が最大の痛み）で、12 週で -6.36（95%信頼区間（CI）：$-8.45 \sim -4.27$）、6ヵ月で -3.77（$-5.97 \sim -1.57$）、12ヵ月では -3.43（$-5.18 \sim -1.69$）の改善を認めた。運動療法群では身体機能も改善し、12 週で -4.46（95% CI：$-5.95 \sim -2.98$）、6ヵ月で -2.71（$-4.63 \sim -0.78$）、12ヵ月では -3.39（$-4.97 \sim -1.81$）の改善を認めた。運動療法の効果は介入前の痛み・身体機能と関連しており、痛みが強い例、身体機能が低い例では運動療法による改善効果が大きかった。

運動をしない対照群と比較して、運動療法が痛みと身体機能を改善させるという結果であった。しかし、短期と比較して中期および長期では運動療法による効果が減弱した。介入前における痛みが強く身体機能が低い例では、痛みの程度が低く身体機能が良好だった例と比べて改善効果が大きかった。**変形性関節症に関連する痛みが強く、障害レベルが重度の場合には、運動療法がより有効である可能性が示唆される**。

Frydendal らは手術適応がある重度の変形性股関節症を有する 50 歳以上の患者 109 人（平均年齢 67.6 歳）を対象として、THA と筋力トレーニングを比較する多施設 RCT を報告した[7]。主要評価項目はベースラインから治療開始後 6ヵ月までの股関節の疼痛と機能で、Oxford hip score（0〜48 点）により評価した。治療企図解析では、Oxford hip score は THA 群で 15.9 点、筋力トレーニング群で 4.5 点の改善を認めた（2 群間差 11.4 点、95% CI：8.9〜14.0、p ＜ 0.001）。手術適応がある重度の変形性関節症を有する 50 歳以上の患者で

5) Gwinnutt JM, Wieczorek M, Balanescu A et al：2021 EULAR recommendations regarding lifestyle behaviours and work participation to prevent progression of rheumatic and musculoskeletal diseases. Ann Rheum Dis 82：48-56, 2023

6) Holden MA, Hattle M, Runhaar J et al；STEER OA Patient Advisory Group；OA Trial Bank Exercise Collaborative：Moderators of the effect of therapeutic exercise for knee and hip osteoarthritis：a systematic review and individual participant data meta-analysis. Lancet Rheumatol 5：e386-e400, 2023

7) Frydendal T, Christensen R, Mechlenburg I et al：Total hip replacement or resistance training for severe hip osteoarthritis. N Engl J Med 391：1610-1620, 2024

は，筋力トレーニングと比較して THA により有意に疼痛が軽減し，股関節機能の改善を認めた．

本研究では，THA による除痛および機能改善の効果が筋力トレーニングより大きいことが示された．また，筋力トレーニング群に割り付けられた被験者のうち，59％は研究開始後1年で THA が施行されたという結果であった．THA によって多くの場合，QOL が向上するが，医療者と患者の両者が合併症（脱臼，感染，神経損傷，骨折など）の危険性を認識し，リスクとベネフィットを考慮して治療法を決定するべきである．重度の股関節症患者に対しても，ある程度の疼痛・機能改善効果が見込めることから，筋力トレーニングは治療の選択肢となりうる．

Sato らは乳児股関節脱臼に対する予防運動の曝露と変形性股関節症の疫学との関連を明らかにすることを目的とした多施設横断的疫学調査を報告した[8]．対象1,095人（1,383股）の調査時年齢は平均63.5歳で，寛骨臼形成不全の有病率は73.8％（1,019股）であった．乳児股関節脱臼の予防運動が始まった1972年の出生年を境に，治療歴のある患者の減少傾向が始まった．また，1972年以前に出生した群の重度亜脱臼有病率は11.1％であるのに対して，予防運動の曝露を受けた1973年以降に出生した群では2.4％であり，有意な減少を認めた．新生児期における予防運動の曝露は成人期の重度亜脱臼の有病率が1/5（オッズ比（OR）：0.2，$p < 0.001$）まで減少することと関連していた．

本研究はわが国において，乳児股関節脱臼に対する予防運動後に出生した場合，重度亜脱臼股関節症が減少したという関連性を可視化したという点で意義のある報告である．一方で，1973年以降に出生した群においても寛骨臼形成不全による二次性股関節症が8割前後を占める．そのため，予防運動ですべての寛骨臼形成不全による問題が解決したとはいえない．

Joseph らは体重減少／増加が，股・膝関節の X 線学的関節症変化，疼痛，人工関節置換術に及ぼす影響を評価した[9]．多施設による縦断的前向き観察研究である The Osteoarthritis Initiative（OAI）の参加者（n = 2,752）を，4年間の体重変化により，体重増加群（5％以上増加），体重減少群（−5％以上減少），対照群（−3～3％の変化）に分類した．3群における X 線学的変形性股関節症（Croft グレード），関節裂隙狭小化，関節痛を評価した．股関節に関しては，いずれの評価項目においても体重変化との有意な関連を認めなかった（$p > 0.05$）．また，体重変化と THA 施行率との間に有意な関連を認めなかった（$p > 0.05$）．この研究では，変形性股関節症に対して5％の体重変化は有意な影響を及ぼさないことが示唆された．

近年のガイドラインでは体重管理の重要性が指摘されている．変形性膝関節症では体重増加や BMI 増加と X 線学的関節症の進行が関連するという報告が多いが，変形性股関節症では関連性がないという報告が散見される．これは，

8) Sato T, Yamate S, Utsunomiya T et al；the Japanese Hip OA Consortium：Life course epidemiology of hip osteoarthritis in Japan：a multicenter, cross-sectional study. J Bone Joint Surg Am 106：966-975, 2024

9) Joseph GB, McCulloch CE, Nevitt MC et al：Effects of weight change on knee and hip radiographic measurements and pain over four years：data from the Osteoarthritis Initiative. Arthritis Care Res（Hoboken）75：860-868, 2023

股関節と膝関節の構造の違いなどにより，**体重変動による影響が関節によって異なる可能性がある**ことを示唆している．また，変形性関節症に対してアディポカインによる慢性炎症が関与していることが報告されているが，BMI や体重は体脂肪量を正確に反映しない場合がある．体重だけでなく，体脂肪量や筋肉量を含めて解析することにより，体格が変形性関節症進行に与える影響が明確になる可能性がある．

変形性関節症に対する薬剤は，その作用により鎮痛作用を有する症候改善薬（symptom modifying drugs）と変形性関節症の発症や進行を抑制する病態修飾薬（disease modifying OA drugs：DMOADs）に分けられる．症候改善薬は疼痛を改善することによって関節機能を維持し，身体機能を改善することを目的としており，従来から使用されているアセトアミノフェン，NSAIDs，オピオイドなどがある．アセトアミノフェンは変形性関節症の鎮痛薬として汎用されてきた薬であり，さまざまなガイドラインで第一選択薬として推奨されてきた．しかし，2019 年の Osteoarthritis Research Society International（OARSI）ガイドラインでは，鎮痛効果が弱いこと，副作用として肝毒性を有することなどから，推奨されていない[10]．NSAIDs には消化管障害，心血管系障害，腎障害などの副作用があり，長期投与は避けるべきである．オピオイドは変形性関節症の疼痛・症状緩和に有効であるといわれていたが，消化器症状や中枢神経症状などの有害事象の頻度が高く，依存性が問題となっており，OARSI ガイドラインでは使用しないことが強く推奨されている[10]．

変形性関節症に対する病態修飾薬として，別の疾患を対象として承認されている既存の薬剤を転用するという試みがある．関節リウマチ（メトトレキサート，TNF-α，IL-1，IL-6 阻害薬，ヒドロキシクロロキン），アトピー／アレルギー性疾患（抗ヒスタミン薬），骨粗鬆症（ビスホスホネート，ビタミン D），2 型糖尿病（メトホルミン，GLP-1 作動薬），心血管疾患（アトルバスタチン，魚油，β 遮断薬）に対する治療薬が候補として挙げられている[11]．変形性関節症のエンドタイプに適した薬物を選択して投与することによって発症や進行を抑制できる可能性があるが，現時点で変形性関節症に対する病態修飾薬として承認された薬剤はなく，今後の研究が期待される．

変形性股関節症に対するヒアルロン酸関節内注射は欧州やカナダで承認されており，比較的安全で除痛効果のある治療法である．一方で AAOS や NICE のガイドラインでは，ヒアルロン酸関節内注射を行わないことが推奨されており，その臨床的有用性について議論がなされている．

Kubo らは，変形性股関節症患者におけるジクロフェナクエタルヒアルロン酸（DF-HA）の関節内注射の有効性と安全性を評価したランダム化二重盲検試験を報告した[12]．変形性股関節症と診断された 20 歳以上の日本人患者 90 人が，DF-HA 30 mg 投与群またはプラセボ投与群に 1：1 の割合でランダム

10) Bannuru RR, Osani MC, Vaysbrot EE et al：OARSI guidelines for the non-surgical management of knee, hip, and polyarticular osteoarthritis. Osteoarthritis Cartilage 27：1578-1589, 2019

11) Kuswanto W, Baker MC：Repurposing drugs for the treatment of osteoarthritis. Osteoarthritis Cartilage 32：886-895, 2024

12) Kubo T, Kumai T, Ikegami H et al：Diclofenac-hyaluronate conjugate (diclofenac etalhyaluronate) intra-articular injection for hip, ankle, shoulder, and elbow osteoarthritis：a randomized controlled trial. BMC Musculoskelet Disord 23：371, 2022

に割り当てられた．4週間ごとに試験薬を3回関節腔内へ注射し，12週間にわたって評価された．主要評価項目は痛みに関する11段階数値評価スケール（numerical rating scale：NRS）のベースラインからの変化である．

12週にわたる疼痛NRSの差は－0.81（95% CI：－1.48～－0.13）であり，DF-HA群で有意な疼痛の改善を認めた．1～12週目までのすべての時点において，DF-HA群のほうがプラセボ群よりも改善効果が高かった．重篤な有害事象やX線像の変化は観察されなかった．DF-HAを4週間ごとに投与した場合，鎮痛効果が12週間維持された．

本邦では変形性股関節症に適応となるDF-HA含有注射液製剤ジョイクル®関節注（製造販売元：生化学工業株式会社，販売元：小野薬品工業株式会社）が2021年に販売開始された．販売開始後において本剤によるショック，アナフィラキシーが複数発現したことから，添付文書の「警告」が新設され，「重要な基本的注意」などを改訂するとともに，安全性速報（ブルーレター）による注意喚起が行われた[13]．このため，投与後少なくとも30分間は医師の管理下で患者の状態を十分に観察することが推奨されている．

Leiらは変形性股関節症に対する関節内注射を対象とした16編のRCTによるネットワークメタ解析を報告した[14]．この研究では，ヒアルロン酸，PRP，局所麻酔薬，ステロイド，ステロイド＋局所麻酔薬，ヒアルロン酸＋PRP，プラセボ（生理食塩水）の有効性が比較検討された．対象は1,735人で，3ヵ月時点において，プラセボ注射と比較してステロイド注射で疼痛の改善を認めたが，6ヵ月時点では有意差を認めなかった．機能的アウトカムについては，3ヵ月時点においてプラセボ注射よりもステロイド注射が有効であったが，6ヵ月時点ではヒアルロン酸＋PRP注射がより有効であった．

ステロイド注射は股関節痛および機能の改善に短期的には有効であることが示唆される．ヒアルロン酸関節内注射は膝関節において，ステロイド関節内注射の代替として広く行われている安全かつ有効な治療法である．股関節に対するヒアルロン酸関節内注射を推奨しないガイドラインが複数あり，さらなるエビデンスの蓄積が必要である．また，PRPは血小板に含まれる数多くの成長因子の複合作用によって，抗炎症作用や組織修復を促す作用を有する．変形性関節症の早期診断・治療が重要視されてきている中で，関節内注射を含めた保存療法の有用性と安全性に関して今後のさらなる検証が望まれる．

▶ 寛骨臼骨切り術

Yasunagaらは寛骨臼形成不全に起因する前・初期の変形性股関節症に対する30年間にわたる寛骨臼回転骨切り術（rotational acetabular osteotomy：RAO）の成績を報告した[15]．寛骨臼形成不全による前・初期股関節症に対してRAOを施行した47人（55股）のうち，前股関節症8人（11股）と初期股

---

13) 厚生労働省：関節機能改善剤「ジョイクル関節注30mg」投与患者におけるショック，アナフィラキシーに関する注意喚起について．
https://www.mhlw.go.jp/stf/houdou/0000073061_00004.html（2024年11月8日参照）

14) Lei T, Wang Y, Li M et al：Clinical efficacy of multiple intra-articular injection for hip osteoarthritis. Bone Joint J 106-B：532-539, 2024

15) Yasunaga Y, Oshima S, Shoji T et al：A 30-year follow-up study of rotational acetabular osteotomy for pre- and early-stage osteoarthritis secondary to dysplasia of the hip. Bone Joint J 106-B（5 Supple B）：25-31, 2024

関節症 27 人（32 股）の計 35 人（4 股）が解析対象となった．Merle d'Aubigné スコアの平均値は前股関節症群で術前 14.5 点（標準偏差（SD）：0.7）から最終観察時 17.4 点（SD：1.2）と有意な改善を認めた（p = 0.004）が，初期股関節症群では術前 14.0 点（SD：0.3）から最終観察時 14.6 点（SD：2.4）であり，有意差を認めなかった（p = 0.280）．前股関節症 2 人（2 股）および初期股関節症 17 人（18 股）で X 線学的な OA 進行を認めた．X 線学的な OA 進行をエンドポイントとした場合，前股関節症群の 30 年生存率は 81.8％（95％ CI：0.59～1.00），初期股関節症群の 30 年生存率は 42.2％（95％ CI：0.244～0.600）であった．術後 30 年における関節生存率は 51.5％（95％ CI：0.365～0.674）で，THA をエンドポイントとした場合の関節生存率は 74.0％（95％ CI：0.608～0.873）であった．前股関節症の若年患者では，RAO によって 30 年を超える関節温存が期待できると結論づけている．

Beaulé らは，寛骨臼周囲骨切り術（periacetabular osteotomy：PAO）施行時における関節鏡併用が臨床成績に与える影響を報告した[16]．PAO 単独群（97 人）と関節鏡併用 PAO 群（91 人）を対象として，術後 12ヵ月時の臨床成績を比較した．平均 2.3 年（1～5 年）の追跡調査では全症例で機能スコアの改善を認めた．術後 12ヵ月時点において関節鏡併用 PAO 群と PAO 単独群との間で臨床成績に有意差を認めなかった．この研究では，PAO 施行時に股関節鏡を併用することの利点は示されなかった．

寛骨臼形成不全に対する骨盤骨切り術により，QOL や疼痛の改善が期待できる．症状を有する寛骨臼形成不全では，軟骨損傷，関節唇損傷が生じている場合がある．これらの病変を治療するために，骨盤骨切り術施行時に関節内処置を併用する試みがなされている．現時点では，骨盤骨切り術に関節内処置を併用するべきか否かについて一定の見解が得られておらず，今後の研究結果が待たれる．

Andronic らは，borderline dysplasia 患者のみを対象とした PAO 後の中期成績を報告している[17]．CE 角が 18°以上 25°未満であった 42 股を対象として，患者報告アウトカム尺度（patient reported outcome measures：PROMs）および形態学的パラメータを評価した．最終観察時において，subjective hip value，modified Harris hip score，WOMAC，Tegner activity スコアの有意な改善を認めた（p < 0.001）．術前の関節唇損傷，円靱帯損傷の有無は，最終調査時の PROMs に影響を与えなかった．PROMs が不良だった 3 股のうち 2 股は，過剰被覆（術後 acetabular roof angle <－10°）が原因と考えられる股関節症の進行を認めた．関節唇と円靱帯損傷の有無は，臨床成績と関連しなかった．Borderline dysplasia に対する PAO の中期成績は良好であり，過剰被覆を避ける必要があると結論づけている．

16) Beaulé PE, Verhaegen JCF, Clohisy JC et al：The Otto Aufranc Award：Does hip arthroscopy at the time of periacetabular osteotomy improve the clinical outcome for the treatment of hip dysplasia? A multicenter randomized clinical trial. J Arthroplasty 39：S9-S16, 2024

17) Andronic O, Germann C, Jud L et al：Factors influencing patient-reported outcomes following periacetabular osteotomy and open osteochondroplasty in the setting of borderline hip dysplasia. Bone Joint J 105-B：735-742, 2023

THA

Morlock らは，ドイツの人工関節レジストリを用いて，セメントレス寛骨臼コンポーネント（カップ）を使用して THA を受けた一次性変形性股関節症333,144 人を対象として，4 種類のステム（セメントレス，セメントレスカラー付き，セメントレスショート，セメント）の術後 3 年における再手術率を年齢別に比較検討した[18]．60 歳未満では，男女ともにステムデザインは再手術率に有意な影響を与えなかった．61〜70 歳の女性ではセメントレスカラー付きステムの再手術率が有意に低く，71〜80 歳ではセメントレスステムの再手術率が高かった．80 歳以上では，セメントステムおよびセメントレスカラー付きステムと比較して，セメントレスステムおよびセメントレスショートステムの再手術率が有意に高く，特に女性で顕著であった．

THA では骨形状や骨質を評価してインプラント選択を行うが，セメント / セメントレス固定だけでなく，ステムデザインを考慮した選択の必要性が示唆される結果である．本研究では高齢者においてセメントステムの再手術率が低いという結果であり，骨脆弱例ではセメントステムの使用が考慮される．近年，セメントレスステムにおいてもカラー付きステムが初期固定性を向上させ，ステム沈下の防止につながるといわれている．若年者においてはセメントレスショートステムの良好な成績が報告されているが，高齢者に対する使用は慎重に検討するべきである．

Hoskins らは，前方 / 後方アプローチによる THA において，すべての原因とステムのゆるみ，骨折に対する累積再手術率を評価した[19]．変形性股関節症の診断で前方または後方アプローチによりセメントレスステムを使用したTHA 48,716 件（前方アプローチ 22,840 件，後方アプローチ 25,876 件）を対象とした．前方アプローチと後方アプローチでは，すべての理由による累積再手術率に差を認めなかったが，前方アプローチでは，ゆるみ（ハザード比（HR）：2.00，95% CI：1.48〜2.69，$p < 0.001$）と骨折（HR：1.78，95% CI：1.34〜2.35，$p < 0.001$）による累積再手術率が高かった．また，前方アプローチでは全原因累積再手術率に関して，使用機種によるばらつきを認めた．

前方アプローチは術後疼痛が少なく，早期回復が期待できるなどの利点があり，近年その割合が増加している．寛骨臼側の展開が容易な一方で大腿骨側の展開は難易度が高く，ステムのゆるみやステム周囲骨折の危険性が高まることに注意する必要がある．また，使用機種によって再手術率に違いがあることより，適切なステム選択を行う必要性が示唆される．

Hoskins らは異なるカップサイズについて，骨頭サイズによる再置換率を評価した[20]．対象は 1999 年 9 月〜2019 年 12 月に変形性股関節症に対して初回THA が施行された例であり，オーストラリアレジストリのデータを分析し

18) Morlock M, Perka C, Melsheimer O et al：Influence of the type of stem and its fixation on revision and immediate postoperative mortality in elective total hip arthroplasty. Bone Joint J 106-B（3 Supple A）：130-136, 2024

19) Hoskins W, Rainbird S, Peng Y et al：The effect of surgical approach and femoral prosthesis type on revision rates following total hip arthroplasty：an analysis of the most commonly utilized cementless stems. J Bone Joint Surg Am 104：24-32, 2022

20) Hoskins W, Rainbird S, Holder C et al：A comparison of revision rates and dislocation after primary total hip arthroplasty with 28, 32, and 36-mm femoral heads and different cup sizes：an analysis of 188,591 primary total hip arthroplasties. J Bone Joint Surg Am 104：1462-1474, 2022

た．カップサイズを＜51 mm，51〜53 mm，54〜55 mm，56〜66 mm に層別化し，骨頭サイズ（28 mm，32 mm，36 mm）による感染以外の原因および脱臼に対する累積再置換率を比較検討した．カップが 51 mm 未満の場合には，28 mm 骨頭と比較して 32 mm（HR：0.75，95 % CI：0.57〜0.97，p ＝ 0.031）および 36 mm 骨頭（HR：0.58，95% CI：0.38〜0.87，p ＝ 0.008）の感染以外の原因による累積再置換率が低かった．51〜53 mm，54〜55 mm，56〜66 mm カップでは，骨頭サイズ間による累積再置換率に差を認めなかった．28 mm 骨頭では脱臼による再置換が多く，36 mm 骨頭では骨折とゆるみによる再置換が多かった．

51 mm 未満のカップでは，再置換率が低い 32・36 mm 骨頭の使用が推奨される．本研究により，大径骨頭では脱臼による再置換術が減少する一方で，骨折とゆるみによる再置換の危険性が高まることが明らかとなった．これは大径骨頭により，カップ−骨界面のトルク値が増加するためと考えられる．関節安定性を優先する場合は 36 mm 骨頭の使用が考慮されるが，**大径骨頭では骨折とゆるみの危険性が高まる**ことを認識するべきである．

Fowler らは，英国の National Joint Registry データを用いて，術者レベルと THA 後の再手術リスクの関連性を評価した[21]．対象は 2003〜2016 年に変形性股関節症に対して初回 THA が施行された成人例で，術者レベル（指導医またはレジデント）と，レジデントが指導医によって直接監督されたかどうかを検討した．603,474 件の THA が対象となり，そのうち 58,137 件（9.6 %）がレジデントによって実施された．術者レベルとすべての理由による再手術との間に関連は認められなかった（HR：1.00，95 % CI：0.94〜1.07，p ＝ 0.966）．調整分析では，レジデントが指導医の監督なしで手術を行うことと，すべての理由による再手術のリスク増加との間に関連を認めた（HR：1.10，95 % CI：1.00〜1.21，p ＝ 0.045）．また，レジデントが実施した THA と不安定性による再手術との間に関連を認めた（HR：1.14，95 % CI：1.01〜1.30，p ＝ 0.039）．しかし，レジデントが指導医の監督下にあった場合には，この関連性を認めなかった．

英国における現在の整形外科研修システムにおいて，指導医の監督下にあるレジデントは指導医と同程度の THA 生存率を達成している．指導医の監督下にないレジデントが行った THA では，不安定性による再手術が増加した．これは指導医の監督により，レジデントが術中不安定性を適切に対処できるようになったと解釈できる．

21）Fowler TJ, Aquilina AL, Reed MR et al：The association between surgeon grade and risk of revision following total hip arthroplasty：an analysis of National Joint Registry data. Bone Joint J 104-B：341-351, 2022

III章 下肢
7 股関節

7-3. 大腿骨近位部骨折

二部悦也[1], 松村福広[2]

[1] 自治医科大学 整形外科学教室
[2] 自治医科大学 救急医学教室

最近の研究動向とガイドライン

- 大腿骨近位部骨折の発生数は依然として増加傾向だが,抗血小板薬や抗凝固薬の内服を理由に手術を遅らせる必要はない.
- 大腿骨頚部骨折に対する内固定は,角度安定性のあるインプラントを選択すべきであり,若年者の大腿骨頚部骨折の場合は,免荷期間を設けたほうが術後成績は良好である.
- 大腿骨頚部骨折に対する人工関節は,80歳以上の高齢者の場合は一般的に人工骨頭挿入術が考慮され,60〜75歳までの合併症の少ない高齢者,特に女性は人工股関節全置換術を考慮してもよい.人工関節を行う場合のアプローチは基本的に自身のやり慣れているアプローチで行い,合併症や死亡率を下げるために手術時間を81分未満で終わらせるように心がけるべきである.
- 不安定な大腿骨転子部骨折と判断した場合,髄内型を髄外型に整復すべきである.不安定な大腿骨転子部骨折に対する cement augmentation は,良好な整復位と適切な tip-apex distance(TAD)を獲得したうえに,それを補強することを目的に用いるべきであろう.また,不安定な大腿骨転子部骨折に対するセメントステムを用いた人工骨頭置換術は,難易度が高いものの適切に行えば有用な治療法になる可能性がある.
- 二次性骨折予防は対側の骨折予防だけでなく,インプラント周囲骨折の発生率も低下させるため,適切に介入する必要がある.

はじめに

「大腿骨頚部/転子部骨折診療ガイドライン」[1] が改訂第3版として2021年2月に発刊された.改訂第3版が第2版と比べて大きく変更となった点は,「早期手術の推奨」,「頚部骨折に対する人工関節は,人工骨頭置換術の推奨・セメントステムの推奨」,「転子部骨折不安定型の対する髄内釘固定推奨」,「二次骨折予防の推奨」などである.

本稿では,「大腿骨頚部/転子部骨折診療ガイドライン第3版」(以下第3版ガイドライン)の変更点を軸に2022〜2024年の論文をレビューしていく.

1) 日本整形外科学会診療ガイドライン委員会,大腿骨頚部/転子部骨折診療ガイドライン策定委員会 編:大腿骨頚部/転子部骨折診療ガイドライン 2021(改訂第3版).南江堂,2021

早期手術

大腿骨近位部骨折の発生率などを予測した研究[2]では，2020年から2030年にかけて大腿骨近位部骨折の発生率は減少するものの，高齢者の増加により発生数は増加すると報告されている．また，アジア太平洋地域における脆弱性股関節骨折の発生率を調査したシステマティックレビュー[3]では，日本の65歳以上の股関節骨折の発生率は人口10万当たり245〜559人であり，アジア太平洋地域において発生率が高いことが報告されている．また，超高齢社会である日本においては，100歳以上の大腿骨近位部骨折の発生数が増加することが予想されている．100歳以上の大腿骨近位部骨折術後，合併症を生じることなく退院した場合の生存率は，大腿骨近位部骨折を受傷していない100歳以上の高齢者と変わらないと報告されている[4]．したがって，高齢という因子だけで手術をしないという時代はすでに終わっており，年齢に加え合併症，活動度を踏まえたうえで，どのような治療がベストかを考えていかなければならない．

しかし，高齢者の場合，受傷から手術までの時間が長引く場合があり，その原因のひとつに抗血小板薬・抗凝固薬の内服がある．一般的に抗血小板薬や抗凝固薬は，待機的な手術加療を行う場合，休薬期間を設ける場合が多い．しかし，大腿骨近位部骨折の場合，休薬期間を十分に設けてしまうと，手術までの時間が長引いてしまう．Kimらによる抗血小板薬内服患者とコントロール群とを傾向スコアマッチングして比較した研究[5]では，周術期の合併症に2群間で有意差はなかった．また，抗血小板薬を内服している股関節骨折患者における早期手術の安全性を調査したシステマティックレビュー[6]では，抗血小板薬を継続する群が抗血小板薬を休薬する手術遅延群と比べて，合併症発生率が低く，術後死亡率やその他の指標で差はなかったとされる．したがって，**抗血小板薬内服が手術を遅らせる理由にはならない**．

では，第3版ガイドラインが発刊されてから，早期手術について日本ではどのような報告があるのか目を通してみる．Iidaらは大腿骨近位部骨折患者に対し，入院してから48時間以内に手術を行った群と入院してから48時間以上経過してから手術を行った群とで死亡率を比較したところ，2群間で有意差がなかったと報告している[7]．診療報酬改定により48時間以内の手術で緊急整復固定加算や緊急挿入加算が設けられているが，48時間という区切りが日本の医療において適切な時間かどうかは，今後のさらなる検討が必要である．

大腿骨頚部骨折

第3版ガイドラインでは「大腿骨頚部骨折の内固定材料としてスクリューとSHS（sliding hip screw）のどちらを選択するか」の問に対し，「スクリューあるいはSHSのいずれを選択してもよい」と述べている．解説で後療法にお

---

2) Wu J, Che Y, Zhang Y et al：Global, regional, national trends of femur fracture and machine learning prediction：comprehensive findings and questions from global burden of disease 1990-2019. J Orthop Translat 17：46-52, 2024

3) Chan LL, Ho YY, Taylor ME et al：Incidence of fragility hip fracture across the Asia-Pacific region：a systematic review. Arch Gerontol Geriatr 123：105422, 2024

4) Langenhan R, Müller F, Füchtmeier B et al：Surgical treatment of proximal femoral fractures in centenarians：prevalence and outcomes based on a german multicenter study. Eur J Trauma Emerg Surg 49：1407-1416, 2022

5) Kim CH, Chang JS, Lim Y et al：Safety of urgent surgery for the patients with proximal femur fracture treated with platelet aggregation inhibitors：a propensity-score matching analysis. Eur J Trauma Emerg Surg 50：347-358, 2023

6) Lu W, Yon DK, Lee SW et al：Safety of early surgery in hip fracture patients taking clopidogrel and/or aspirin：a systematic review and meta-analysis. J Arthroplasty 39：1374-1383.e3, 2024

7) Iida H, Takegami Y, Sakai Y et al：Early surgery within 48hours of admission for hip fracture did not improve 1-year mortality in Japan：a single-institution cohort study. Hip Int 34：660-667, 2024

ける荷重制限について，「早期荷重の方が術後成績がよいとする研究はないが，早期に歩行できることは患者にとって利益である」と述べられている．2022年8月〜2024年7月における報告を渉猟すると，転位型大腿骨頚部骨折術後の再手術を予測する因子に着目したシステマティックレビューとメタ解析[8]があり，cannulated screw やピンを使用した場合，角度安定性のインプラントを使用した場合よりも再手術のリスクが高くなると報告している．したがって，転位型大腿骨頚部骨折に対しては角度安定性のあるインプラントを用いたほうがスクリュー固定よりも再手術を少なくする可能性が示唆された．後療法に関しては，65歳以下の大腿骨頚部骨折に対し内固定を行い，手術翌日から荷重を開始した早期荷重群と術後4週から荷重を開始した群とで，歩行機能と放射線学的所見について比較した報告がある[9]．結果は術後4週から荷重を開始した群が早期荷重群よりも最終時の歩行機能は良好であり，疼痛は少なく，放射線学的には大腿骨頚部の短縮は少なく，荷重時期を遅くしたほうがすべてにおいて良好な結果であった．以上より，**大腿骨頚部骨折に対して内固定を行う場合，角度安定性のインプラントを選択するほうが再手術率は少なく，若年者の大腿骨頚部骨折に対して内固定をする場合は術後4週程度の免荷を設けたほうがよいと考える．**

第3版ガイドラインでは「転位型大腿骨頚部骨折に対し人工骨頭置換術（hemiarthroplasty：HA）と人工股関節全置換術（total hip arthroplasty：THA）のどちらを選択するか」の問に対し，「人工骨頭置換術を提案する」と述べている．解説には以前のガイドライン同様，活動性が高く麻酔リスクが低い場合，THA を考慮してもよい，という一文がある．しかし，70歳の高齢者といっても活動レベルは千差万別である．個々の症例に合わせて判断するべきだが，2022年8月〜2024年7月の論文では，75歳未満の女性の場合，THAの再手術リスクが低く，80歳以上の女性と75歳以上の男性の場合，HAの再手術率が低いと報告している[10]．また，unipolar または bipolar の HA と，THA をレトロスペクティブに比較した研究[11]では，60〜79歳までで ASA 分類がⅠまたはⅡの場合は THA の再手術リスクが低いと述べている．したがって，**80歳以上の高齢者の場合は HA が無難であり，60〜79歳までの合併症の少ない高齢者は THA を考慮してもよいと判断できる．**

第3版ガイドラインでは，「転位型大腿骨頚部骨折に対してセメント使用と非使用のステムのどちらを選択するか」の問に対し，「骨脆弱例やステム適合不良例に対してはセメント使用を提案する」と述べている．これに対し，Fuらのシステマティックレビュー[12]では，セメントステムを用いた人工骨頭のほうが人工関節周囲骨折や術中骨折，再手術などの発生率は低かったものの，手術後72時間以内や術後1週間の死亡率が高いと報告している．ただし1ヵ月以降の死亡率はセメントステムとセメントレスステムで，有意差はなかっ

8) Kalsbeek JH, van Donkelaar MF, Krijnen P et al：What makes fixation of femoral neck fractures fail? A systematic review and meta-analysis of risk factors. Injury 54：652-660, 2022

9) Hasegawa K, Takegami Y, Tokutake K et al：Early versus delayed weight bearing after internal fixation for femoral neck fracture in younger adults：a multicenter retrospective study. Injury 55：111292, 2024

10) Hoskins W, Corfield S, Lorimer M et al：Is the revision rate for femoral neck fracture lower for total hip arthroplasty than for hemiarthroplasty? A comparison of registry data for contemporary surgical options. J Bone Joint Surg Am 104：1530-1541, 2022

11) Okike K, Prentice HA, Chan PH et al：Unipolar hemiarthroplasty, bipolar hemiarthroplasty, or total hip arthroplasty for hip fracture in older individuals. J Bone Joint Surg Am 106：120-128, 2024

12) Fu M, Shen J, Ren Z et al：A systematic review and meta-analysis of cemented and uncemented bipolar hemiarthroplasty for the treatment of femoral neck fractures in elderly patients over 60 years old. Front Med (Lausanne) 24：1022584, 2023

た．したがって，セメントステムを使用するHAを行う場合，注意しなければならない集団があるのではないか？ という疑問が湧いてくる．それに対し，2,998件のセメントステムのHAまたはTHAを行った高齢大腿骨頚部骨折患者をレトロスペクティブに評価した研究[13]で，死亡した症例は中央値82.5歳であること，Charlsonスコアが5点以上の重度の併存疾患を有することが報告された．結論として，虚弱な高齢患者におけるセメントステムが致命的な有害事象の発生率を高くすると述べている．したがって，**セメントステムの使用は固定性が良好でインプラント周囲骨折を生じる可能性が低いが，高齢である場合や重度の併存症がある場合はその使用を控えたほうがよいと判断できる．**

なお，人工関節の手術アプローチについては，メタ解析[14]において後方アプローチが前方・側方アプローチと比べて脱臼と再手術のリスクが高かった．後方アプローチは控えるべきかどうかについては，共同腱温存後方アプローチ[15]や関節包の下方を切開するアプローチ[16]をレトロスペクティブに評価した研究では脱臼がなかったという報告もある．したがって，前方・側方アプローチは通常の後方アプローチよりも脱臼率が低いが，後方アプローチに一手間加えることで脱臼率が改善する可能性がある．ただし，人工骨頭置換術の手術時間が81分を1分超えるごとに2.2％ずつ合併症が増え，86分を超えると死亡率が高くとなると報告されているため[17]，自分の慣れたアプローチで手術を行い，81分未満で手術終了できるように術者，助手ともに術中マネジメントを行わなければならない．

大腿骨転子部骨折

第3版ガイドラインの大腿骨転子部骨折の項に，整復位についての記載がある．大腿骨転子部骨折の不安定性の評価では，単純X線写真側面像で評価する生田分類がある．その他にも単純X線写真の正面像と側面像で評価する宇都宮分類や，3D-CTを用いた中野分類がある．これらの評価から不安定性のある大腿骨転子部骨折と判断した場合，生田分類における髄内型を髄外型に整復，いわゆる「組み換え」を行ってから内固定をすることで骨折部の骨性支持を得ることができ，合併症を減らし良好な骨癒合が得られるとされている．しかし，第3版ガイドラインにおいて骨折部の整復位の最後に「その結果に関してはまだ十分なエビデンスはない」と述べられている．2022年8月から2024年7月においては，大腿骨転子部骨折の術後単純X線写真が術後成績にもたらす結果に関して，Inuiら[18]が2024年に報告している．評価項目は，術後単純X線写真側面像で整復位がanterior malreduction（いわゆる髄内型），anatomic reduction（いわゆる解剖型），posterior malreduction（いわゆる髄外型）であることとtip-apex distance（TAD）の組み合わせとし，これらがカットアウトに関連するかを調査した．結果は，TADが良好であろうとなかろうと

13) Schouten B, Baartmans M, van Eikenhorst L et al：Fatal adverse events in femoral neck fracture patients undergoing hemiarthroplasty or total hip arthroplasty - a retrospective record review study in a nationwide sample of deceased patients. J Patient Saf 20：e59-e72, 2024

14) Shuai L, Huiwen W, Shihao D et al：A comparison of different surgical approaches to hemiarthroplasty for the femoral neck fractures：a meta-analysis. Front Surg 9：1049534, 2023

15) Ogura K, Takegami Y, Kuwahara Y et al：Comparison of conjoined tendon-preserving posterior approach and conventional posterolateral approach in hemiarthroplasty for femoral neck fracture in the elderly：a multicenter (TRON group) retrospective study. J Orthop Sci 28, 2024. doi.org/10.1016/j.jos.2024.05.003 (online ahead of print)

16) Ko YS, Park JW, Kim J et al：Posterior approach and inferior capsulotomy in bipolar hemiarthroplasty for femoral neck fractures：comparison with superior capsulotomy. Clin Orthop Surg 16：374-381, 2024

17) Ramadanov N, Salzmann M, Voss M et al：The influence of operation time for hip hemiarthroplasty on complication rates and mortality in patients with femoral neck fracture：a retrospective data analysis. J Orthop Surg Res 19：311, 2024

18) Inui T, Watanabe Y, Suzuki T et al：Anterior malreduction is associated with lag screw cutout after internal fixation of intertrochanteric fractures. Clin Orthop Relat Res 482：536-545, 2024

anterior malreduction の場合，良好な TAD の anatomic reduction または posterior malreduction よりもカットアウトのオッズ比が高かった．したがって，術後の単純 X 線写真側面像において髄内型である場合，術後カットアウトの可能性が高くなることが証明された．**不安定な大腿骨転子部骨折と判断した場合，髄内型を髄外型に整復する「組み換え」をすべきである．**

適切な TAD を得るため，人工関節領域で注目されているロボット支援手術の報告がある．TAD のほか，手術時間や透視時間をロボット使用群と非使用群とで比較したメタ解析[19] では，ロボット使用群は非使用群と比べて手術時間と透視時間が短く，出血量が少なく，TAD が適切であるなど術中・術直後の成績が良好であると報告されている．しかし，術後合併症や術後1年の歩行機能においては2群間に差はなかった．このメタ解析に含まれるすべての論文は1つの国からのものであり，バイアスがかかっている可能性がある．この論文に組み入れられていない，ロボット使用によって最適な TAD を得ることができるか評価した論文では，TAD > 20 となる例が22%もみられたため使用が中止されている[20]．以上より，ロボット支援手術が適切な TAD を獲得でき，術中・術直後の結果を良好にできるかは議論の余地がある．今後，さらなる研究が望まれる．

第3版ガイドラインでは「不安定型転子部骨折の初回手術において骨接合術と人工物置換術のどちらを選択するか」の問に対し，「不安定型転子部骨折に対しては骨接合術を第一選択とすることを提案する」と述べられている．不安定型大腿骨転子部骨折に対して骨接合術を行う場合，cement augmentation（CA）の併用が多く報告されている．2021年4月から CA が本邦で使用できるようになり，CA を行った場合は高齢患者の累積歩行スコアと関連すると報告された[21]．一方で，CA と初期の安静時や運動時の疼痛軽減に関連はなく，最終的な内反やカットアウト，合併症や再手術については従来群と比べて有意差はなかった[22] という報告もある．したがって，一概に CA を行ったから大丈夫というわけではなく，従来通りの良好な整復位を獲得し内固定術を行うことが重要であると考える．また，第3版ガイドラインにも記載されているが，粉砕などがあり不安定な大腿骨転子部骨折の場合は，人工物置換術も選択のひとつとされる．特にセメントステムを使用した人工骨頭置換術の報告もあり[23]，輸血が必要となる場合が多く，難易度は高い．しかしながら，適切に行えれば有用な治療法と考えられる．

▶ 二次性骨折予防

第3版ガイドラインでは二次性骨折予防の重要性が述べられている．しかし，二次性骨折は術後早期に頻繁に発生していること，また残念なことに術後の二次性骨折予防介入が25%しか行われていないことが発覚した[24]．「骨粗鬆

19) Shi J, Shen J, Zhang C et al：Robot-assisted versus traditional surgery in the treatment of intertrochanteric fractures：a meta-analysis. J Robot Surg 18：221, 2024

20) Hansen RH, Rölfing JD, Nielsen CL et al：Computer-assisted intramedullary nailing of intertrochanteric fractures did not prevent tip-apex distance outliers. J Clin Med 12：7448, 2023

21) Mochizuki Y, Yamamoto N, Fujii T et al：Effectiveness of cement augmentation on early postoperative mobility in patients treated for trochanteric fractures with cephalomedullary nailing：a prospective cohort study. J Pers Med 12：1392, 2022

22) Bianco JM, Whitsell NW, McCormack TJ et al：Influence of bone cement augmentation on complications in cephalomedullary nail fixation of geriatric intertrochanteric hip fractures. Kans J Med 17：57-60, 2024

23) Trilok V, Kurupati RB, Sherikar N et al：Surgical management of unstable trochanteric fractures of the femur using cemented hemi-prosthesis in elderly patients：a prospective study. Cureus 15：e45351, 2023

24) Bogoch E, Marcano-Fernández FA, Schemitsch EH et al；the FAITH Investigators；the HEALTH Investigators：High rates of imminent subsequent fracture after femoral neck fracture in the elderly. J Bone Joint Surg Am 104：1984-1992, 2022

25) 骨粗鬆症の予防と治療ガイドライン作成委員会 編：骨粗鬆症の予防と治療ガイドライン2015年版．ライフサイエンス出版, 2021

症の予防と治療ガイドライン 2015 年版」[25] で骨粗鬆症治療薬であり，大腿骨近位部骨折の予防に有効であると評価されているビスホスホネート製剤は，骨密度上昇や大腿骨近位部骨折の予防だけでなく，インプラント周囲骨折の発生率低下をもたらすという報告もある[26]．したがって，**術後の適切な二次性骨折予防の介入は，反対側の骨折予防だけでなく，難治例となるインプラント周囲骨折予防も秘めていると考える**．

26) Cohen JS, Agarwal AR, Kinnard MJ et al：The association of postoperative osteoporosis therapy with periprosthetic fracture risk in patients undergoing arthroplasty for femoral neck fractures. J Arthroplasty 38：726-731, 2023

Ⅲ章 下肢
7 股関節

7-4. 股関節唇損傷

内田宗志
産業医科大学若松病院 整形外科

最近の研究動向とガイドライン

- 股関節唇損傷は，スポーツ活動や外傷，あるいは股関節の構造的異常に関連することが多い．股関節唇という臼蓋縁に付着している線維軟骨が吸盤のように張りついて，吸引効果により股関節を安定させる役割を担っている．関節唇損傷は不安定を惹起し，軟骨損傷さらには変形性股関節症へと進行する病態である．それに対する治療として，特に股関節鏡視下手術による治療が一般的な治療となっている．病態の原因の多くは，寛骨臼形成不全（developmental dysplasia of the hip：DDH）や大腿骨寛骨臼インピンジメント（femoroactabular impingement：FAI）などの骨形態異常である．

- 日本整形外科学会および日本股関節学会が監修した「変形性股関節症診療ガイドライン 2024」においては，徒手検査，画像検査など診断の仕方，股関節鏡視下手術の適応（患者選択）や手術手技が 2016 年版からさらに明確化されており，FAI や軽度〜中等度の DDH に対するアプローチが標準化されつつある．FAI の保存療法，関節鏡視下手術などの治療方針の選択，さらには関節唇損傷に対する術式として，修復，再建術，補強術（augmentation）などの温存術が機能回復に重要であり，長期的な成績が注目されている．本稿では 2022〜2024 年にかけての最新の文献をもとにガイドラインの推奨度を考察する[1]．

FAI と股関節唇損傷の概要と原因

　股関節唇は，寛骨臼蓋縁に沿って付着する線維軟骨組織であり，大腿骨頭を包み込むようにシーリングし，関節を安定させる機能をもつ．また，衝撃を吸収する役割も果たし，股関節の正常な機能維持に重要である[2]．原因として，外傷や慢性的な股関節への過負荷が挙げられるが，大腿骨寛骨臼インピンジメント（FAI）などの骨形態異常や寛骨臼形成不全（DDH）などの先天的な骨格異常が重要な要因である．DDH は変形性股関節症の原因として広く知られている．FAI も股関節唇損傷の主要な原因であり，それにより変形性股関節症へと進行する．Agricola らは CHECK コホート研究において，45〜65 歳の 1,002 人を 10 年以上追跡調査し，FAI 症候群（FAIS）は，10 年以内に変形性股関節症を発症する確率を 7 倍近く高めることと強く関連していた．変形性股

1) 日本整形外科学会，日本股関節学会 監，日本整形外科学会診療ガイドライン委員会，変形性股関節症診療ガイドライン策定委員会 編：変形性股関節症診療ガイドライン 2024（改訂第 3 版）．南江堂，2024

2) Hoffer AJ, St George SA, Lanting BA et al : Hip Circumferential Labral reconstruction provides similar distractive stability to labral repair after cam over-resection in a biomechanical model. Arthroscopy, 2024. doi：10.1016/j.arthro.2024.07.023（online ahead of print）

関節症発症に対する FAIS の絶対リスクは高く（81%），33% が 10 年以内に末期変形性股関節症を発症すると報告した[3]．これらの疾患の早期診断と適切な治療が予後を左右することを裏づけている．

身体所見

診断検査および臨床情報に関して，FAIS および関節唇損傷の診断に関するシステマティックレビューをもとに紹介する．FAIS および関節唇損傷の診断に関して，臨床症状，身体所見，および画像所見を総合的に評価すべきであることが世界的に提唱されているが，コンセンサスが得られた FAI の明確な診断基準はない．わが国では世界に先駆けて狭義の FAI 診断指針を提唱し，治療適応を明確にしてきた．明らかな股関節疾患に続発する骨形態異常を除いた狭義の FAI の診断に当たっては，日本股関節学会より提唱された診断指針を用いる．

画像所見

画像検査は，FAI の診断において重要な役割を果たすものである．単純 X 線撮影や磁気共鳴画像（MRI）がよく使用される．FAI は，骨の異常，関節唇および軟骨唇の侵食が複合的に関与する病態である．このような症例に対する外科的治療は確立されつつあり，術前の画像検査は関節唇および関節軟骨の評価を含む治療計画のための重要な指針となる．

MRI や 3D CT を用いた詳細な画像診断が股関節唇損傷の診断に有効であり，特に新しい造影技術を用いた MRI が関節内構造の詳細な評価を可能にする．

股関節唇損傷に対する保存的治療

FAI に伴う股関節唇損傷の治療方針として，保存療法あるいは手術療法を選択するかは，今までは意見の分かれるところであった．治療方針としては，やはり股関節の自然経過も考慮する必要がある．FAI の骨形態分類として，Pincer 変形，Cam 変形，それらが合併する Mixed 型がある．最近の研究において Pincer 変形と関節症発生との関連については統一した見解は得られていない（Grade I）が，Cam 変形は 3 つの前向き研究と 3 つの横断研究において有意に変形性股関節症の危険因子となることが報告されている（Grade C）[1,3]．後述するように，術前に骨形態を単純 X 線，CT および MRI にて調べる必要がある．

FAI に伴う股関節唇損傷に対する保存療法と手術療法を比較したシステマティックレビュー[4,5]を検証したところ，股関節鏡視下手術は保存療法に比し，疼痛改善，活動レベル，quality of life（QOL）が高い．股関節鏡視下手術で

3) Agricola R, van Buuren MMA, Kemp JL et al：Femoroacetabular impingement syndrome in middle-aged individuals is strongly associated with the development of hip osteoarthritis within 10-year follow-up：a prospective cohort study（CHECK）. Br J Sports Med 58：1061-1067, 2024

4) Griffin DR, Dickenson EJ, Wall PDH et al：FASHIoN Study Group：Hip arthroscopy versus best conservative care for the treatment of femoroacetabular impingement syndrome（UK FASHIoN）：a multicentre randomised controlled trial. Lancet 391：2225-2235, 2018

5) Anzillotti G, Iacomella A, Grancagnolo M et al：Conservative vs. surgical management for femoro-acetabular impingement：a systematic review of clinical evidence. J Clin Med 11：5852, 2022

182　Ⅲ章　下　肢

は保存療法で生じない合併症が起こる危険性がある．股関節鏡視下手術では，しびれなどの発生率が25～33％，感染が0～7％であった．

ガイドライン推奨文：保存療法で改善しないFAIに対しては短中期的な臨床症状の改善のためには手術療法（股関節鏡視下手術）を提案する．エビデンスの強さ：B（効果の推定値に中等度の確信がある），推奨の強さ：2（弱い：実施することを提案する）[1, 6]．

股関節唇温存術（修復術，再建術，補強術）

近年の股関節鏡視下手術では，関節唇温存が主流となっており，修復術の技術進化により，患者の機能回復が大幅に改善されている．関節唇修復術と関節唇デブリドマンの比較については，Larsonらは関節唇の部分切除/剥離術と関節唇修復/再固定術を比較した7年以上の長期追跡調査を行い，患者報告によるアウトカムが良好で，関節唇修復/再固定術のコホートでは失敗率が低いことが明らかになった．さらに，3.5年目の報告と比較して，両群とも患者関連の転帰スコアと良好/優良成績の数が絶対的に減少しているにもかかわらず，部分切除/剥離術群では時間の経過とともに失敗率が有意に増加し，関節唇修復/再固定術群では良好/優良成績がより良好に維持されていた[7]．Hurleyらの文献システマティックレビューによると，股関節唇修復術は患者報告アウトカムが優れている．しかし，10年後までの追跡調査において，人工股関節全置換術（total hip arthroplasty：THA）への移行率に有意差はない[8]．

FAIに対する鏡視下手術

▍Cam変形に対する処置

FAIの治療においては，股関節鏡視下手術が第一選択となりつつある．RamkumarらはCam変形がある100人の患者から得た合計200の股関節を，平均12.0年の追跡期間で評価した[9]．術前のTönnisグレードは，手術股関節の98％が0，非手術股関節の99％が1と評価され，非手術股関節の5％は手術股関節よりもTönnisグレードが悪かった．FAISのために股関節鏡検査を受けた患者の70％は，変形性関節症の単純X線写真上の進行に関して，手術した股関節と手術しなかった股関節との間に差はなかったが，関節鏡による大腿骨矯正（Cam osteoplasty）を受けた後にTönnisグレードがよくなった患者の25％については，自然史が有利になる可能性がある．現代の股関節鏡視下手術の適応と手技は，変形性関節症の進行に42％の相対的リスク低減をもたらす有効な関節温存手技である．インピンジメントと境界型寛骨臼形成不全（borderline DDH：BDDH）の混合パターンに対する関節鏡検査は，最も変形性変化が早かった．Neppleらは，大腿骨形成術なしの単独股関節鏡視下手術

6) Anzillotti G, Iacomella A, Grancagnolo M et al：Conservative vs. surgical management for femoro-acetabular impingement：a systematic review of clinical evidence. J Clin Med 11：5852, 2022

7) Larson CM, Dean RS, McGaver RS et al：Arthroscopic debridement versus refixation of the acetabular labrum associated with femoroacetabular impingement：updated mean 7-year follow-up. Am J Sports Med 50：731-738, 2022

8) Hurley ET, Hughes AJ, Jamal MS et al：Repair versus debridement for acetabular labral tears - a systematic review. Arthrosc Sports Med Rehabil 3：e1569-e1576, 2021

9) Ramkumar PN, Olsen RJ, Shaikh HJF et al：Modern hip arthroscopy for FAIS may delay the natural history of osteoarthritis in 25% of patients：a 12-year follow-up analysis. Am J Sports Med 52：1137-1143, 2024

（HS 群），または大腿骨形成術あり（HS-OST 群）で，関節唇または軟骨病変の股関節鏡視下治療を受けた Cam 変形のみの FAI 患者の連続した2つのコホートにおいて，後ろ向きコホート研究を行った[10]．最終的な HS 群には17の股関節が含まれ，19.7 ± 1.2 年の経過観察，最終的な HS-OST 群には23の股関節が含まれ，16.0 ± 0.6 年の経過観察が行われた．患者や形態学的な有意差は群間で認められなかった．HS 群と比較すると，HS-OST 群では最終的な modified Harris Hip Score（mHHS）が有意に高く（HS-OST 群 vs HS 群：82.7 vs 64.7，p = 0.002），mHHS の改善度も有意に高かった（18.4 vs 6.1，p = 0.02）．HS-OST 群では，15 年 THA 無手術生存率も HS 群に対して有意に高く（それぞれ 78% vs 41%，p = 0.02），再手術 -free survivorship（無手術生存率）も 78% vs 29%，p = 0.003 であった．

ガイドライン推奨文：短中期的な臨床症状の改善のためには Cam 変形を矯正する大腿骨骨形成を提案する．エビデンスの強さ：B（効果の推定値に中等度の確信がある），推奨の強さ：2（弱い：実施することを提案する）

関節包に対する処置

関節包は人体の関節の中で最も深い部分にあるため，手術がテクニカルディマンディングである．

Cam 変形に対してはこれまで大腿骨形成を行う手術が主流であったため，関節包を切除して良好な視野で行うことが標準的であった．関節包を切開して関節唇縫合あるいは大腿骨骨形成を行ったのち，関節包を修復するか否かは最近まで論争されてきた．日本スポーツ整形外科学会の前身である日本関節鏡・膝・スポーツ整形外科学会（JOSKAS）のガイドライン策定委員会で行ったシステマティックレビュー[11]では，関節包を縫合する群と縫合しない群の比較研究を行った5件の研究が含まれ，合計 639 人の患者（被膜修復を行った 270 人（平均年齢 35.4 歳，女性患者 41%）と非修復を行った 369 人（平均年齢 37.3 歳，女性患者 38%））が対象となった．対象となった研究では，関節唇修復術と大腿骨骨形成術からなる外科的処置が股関節鏡視下手術によって行われた．ランダム化比較試験の感度分析でも一貫した結果が得られた（PROMs の標準化平均差：0.31，95% CI：0.02〜0.60）．関節包縫合修復は，再置換術の減少とは関連しなかったが，THA への転換の減少とは関連した．非ランダム化研究の方法論的指標（MINORS）の平均スコアは 20 であった．他の関節鏡視下股関節温存手技と併用して関節包修復術を受けた患者は，PROMs が良好であり，THA への転換率が低い．

ガイドライン推奨文：股関節鏡視下手術術後の短中期的な臨床症状の改善のためには関節包を縫合する．エビデンスの強さ：B（効果の推定値に中等度の確信がある），推奨の強さ：2（弱い：実施することを提案する）

10) Nepple JJ, Parilla FW, Ince DC et al：Does femoral osteoplasty improve long-term clinical outcomes and survivorship of hip arthroscopy? A 15-year minimum follow-up study. Am J Sports Med 50：3586-3592, 2022

11) Uchida S, Kizaki K, Arjuna MS et al：Arthroscopic hip capsular repair improves patient-reported outcome measures and is associated with a decreased risk of revision surgery and conversion to total hip arthroplasty. Arthrosc Sports Med Rehabil 5：100800, 2023

184　Ⅲ章　下　肢

関節唇修復後のリハビリテーション

　股関節鏡視下関節唇修復後のリハビリテーションは，術後の回復を左右する重要な要素であり，リハビリテーション計画の策定が術後の成功に重要であると考えられてきた．Kaplan らは股関節鏡視下手術を受けた FAIS 患者において，術後の理学療法（PT）の期間が転帰にどのように影響するかを評価した．95 人の患者を PT 退院時期（0〜3ヵ月，3〜6ヵ月，6〜12ヵ月）に基づいてグループ分けした．下肢機能尺度（LEFS）が最も改善したのは最初の 13 回で，27 回までは効果が減少した．3〜6ヵ月目に退院した患者は，HOS（Hip Outcome Scores）の上昇や満足度など，最良の結果を得た．退院時の LEFS スコアと患者報告アウトカム（PROs）には中程度の相関があり，術後 5ヵ月を超えると PT の追加効果はほとんどないことが示唆された．この研究の結果から，現在の診療保険システムで定められている術後 150 日までというリハビリテーション日数はエビデンス的に妥当である [12]．

　ユタ大学の Aoki グループでは，コロナウイルス感染拡大下において，FAIS に対する股関節鏡視下手術後の正式な理学療法（formal physiotherapy：FPT）と在宅運動プログラム（home exercise program：HEP）の転帰を比較した．平均年齢 32.6 歳の患者コホートが，FPT または HEP のいずれかを自己選択した．術後 12ヵ月の時点で，両群とも術前のスコアと比較して，疼痛，股関節機能，患者満足度を含むすべての転帰指標で有意な改善を示した（p＜0.001）．疼痛スコア，機能評価，満足度などのアウトカムでは，両群間に有意差は認められなかった．これらの結果から，構造化された HEP は，自己主導型のリハビリテーションを好む患者にとって，FPT に代わる有効な選択肢となりうることが示唆された [13]．

ガイドライン推奨文：股関節鏡視下 FAIS 手術の術後短中期的な臨床症状の改善のためには理学療法を提案する．エビデンスの強さ：C（効果の推定値に確信がある），推奨の強さ：3（弱い：実施することを提案するとはいえない）

術後スポーツ復帰について

　術後スポーツ復帰に関するシステマティックレビューはいくつかあり，その中から Davey らの報告を紹介する．14,069 人の患者（14,517 の股関節）を含む 130 の研究を対象としており，平均 MQOE（methodological quality of evidence）は 40.4（範囲：5〜67）であった．性別は女性が 53.7％，平均年齢は 30.4 歳（15〜47 歳），平均追跡期間は 29.7ヵ月（6〜75ヵ月）であった．合計 81 の研究で競技復帰（RTP）率が報告され，平均 6.6ヵ月間の RTP 率は全体で 85.4％であった．さらに，49 の研究で受傷前レベルでの RTP 率が 72.6％と報告されている．具体的な RTP 基準は 97 の研究（77.2％）で報告されており，合計 45

12) Kaplan DJ, Larson JH, Fenn TW et al：Use and effectiveness of physical therapy after hip arthroscopy for femoroacetabular impingement. Am J Sports Med 51：2141-2150, 2023

13) Hobson TE, Metz AK, Bellendir TR et al：Short-term outcomes after hip arthroscopic surgery in patients participating in formal physical therapy versus a home exercise program：a prospectively enrolled cohort analysis. Am J Sports Med 52：2021-2028, 2024

の研究（57.9％）が股関節鏡手術後 3〜6ヵ月での RTP を推奨していた[14].

さらに Ifabiyi らは柔軟性スポーツアスリート患者における FAIS に対する股関節鏡視下手術の結果について，レビューを行っている．合計 8 件のレベル 3 または 4 の研究，295 人の患者（312 の股関節）がこのレビューに含まれた．疼痛 VAS，mHHS，Hip Outcome Score の Activity of Daily Living Scale および Sport-Specific Subscale の統合標準化平均差は，FAIS に対して関節鏡手術を受けた後，12〜116ヵ月間にすべて有意な改善を示していた．スポーツ復帰について報告された 289 人の患者のうち，75.6〜98％は術前と同等かそれ以上のレベルで復帰した．このレビューでは，FAIS を治療するために股関節鏡視下手術を施行した柔軟性スポーツのアスリートにおいて，患者報告による疼痛・股関節機能・QOL の改善，および遅くとも 12ヵ月後にはスポーツに復帰できる傾向が示された[15].

▶ 手術技術の標準化に向けた今後の課題

股関節鏡視下手術の標準化に向けた取り組みは進行中であり，技術的な統一と研修プログラムの拡充が今後の課題である．手術のプロトコルが標準化されると，どの術者が行っても同じレベルでの術後成績と高い患者満足度が見込まれる．一貫性が確実にし，術後成績のばらつきを低減することができ，より予測可能な結果を達成することが可能となる．手術の標準化には，①ガイドラインを明確化する，②先進的なテクノロジーを使用する，③術者のトレーニング環境を整える，といった 3 つの側面が求められる．①ガイドラインの明確化とは，患者選択，術式のステップ，術後のリハビリテーションについて，より明確にすることである．②先進的なテクノロジーとしては，高精細度の関節鏡システムを用いることや，3D 画像システムを利用し，ナビゲーションによる Cam 変形に対するアプローチをより標準化することなどが挙げられる．さらに③のトレーニング環境としては，シミュレーション訓練，キャダバートレーニング，より症例数の多い施設でのトレーニングが肝要である．

14) Davey MS, Hurley ET, Davey MG et al：Criteria for return to play after hip arthroscopy in the treatment of femoroacetabular impingement：a systematic review. Am J Sports Med 50：3417-3424, 2022

15) Ifabiyi M, Patel M, Cohen D et al：Return-to-sport rates after hip arthroscopy for femoroacetabular impingement syndrome in flexibility sports athletes：a systematic review. Sports Health 16：982-990, 2024

III章 下肢

8 膝関節

8-1. 変形性膝関節症

石島旨章
順天堂大学医学部 整形外科学講座,
順天堂大学大学院医学研究科 整形外科・運動器医学, 同 スポートロジーセンター,
同 運動器疾患病態学, 同 骨関節疾患地域医療・研究講座, 同 運動器再生医学講座

最近の研究動向とガイドライン

- 日本整形外科学会は，変形性膝関節症診療ガイドライン策定委員会による変形性膝関節症（膝OA）に対する初のオリジナルのガイドラインである「変形性膝関節症診療ガイドライン2023」を，2023年5月に発刊した[1]．本邦における膝OAの診療は，多くの諸外国と異なり，整形外科医が診断から治療まで，治療も保存療法から外科的治療までを担うという特徴がある．本ガイドラインはこれを反映し，全体像を理解しつつ，実臨床に則した実用的なガイドラインとなるよう，疫学・病態・診断・治療（保存療法）・治療（手術療法）・参考資料，という構成となっており，病態から治療まで膝OAの「今」を知り，現状に則した診療に役立つことを目指してまとめられている．

- 治療の原則は保存療法であり，非薬物療法と薬物療法を組み合わせて適切かつ効率的に膝痛を主とした症状改善を図る．手術療法については，膝周囲骨切り術や人工膝関節置換術（単顆置換術と全置換術）の安全性と長期成績が確立されている．一方，鏡視下半月板（部分）切除術やデブリドマンは推奨されない．また，参考資料として，サプリメントや「再生医療」の範疇で保険診療外に行われている行為について，エビデンスが不十分であると示している．

- 変形性膝関節症は，高齢者の移動機能低下に大きく影響を与える疾患である．現時点で可能なことと不可能なことを理解し診療に当たることが重要である．この考え方が広く伝わることを願って本ガイドラインは作成されている．

病態

下肢アライメント：CPAK分類

膝OAの診療において，下肢アライメントは極めて重要な関連因子である．近年，下肢アライメント指標として注目を集めているのが，coronal plane alignment of the knee（CPAK）分類である．本研究は，日本人成人48人・60膝についてCPAK分類の8年間の経年的な変化を検討した[2]．膝局所の単純X線学的指標である medial proximal tibial angle（MPTA）と arithmetic

1) 日本整形外科学会 監，日本整形外科学会診療ガイドライン委員会，変形性膝関節症診療ガイドライン策定委員会 編：変形性膝関節症診療ガイドライン2023．南江堂，2023

2) Nomoto K, Hanada M, Hotta K et al：Distribution of coronal plane alignment of the knee classification does not change as knee osteoarthritis progresses：a longitudinal study from the Toei study. Knee Surg Sports Traumatol Arthrosc 31：5507-5513, 2023

hip-knee-ankle angle（aHKA）と joint line obliquity（JLO）は有意に減少し，joint line convergence angle（JLCA）と hip-knee-ankle angle（HKA）は有意に増加した．lateral distal femur angle（LDFA）は変化しなかった．以上より，膝 OA は進行しても CPAK 分類は変化しなかったことから，CPAK 分類が個人の下肢アライメントの指標として有用であることが示唆される．

外傷後膝 OA

1. 前十字靱帯（ACL）再建術後膝 OA

ACL 再建術は，ACL 損傷による膝不安定性の改善は見込めるが，膝 OA 発症予防は困難とする研究が多い．本研究は，ACL 再建術後 20 年以上追跡を行った文献を対象に，膝 OA 発症リスクについて検討したシステマティックレビューである[3]．1,552 症例（ACL 再建時平均 25.2 歳，フォローアップ期間平均 23.3 年）を対象とし，移植腱は，83.1％が膝蓋腱，12.2％がハムストリング，1.7％が腸脛靱帯，2.9％が膝蓋腱と補強用人工靱帯を用いた．ACL 再断裂は 10.0％に認め，19.3％が何らかの追加手術を受けた（半月板切除：14.7％，人工膝関節置換術：1.4％）．最終診察時の膝 OA 重症度は，ACL 再建側が対側の健常側よりも有意に高かったが，Kellgren-Lawrence 分類グレード 3 と 4 を呈したのは 28.9％であった．

以上より，ACL 再建術は，長期的には大部分が中程度の膝 OA を呈するが，中程度〜重症膝 OA は 30％程度であり，ACL 再建術後は対側の ACL 損傷のない膝と比べると初期膝 OA 変化までは起こるといえる．

2. ACL 再建術後膝 OA

ACL 再建術単独よりも，ACL 再建＋anterolateral ligament（ALL）再建のほうが，移植腱断裂リスクが減少するが，膝 OA 発症リスクが低下するかは不明である．本研究では，ACL 再建単独（42 人）と ACL ＋ ALL 同時再建術（38 人）の間で膝 OA 発生頻度を比較した[4]．単純 X 線上の関節裂隙幅（膝内側と外側と膝蓋大腿関節）は両群間に差を認めなかった．しかし，内側膝蓋大腿関節の関節裂隙狭小化は，ACL 単独術群（36.8％）より ACL ＋ ALL 再建術群（11.9％）が有意に低かった（p = 0.0118）．また，外側半月板損傷を認めた際の外側関節裂隙狭小化のリスク（オッズ比（OR）：4.9，p = 0.0123）も，内側膝蓋大腿関節裂隙狭小化のリスク（OR：4.8，p = 0.0179）も，ACL 単独術群が ACL ＋ ALL 再建術群より高かった．二次的な半月板切除術の頻度と膝 OA 出現率は両群間に差はなかった．以上より，ACL ＋ ALL 再建術群は，ACL 単独再建術群と比べ，内側膝蓋大腿関節裂隙狭小化のリスクが低かった．

膝周囲骨切り術（AKO）：炎症

本研究は，高位脛骨骨切り術（HTO）による膝 OA の関節内病態の変化を

3) D'Ambrosi R, Carrozzo A, Meena A et al：A slight degree of osteoarthritis appears to be present after anterior cruciate ligament reconstruction compared with contralateral healthy knees at a minimum of 20 years：a systematic review of the literature. J Exp Orthop 11：e12017, 2024

4) Shatrov J, Freychet B, Hopper GP et al：Radiographic incidence of knee osteoarthritis after isolated ACL reconstruction versus combined ACL and ALL reconstruction：a prospective matched study from the SANTI Study Group. Am J Sports Med 51：1686-1697, 2023

検討した[5]．HTO 後骨癒合を得て抜釘も行った 31 症例を対象とし，HTO 時と抜釘時に関節液と滑膜を採取した．マイクロアレイ解析により，炎症に関与する IL-1β と IL-6 の発現が低下し，M2 マクロファージに関連する IL-1RA，IL-10，CCL2，CD206 の発現が亢進していたことが明らかになった．組織学的解析では，滑膜炎が軽減し，マクロファージが M1 優位から M2 優位に変化した．関節液中の IL-1β 濃度も HTO 後に有意に減少した．関節軟骨摩耗片はマクロファージの M1 優位から M2 優位への変化に最も寄与しており，関節液中発現増加は IL-6 のみであった．HTO 術後の Knee injury and Osteoarthritis Outcome Score（KOOS）は，M2 マクロファージによって制御される CCL18 と CD206 の発現と関連した．以上より，AKO による下肢アライメント矯正により，膝関節内の滑膜炎は軽減され，マクロファージの極性の変更が起こることで，関節内環境が改善されることが示された．

疼 痛

Satake らは，97 人の膝 OA 患者を対象に，超音波エラストグラフィを用いて膝蓋下脂肪体の弾性に着目し，膝前面痛との関連を検討した[6]．膝前部痛は，単純 X 線の膝 OA 重症度によらず，膝蓋下脂肪体の弾力低下と関連した（多変量解析 OR：61.12，p = 0.019）．

また Aso らは，膝 OA の疼痛と骨髄異常陰影（BML），破骨細胞，nerve growth factor（NGF）との関連を検討した[7]．内側型膝 OA に対して人工関節置換術（TKA）を受けた 20 人の脛骨近位骨片を用いて，BML を認める部位の軟骨下骨と BML のない軟骨下骨を組織学的に検討した．BML を認める軟骨下骨では，NGF 発現と破骨細胞数が BML のない軟骨下骨より多かった．以上より，BML は軟骨下骨の NGF 発現と破骨細胞と関連することを示唆した．

石灰化

膝 OA にて関節内石灰化は，高頻度に認められる．本研究では，CT にて検出できる関節内石灰化と膝 OA の疼痛との関連を縦断的に解析した[8]．米国国立衛生研究所（NIH）による Multicenter Osteoarthritis Study（MOST）の参加者の中で，単純 X 線と膝関節 CT を初回に評価し，疼痛評価を 8 ヵ月ごとに行った 2,093 人（平均年齢 61 歳，女性 57 ％）が対象である．対象者の 10.2 ％に CT 上の膝関節内石灰化を認めた．関節軟骨部分の石灰化は，frequent knee pain（FKP）を有するリスクが約 2 倍高く（OR：2.0），間欠的もしくは持続する膝痛のリスクも高かった（OR：1.86）．半月板の石灰化と関節内のいずれの部分の石灰化も，疼痛との関連は同様に高かった．以上から，CT にて検出できる膝関節内の石灰化は，2 年間にわたる膝痛とその増悪のリ

5) Yoshida S, Nishitani K, Yoshitomi H et al：Knee alignment correction by high tibial osteotomy reduces symptoms and synovial inflammation in knee osteoarthritis accompanied by macrophage phenotypic change from M1 to M2. Arthritis Rheumatol 75：950-960, 2023

6) Satake Y, Izumi M, Aso K et al：Association between infrapatellar fat pad ultrasound elasticity and anterior knee pain in patients with knee osteoarthritis. Sci Rep 13：20103, 2023

7) Aso K, Sugimura N, Wada H et al：Increased nerve growth factor expression and osteoclast density are associated with subchondral bone marrow lesions in osteoarthritic knees. Osteoarthr Cartil Open 6：100504, 2024

8) Liew JW, Jarraya M, Guermazi A et al：Relation of intra-articular mineralization to knee pain in knee osteoarthritis：a longitudinal analysis in the MOST Study. Arthritis Rheumatol 75：2161-2168, 2023

スクとなることが示された.

内側半月板逸脱（MME）

内側半月板逸脱（medial meniscal extrusion：MME）は，膝 OA の発症や進行に重要な役割を担うことが近年明らかになっている．MME に関しては，これまで軟骨成分と骨成分からなる骨棘のうち骨成分のみ評価していた盲点があったが，早期から初期膝 OA を対象に骨棘先端に存在する軟骨成分も MRI・T2 マッピング法にて評価したことで，MME と最も関連するのは脛骨近位内側骨棘幅であることが示されていた[9]．

この結果のさらなる検証のため高齢者 1,145 人（平均年齢 72.9 歳）を対象とした研究では，80% 以上が単純 X 線上の膝 OA を呈し，95% 以上に MME を認めた[10]．さらに，骨棘の軟骨成分の評価が，T2 マッピングを用いることなく通常の T2 強調脂肪抑制像でも可能であることを示し，さらに MME が MRI にて検出された膝 OA 病変の中で，脛骨近位内側骨棘幅と最も強く関連することも示され，先の知見が追試された.

以上より，高齢者では MME が膝 OA と同程度以上に認められ，その程度は脛骨近位内側骨棘幅と同等かそれ以上に至っていることを示し，MME と骨棘との関連性がさらに明確になった.

また，Ishii らは，膝 OA 患者 55 人と膝 OA のない 10 人の歩行時の MME の動きを超音波エコーとモーションキャプチャを用いて比較し，MME と下肢のバイオメカニクスとの関連を検討した[11]．膝 OA 患者の歩行時の MME 移動波形には 3 パターン（① early，② normal，③ late）あり，それらが歩行時の ① first knee adduction monent（KAM）と lateral thrust，② second KAM，③膝関節の屈曲モーメントと関連した．以上より，膝 OA における歩行時の半月板の移動は，膝 OA における歩行時の力学的負荷の伝達方法と密接に関連することを示した.

内側半月板前方逸脱（AME）

膝 OA の病態における MME の重要性についてのエビデンスは蓄積してきたが，MRI による膝 OA 病変の評価分類である MRI Osteoarthritis Knee Score（MORKS）では，半月板は前方にも移動（anterior meniscus extrusion：AME）することが知られている．上述の MME と脛骨近位内側骨棘幅の関連を示した我々のグループは，AME も脛骨前方の骨棘と関連することを，高齢者住民コホートの 1,145 人のデータを用いて示した[12]．これにより，高齢者では多くが膝 OA を呈し，そして半月板は側方（MME）のみではなく，前方（AME）にも位置異常していることを示すとともに，半月板移動と脛骨骨棘形成の関連をさらに強く示唆した.

9) Hada S, Ishijima M, Kaneko H et al：Association of medial meniscal extrusion with medial tibial osteophyte distance detected by T2 mapping MRI in patients with early-stage knee osteoarthritis. Arthritis Res Ther 19：201, 2017

10) Negishi Y, Kaneko H, Aoki T et al：Medial meniscus extrusion is invariably observed and consistent with tibial osteophyte width in elderly populations：The Bunkyo Health Study. Sci Rep 13：22805, 2023

11) Ishii Y, Ishikawa M, Nakashima Y et al：Unique patterns of medial meniscus extrusion during walking and its association with limb kinematics in patients with knee osteoarthritis. Sci Rep 13：12513, 2023

12) Adili A, Kaneko H, Aoki T et al：Anterior meniscus extrusion is associated with anterior tibial osteophyte width in knee osteoarthritis - The Bunkyo Health Study. Osteoarthr Cartil Open 5：100364, 2023

190　Ⅲ章　下 肢

治 療

保存療法

1. 教 育

　膝 OA の保存療法には有効な治療法が多く存在するが，アドヒアランスが低いという問題点がある．そこで，人工膝関節置換術の術前に行動変容を起こすことで，保存療法のアドヒアランスが改善するという仮説を立て，英国の2施設にてオープンラベルの12週間のランダム化比較試験（RCT）を行いこれを検証した[13]．15～85歳の人工膝関節置換術を待つ膝 OA 患者を対象とし，介入群と対照群（通常治療）に2：1で割り振り，介入群は体重コントロール・運動療法・足底板使用・鎮痛薬の4群のうちのいずれかに割り当てるようにした．233人をリクルートし，27％が本試験に参加した．40人が介入群となり，20人が対照群であった．57％が女性であり，参加者の平均年齢は66.8歳であった．介入群は78％が運動療法，70％が体重コントロール，55％が鎮痛薬，45％が足底板を使用した．全体のアドヒアランスは94％であった．最終的に体重減少は，介入群11.2 kg に対し対照群1.3 kg と，両群間の差は－9.8 kg となった．健康関連 QOL 指標は，介入群が対照群よりも有意に改善し，副作用は認められなかった．以上より，保存療法のアドヒアランス向上により，QOL は改善することが示された．

　MRI 上で半月板損傷のある若年成人（18～41歳）121人を，早期手術加療群と，運動療法と患者教育後に症状に応じて手術加療を行う群に分け，2年後の症状変化と MRI 上の構造変化を比較する多施設 RCT を行った．本研究は，2年間の解析が可能であった82人（手術群：39人，運動療法群：43人）を対象とした二次解析である[14]．MRI 上の軟骨損傷を9.1％，骨棘拡大を2.6％に認めたが2群間に差を認めず，KOOS も2群間に差はなかった．本結果は，若年成人の MRI 上の半月板損傷に対する手術適応について，再考を促す示唆に富むものである．

2. ゾレドロン酸

　重度の関節裂隙狭小化のない症状のある膝 OA 患者に対するゾレドロン酸（ZOL，2年間投与）による効果を検討した RCT の二次解析として，TKA を要する症例を減らせるか否かを検討した[15]．222人（平均年齢62歳）が参加し，ZOL 投与群が113人，対照群が109人であった．平均観察期間の7年間に TKA を受けたのは ZOL 群が39％に対して対照群は30％であり，ZOL 群の TKA リスクが高かった（ハザード比（HR）：4.2）．この傾向は，試験期間内の対象側の膝に限定しても，対側の膝を解析対象としても同じであった．

13) Simpson A, Clement ND, Simpson SA et al：A preoperative package of care for osteoarthritis, consisting of weight loss, orthotics, rehabilitation, and topical and oral analgesia（OPPORTUNITY）：a two-centre, open-label, randomised controlled feasibility trial. Lancet Rheumatol 6：e237-e246, 2024

14) Clausen SH, Skou ST, Boesen MP et al：Two-year MRI-defined structural damage and patient-reported outcomes following surgery or exercise for meniscal tears in young adults. Br J Sports Med 57：1566-1572, 2023

15) Cai G, Laslett LL, Thompson M et al：Effect of intravenous zoledronic acid on total knee replacement in patients with symptomatic knee osteoarthritis and without severe joint space narrowing：a prespecified secondary analysis of a two-year, multicenter, double-blind, placebo-controlled clinical trial. Arthritis Rheumatol 76：1047-1053, 2024

3. 末梢神経ラジオ波焼灼療法

　症候性膝 OA に対する Coolief の使用に当たっては，内側膝上・外側膝上・内側膝下神経の 3 箇所の焼灼を行うことになっているが，外側膝上神経を除く 2 箇所のみの場合は効果が劣るか否かを検討したシングルアームの前向きランダム化試験である[16]．A 群が 2 箇所，B 群が 3 箇所焼灼群とし，施行後 1 ヵ月と 3 ヵ月後の臨床成績を比較した．対象は 41 人であり，疼痛や臨床症状に 2 群間に差を認めず，2 箇所の焼灼法は劣勢でも非劣勢でもなかった．以上より，焼灼は 3 箇所行わなくても 2 箇所でもよいのではないかということを示唆した．

外科的治療法

1. 半月板切除

　症候性半月板損傷に対する半月板修復術と切除術について，患者立脚型機能評価，単純 X 線関節裂隙幅，手術合併症，膝 OA 進行程度の視点から過去の文献（2023 年 8 月までの 20 研究・31,783 例）のシステマティックレビューを行った[17]．解析対象者の対象年齢は 37.6 歳，BMI は 28.3 kg/m^3 であった．半月板損傷判明から手術までの平均期間は 12 ヵ月であり，内側関節裂隙幅 4.9 mm であった．半月板切除群は，縫合群よりも Lysholm スコアが大きかった（p = 0.002）が，International Knee Documentation Committee（IKDC）スコアに両群間に差はなかった（p = 0.2）．持続的な半月板症状にも両群間に差はなかった（p = 0.8）．6 研究では TKA に至った症例と膝 OA 進行の有無を検討しており，平均観察期間 48 ヵ月間に，縫合群が人工膝関節置換術に至った症例も（p = 0.0001），膝 OA 進行リスクも有意に低かった（p = 0.0001）．しかし，内側関節裂隙幅は両群間に差はなかった（p = 0.09）．

2. 鏡視下手術

　半月板損傷に由来する症状のある 45～64 歳の中年者 150 人に対して，3 ヵ月間の運動療法単独と鏡視下半月板部分切除手術を追加する群との RCT の 10 年成績を検討した[18]．手術群の内訳は，56 人は鏡視下手術あり，3 人は試験鏡視のみであった．10 年後に 142 人が解析可能であった．単純 X 線学的膝 OA は両群ともに 67％に認め（p ≧ 0.999），症候性膝 OA は運動療法群 47％と鏡視下手術追加群 57％で差がなく（p = 0.301），10 年後の臨床症状にも両群間に差がなかった．中年者の半月板症状に対する鏡視下手術の長期的な懸念が払拭されたため，運動療法を 3 ヵ月以上行っても効果が乏しい場合には，半月板手術も選択肢であることが示唆される．

3. AKO

　HTO による膝内側コンパートメントへの力学的負荷分散化の指標として KAM があるが，汎用されている下肢アライメント指標のひとつである HKA

16) Albayrak O, Toprak CS, Gunduz OH et al：Is conventional radiofrequency ablation of the superolateral branch, one of the three genicular nerves targeted as standard, necessary or not? A non-inferiority randomized controlled trial. Korean J Pain 37：264-274, 2024

17) Migliorini F, Schäfer L, Bell A et al：Meniscectomy is associated with a higher rate of osteoarthritis compared to meniscal repair following acute tears：a meta-analysis. Knee Surg Sports Traumatol Arthrosc 31：5485-5495, 2023

18) Sonesson S, Springer I, Yakob J et al：Knee arthroscopic surgery in middle-aged patients with meniscal symptoms：a 10-year follow-up of a prospective, randomized controlled trial. Am J Sports Med 52：2250-2259, 2024

192　Ⅲ章　下　肢

は，KAM のサロゲートマーカーとしての有用性は必ずしも高くない．そのため，本研究は，下肢アライメントと骨盤幅を加味した pelvic-knee-ankle angle（PKA）という指標が，HTO 後の KAM と臨床症状と関連するかを検討した横断研究である[19]．54 人の内側型膝 OA に対して HTO を行い，術前と術後 2 年後に 3 次元歩行解析を行った．HKA は術前の peak KAM および second peak KAM と弱いながらも相関したが，HTO 後の KAM とは相関しなかった．一方，PKA は，術前の peak KAM および second peak KAM と中程度に相関したことに加え，HTO 後の KAM とも相関した（peak KAM，second peak KAM）．多変量解析では，HTO 術後の KAM は KAM peaks とのみ相関した．また，HTO 術後 KAM は Knee Society Score（KSS）満足度と関連した．以上より，汎用されている HKA は HKA 術後の KAM と関連しないが，PKA は HTO 術後の KAM と関連することを示した．

　Open wedge HTO（OWHTO）後の下肢アライメントと臨床症状と hip adduction angle（HAA）の関連について，OWHTO を行った 90 人を対象に検討した[20]．対象者を術後 HAA マイナス群（HAA（−））とプラス群（HAA（＋））に分けると，歩行機能の指標である術後 Timed Up and Go（TUG）テストは HAA（−）群が HAA（＋）群よりも有意に短かった（p = 0.011）．下肢アライメント指標については，HAA（−）群の HKA，weight bearing line（WBLR），knee joint line obliquity（KJLO）は，HAA（＋）群より有意に高かった．一方，LDFA は，HAA（−）群が HAA（＋）群より有意に低かった．そして HAA は，HKA，WBLR，KJLO と負に弱い相関を呈した．以上より，HTO 後に HAA 高値の状態となると，下肢再内反と歩行関連因子の回復が不十分となることを示唆した．

4．AKO 後の臨床成績と足関節の関連

　HTO 後の膝および後足部のアライメント変化と臨床症状との関連を検討した[21]．後足部アライメントは，hindfoot alignment angle（HAA）にて評価した．対象患者を，術前の後足部単純 X 線所見から，外反群 94 人と内反群 34 人に分けた．後足部外反群は，HAA が術前 5.1° 外反から 1.9° 外反に有意に変化したが，後足部内反群は，HAA は HTO 術後も有意な変化は認めなかった．後足部内反群の術後 hip-knee-calcaneus angle（HKC）（1°）は，外側群（3°）と比較して 2° 後足部内反であった．Ground mechanical axis（GA）は，後足部内反群（55%）は後足部外反群（63%）より膝の内側から 8% の部位を通った．臨床症状スコアも，後足部内反群は後足部外反群よりも悪い傾向にあった．以上より，HTO 術前に後足部内反群では外反群よりも，術後も矯正が不足する傾向にあり，疼痛を主とした臨床症状も悪くなる傾向にあることを示した．

19）Iwasaki K, Ohkoshi Y, Hosokawa Y et al：Higher association of pelvis-knee-ankle angle compared with hip-knee-ankle angle with knee adduction moment and patient-reported outcomes after high tibial osteotomy. Am J Sports Med 51：977-984, 2023

20）Kim Y, Kubota M, Sato T et al：Hip abduction angle after open-wedge high tibial osteotomy is associated with the timed up & go test and recurrence of varus alignment. Sci Rep 13：7047, 2023

21）Yang HY, Kang JK, Kim JW et al：Preoperative hindfoot alignment and outcomes after high tibial osteotomy for varus knee osteoarthritis：we walk on our heel, not our ankle. J Bone Joint Surg Am 106：896-905, 2024

5. AKO 後の人工膝関節置換術

HTO 後 TKA と TKA 初回手術との術後成績を比較した研究である[22]. 65 人の HTO 後 TKA を行った患者に対して，TKA 初回患者を propensity score matching させたところ，術後 6 ヵ月と 1 年の臨床症状と単純 X 線学的評価と合併症に両群間に差を認めなかった. 以上より，従来 HTO 後の TKA は，TKA 初回実施例よりも成績が悪いと考えられてきたが，術後短期間においては HTO の影響はそれほどないのではないかということを示唆した.

6. 人工膝関節単顆置換術（UKA）後スポーツ復帰

内側限局型膝 OA を有するものの高～中程度のスポーツ復帰を希望する中高年～高齢者 245 人に対し，fix-bearing type UKA を行い，5 年以上経過後のスポーツ復帰程度を検討した研究である[23]. 組み入れ基準を満たした 169 人のうち 98％が高～中程度のスポーツ復帰を果たしていた. 復帰までの期間は，39～50 歳では平均 5.2 ヵ月，51～64 歳では平均 5.8 ヵ月，65 歳以上では平均 5.2 ヵ月であった. 143 人は最低 5 年間（平均 10 年，5～19 年）の臨床的および単純 X 線像的追跡評価が可能であり，そのうち 99％は高～中程度の強度のスポーツを継続していた. 高強度のスポーツに復帰していた患者群では，Lysholm スコアが平均 85 点であり，単純 X 線によるインプラントの loosening や骨融解，そして下肢アライメント悪化やインプラントの後傾進行を示唆する所見は認められなかった.

以上より，UKA 術後平均 5 ヵ月でスポーツ復帰を果たしており，98％にて高～中程度のスポーツを継続できていることが明らかになった.

22) Xie T, de Vries AJ, van der Veen HC et al：Total knee arthroplasty following lateral closing-wedge high tibial osteotomy versus primary total knee arthroplasty：a propensity score matching study. J Orthop Surg Res 19：283, 2024

23) Plancher KD, Voigt C, Bernstein DN et al：Return to sport in middle-aged and older athletes after unicompartmental knee arthroplasty at a mean 10-year follow-up：radiographic and clinical outcomes. Am J Sports Med 51：1799-1807, 2023

8-2. 前十字靱帯損傷

近藤英司
北海道大学病院 スポーツ医学診療センター

最近の研究動向とガイドライン

- 前十字靱帯（ACL）損傷の診療ガイドラインは，2019年に日本整形外科学会（JOA）から改訂第3版[1]（JOAガイドライン）が，米国整形外科学会（AAOS）から2022年度版[2]（AAOSガイドライン）が出版された．
- 小児のACL再建術は，外反変形や脚長差などの重篤な合併症をきたすという報告もあり，手術加療は慎重に選択されるべきである．
- ACL再建術は，中高年者においても若年者と同等の臨床成績が得られる．
- ACL再建後の感染率は0.5〜0.6%である．
- 移植腱は初期に阻血性壊死が起こり，その後に細胞増殖，再血行化が起こり，長期間にわたり移植腱の再構築が生じ成熟してゆく治癒過程を経る．

Anterior cruciate ligament（ACL）損傷に対する保存治療

JOAガイドライン[1]では，保存治療は移植腱を用いる再建術と比べ，術後のスポーツ復帰率や変形性膝関節症（OA）の発生率に有意差がないものの，半月板損傷を予防する点からは推奨はできないとしている．ACL損傷後のスポーツ復帰率について，再建群と保存群の間には有意差がなかった[3]．スポーツ活動レベルについては，再建群が保存群に比べ有意に高かった．ACL再建後に長期観察を行った研究では，半月板損傷の発生が抑制された[4]．ACL損傷に対する保存治療の長期経過でもOAの発生は少なく，OA進行がみられたのは半月板切除例であった．再建術は，OAの発生を抑えることにはならず，半月板の損傷や切除がOA発生の主な原因と推察されるが，保存群では半月板損傷が生じる例が存在する[5]．保存群は，OA進行が少ない傾向だが，再建群は有意に膝安定性が良好であり，Lysholm scoreが高い傾向にあった[6]．再建群は合併損傷が少なかったが，スポーツ活動レベルへの回復に関しては差はなかった．

1) Ishibashi Y, Adachi N, Koga H et al : Japanese Orthopaedic Association (JOA) clinical practice guidelines on the management of anterior cruciate ligament injury - Secondary publication. J Orthop Sci 25 : 6-45, 2020
2) American Academy of Orthopaedic Surgeons : Management of anterior cruciate ligament injuries. Evidence-based clinical practice guideline. Published August 22, 2022
www.aaos.org/aclcpg（2024年10月19日閲覧）
3) Smith TO, Postle K, Penny F et al : Is reconstruction the best management strategy for anterior cruciate ligament rupture? A systematic review and meta-analysis comparing anterior cruciate ligament reconstruction versus non-operative treatment. Knee 21 : 462-470, 2014
4) Chalmers PN, Mall NA, Moric M et al : Does ACL reconstruction alter natural history? A systematic literature review of long-term outcomes. J Bone Joint Surg Am 96 : 292-300, 2014

ACL 損傷に対する装具の有用性

　JOA および AAOS ガイドライン[1, 2]においても，膝装具の使用が ACL 損傷予防に有効であるというエビデンスは得られていない．アメリカンフットボールにおいて，装具群と非装具群の間に ACL あるいは内側側副靱帯（MCL）損傷の発生率に差はなかった[7]．膝装具は，疼痛，関節可動域，膝安定性および再受傷予防に影響を与えないが，その使用は，精神的・教育的効果も有し，関節可動域訓練をいつ行うかというリハビリテーションの問題も含んでいるため，単純に装具の有用性のみを判断することは困難である．ACL 再建後に使用する装具は，可動域制限用の術後装具とスポーツ復帰時の再受傷を予防する機能装具がある．米国では，整形外科医の 60％が ACL 再建術後に装具を処方している[8]．しかしながら装具の使用・非使用による術後成績を比較したランダム化比較試験（RCT）[9]では，装具の有用性は認めなかった．膝屈筋腱を用いた ACL 再建術後，装具群とサポーター群に分け同様の後療法を行った RCT[10]では，術後 2 年の QOL および Tegner score，膝安定性について群間に差はなかった．システマティックレビュー[11]では，ACL 再建術後の疼痛，関節可動域，膝安定性および再受傷予防などの臨床成績に関して，装具の有無は関係を認めなかった．膝蓋腱を用いた ACL 再建術後の RCT[12]では，術後 2 年後，装具の使用・非使用による臨床成績および膝安定性に差はなかった．近年のレビュー[13]では，機能的装具は，移植腱の保護やスポーツ復帰に関して不明な点が多く，装具によって臨床成績，再断裂，スポーツ復帰に関して明らかな改善は認められないと述べている．

ACL 損傷に対する修復術

　AAOS ガイドライン[2]では，高いエビデンスのもと，再手術のリスクが少ないため修復術より再建術を推奨している．急性 ACL 損傷を修復群，人工靱帯群および再建群に分け，30 年成績を比較した RCT[14]では，再建群は有意に再手術が少なかった．関節可動域，膝動揺性，Tegner activity scale，Lysholm score および OA 発生率に関しても 3 群間に差はなかった．急性 ACL 損傷に対して修復術と再建術を行い 2 年成績を比較した RCT[15]では，再建群の前方動揺性は有意に低値であったが，Tegner activity scale，International Knee Documentation Committee（IKDC）評価および Lysholm score には差がなかった．しかし，近年，bioactive scaffold を用いた修復術[16]が注目されている．急性 ACL 損傷に対して修復術（bridge-enhanced ACL repair）と再建術を行い 2 年成績を比較した RCT では，前方動揺性，IKDC 評価および再受傷率に関して群間に差はなかった．一方，修復群の膝屈筋力は有意に高かった．メタ解析[17]では，膝不安定性，再断裂による再再建率および抜釘率は，修復

5) Neuman P, Englund M, Kostogiannis I et al：Prevalence of tibiofemoral osteoarthritis 15 years after nonoperative treatment of anterior cruciate ligament injury：a prospective cohort study. Am J Sports Med 36：1717-1725, 2008

6) de Jonge R, Máté M, Kovács N et al：Nonoperative treatment as an option for isolated anterior cruciate ligament injury：a systematic review and meta-analysis. Orthop J Sports Med 12：23259671241239665, 2024

7) Sitler M, Ryan J, Hopkinson W et al：The efficacy of a prophylactic knee brace to reduce knee injuries in football. Am J Sports Med 18：310-315, 1990

8) Marx RG, Jones EC, Angel M et al：Beliefs and attitudes of members of the American Academy of Orthopaedic Surgeons regarding the treatment of anterior cruciate ligament injury. Arthroscopy 19：762-770, 2003

9) Risberg MA, Holm I, Steen H et al：The effect of knee bracing after anterior cruciate ligament reconstruction. A prospective, randomized study with two years' follow-up. Am J Sports Med 27：76-83, 1999

10) Birmingham TB, Bryant DM, Giffin JR et al：A randomized controlled trial comparing the effectiveness of functional knee brace and neoprene sleeve use after anterior cruciate ligament reconstruction. Am J Sports Med 36：648-655, 2008

11) Wright RW, Fetzer GB：Bracing after ACL reconstruction：a systematic review. Clin Orthop Relat Res 455：162-168, 2007

12) Harilainen A, Sandelin J, Vanhanen I et al：Knee brace after bone-tendon-bone anterior cruciate ligament reconstruction. Randomized, prospective study with 2-year follow-up. Knee Surg Sports Traumatol Arthrosc 5：10-13, 1997

13) Knapik DM, Singh H, Gursoy S et al：Functional bracing following anterior cruciate ligament reconstruction：a critical analysis review. JBJS Rev 9：e21.00056, 2021

14) Sporsheim AN, Gifstad T, Lundemo TO et al：Autologous BPTB ACL reconstruction results in lower failure rates than ACL repair with and without synthetic augmentation at 30 years of follow-up：a prospective randomized study. J Bone Joint Surg Am 101：2074-2081, 2019

196　Ⅲ章　下　肢

群が再建群に比べて相対危険度が高かったが，主観的評価，再手術率，合併症
に関して両群に差はなかった．

小児 ACL 損傷に対する治療

　JOA ガイドライン[1] では，小児 ACL 損傷に対する保存治療は有用とはい
えないが，症例ごとに年齢や骨端線開存の有無，活動性などを考慮して治療法
を決定する必要があると述べている．手術治療は，外反変形や脚長差をきたす
可能性があり，原則として手術加療を行わないことを提案している．メタ解
析[18] では，手術群に比べ保存群では膝不安定性が有意に残存し，Lysholm
score については両群に差はないものの，IKDC 評価では手術群が有意に良好
であった．長期観察研究[19] では，保存群に膝不安定性が認められた．スポー
ツ復帰については，手術群が保存群よりもスポーツ活動レベルが有意に高かっ
た．システマティックレビュー[20] では，10 mm 以上の脚長差を認めた例が
2.1％，20 mm 以上が 0.5％，成長障害は 0.6％であった．脚短縮が最も多かっ
たが，脚延長も報告された．1.3％に 5°以上の角状変形を認めた．下肢変形は，
41％が下肢外反，33％が脛骨反張，22％が脛骨内反であった．多くの論文で
は，立位下肢全長が撮影されておらず，その 35％が成長終了まで観察してい
た．多くが観察研究であり，症例数が少ないためそれらのエビデンスレベルは
低いことを考慮する必要がある．骨端線閉鎖前における ACL 再建術は，近
年，術式の改良により膝不安定性や臨床症状の改善が期待されるが，外反変形
や脚長差，過伸展膝などの重篤な合併症をきたすという報告もあり，手術加療
は慎重に選択されるべきである．年齢や成長の段階が各報告によって異なり，
術式や患者背景の違いによって結果が異なる可能性も否定できない．

中高年期に対する ACL 再建術の手術適応

　JOA ガイドライン[1] では，ACL 再建術により膝不安定性が改善することか
ら，ACL 再建を行うことを推奨している．ACL 再建術は，中高年者において
も若年者と同等の臨床成績が得られている．したがって，スポーツ復帰の希望
や活動性などを考慮して手術適応を決定するべきである．AAOS ガイドライ
ン[2] では，若く活動性の高い ACL 損傷患者に対しては，ACL 再建を推奨す
る中等度のエビデンスが存在する．中高年者に対する ACL 再建術後のスポー
ツ復帰については，良好な成績が示されている[21]．一方，OA 進行については
明確なエビデンスは得られていない．40 歳以上に ACL 再建術を行い 2 年以上
経過しても，過半数で OA 変化を認めないか軽度の変化のみであった[22]．シ
ステマティックレビュー[23] では，すべての研究で膝安定性は改善していた．
IKDC 評価や Lysholm score に関しては，中高年群と若年群の間に差はなかっ
た[24]．50 歳以上の ACL 再建術の成績[25] では，IKDC 評価，Lysholm score お

15) Kösters C, Glasbrenner J, Spickermann L et al：Repair with dynamic intraligamentary stabilization versus primary reconstruction of acute anterior cruciate ligament tears：2-year results from a prospective randomized study. Am J Sports Med 48：1108-1116, 2020

16) Murray MM, Fleming BC, Badger GJ et al：Bridge-enhanced anterior cruciate ligament repair is not inferior to autograft anterior cruciate ligament reconstruction at 2 years：results of a prospective randomized clinical trial. Am J Sports Med 48：1305-1315, 2020

17) Kunze KN, Pareek A, Nwachukwu BU et al：Clinical results of primary repair versus reconstruction of the anterior cruciate ligament：a systematic review and meta-analysis of contemporary trials. Orthop J Sports Med 12：23259671241253591, 2024

18) Ramski DE, Kanj WW, Franklin CC et al：Anterior cruciate ligament tears in children and adolescents：a meta-analysis of nonoperative versus operative treatment. Am J Sports Med 42：2769-2776, 2014

19) Moksnes H, Engebretsen L, Risberg MA：Performance-based functional outcome for children 12 years or younger following anterior cruciate ligament injury：a two to nine-year follow-up study. Knee Surg Sports Traumatol Arthrosc 16：214-223, 2008

20) Fury MS, Paschos NK, Fabricant PD et al：Assessment of skeletal maturity and postoperative growth disturbance after anterior cruciate ligament reconstruction in skeletally immature patients：a systematic review. Am J Sports Med 50：1430-1441, 2022

21) Figueroa D, Figueroa F, Calvo R et al：Anterior cruciate ligament reconstruction in patients over 50 years of age. Knee 21：1166-1168, 2014

22) Kuechle DK, Pearson SE, Beach WR et al：Allograft anterior cruciate ligament reconstruction in patients over 40 years of age. Arthroscopy 18：845-853, 2002

23) Legnani C, Terzaghi C, Borgo E et al：Management of anterior cruciate ligament rupture in patients aged 40 years and older. J Orthop Traumatol 12：177-184, 2011

よび Tegner score は良好であったが，再手術および合併症の発生が広範囲に分布しており，軟骨損傷および OA を有する例においてはその必要性に検討を要するとしている．

大腿四頭筋腱を用いた ACL 再建術

JOA ガイドライン[1]では，大腿四頭筋腱を用いた ACL 再建術の臨床成績および合併症は，膝蓋腱あるいは膝屈筋腱と比較して明らかな差はなく，移植腱として用いることを提案できるとしている．大腿四頭筋腱と膝蓋腱を比較したレビュー[26]では，術後成績について 5/6 論文で両群に差はなく，1 論文でのみ膝蓋腱群が有意に良好であった．膝安定性に関しては 4/6 論文で両群に差はなく，2 論文で四頭筋腱群が良好であった．患者満足度については 2/3 論文で両群に差はなく，1 論文で膝蓋腱群が有意に高かった．筋力については群間に差はなかった．一方，移植腱採取部痛に関しては四頭筋腱群が少なかった．メタ解析[27]では，四頭筋腱群と膝屈筋腱群との間に患者主観的評価，再断裂率および合併症の差はなかったが，採取の害は四頭筋腱群で有意に低かった．大腿四頭筋腱，膝屈筋腱および膝蓋腱の比較[28]では，移植腱生存率，機能評価，膝安定性に関して 3 群間に差はなく，四頭筋腱群の採取の害が有意に低かった．

ACL 再建後の変形性膝関節症

JOA ガイドライン[1]では，ACL 再建術は OA の発症リスクを軽減させる可能性が示されている．ACL 損傷に対する保存治療は，不安定性が残存し半月板や軟骨損傷を併発する．そのため ACL 損傷を診断した場合，早期に ACL 再建術を行うことでそのリスクの軽減が期待できる．しかし，システマティックレビュー[4]では OA 発生率に関して再建群と保存群との間に差はなかった．一方，ACL 損傷に半月板損傷を伴った症例においては，再建術を行うことにより OA リスクを軽減できると報告されている[29]．内側膝関節の明らかな軟骨損傷があることも，ACL 再建術後の OA 発症リスクである[30]．メタ解析[31]では，再建群の膝 OA の相対危険度は，保存群より有意に高かった．

ACL 再建後の感染

JOA ガイドライン[1]では，術後感染率は 0.5% 程度であると述べている．起炎菌として最も多いのは黄色ブドウ球菌である．感染の場合は，培養検査にて起炎菌同定を行い，早期に抗菌薬投与と鏡視下洗浄・デブリドマンを行うことが重要である．早期に適切な治療が行われれば移植腱を抜去することなく感染を鎮静化させることが可能であるが，鎮静化できない例では，複数回のデブリドマンや移植腱の抜去を要する．早期に感染が鎮静化され移植腱が温存できれば，機能的予後は良好である．システマティックレビュー[32]では，ACL 再建

24) Nishio Y, Kondo E, Onodera J et al：Double-bundle anterior cruciate ligament reconstruction using hamstring tendon hybrid grafts in patients over 40 years of age：comparisons between different age groups. Orthop J Sports Med 6：2325967118773685, 2018

25) Saad Berreta R, Knapik DM, Lawand J et al：ACL reconstruction in patients over fifty years of age results in improvements in functional outcomes and broad complication rates：a systematic review. Arthroscopy, 2024. doi：10.1016/j.arthro.2024.08.008 (online ahead of print)

26) Slone HS, Romine SE, Premkumar A et al：Quadriceps tendon autograft for anterior cruciate ligament reconstruction：a comprehensive review of current literature and systematic review of clinical results. Arthroscopy 31：541-554, 2015

27) Raj S, Ridha A, Searle HKC et al：Quadriceps tendon versus hamstring tendon graft for primary anterior cruciate ligament reconstruction：a systematic review and meta-analysis of randomised trials. Knee 49：226-240, 2024

28) Dai W, Leng X, Wang J et al：Quadriceps tendon autograft versus bone-patellar tendon-bone and hamstring tendon autografts for anterior cruciate ligament reconstruction：a systematic review and meta-analysis. Am J Sports Med 50：3425-3439, 2022

29) Luc B, Gribble PA, Pietrosimone BG：Osteoarthritis prevalence following anterior cruciate ligament reconstruction：a systematic review and numbers-needed-to-treat analysis. J Athl Train 49：806-819, 2014

30) Li RT, Lorenz S, Xu Y et al：Predictors of radiographic knee osteoarthritis after anterior cruciate ligament reconstruction. Am J Sports Med 39：2595-2603, 2011

31) Ferrero S, Louvois M, Barnetche T et al：Impact of anterior cruciate ligament surgery on the development of knee osteoarthritis：a systematic literature review and meta-analysis comparing non-surgical and surgical treatments. Osteoarthr Cartil Open 5：100366, 2023

32) Makhni EC, Steinhaus ME, Mehran N et al：Functional outcome and graft retention in patients with septic arthritis after anterior cruciate ligament reconstruction：a systematic review. Arthroscopy 31：1392-1401, 2015

後の感染発生率は0.5％であり，平均年齢は27.5歳で男性が88％であった．移植腱温存率は78％であった．感染群の関節可動域，膝安定性，Lysholm score，スポーツ復帰率については非感染例と同等であった．メタ解析[33]では，感染率は0.6％であった．起炎菌は，黄色ブドウ球菌，表皮ブドウ球菌が多かった．リスク因子は，膝屈筋腱，男性，免疫抑制薬・ステロイド薬の投与歴，膝手術の既往，糖尿病の合併などが挙げられた．

移植腱のリモデリング

JOAガイドライン[1]では，移植腱の成熟は術後6ヵ月までには完了しないと述べている．MRI研究では移植腱が正常ACLと同等の輝度になるのに24ヵ月を要すること[34]から，移植腱のリモデリングは長期間を要することが推察される．ACL再建術の問題点として，移植された腱実質部はその再構築過程において力学的強度が低下し，その強度回復には長期間を要することが知られている．骨孔内に移植された移植腱は，骨やSharpy fibreなどを介して骨と固着する[35]．一方，腱実質部は，長期間の再構築過程を経て，2年以降もコラーゲンフィブリルの形状や大きさが変化する[36]．Amielら[37]は，移植腱の再構築過程を「ligamentization」として報告した．移植腱は初期に阻血性壊死が起こり，その後に細胞増殖，再血行化が起こり，長期間にわたり移植腱の再構築が生じ成熟してゆく治癒過程を経る．レビュー[38,39]では，再構築過程は早期治癒期，増殖期，成熟期に分類される．半腱様筋腱を用いた成羊ACL再建モデル[40]では，術後12週までは移植腱中央部に無細胞領域が観察されたが，24週以降では細胞が腱深層まで浸潤しており，正常に近い膠原線維の配向を示した．力学的特性に関しては経時的に回復を認め，52週における移植腱の線形剛性は正常と差はなかったが，その最大破断荷重は正常に比べて有意に低値であった．

ACL再再建術の臨床成績

JOAガイドライン[1]では，再再建術の臨床成績は，Lysholm scoreが低く，pivot shift陽性率が高いため，初回再建術と比べて劣ると述べている．5つの研究におけるメタ解析では，IKDC評価および膝動揺性に再建群と再再建群の間に差はなかった．しかし，再建群のLysholm scoreは高く，再再建群のpivot shift陽性率は有意に高かった．システマティックレビュー[41]では，再再建群が再建群に比べて，膝動揺性に差はないものの，IKDC評価，Knee injury and Osteoarthritis Outcome Score（KOOS）およびLysholm scoreは有意に低値であった．

33) Schneider JG, Ormseth B, DiBartola AC et al：Incidence, common pathogens, and risk factors for infection after primary anterior cruciate ligament reconstruction：a systematic review. J Knee Surg 37：470-481, 2024

34) Ntoulia A, Papadopoulou F, Zampeli F et al：Evaluation with contrast-enhanced magnetic resonance imaging of the anterior cruciate ligament graft during its healing process：a two-year prospective study. Skeletal Radiol 42：541-552, 2013

35) Tomita F, Yasuda K, Mikami S et al：Comparisons of intraosseous graft healing between the doubled flexor tendon graft and the bone-patellar tendon-bone graft in anterior cruciate ligament reconstruction. Arthroscopy 17：461-476, 2001

36) Janssen RP, van der Wijk J, Fiedler A et al：Remodelling of human hamstring autografts after anterior cruciate ligament reconstruction. Knee Surg Sports Traumatol Arthrosc 19：1299-1306, 2011

37) Amiel D, Kleiner JB, Roux RD et al：The phenomenon of "ligamentization"：anterior cruciate ligament reconstruction with autogenous patellar tendon. J Orthop Res 4：162-172, 1986

38) Pauzenberger L, Syré S, Schurz M："Ligamentization" in hamstring tendon grafts after anterior cruciate ligament reconstruction：a systematic review of the literature and a glimpse into the future. Arthroscopy 29：1712-1721, 2013

39) Boyd E, Endres NK, Geeslin AG：Postoperative healing and complications based on anterior cruciate ligament reconstruction graft type. Ann Jt 9：30, 2024

40) Kondo E, Yasuda K, Katsura T et al：Biomechanical and histological evaluations of the doubled semitendinosus tendon autograft after anterior cruciate ligament reconstruction in sheep. Am J Sports Med 40：315-324, 2012

41) Yan X, Yang XG, Feng JT et al：Does revision anterior cruciate ligament (ACL) reconstruction provide similar clinical outcomes to primary acl reconstruction? A systematic review and meta-analysis. Orthop Surg 12：1534-1546, 2020

Ⅲ章 下肢
8 膝関節

8-3. 半月板損傷

吉原有俊,古賀英之
東京科学大学大学院医歯学総合研究科 運動器外科学分野

最近の研究動向とガイドライン

- 2019年にEuropean Society for Sports Traumatology, Knee Surgery and Arthroscopy（ESSKA）から半月板損傷に対する治療ガイドラインとして"ESSKA meniscus consensus"が発行されて以来,この基本的指針は広く浸透してきている．外傷性半月板損傷に対しては可能な限り半月板修復術が推奨されること,修復術が必要な際には可能な限り早期に手術を行うこと,そして中高年の明らかな外傷を伴わない変性半月板損傷に対しては半月板部分切除術を第一選択とすべきではなく,病態を十分検討し,保存療法に抵抗する症例のみに適応すべきことなどが提唱された．
- 近年,断裂形態や年齢などの観点からも半月板修復術の適応は広がっており,実際の手術治療における縫合術の割合は拡大傾向にある．半月板縫合術のエビデンスの蓄積に加え,新たに考案されていく術式の成績などのエビデンスの構築が期待される．
- 本邦では2024年度の診療報酬改定で関節鏡視下半月板制動術が保険収載された．これにより,近年注目されてきた内側半月板後根断裂や半月板逸脱に対する経脛骨pull-out修復や鏡視下centralization法がさらに注目されており,それぞれについてエビデンスが徐々に構築されている．

半月板損傷に対する修復術の割合

　半月板は,膝関節の荷重分散や安定性に大きく寄与しており,半月板損傷および半月板切除は半月板の機能を低下させ,変形性膝関節症（osteoarthritis：OA）への進行を惹起する．半月板急性損傷に対する治療法に関する近年のメタ解析でも,半月板切除術に比べ,半月板修復術は6年間のフォローでOAへの進行率が低いことが改めて報告されている[1]．

　よって半月板機能の温存のためには,半月板損傷に対する治療の第一選択は修復術が推奨され,術式における修復術の割合は徐々に増加している．米国では,2010～2020年にかけて全半月板手術の中で半月板切除術が最も多い手術件数だったが,最も大幅に手術件数が減少（結果的に全半月板手術件数自体も減少）し,反対に半月板修復術は増加傾向にあることが報告されている[2]．

　半月板治療に関する経済的側面に着目したユニークな研究では,半月板損傷

1) Migliorini F, Schäfer L, Bell A et al：Meniscectomy is associated with a higher rate of osteoarthritis compared to meniscal repair following acute tears：a meta-analysis. Knee Surg Sports Traumatol Arthrosc 31：5485-5495, 2023
2) Nin DZ, Chen YW, Mandalia K et al：Decreasing incidence of partial meniscectomy and increasing incidence of meniscus preservation surgery from 2010 to 2020 in the United States. Arthroscopy, 2024. doi：10.1016/j.arthro.2024.07.030（online ahead of print）

の診断から２年間でかかる費用について，非手術治療群が最も低くなった一方で，手術を早期ではなく３ヵ月以降に行った群が最も高くなったことなどから，非手術治療は適切な適応がある患者には推奨されるべきだが，一方で手術が必要な場合はより早期に受けるべきであると報告されている[3]．なお，同報告の中では，男性で，30歳未満，外側半月板損傷または複数の断裂形態の複合型損傷は非手術治療では症状が改善しない可能性が高いと報告されている[3]．同様に半月板損傷への治療介入に関する医療経済効果に焦点を当てたシステマティックレビューでも，修復可能な半月板損傷に対しては修復術のほうが切除術よりも費用対効果が高く，また変性半月板損傷に対しては理学療法を行いできるだけ半月板切除術を遅らせることが費用対効果としては高くなることなどが報告されている[4]．また，修復術の技術的な難しさや，治癒率の観点などから，従来は保存治療または切除術の主な対象と考えられていた水平断裂に対しても，部分切除術よりも修復術のほうが費用対効果が高いという報告もある[5]．こうした観点からも，**やはり修復可能な外傷性半月板損傷に対しては，可及的早期に修復術を選択するべきであり，患者に対しても適切な選択肢を提供するべきである**．

半月板修復術の成績

半月板修復術の増加に伴い，その成績についてのエビデンスも構築されてきている．外側半月板損傷よりも内側半月板損傷のほうが修復術後の再断裂率が高いことは以前から報告されていた．あるシステマティックレビューおよびメタ解析では，変性断裂，後根断裂，前十字靱帯再建に伴う症例，円板状半月板，そして ramp lesion を除き，靱帯動揺性のない stable knee における内側半月板損傷に対する修復術の failure rate は26％であり，手術から failure までの期間は27.7ヵ月であると報告されている（failure の定義は，再修復術や部分切除術を要した場合である）[6]．しかし，このメタ解析では内側半月板の断裂形態や修復法のばらつきから failure rate にも差があり，バケツ柄状断裂を対象にした研究では明らかに高い failure rate（69％）が報告されている[7]ことは考慮されるべきである．このようにさまざまな半月板断裂形態を含むこと，修復方法も異なること，前十字靱帯損傷のない内側半月板単独修復の長期経過に関する研究の数は少なく，このメタ解析に含まれた研究の範囲も長期間にわたるものであることなどが限界であると同論文内で述べられているが，現状の内側半月板単独修復術の成績を十分にまとめた報告であり，臨床的意義があるだろう．この成績を改善させていくためにさらなる治療法の工夫が必要である．

半月板修復術における縫合法は，inside-out 法，outside-in 法，all-inside 法の３つに大別されるが，近年ではその簡便さからインプラントを用いた all-

3) Nin DZ, Chen YW, Mandalia K et al：Costs and timing of surgery in the management of meniscal tears. Orthop J Sports Med 12：23259671241257881, 2024

4) Deviandri R, Daulay MC, Iskandar D et al：Health-economic evaluation of meniscus tear treatments：a systematic review. Knee Surg Sports Traumatol Arthrosc 31：3582-3593, 2023

5) Sherman SL, Askew N, Nherera LM et al：An all-suture-based technique for meniscal repair is cost-effective in comparison to partial meniscectomy for horizontal cleavage tears. Arthrosc Sports Med Rehabil 6：100847, 2024

6) Farinelli L, Meena A, Montini D et al：Failure rate of isolated medial meniscus repair in the stable knee：systematic review and meta-analysis. Knee Surg Sports Traumatol Arthrosc, 2024. doi：10.1002/ksa.12441（online ahead of print）

7) Alhamdi H, Foissey C, Vieira TD et al：High failure rate after medial meniscus bucket handle tears repair in the stable knee. Orthop Traumatol Surg Res 110：103737, 2024

inside 法の頻度が増えている．縫合法の主な使い分けは，断裂部位によって決まることがほとんどであるが，inside-out 法と all-inside 法のどちらを用いるか悩むことは多いだろう．この両者の治療成績に関する近年のシステマティックレビューおよびメタ解析では，inside-out 法 1,171 例と all-inside 法 912 例を比較し，両者とも良好な臨床結果を得られ，合併症発生率に差はないこと，一方で all-inside 法のほうが failure rate が高いこと（inside-out 法 11.1 ％，all-inside 法 15.9 ％，p = 0.02）が報告された[8]．また，スポーツを行う患者を対象にした別のシステマティックレビューでは，all-inside 法のほうが再損傷率が有意に高かった一方で，損傷前のレベルに復帰する率も高かったと報告されており[9]，患者にとってスポーツへの早期復帰が重要となるかどうかという観点でも術式の選択の余地があることが示唆された．

次に，年齢という観点に着目した半月板治療の成績について考える．一般的に高齢患者に対する半月板修復術は成功する可能性が低いと考えられ，結果として半月板修復術の適応から外れることが多い．40 歳を境界とした半月板修復術の治療成績に関するシステマティックレビューでは，40 歳以上の患者に対する半月板修復術の failure rate は 15.5％であり，40 歳未満との比較をした3 つの研究において両者の failure rate には有意差はなかったこと，また，40 歳以上の患者で半月板切除術を受けた患者よりも，修復術を受けた患者のほうが機能予後は良好であると報告されており[10]，同様に，別のシステマティックレビューおよびメタ解析でも，40 歳以上の患者に対する半月板修復術のfailure rate は 12％，再手術率は 9.8％で，40 歳未満と比較して有意差は認めず，**年齢自体は半月板修復術の適応を決める要因とはならないと結論づけられている**[11]．

内側半月板後根損傷の治療

内側半月板後根断裂（medial meniscus posterior root tear：MMPRT）は，中高年に軽微な外傷や明らかな受傷機転なく発症し，膝関節内側コンパートメントの接触圧を大きく増加させることから，しばしば大腿骨内側顆脆弱性骨折の発症や急激な OA 進行をきたすとされている．近年では急性期に積極的な修復術が行われるようになってきており，主に経脛骨 pull-out 修復，あるいはsuture anchor による修復が行われているが，論文報告数としては前者が 3～4 倍であり，現状ではより普及しているといえる．

経脛骨 pull-out 修復の成績

経脛骨 pull-out 修復について多くの臨床成績が報告されているが，本邦でも近年数多くの報告が挙がっている．まず，高度な内反変形を伴わない MMPRT単独修復について，2022 年には最低 2 年間・平均 3 年間のフォローアップに

8) Villarreal-Espinosa JB, Berreta RS, Pallone L et al：Failure and complication rates following meniscal all-inside and inside-out repairs：a systematic review and meta-analysis. Knee Surg Sports Traumatol Arthrosc, 2024. doi：10.1002/ksa.12485（online ahead of print）

9) Migliorini F, Asparago G, Oliva F et al：Greater rate of return to play and re-injury following all-inside meniscal repair compared to the inside-out technique：a systematic review. Arch Orthop Trauma Surg 143：6273-6282, 2023

10) Jaibaji R, Khaleel F, Jaibaji M et al：Outcomes of meniscal repair in patients aged 40 and above：a systematic review. J Clin Med 12：6922, 2023

11) Sedgwick MJ, Saunders C, Getgood AMJ：Systematic review and meta-analysis of clinical outcomes following meniscus repair in patients 40 years and older. Orthop J Sports Med 12：23259671241258974, 2024

202　Ⅲ章　下肢

おいて，すべての患者で臨床評価項目が改善し，再手術を要した症例は6.3％と報告された[12]．その後も同グループから，臨床成績および画像評価についての報告が続けて挙がっている．経脛骨 pull-out 修復後に単純 X 線評価での内側関節裂隙の狭小化は進行するが，術後1年から2年にかけては進行が緩徐になり，健側の自然経過での進行具合と同等であるという報告[13]，同様に，MRI での内側半月板逸脱（medial meniscus extrusion：MME）の評価では，MME は進行するものの，進行率は時間経過とともに低下するという報告[14]，また，経脛骨 pull-out 修復後1年での関節鏡による半定量治癒スコアが，中期臨床成績や MRI 評価と相関するという報告がある[15]．他のグループからも，術後8年までの中期成績において，術前と比較して International Knee Documentation Committee（IKDC）subjective score，Lysholm score の改善が保たれている（術後2年時，5年時から低下傾向はあるが有意差はない）と報告されている[16]．

一方で，内反アライメントが強い MMPRT 症例では単独修復での治療に限界があると考えられ，高位脛骨骨切り術（high tibial osteotomy：HTO）との併用も多くなされている．50歳未満の比較的若年患者において，MMPRT を伴う OA に HTO 単独で治療した場合と経脛骨 pull-out 修復を併用した場合では，元のレベルのスポーツに復帰できる割合に差があったことが報告された[17]．

Suture anchor による修復

より頻度が高い経脛骨 pull-out 修復に対して suture anchor による修復がよしとされる理由は，固定間距離が短いことから縫合部に直接的に適切な張力をかけられることや，HTO との併用において骨孔と骨切り線やスクリューの干渉を避けられることにある．臨床成績や関節鏡セカンドルックでの治癒率について suture anchor のほうがよいとする報告[18]や，バイオメカニカル研究においては経脛骨 pull-out 修復と suture anchor による縫着が同等であることが示されている[19]．

今後の課題

いずれの修復法であっても，術後の早期臨床成績がよいことは知られているが，特に術後 MME の残存と OA 進行の予防の観点で，**単独治療の限界も考えられ，いくつかの補強術あるいは HTO との併用の適応をより厳密に考えていくべきであると考えられる．**

▶ 半月板逸脱に対する治療の成績

半月板逸脱は半月板 hoop 機能の破綻を示唆する病態であり，半月板の荷重

12) Furumatsu T, Miyazawa S, Kodama Y et al：Clinical outcomes of medial meniscus posterior root repair：a midterm follow-up study. Knee 38：141-147, 2022

13) Kawada K, Furumatsu T, Tamura M et al：Longitudinal changes in medial knee joint space narrowing after medial meniscus posterior root repair：a 2-year follow-up study. Knee 47：92-101, 2024

14) Kawada K, Furumatsu T, Tamura M et al：Longitudinal changes in medial meniscus extrusion and clinical outcomes following pullout repair for medial meniscus posterior root tears：a 3-year evaluation. Eur J Orthop Surg Traumatol 34：2021-2029, 2024

15) Kawada K, Furumatsu T, Yokoyama Y et al：Meniscal healing status after medial meniscus posterior root repair negatively correlates with a midterm increase in medial meniscus extrusion. Knee Surg Sports Traumatol Arthrosc 32：2219-2227, 2024

16) Moore M, Levitt S, Lin CC et al：Clinical outcomes following transtibial medial meniscal root repair are maintained at long-term follow-up. Knee Surg Sports Traumatol Arthrosc 32：2959-2966, 2024

17) Guo H, Li Q, Zhang Z et al：Better clinical outcomes and return to sport rates with additional medial meniscus root tear repair in high tibial osteotomy for medial compartmental knee osteoarthritis. Knee Surg Sports Traumatol Arthrosc 32：1753-1765, 2024

18) Omae H, Yanagisawa S, Hagiwara K et al：Arthroscopic pullout repair versus suture anchor repair for medial meniscus posterior root tear combined with high tibial osteotomy. Knee 45：117-127, 2023

19) Itthipanichpong T, Choentrakool C, Limskul D et al：Suture anchor and transtibial pullout refixation of the posterior medial meniscus root tears restore tibiofemoral contact pressure and area to intact meniscus levels. Knee Surg Sports Traumatol Arthrosc, 2024. doi：10.1002/ksa.12513 (online ahead of print)

分散機能が失われることでOAの進行と強く相関する．半月板逸脱をきたす病態としては，後根断裂，放射状断裂，半月板切除後，円板状半月板，半月脛骨関節包の弛緩や破綻が挙げられる．半月板逸脱を整復させることは半月板機能の再獲得，ひいてはOA進行の予防につながると考えられる．

半月板 centralization の歴史

鏡視下 centralization 法は，円板状外側半月板の saucerization 後の逸脱修復法として，2012年に初めて発表され，2016年に外側半月板逸脱に対する術後2年の短期臨床成績が良好であることが報告された．その後基礎研究でのエビデンスが蓄積され，徐々にMMEに対しても実施されるようになってきている．内側半月板の場合はMMPRTの修復術に対する補強として，あるいはHTOとの組み合わせで行われることが多い．また本邦の2024年度の診療報酬改定では，「関節鏡視下半月板制動術」が保険収載され，鏡視下 centralization 法が術式として直接的に認められるようになっている．

Centralization の方法

いくつかの方法があるが，基本的な概念は半月板脛骨靱帯の reattaching と re-tensioning である[20]．内側半月板においては後内側部の逸脱が問題となるため，これに対する工夫がなされ，後内側に補助ポータルを作製してアンカーを挿入する方法[21,22]や，脛骨後内側端に骨孔を作製し半月板辺縁に縫合テープをかけて pull-out する方法[23]などが報告されている．

内側半月板逸脱に対する centralization の臨床成績

鏡視下 centralization 法は発表されてからまだ10年ほどの治療方法だが，徐々にエビデンスが構築されてきている．バイオメカニカル研究および臨床成績の両者に対するシステマティックレビューおよびメタ解析では，バイオメカニカルには半月板逸脱の整復や脛骨接触圧の低下が得られていること，臨床的には平均17.1ヵ月での評価ですべての臨床スコアが改善したこと，およびMRI画像でのMMEが改善したことが報告された[24]．これには比較的近年（2020～2022年）の症例に対する研究も含まれている[25]．

現状では，少なくとも短期的な症状の緩和につながる可能性は示唆され，画像上のMME改善からはOA進行予防の効果も十分期待される．一方で，鏡視下 centralization 法により膝関節の拘束性が高まり正常な膝関節運動が制限される可能性も考えられるが，対象となった臨床成績論文内には可動域制限を報告したものはなかった．また，画像評価については臥位でのMRI画像評価が主であり，動的な逸脱量の変化については全く考慮されていない．近年では，半月板逸脱に対する超音波での評価も注目されており，MRI画像との高

20) Nakamura T, Koga H：Review of the development of meniscus centralization. Curr Rev Musculoskelet Med 17：303-312, 2024

21) Koga H, Nakamura T, Nakagawa Y et al：Arthroscopic centralization using knotless anchors for extruded medial meniscus. Arthrosc Tech 10：e639-e645, 2021

22) Amano Y, Ozeki N, Matsuda J et al：Augmentation of a nonanatomical repair of a medial meniscus posterior root tear with centralization using three knotless anchors may be associated with less meniscal extrusion and better compressive load distribution in mid-flexion compared with non-anatomical root repair alone in a porcine knee model. Arthroscopy 39：2487-2498. e4, 2023

23) Mameri ES, Kerzner B, Jackson GR et al：Top ten pearls for a successful transtibial pull-out repair of medial meniscal posterior root tears with a concomitant centralization stitch. Arthrosc Tech 12：e1039-e1049, 2023

24) Boksh K, Shepherd DET, Espino DM et al：Centralization reduces meniscal extrusion, improves joint mechanics and functional outcomes in patients undergoing meniscus surgery：a systematic review and meta-analysis. Knee Surg Sports Traumatol Arthrosc, 2024. doi：10.1002/ksa.12410 (online ahead of print)

25) Krych AJ, Boos AM, Lamba A et al：Satisfactory clinical outcome, complications, and provisional results of meniscus centralization with medial meniscus root repair for the extruded medial meniscus at mean 2-year follow-up. Arthroscopy 40：1578-1587, 2024

い相関や荷重位で逸脱量が大きくなることが示されている[26]．MRIでのカットオフ値3 mmとは異なる，超音波でのカットオフ値の再考なども必要となるだろう．

半月板修復の促進

半月板修復後の治癒は，**たとえ半月板修復手技の発展による良好な修復術が行われても，十分な血流が得られなければ良好な結果は得られない**．半月板修復後の治癒促進のために，特に半月板単独損傷に対する修復や無血行野に対する修復に対し，さまざまなbiological augmentationが試みられている[27]．近年では半月板修復術に対する補強としてのplatelet-rich plasma（PRP）の報告が増えているが，最終的な結論としては，いまだ半月板修復術による結果改善に寄与することの十分なエビデンスはないとされている．比較的古くから行われている方法としてはfibrin clotやbone marrow stimulationがあり，いずれも良好な臨床成績が報告されているものの決定的な結論には至っていない．また，間葉系幹細胞については前臨床試験ではよい結果が得られているが，対照群を設けた臨床研究はまだなく，さらなる臨床研究が必要である．いずれの治療法についてもさらなる研究結果の蓄積が望まれる．

半月板欠損に対する治療法としては，主に欧米でmeniscal allograft transplantationや人工半月板移植が行われている．後者については主にI型コラーゲンあるいは合成ポリウレタンのスキャフォールドが使用されている．前者の10年成績では生存率が87.8％で，内側では90.4％と報告された[28]．本邦ではポリグリコール酸のスキャフォールドによる半月板部分欠損に対する移植術の治験も行われており，関節鏡セカンドルックでの良好な半月板組織の再生と，画像評価でのOAの進行がないこと，合併症の発生がないことが報告されており，今後の臨床導入が期待される[29]．**半月板修復術の発展とともに，半月板欠損部の再生に対しては，さらなる人工材料の登場も期待される**．

26) Boksh K, Shepherd DET, Espino DM et al：Assessment of meniscal extrusion with ultrasonography：a systematic review and meta-analysis. Knee Surg Relat Res 36：33, 2024

27) Chen K, Aggarwal S, Baker H et al：Biologic augmentation of isolated meniscal repair. Curr Rev Musculoskelet Med 17：223-234, 2024

28) Lucidi GA, Grassi A, Agostinone P et al：Risk factors affecting the survival rate of collagen meniscal implant for partial meniscal deficiency：an analysis of 156 consecutive cases at a mean 10 years of follow-up. Am J Sports Med 50：2900-2908, 2022

29) Otsuki S, Sezaki S, Okamoto Y et al：Safety and efficacy of a novel polyglycolic acid meniscal scaffold for irreparable meniscal tear. Cartilage 15：110-119, 2024

III章 下肢
8 膝関節

8-4. 反復性膝蓋骨脱臼

原藤健吾
慶應義塾大学 スポーツ医学研究センター

最近の研究動向とガイドライン

- 6つの独立した再脱臼のリスク因子（骨成熟度，大腿骨滑車形成不全，TT-TG（tibial tubercle trochlear groove）間距離，膝関節外反，Insall-Salvati index，膝蓋骨傾斜）を組み込んだノモグラムから，個別の初回膝蓋骨脱臼患者の再脱臼リスクを正確に予測するための簡便なツールが報告された．
- J sign（膝関節伸展により膝蓋骨が外側に偏位する現象）の重症度とMPFL（medial patellofemoral ligament）の長さは，膝蓋骨不安定症の解剖学的リスク要因の数に基づいて変化している．
- 初回急性膝蓋骨脱臼を生じた症例において，まず保存療法を行ってよいと考えるが，長期間の保存療法の間に何度も脱臼するようなことがあれば軟骨損傷が重度になるため迅速に手術療法へ切り替える必要性がある．
- MPFL再建術が手術治療の中心であるが，症例によっては大腿骨遠位骨切りや滑車形成が考慮されることもある．それぞれの臨床成績についてはおおむね良好であるが，滑車形成に関しては膝蓋大腿関節炎をきたす可能性がある．
- 脛骨粗面骨切りを併用すると，スポーツや仕事への復帰がMPFL再建単独と比較すると遅れることがある．

初回脱臼および再脱臼のリスク因子

膝蓋骨脱臼のリスク因子は多岐にわたることが知られている．50件の研究を加味した2023年のシステマティックレビューによると，滑車低形成，TT-TG（tibial tubercle trochlear groove）間距離の増加，膝蓋骨高位の3つが膝蓋骨脱臼と統計的に有意に関連していることが確認された[1]．滑車低形成に関しては，Dejour classificationや滑車の深さ，sulcus angleなどにより定義されており，TT-TGの閾値は15～20 mmと幅が広く，膝蓋骨高位についても計測手技が異なるもののInsall-Salvati indexにおいて1.2～1.3以上とされているものが多いようである．Parikhらは，32人（平均14.6歳）の両側膝蓋骨不安定患者におけるretrospective studyにより，4つの主要な脱臼素因（滑車低形成，TT-TG間距離の増加，膝蓋骨高位，膝蓋骨の傾斜）のうち，滑車低形成

1) Danielsen O, Poulsen TA, Eysturoy NH et al：Trochlea dysplasia, increased TT-TG distance and patella alta are risk factors for developing first-time and recurrent patella dislocation：a systematic review. Knee Surg Sports Traumatol Arthrosc 31：3806-3846, 2023

が59/64膝（92.1%）と最も高頻度で，膝蓋骨高位が51/64膝（79.7%）でその次に高頻度だったことを報告した[2]．さらに左右対称性に関しては，膝蓋骨の傾斜は29/32（90.6%），TT-TG間距離は27/32（84.3%），膝蓋骨高位は25/32（78.1%）の患者で認められた．64膝のうち55膝（85.9%）は2つ以上のリスク要因を有しており，30膝（46.8%）は3つまたは4つのリスク要因を有していた[2]．Xuらは，6つの独立したリスク因子（**骨成熟度，大腿骨滑車形成不全，TT-TG間距離，膝関節外反，Insall-Salvati index，膝蓋骨傾斜**）を組み込んだノモグラムを提示し，個別の初回膝蓋骨脱臼患者の再脱臼リスクを正確に予測するために簡便に使用できるツールを考案した[3]．また，近年では遺伝子の関与も示唆されているようである[4]．残念なことに膝蓋骨脱臼を経験した思春期の若者（15〜19歳）は，Banff Patella Instability Instrument，Kujalaスコア，EQ-5Dによる生活の質と機能が低下していることが知られているため，整形外科医はこのことを認識して治療に当たる必要がある[5]．

▶ 画像所見

前回の本レビューで，TT-TG間距離が患者の身長に応じて異なるため，手術方法を考慮する際のTT-TG間距離の評価において身長を加味する必要性を記載したが，最新の研究でもCTにおけるTT-TG間距離が膝蓋骨脱臼の治療の評価として最も大切であると報告されている[6]．また，立位CTを用いた研究では，立位のTT-TG間距離のほうが臥位よりも大きくなる可能性が示唆されている[7]．また，MRI画像における解剖学的ランドマークをdeep learningを用いて正確に抽出して，膝蓋骨の高さと大腿骨滑車形成不全の客観的な評価の試みも行われており将来的に期待される[8]．

Wangらは，J sign（膝関節伸展により膝蓋骨が外側に偏位する現象）の重症度に基づいて骨形態異常を評価した．J signの重症度は，正常または軽度：膝蓋骨の変位が膝蓋骨の最大横径の1/4を超えない，中程度：膝蓋骨の変位が2/4を超えない，重度：膝蓋骨の変位が2/4を超える，に分類される．骨形態異常は，滑車形成不全，大腿骨前捻角，膝の捻れ，TT-TG間距離，Caton-Deschamps Indexの5つのパラメータを調査した．重症J sign Groupでは，90.2%が2つ以上の骨性リスク因子をもち，40.7%は4つ以上をもっており，これは中等度および軽度J signのグループよりも有意に高かったことを報告した（40.7% vs 11.6% vs 2.2%，$p < 0.001$）[9]．

Tanakaらは，反対側の膝蓋骨不安定症をもつ22人の患者に対して，動的CTを行い，MPFL（medial patellofemoral ligament）の長さ変化と解剖学的リスク要因（滑車の深さ，Caton Deschamps Index，TT-TG間距離）との関連を検討した．その結果，解剖学的リスク要因がない膝で1.7 ± 3.1%の長さ変化が認められたが，リスク要因が1つ，2つ，3つある場合にはそれぞれ5.6

2) Parikh SN, Rajdev N：Patients with bilateral patellar instability have multiple and symmetric risk factors in each knee. Knee Surg Sports Traumatol Arthrosc 31：5299-5305, 2023

3) Xu C, Chen X, Li K et al：Predicting the probability of recurrence based on individualized risk factors after primary lateral patellar dislocation treated nonoperatively. Arthroscopy 40：1602-1609.e1, 2024

4) Xu Z, Huang S, Song Y et al：Identification of eight genes associated with recurrent patellar dislocation. iScience 27：109697, 2024

5) Eysturoy NH, Husum HC, Ingelsrud LH et al：Adolescents with prior patellar dislocation report affected quality of life and function, as measured using the Banff Patella Instability Instrument, Kujala and EQ-5D-5L index scores. Knee Surg Sports Traumatol Arthrosc, 2024. doi：10.1002/ksa.12270（online ahead of print）

6) Li K, Xu C, Dong Z et al：Reliability of tibial tubercle-trochlear groove distance for assessing tibial tubercle lateralization：a study comparing different anatomic references. Orthop J Sports Med 12：23259671241239965, 2024

7) Sasaki R, Niki Y, Kaneda K et al：The tibial tubercle-to-trochlear groove distance changes in standing weight-bearing condition：an upright weight-bearing computed tomography analysis. The Knee 48：14-21, 2024

8) Barbosa RM, Serrador L, da Silva MV et al：Knee landmarks detection via deep learning for automatic imaging evaluation of trochlear dysplasia and patellar height. European Radiology 34：5736-5747, 2024

9) Wang D, Zhang Z, Cao Y et al：Recurrent patellar dislocation patients with high-grade J-sign have multiple structural bone abnormalities in the lower limbs. Knee Surg Sports Traumatol Arthrosc 32：1650-1659, 2024

± 4.6％，17.0 ± 6.4％，26.7 ± 6.8％に増加していた．MPFL の長さは，膝蓋骨不安定症の解剖学的リスク要因の数に基づいて変化しているため，MPFL 再建術の際に考慮されるべきと結論づけている[10]．別の研究では，21 人（平均 29 歳）の膝蓋骨の解剖学的パラメータが膝蓋骨脱臼に及ぼす影響を MRI により検討し，膝蓋骨の内側幅および内側面の長さが健常者に比べ有意に減少していることも報告している[11]．

初回脱臼後の保存治療および手術治療との比較

Lee らは，18 歳未満の小児における急性膝蓋骨脱臼の保存治療および手術治療との比較についてレビューを行い，3 つのランダム化比較試験（RCT）と 1 つの前向き研究から，保存療法群では痛みに関して良好な結果が得られたものの，保存療法と手術療法の間で臨床結果に有意な差がないことを示した．そのため小児における初回急性膝蓋骨脱臼の治療において手術療法を積極的に推奨することはないと結論づけた[12]．一方で，Alshaban らは，システマティックレビューとネットワークメタ解析により，597 人（平均約 20 歳）の患者において，初回急性膝蓋骨脱臼の治療には，保存よりも関節鏡下 MPFL 修復が Tegner Activity スコアおよび再脱臼に関して最も効果的であることを示した[13]．Bram らは，手術を施行した患者のデータベースから 938 膝（平均年齢 16.2 ± 3.8 歳，女性 61.4％）の脱臼患者のうち 580 膝（61.8％）に軟骨損傷を認めたことを報告した．部位として最も頻度が高かったのは膝蓋骨（n = 498，53.1％）で，次いで大腿骨外側顆（n = 117，12.5％）および滑車（n = 109，11.6％）であった．脱臼が 5 回以上の患者は，少ない脱臼回数の患者（1 回で 7.6％，2〜5 回で 11.0％）に比べ，滑車の軟骨損傷がより頻繁に認められた（19.8％，p < 0.001）．また，脱臼の回数が多いほど Grade 2〜4 の滑車軟骨損傷の割合も高くなっていた（5 回以上 15.3％，2〜5 回 10.0％，1 回 6.9％，p = 0.015）．多変量回帰分析では，**5 回以上の脱臼が滑車軟骨損傷の唯一の予測因子であり**（オッズ比（OR）：3.03，95％信頼区間（CI）：1.65〜5.58，p < 0.001），脱臼回数が多いほど滑車の軟骨損傷の発生率が 3 倍以上になることが示された[14]．実臨床では，初回急性膝蓋骨脱臼を生じた症例はまず保存療法を行うことが多いと考えるが，長期間の保存療法の間に何度も脱臼するようなことがあれば手術療法に迅速に切り替える必要性を示唆している．

各種手術における治療成績

Colasanti らはシステマティックレビューを行い，12 本の研究の計 336 人の患者（平均 22.3 歳）における allograft を用いた MPFL 再建術の成績を検討し，再脱臼率は 2.7％と良好な臨床成績であったことを報告した[15]．また，人工靱帯で MPFL 再建術を施行しても同様に良好な臨床成績が報告されてい

10) Tanaka MJ, Mirochnik K, Simeone FJ et al：In vivo length changes between the attachments of the medial patellofemoral complex fibers in knees with anatomic risk factors for patellar instability. Am J Sports Med 51：1765-1776, 2023

11) Sheehan FT, Shah P, Boden BP：The importance of medial patellar shape as a risk factor for recurrent patellar dislocation in adults. Am J Sports Med 52：1282-1291, 2024

12) Lee DY, Kang DG, Jo HS et al：A systematic review and meta-analysis comparing conservative and surgical treatments for acute patellar dislocation in children and adolescents. Knee Surg Relat Res 35：18, 2023

13) Alshaban RM, Ghaddaf AA, Alghamdi DM et al：Operative versus non-operative management of primary patellar dislocation：a systematic review and network meta-analysis. Injury 54：110926, 2023

14) Bram JT, Lijesen E, Green DW et al：The number of patellar dislocation events is associated with increased chondral damage of the trochlea. Am J Sports Med 52：2541-2546, 2024

15) Colasanti CA, Hurley ET, McAllister D et al：Outcomes following medial patellofemoral ligament reconstruction with allograft a systematic review. Bull Hosp Jt Dis（2013）81：279-284, 2023

る [16]．MPFL 再建術における膝蓋骨側の 3 つの固定方法を比較した論文によると，骨孔法，半骨孔法，アンカー法のすべてにおいて臨床的に同等であると考えられている [17]．

最新のレビューでも MPFL 再建術は単独でも安全な術式であることが報告されている [18]．解剖学的脱臼リスク因子（膝蓋骨高位，TT-TG 間距離の増加，滑車低形成）が，MPFL 単独再建後の臨床結果に与える影響をシステマティックレビューにより分析した報告によると，膝蓋骨高位および TT-TG 間距離の増加は，MPFL 単独再建後の結果に悪影響を与えないが，滑車低形成に関してはいまだ不明であるとされている [19]．また，骨軟骨損傷を伴う小児の急性膝蓋骨脱臼における治療には，骨軟骨修復に加えて suture tape を用いた MPFL 修復として internal brace を施行したほうが，骨軟骨修復単独に比べて術後の再脱臼率が少ないという報告がある [20]．これは骨軟骨損傷を伴う小児の急性膝蓋骨脱臼に対する治療に関するひとつの指針となると考えられる．

大腿骨過前捻を伴う反復性膝蓋骨脱臼に対する手術治療に関しては，11 件の研究の 553 人 569 膝を対象としたレビューがなされており，MPFL 再建術に大腿骨遠位骨切り術を併用した術式と MPFL 単独再建の比較が施行されていた．大腿骨遠位骨切り術により大腿骨前捻角度は平均 33.6° から 13.0° に減少しており，過度の大腿骨前捻を有する患者においては，大腿骨遠位骨切り術の追加により主観的な機能および膝蓋骨トラッキングにおいて MPFL 再建術単独よりも良好な臨床成績をもたらした，と報告された [21]．しかし，**いまだ大腿骨の過前捻に関しては一定のコンセンサスはなく**，25° 以上もしくは 30° 以上を大腿骨骨切りの適応とするものもあれば，大腿骨の過前捻が存在しても膝蓋骨トラッキングが良好であれば大腿骨骨切りは必要ない，という論文もある [22]．また，Zhang らは，大腿骨に加えて脛骨の回旋変形が重度（大腿骨前捻角＞30° および脛骨外捻＞30°）の場合に，double level osteotomy（大腿骨および脛骨骨切り）を施行すべきか，大腿骨遠位骨切り術単独で問題ないのか，に関しての検討を行った．その結果，double level osteotomy は足部の進行角度（foot progression angle）を正常に保つ点で大腿骨遠位骨切り術単独より優れているが，臨床スコアや再脱臼率に関しては術後 2 年間の追跡期間では有意性は認められなかったことを示した [23]．

滑車形成術については長期成績が近年報告された．平均 25.6 ± 6.9 歳（15〜47 歳）の女性 5 人，男性 5 人の計 11 膝に滑車形成術を施行し，平均 24.4 ± 2.1 年（23〜30 年）フォローした．その結果，2 人は途中で脱落したものの，残りの 9 人の臨床スコアは satisfactory であった．しかしながら，1 人の患者で再脱臼をきたし，2 膝で膝蓋大腿関節炎を認めた [24]．やはり滑車低形成を有する膝蓋骨脱臼患者における手術治療の難しさを物語っていると考えられる．

16) Tanos P, Neo C, Tong E et al：The use of synthetic graft for MPFL reconstruction surgery：a systematic review of the clinical outcomes. Med Sci（Basel）11：75, 2023

17) Huo Z, Niu Y, Kang H et al：Three different patellar fixation techniques yield similar clinical and radiological outcomes in recurrent patellar dislocation undergoing medial patellofemoral ligament reconstruction. Knee Surg Sports Traumatol Arthrosc, 2024. doi：10.1002/ksa.12298（online ahead of print）

18) Castagno C, Kneedler S, Fares A et al：Isolated medial patellofemoral reconstruction outcomes：a systematic review and meta-analysis. Knee 44：59-71, 2023

19) Pappa N, Good L, DiBartola A et al：Patella alta and increased TT-TG distance do not adversely affect patient-reported outcomes following isolated MPFL reconstruction：a systematic review. J ISAKOS 8：352-363, 2023

20) Gornick BR, Kwan KZ, Schlechter JA：Medial patellofemoral ligament augmentation repair for primary patellar dislocation with concomitant chondral or osteochondral injury in children and adolescents：outcomes at minimum 2-year follow-up. Orthop J Sports Med 12：23259671241242010, 2024

21) Wang D, Zheng T, Cao Y et al：Derotational distal femoral osteotomy improves subjective function and patellar tracking after medial patellofemoral ligament reconstruction in recurrent patellar dislocation patients with increased femoral anteversion：a systematic review and meta-analysis. Knee Surg Sports Traumatol Arthrosc 32：151-166, 2024

22) **Yang J, Zhong J, Li H et al：Medial patellar ligament reconstruction in combination with derotational distal femoral osteotomy for treating recurrent patellar dislocation in the presence of increased femoral anteversion：a systematic review. J Orthop Surg Res 19：228, 2024**

23) Zhang Z, Wang D, Di M et al：Surgical treatment for recurrent patellar dislocation with severe torsional deformities：Double-level derotational osteotomy may not have a clear advantage over single-level derotational osteotomy in improving clinical and radiological outcomes. Knee Surg Sports Traumatol Arthrosc 32：2248-2257, 2024

術後リハビリテーションおよびスポーツ復帰

　前回の本レビューにおいて，MPFL再建術単独の術後リハビリテーションに関しては，**可動域制限や荷重制限を設けないaccelerated rehabilitation**を施行してもよいことを記載した．Zhangらは，MPFL再建術に脛骨粗面骨切り術を併用しても，早期荷重訓練や可動域訓練を許可することは安全で効果的であり，術後早期においては，制限付きのリハビリテーションよりも機能スコアの改善，日常活動への早期復帰に対して有利であることを示した[25]．

　MPFL再建術単独と脛骨粗面骨切りを併用した手術におけるスポーツ復帰に関する論文では，74人の平均52.5ヵ月（24〜117ヵ月）のフォローにおいてスポーツ復帰率は両群で類似していたが（MPFL再建単独：67.6％，MPFL再建に脛骨粗面骨切り併用：73.0％），MPFL再建単独群の患者のほうがより早く復帰していた（8.4ヵ月 vs 12.8ヵ月，p = 0.019）．手術前レベルと同等のスポーツへの復帰率も類似していたが（45.9％ vs 40.5％），Dejour classification B/Cの患者はそれ以外の患者よりも復帰に時間を要した（13.8ヵ月 vs 7.9ヵ月，p = 0.003）．MPFL再建単独群と脛骨粗面骨切り併用群のほとんどの患者は仕事を再開したが（95.7％ vs 88.5％），スポーツ復帰と同様にMPFL再建単独群の患者のほうが手術前の仕事レベルにより早く復帰していた（1.7ヵ月 vs 4.6ヵ月，p = 0.005）[26]．

24) Dejour D, Guarino A, Pineda T et al：Sulcus-deepening trochleoplasty grants satisfactory results with minimal patellofemoral arthritis at 23-30 years of follow-up. Knee Surg Sports Traumatol Arthrosc, 2024.

25) Zhang J, Lai S, Li J et al：Early Postoperative rapid rehabilitation yields more favorable short-term outcomes in patients undergoing patellar realignment surgery for recurrent patellar dislocation：a prospective randomized controlled study. Am J Sports Med 52：2205-2214, 2024

26) Li ZI, Garra S, Eskenazi J et al：Patients who undergo tibial tubercle anteromedialization with medial patellofemoral ligament reconstruction demonstrate similar rates of return to sport compared to isolated MPFL reconstruction. Knee Surg Sports Traumatol Arthrosc 32：371-380, 2024

Ⅲ章 下肢
9 足関節・足

9-1. 変形性足関節症

原田将太
日本赤十字社 長崎原爆病院 整形外科

最近の研究動向とガイドライン

- 日本整形外科学会から種々の疾患や外傷に対する診療ガイドラインが発行されているが，2024年11月時点で変形性足関節症のガイドラインは提示されていない．
- 保存的治療として近年PRP（platelet-rich plasma）の関節内注射に関する報告がある．
- 手術治療は一般的には高倉田中分類の3a期までが低位脛骨骨切り術（low tibial osteotomy：LTO）の適応と考えられ，3b期もしくは4期に対しては足関節固定術（ankle arthrodesis：AA）あるいは人工足関節全置換術（total ankle arthroplasty：TAA）の適応としている成書が多い．しかし，3a期の中にもLTOによる臨床成績が不良症例の報告もあり，現時点で明確な適応は定まっていないのが現状である．本邦の寺本が考案した遠位脛骨斜め骨切り術（distal tibial oblique osteotomy：DTOO）は3a期までに加え，3b期と4期の一部にも適応があるとする報告があるが，長期成績は判明していない．
- 英文ではsupramalleolar osteotomyという用語が多く用いられているが，その大半はLTOの荷重線を移動させるコンセプトに基づく骨切り術と考えられる．骨切り術としてDTOOのほかにもsupramalleolar distal tibiofibular osteotomy，joint preserving surgery，plafond-plastyなど種々の名称が使用されており，その解釈には注意を要する．

変形性足関節症の疫学と治療総論

Herrera-Pérezらは変形性足関節症の包括的レビューを行い，現時点での治療アルゴリズムを提案している[1]．変形性足関節症の約80％は外傷後の発症であり，主に足関節果部骨折に続発する．変形性足関節症患者の平均年齢は約50歳で，活動的な患者であり，可動性を維持し，活動的であり続けようとする働き盛りの年齢である．変形性足関節症の保存的，内科的，外科的治療について包括的なレビューを行った．初期の保存的治療は有効であり，変形性足関節症のどの段階でも試みるべきである．薬理学的観点からは，非ステロイド性抗炎症薬（NSAIDs）や関節内注射が一時的な症状の緩和をもたらす．保存的治療がうまくいかなかった後，関節を温存する方法と関節を犠牲にする方法という2つの外科的治療が行われる．初期段階では足関節周囲の骨切り術のみ

1) Herrera-Pérez M, Valderrabano V, Godoy-Santos AL et al：Ankle osteoarthritis：comprehensive review and treatment algorithm proposal. EFORT Open Rev 7：448-459, 2022

が，足関節のアライメント異常を伴う変形性足関節症に推奨できる十分なエビデンスをもっている．AA も TAA も，疾患の最終段階で正しく適応されれば，満足のいく機能的結果をもたらすことができるとしている．以上を踏まえ，国際的な治療アルゴリズムを提案しているが，**室内では靴を履かない文化である日本人や，下腿内弯に伴う内反型の変形性足関節症が多いとされるアジア人に対して，このアルゴリズムをそのまま適用できるかは定かではない**．

2024 年 11 月時点で日本整形外科学会から種々の疾患や外傷に関するガイドラインが発刊されているが，**変形性足関節症に対するガイドラインは提示されていない**．これは単に変形性足関節症の頻度が 10 万人当たり 30 人程度と推定され，前述のように股関節や膝関節の変形性関節症に比べるとはるかに頻度が低いことも影響していると思われるが，骨切り術，AA，TAA などの**外科的治療の適応が明確化されていない**ことも影響していると考えられる．近年の日本整形外科学会や日本足の外科学会のシンポジウムなどでも，変形性足関節症に関しては鏡視下関節固定術，直視下関節固定術，低位脛骨骨切り術（low tibial osteotomy：LTO），遠位脛骨斜め骨切り術（distal tibial oblique osteotomy：DTOO），前方進入型 TAA，外側進入型 TAA など種々の外科的治療が取り挙げられ，議論が繰り広げられているものの，その適応のコンセンサスはまだ得られていないのが現状である．

保存治療の最近の話題

Paget らによる変形性足関節症に対する関節内注射のシステマティックレビューでは，ヒアルロン酸（hyaluronic acid：HA），多血小板血漿（platelet-rich plasma：PRP），A 型ボツリヌス毒素（botulinum toxin type A：BoNT-A）とその対照群との間に 3ヵ月，6ヵ月，12ヵ月の時点で臨床的に有意な差は認められず，どの治療群においても重篤な有害事象を報告した研究はなかったとしている[2]．

Laohajaroensombat らによる変形性足関節症に対する PRP 注入のシステマティックレビューとメタ解析では，PRP は変形性足関節症の疼痛と機能スコアを短期間で有意に改善する可能性があるが，その改善の程度は，以前の RCT[3] で得られたプラセボ効果と同様であると思われる．治療効果を証明するためには，適切な全血および PRP 調製工程を伴う大規模 RCT が必要であると結論づけており[4]，今後のさらなる研究が期待される．

各手術治療の最近の話題

足関節固定術

Watts らは 2006〜2020 年の変形性足関節症に対する TAA と AA の比較の

2) Paget LDA, Mokkenstorm MJ, Tol JL et al：What is the efficacy of intra-articular injections in the treatment of ankle osteoarthritis? A systematic review. Clin Orthop Relat Res 481：1813-1824, 2023

3) Paget LDA, Reurink G, de Vos RJ et al；PRIMA Study Group；Effect of platelet-rich plasma injections vs placebo on ankle symptoms and function in patients with ankle osteoarthritis：a randomized clinical trial. JAMA 326：1595-1605, 2021

4) Laohajaroensombat S, Prusmetikul S, Rattanasiri S et al：Platelet-rich plasma injection for the treatment of ankle osteoarthritis：a systematic review and meta-analysis. J Orthop Surg Res 18：373, 2023

システマティックレビューを行い，TAA のデザインは近年進歩しているが，術後2年の患者の転帰を考慮した場合，AA と比較して TAA が優れているという明確な証拠は見出されなかったと報告している．しかし，この結論は，糖尿病患者，外傷後患者，後足部や中足部が硬い患者など，患者のタイプによっては議論の余地があるとしている[5]．この結果からは**末期変形性足関節症に対する手術治療のゴールドスタンダードとしての AA の妥当性が示されている**．

Kostuj らは10年以上のレトロスペクティブ比較研究に基づくドイツ全土のデータから末期変形性足関節症における TAA または AA 後の結果を報告しており，AA 後10年以内に予定外の再手術を受ける必要があった患者は741人中19%（95%信頼区間（CI）：16〜22%），TAA 後の患者172人中，予定外の再手術率は38%（95% CI：29〜48%）であった．5年以内の予定外の再手術率は，AA 患者1,168人で21%（95% CI：19〜24%），TAA 患者561人で23%（95% CI：19〜28%）であった．最初のコホートにおける AA 後の予定外の再手術の有意な危険因子は，年齢＜50歳（オッズ比（OR）：4.65，95% CI：1.10〜19.56）と骨粗鬆症（OR：3.72，95% CI：1.06〜13.11）であった．TAA 後の危険因子は，骨粗鬆症（OR：2.96，95%CI：1.65〜5.31），Patient Clinical Complexity Level（PCLL）grade 3（OR：2.19，95%CI：1.19〜4.03），PCLL grade 4（OR：2.51，95%CI：1.22〜5.17），糖尿病（OR：2.48，95%CI：1.33〜4.66）であった．AA 患者1,525人と TAA 患者644人を対象とした Kaplan-Meier 解析では，両手術の平均無計画再手術期間は約17年であった．後期高齢者コホートにおける両手術の再手術率および予期せぬ再手術率が同程度であったのは，インプラントの設計の進歩だけでなく，外科医の学習曲線によるものと考えられ，この医療保険請求データの分析は，TAA の増加を裏づけていると結論づけている[6]．

Lorente らは変形性足関節症に対する関節固定術において関節視下と観血的手技の比較に関するシステマティックレビューとメタ解析を行い，癒合率には有意差はなく，手術時間は同等であったが，入院期間は関節鏡下群が短く，全体の合併症も少ない傾向にあったとしている．結果として外科的アプローチの選択は，個々の患者の状態と外科医の経験と好みを慎重に考慮したうえで行うべきであるとしている[7]．

Takahashi らは多施設共同コホート研究を行い，鏡視下固定術後の偽関節の特徴を報告している．5つの医療機関のうちいずれかで関節鏡視下足関節固定術を受けた154人の患者を対象とした．患者を偽関節群と癒合群の2群に分け，両群を比較した．年齢，性別，BMI，糖尿病，喫煙，副腎皮質ステロイドの使用，診断，治療情報，治療プロトコル，X 線評価，患者報告アウトカムを記録し，分析した．X 線画像では，142足関節（91.0%）で骨癒合が観察されたが，12足関節（9.0%）で癒合が得られなかった．術後の脛骨のギャップ

5) Watts DT, Moosa A, Elahi Z et al：Comparing the results of total ankle arthroplasty vs tibiotalar fusion（ankle arthrodesis）in patients with ankle osteoarthritis since 2006 to 2020 - a systematic review. Arch Bone Jt Surg 10：470-479, 2022

6) Kostuj T, Hönning A, Mittelmeier W et al：Outcome after total ankle replacement or ankle arthrodesis in end-stage ankle osteoarthritis on the basis of German-wide data：a retrospective comparative study over 10 years. BMC Musculoskelet Disord 25：492, 2024

7) Lorente A, Pelaz L, Palacios P et al：Arthroscopic vs. open-ankle arthrodesis on fusion rate in ankle osteoarthritis patients：a systematic review and meta-analysis. J Clin Med 12：3574, 2023

（mm）は，偽関節群（内側 1.98，中央 1.65，前方 2.21，中央 1.72，後方 3.01）のほうが癒合群（内側 1.35，中央 1.13，前方 1.28，中央 1.03，後方 2.03）よりも有意に大きかった．さらに，疼痛の視覚的アナログスコア（VAS）および疼痛に関連する自己記入式足部評価アンケート（Self-Administered Foot Evaluation Questionnaire：SAFE-Q）のサブスケールスコアは，癒合群（VAS = 1.35，SAFE-Q サブスケールスコア = 76.6）と比較して，偽関節群（VAS = 3.83，SAFE-Q サブスケールスコア = 69.8）で有意に悪化していた．偽関節群では，X 線写真で脛骨距骨間のギャップが大きいことが観察された．その他の測定結果は偽関節とは関連していなかった．さらに，患者主観的評価は偽関節群で著しく悪かった[8]．

　現在，関節固定術は末期変形性足関節症の手術治療のゴールドスタンダードとされているが，偽関節となり疼痛が残存する症例や，隣接関節に長期経過で与える影響の問題など，まだ改善すべき点も残されている．

人工足関節全置換術

　D'Ambrosi らは末期変形性足関節症に対する経腓骨アプローチによる Trabecular Metal Total Ankle System（TM アンクル；Zimmer 社製）の多施設共同前向きコホート研究 121 例の報告を行った[9]．平均 American Orthopaedic Foot & Ankle Society questionnaire（AOFAS）スコア，EuroQol-5 Dimensions questionnaire（EQ-5D スコア），Ankle Osteoarthritis Scale（AOS）疼痛スコア，AOS 困難度スコアは，術前ベースラインと比較して，6 週，6ヵ月，1 年，2 年，3 年で有意な改善を示した（p < 0.001）．主要症例に使用した場合の再置換術の Kaplan-Meier 生存推定値は，3 年時点で 97.35% であった．3 年間の追跡期間中，9 例の患者に X 線所見の異常が認められた．2 例の足関節に術中合併症がみられ，38 例に手術以外の合併症または器具に関連した合併症がみられ，3 例の足関節に再置換術が行われた．本研究の結果から，TM アンクルの使用により，TAA 後の患者の幸福度が有意に向上することが示された．また，X 線撮影パラメータも異常所見の発生率が低いことが示されたとしている．

　Peri らは単独または併用処置による TAA 後の短期合併症率を比較するレトロスペクティブコホート研究を行い，術後結果に関連する二次的な独立リスク因子についても調査した[10]．米国外科学会（The American College of Surgeons：ACS）の National Surgical Quality Improvement Program（NSQIP）データベースを，Current Procedural Terminology（CPT）コードを使用して検索し，2010～2021 年の間に TAA を受けた患者を特定し，患者は，補助的処置の有無に基づいてコホートに分けられた．人口統計学的差異を考慮するために傾向スコアマッチングが用いられ，マッチングされたコホート間で短期合

8) Takahashi K, Teramoto A, Yamaguchi S et al：Characteristics of nonunion after arthroscopic ankle arthrodesis：a multi-center retrospective cohort study. J Foot Ankle Surg 63：123-126, 2024

9) D'Ambrosi R, Tiusanen HT, Ellington JK et al：Fixed-bearing trabecular metal total ankle arthroplasty using the transfibular approach for end-stage ankle osteoarthritis：an international non-designer multi-center prospective cohort study. JB JS Open Access 7：e21.00143, 2022

10) Peri MI, Whitaker S, Cole S et al：Additional procedures at the time of total ankle replacement do not increase risk of short-term complications：a matched cohort analysis. Foot Ankle Orthop 9：24730114241268150, 2024

併症率を比較するために統計解析が実施された．合計 2,225 人の患者が特定され，1,432 人（64.4％）が TAA 単独，793 人（35.6％）が補助的手技を受けた．マッチング後，各コホートに 793 人の患者が含まれ，補助的治療群では手術時間が長く（p＜0.001），入院期間（length of hospital stay：LOS）も長かった（p＜0.001）．延長した入院期間の割合は，補助的治療群のほうが単独治療群よりも有意に高かった（p＝0.01）が，臨床的意義は議論の余地があるとしている．その他の合併症については，有害事象（any adverse event：AAE）の発生率を含め，両群間で有意な差は認められなかった．American Society of Anesthesiologists（ASA）classification 4 は，AAE 発生の独立したリスク因子であることが判明した（OR：1.091，p＝0.04）．併用処置として腱延長術を除外したマッチドサブグループ解析では，補助的治療群は依然として単純な TAA 患者よりも手術時間が長く（p＜0.001），入院期間も長かった（p＜0.05）．結論として，延長された入院期間以外の有害事象発生率に有意差が認められないことから，補助的 TAA の相対的安全性は TAA 単独の場合と類似していると思われる．このような知見は，TAA 時に追加矯正処置が必要な患者の外科的治療の意思決定に役立ち，安全性に対する懸念を和らげる可能性があるとしている．

多田らは外側進入型 TAA 術後 6ヵ月以上経過観察しえた 10 足（平均年齢 68.6 歳，平均経過観察期間 17.8ヵ月）の短期的な治療成績と X 線学的調査を行った[11]．Japanese Society for Surgery of the Foot ankle/hindfoot scale（JSSF scale）は術前中央値 21.0 点が術後 6ヵ月で 84.0 点と有意に改善し，最終観察時 89.0 点と維持されていた．可動域，SAFE-Q score に関しても有意に改善していた．術前 tibial anterior surface（TAS）角中央値 83.0° が術後 α 角 87.5° へ，tibial lateral surface（TLS）角中央値 78.0° が β 角 83.0° と変化した．術中追加処置を 3 足（腓骨短縮：2 足，内側骨棘切除：1 足）に，術後再手術を 2 足（内果骨折：1 足，内側部インピンジメント：1 足）に，創傷治癒遅延を 1 足に認めた．外側進入型 TAA の短期治療成績はおおむね良好であったが，TAS 角が 80° 以下で，距骨滑車内外反傾斜角の内反傾斜が強い症例では，術中，術後に追加処置が必要な可能性があるとしている．

杜多らは距骨の破壊や変形が著しく，距骨下関節の変形を伴った症例に対する人工距骨併用 TAA の治療成績を報告した[12]．対象は，変形性足関節症 9 例（男性 5 例 5 足，女性 4 例 4 足）で，手術時平均年齢は 64.4 歳，平均経過観察期間は 2.1 年．手術を行うに至った病態は，距骨壊死 2 例，後足部の複数に及ぶ関節症 7 例であった．JSSF scale は術前平均 67.2 点から術後平均 88.3 点へと有意に改善を認め，SAFE-Q は各下位尺度で改善し，合併症は認めなかった．短期ではあるが良好な成績が得られており，足関節および距骨下関節の両関節に変形を認める症例に，適応されうる治療法として期待できるとして

11）多田昌弘，北野利夫：外側進入型人工足関節置換術の短期治療成績．日足外会誌 44：34-37，2023

12）杜多昭彦，柴沼　均，神崎至幸 他：人工距骨併用人工足関節置換術の治療成績．日足外会誌 43：121-124，2022

いる.

TAAに関しては良好な短期成績の報告は散見されるが，再置換率の高さや合併症の問題など，人工膝関節全置換術と比較するとまだ臨床成績は安定していないのが現状である．外側進入型TAAは本邦において一定の条件を満たした術者が使用可能となり，今後も報告が増えると予想される．また近年は人工距骨を併用するcombined TAAの報告が散見されるが，成績不良時にはどう対応するのか，さらに議論される必要があると考える.

Distraction arthroplasty

Arshadらは変形性足関節症に対する牽引関節形成術の適応について，患者報告アウトカム評価（patient reported outcome measures：PROMs），合併症，可動域，X線画像の結果を考慮して評価することを目的としたシステマティックレビューを行い，患者報告アウトカムを評価したすべての研究で，有意な（p < 0.05）改善が報告されていたが，これらは臨床上の最小限の差を下回るか，あるいはわずかに上回る程度であった．AAまたはTAAへの移行率は高く，最大52％の不成功率が報告されているとした．結論として，PROMsの改善が一定していないこと，また，これはかなりのバイアスにより過大評価されている可能性が高いこと，および高い不成功率により，本レビューでは，変形性足関節症に対する牽引関節形成術は現時点では有効な治療法ではないことを示唆しているとしている[13]．以上の結果からはdistraction arthroplastyは変形性足関節症の病態を根本から改善させる術式ではなく，あくまで補助的，もしくはタイムセービングな術式であると考えられる.

Supramalleolar osteotomy

Laiらは中間期の内反型変形性足関節症に対するsupramalleolar osteotomy（SMO）の治療成績を報告している[14]．2018年3月から2019年12月の間にSMOを受けた内反型変形性足関節症患者57人の臨床データを後ろ向きに分析した．患者は高倉田中分類に従って分類し，平均31.9 ± 5.8ヵ月間追跡調査され，最終経過観察時のAOFASスコアは84.1 ± 9.7，VASスコアは2.2 ± 1.3，荷重時TAS角が92.4 ± 5.5°，荷重時TLS角は79.3 ± 5.3°，荷重時talar tilt（TT）角は3.7 ± 3.4°であり，これらは術前の値（それぞれ64.2 ± 14.6，4.5 ± 1.8，80.5 ± 6.7°，74.9 ± 4.6°，5.2 ± 64.1°）と有意差が認められた（p < 0.05）．AOFASおよびVASスコアは，各グループにおいて術前と最終フォローアップ時に有意差が認められた（p < 0.05）．術後のTT角は，高倉田中分類3b期の患者において術前と有意差が認められた（p = 0.003）．結論としてSMOは，中間段階の内反型変形性足関節症に対して，短期〜中期の良好な臨床結果をもたらした．この手技は，あらゆる段階の患者のTAS角および

13) Arshad Z, Aslam A, Abu-Zeinah K et al：Distraction arthroplasty in the management of osteoarthritis of the ankle：a systematic review. Foot Ankle Surg 28：1150-1162, 2022

14) Lai L, Wang Y, Wu Y et al：Outcomes of intermediate stage varus ankle arthritis treated by supramalleolar osteotomy. J Orthop Surg（Hong Kong）30：10225536 221132769, 2022

TLS角を有意に改善し，3b期の患者のTT角を改善する可能性があると報告している．

Zhaoらは，思春期の外傷性足関節内反変形症（traumatic ankle joint varus deformity：TAVD）に対するSMOのX線学的および臨床的治療成績を調査し報告した．2017年2月〜2022年2月の間にTAVDの治療としてSMOを受けた32人の青年の症例を調査した．32人の患者全員を平均20.3 ± 3.2ヵ月追跡調査し，術前の平均TAS角は術後12ヵ月で61.53 ± 3.74°から88 ± 1.72°に改善し，術前の平均TT角は術後12ヵ月で2.25 ± 1.32°から0.5 ± 0.57°に減少し，術前の平均TLS角は術前76.72 ± 0.21°から79.34 ± 1.52°に改善した．術前と術後12ヵ月目のX線所見の差は統計的に有意であった（p < 0.05）．AOFASスコアの平均は65.5 ± 9.40から92.34 ± 4.00に，平均VASスコアが2.44 ± 1.24から0.78 ± 0.75に減少した．また，足関節の平均可動域（ROM）は，50.16 ± 7.46から55.78 ± 4.77に改善した．術前と術後12ヵ月の臨床結果の差は統計的に有意であった（p < 0.05）．本研究により，SMOは若年者のTAVDの矯正に有効であり，足関節機能を大幅に改善することが示された．また，足関節の関節面の適合性と正常な後足部アライメントを回復するための効率的かつ成功した方法であることが示されたとしている[15]．

El-Adlyらは外傷後非対称性変形性足関節症の治療におけるSMOの機能とX線学的評価を報告した．12例がこの前向き観察ケースシリーズ研究に参加し，術前計画のために，lateral distal tibial angle（LDTA），TT，talocrural angle（TCA），およびanterior distal tibial angle（ADTA）をすべて測定した（**LDTAはTAS角，ADTAはTLS角に相当**）．内側開大骨切り術を主に内反型変形性足関節症の治療に用い，さらに斜めの腓骨骨切り術が必要になる症例も多かった．男女比は3：1で，患者の平均年齢は26.25 ± 13.032歳．術前と術後のAOFASスコアには，統計的に非常に有意な差がみられた（p < 0.001）．足関節の可動域にも統計的に有意差（背屈 p = 0.002，底屈 p < 0.001）が検出された．術前と術後の患者のX線学的特徴の比較では，TT（p = 0.016）およびLDTA（p = 0.046）に関する統計的に有意差が示された．SMOは外傷後変形性足関節症の治療に非常に有効であり，足関節固定術または人工足関節置換術を先延ばしにすることができ，足関節の機能およびX線所見，可動域を大幅に改善する．足関節周囲のさまざまな角度のX線測定による綿密な術前計画が，この手術の成功の重要な要因であると考えられると述べている[16]．

Parkらは大きなTTを伴う高度内反型変形性足関節症（varus ankle arthritis：VAA）に対する後脛骨腱（posterior tibial tendon：PTT）リリースおよび外側靱帯補強術と併用したSMOの臨床およびX線学的評価を報告した．2015年1月〜2018年9月までの期間に，VAAと大きなTT（5°以上）を患う15例が，PTTリリースを併用したSMOを受け，荷重時X線のmedial

15) Zhao B, Liu W, Zhao Y et al：Efficacy of supramalleolar osteotomy in the treatment of traumatic ankle joint varus deformity in adolescents. J Orthop Surg Res 18：749, 2023

16) El-Adly W, Adam FF, Kamel MS et al：Functional and radiographic assessments of post-traumatic asymmetrical ankle osteoarthritis treatment using supramalleolar osteotomies. Eur J Orthop Surg Traumatol 34：1095-1101, 2024

distal tibial angle（MDTA），ADTA，TT，talus center migration（TCM），Meary角，hindfoot alignment angle（HAA），hindfoot moment arm（HMA）など，さまざまなパラメータで評価した．VAS，AOFAS ankle/hindfoot スコア，ankle osteoarthritis scale（AOS）は，それぞれ術前の 7.5，54.4，72.6 から，術後は 3.1，82.5，34.5 へと有意に改善した．Meary 角以外の X 線パラメータは術後に有意な変化を示した．4 例では術後に X 線病期が改善したが，その他の患者においては術後 X 線病期は改善しなかった．1 例は術後に末期関節症へと進行し，追加の AA が必要となった．結論として，PTT 延長および外側靱帯補強術と骨性リアライメント術を併用することは，TT が 5° を超える VAA の治療に妥当な選択肢となりうるとしている[17]．

Distal tibial oblique osteotomy（DTOO）

本邦の寺本が考案し 1994 年から行われている遠位脛骨斜め骨切り術（DTOO）は 1996 年に日本創外固定研究会誌に最初の英語論文が発表されたが，以降の DTOO に関する論文は日本語で発表されていたため，長らく世界的には注目されていなかった．従来の低位脛骨骨切り術（LTO）は荷重線を移動させアライメントを変化させることに重点をおいた手技であるが，**DTOO は接触面積を増やして関節適合性と動的安定性を獲得する**という全く異なるコンセプトからなる術式である．日本では知られている手法であるが，世界的にみると骨切り術に関しては前述の supramalleolar osteotomy という名称が多く使われており，LTO に準じた手技の論文が多いようである．DTOO は 2018 年の寺本の報告[18] 以降，英語論文も散見[19, 20] されるようになり，原法ではイリザロフ創外固定器を用いて，骨移植は腸骨ブロックを用いているが，近年はロッキングプレートによる固定，人工骨移植を行ったもの，外傷性足関節症に対して応用した症例[21] など種々の報告がなされている．Morohashi らは，軟部組織合併症軽減のため髄内釘を用いて DTOO を行った症例の短期成績を報告した[22]．2017～2021 年の間に DTOO を施行した高倉田中分類 3a～4 期の 10 例で，JSSF scale は術前 40.3 ± 15.9 から術後 87.5 ± 12.6（p < 0.01）に有意に改善し，主観的な評価である SAFE-Q も術後有意に改善，全例で骨癒合が得られ，軟部組織合併症は生じなかったと報告している．Sakai らは有限要素法による解析を行い，DTOO の生体力学的効果について報告している[23]．DTOO を受けた変形性足関節症患者 2 人と無症状の対照患者 1 人を対象とし，立位で撮影した X 線写真と臥位で撮影した CT 画像をマッチングさせ，患者固有の finite element（FE）モデルを再構築した．距骨の関節面における接触面積（contact area：CA）と最大接触圧（contact pressure：CP）を DTOO の前後で算出し，対照群と比較した．対照群では，CA は 584 mm², 最大 CP は 2.6 MPa であった．症例 1 では，CA は術前 166 mm² から術

17) Park CH, Park JJ, Woo IH：Joint preservation surgery using supramalleolar osteotomy combined with posterior tibial tendon release and lateral ligament augmentation in advanced varus ankle arthritis. J Clin Med 13：4803, 2024

18) Teramoto T, Harada S, Takaki M et al：The Teramoto distal tibial oblique osteotomy（DTOO）：surgical technique and applicability for ankle osteoarthritis with varus deformity. Strategies Trauma Limb Reconstr 13：43-49, 2018

19) Watanabe Y, Takenaka N, Kinugasa K et al：Intra- and extra-articular deformity of lower limb：tibial condylar valgus osteotomy（tcvo）and distal tibial oblique osteotomy（dtoo）for reconstruction of joint congruency. Adv Orthop 2019：8605674, 2019

20) Harada S, Teramoto T, Takenaka N et al：Distal tibial oblique osteotomy for reconstruction of ankle joint congruity and stability. J Clin Orthop Trauma 22：101588, 2021

21) Harada S, Teramoto T, Takaki M et al：Radiological assessments and clinical results of intra-articular osteotomy for traumatic osteoarthritis of the ankle. Injury 52：3516-3527, 2021

22) Morohashi I, Mogami A, Wakeshima T et al：Early results of intramedullary nail fixation in distal tibia oblique osteotomy for the reduction of soft tissue complications. J Orthop Surg（Hong Kong）31：10225536231157136, 2023

23) Sakai T, Fujii M, Kitamura K et al：Biomechanical effect of distal tibial oblique osteotomy：a preliminary finite-element analysis. Cureus 16：e53803, 2024

218 　Ⅲ章　下　肢

後375 mm²へ125％増加し，それに伴い最大CPは9.8 MPaから6.3 MPaへ36％減少した．同様に，症例2では，CAは301 mm²から439 mm²へと46％増加し，それに伴い最大CPは6.7 MPaから4.9 MPaへと27％減少した．DTOOが足関節のバイオメカニクスを改善することを示唆するが，コントロールと比較すると十分ではない．この分析的アプローチは，足関節の病態生理学の理解を深め，理想的な矯正骨切り術の設計に役立つ可能性があるとしている．

　SMOやDTOOなどの関節温存骨切り術は，今後臨床成績，長期予後が明らかになるにつれ適応範囲が限定されてくる可能性はあるが，AAやTAAを選択しづらい若い世代の患者において特に重要な術式であることに変わりはない．今後もさらなる研究が進むことを望む．

III章 下肢
9 足関節・足

9-2. 後脛骨筋腱機能不全症

生駒和也
康生会武田病院 整形外科
京都府立医科大学大学院医学研究科 運動器機能再生外科学

最近の研究動向とガイドライン

- 扁平足変形は，従来は成人後天性扁平足変形（adult acquired flatfoot deformity：AAFD）として，主な原因が後脛骨筋腱機能不全症（posterior tibial tendon dysfunction：PTTD）であるとされてきた．しかし2020年に米国足の外科学会のコンセンサスグループによって，扁平足変形の病態をより包括的かつ明確にするため"progressive collapsing foot deformity（PCFD）"という新しい名称および分類が提唱された．PCFD分類については，現在も盛んに研究が行われており，有用性と課題が明らかになってきている．
- 荷重CT（weightbearing computed tomography：WBCT）を用いた研究が数多く報告されており，特に足部・足関節オフセット（foot ankle offset：FAO）や距骨周囲亜脱臼（peritalar subluxation：PTS）マーカーを用いた手術療法の術後成績が報告され，手術療法の3次元矯正が明らかにされている．
- 踵骨骨切り内側移動術，外側支柱延長術は有効性が認められており，低侵襲手術が報告されている．また，III期以降の手術療法の報告が増えている．特にIV期の手術療法にはコンセンサスが得られていないため，今後長期成績の報告が待たれる．

名称・分類

　扁平足は，内側縦アーチ低下，後足部外反，前中足部外転，前足部内反からなる足部の3次元的な変形である．従来，後脛骨筋腱に焦点を当てたPTTDがAAFDの主たる原因であるとされた．しかし，扁平足変形には他の内側支持機構，すなわちバネ靱帯，三角靱帯，骨間距踵靱帯などの損傷・断裂も深く関与していることから，病態をより包括的かつ明確にするために"progressive collapsing foot deformity（PCFD）"という名称と，新たなPCFD分類が提唱された．

　PCFD分類の妥当性と信頼性については，従来のPTTD分類と比較した研究が数多く行われている．Laleveéら[1]は，3人の足の外科医がJohnson and Strom分類から派生したBluman分類とPCFD分類を用いて92例の扁平足をステージ分類した結果を比較している．両分類とも高い信頼性が得られたが，

1) Lalevée M, Barbachan Mansur NS, Lee HY et al：A comparison between the Bluman et al. and the progressive collapsing foot deformity classifications for flatfeet assessment. Arch Orthop Trauma Surg 143：1331-1339, 2023

220　Ⅲ章　下　肢

Bluman 分類では進行に一貫性が欠ける結果であった．PCFD 分類では class C，D の信頼性が低く，さらなる定義が必要であることが示された．**分類について，今後さらなる大規模な調査が必要である．**

◤ 有限要素法

　有限要素法は，複雑な形状をもつ物体の変形などをコンピュータ上でシミュレーションして応力などを解析する手法である．扁平足に対してもさまざまな研究が行われてきた．Malakoutikhah ら[2]は，CT 画像からコンピュータ上に作製した有限要素（finite element：FE）モデルを用いて，扁平足変形の進行に関与する軟部組織損傷をシミュレーションし，数本の靱帯（長足底靱帯，短足底靱帯，三角靱帯，およびスプリング靱帯）および足底腱膜が同時に損傷すると，重大な変形が生じる可能性を示した．Chen ら[3]は，各種靱帯不全を設定して ⅡA 期の扁平足の 3D-FE モデルを作製し，内側列固定術（medial column fusion：MCF），踵骨骨切り内側移動術（medial displacement calcaneal osteotomy：MDCO），外側支柱延長術（lateral column lengthening：LCL），距骨下関節形成術（subtalar joint arthroereisis：SJA）の各手術をシミュレーションした．すべての術式で内側縦アーチは改善し，SJA が最も効果的であり，LCL は扁平足変形に対して単独では効果が少ないことが判明した．Xu ら[4]は LCL の手術法である Evans 法と Hintermann 法について，変形矯正力やショパール関節および距骨下関節への荷重分布や応力の変化を比較した．Evans 法は Hintermann 法より，矯正力は優れているが，各関節における荷重の均質性は低下し，踵舟靱帯，足底腱膜におけるひずみも大きいことが判明した．**有限要素法を用いた研究は増加傾向である．今後は，有限要素法を用いて術前に手術シミュレーションを行い，より変形に適した術式を選択するような活用が期待される．**

◤ 画像評価

　Poutoglidou ら[5]は，可撓性 PCFD に対して手術療法を受けた患者において，X 線学的評価と患者立脚型指標（patient-reported outcome measures：PROM）間の相関関係についてシステマティックレビューを行い，PROMs と術後の前足部底屈，中・後足部の正常化，内側縦アーチ高との間に相関があり，アライメントの回復が PROMs の改善にとって重要であるとした．Fayed ら[6]は，PCFD 分類における 5 つの class（A：後足部外反，B：中足部外転，C：内側アーチ不安定性，D：距骨周囲亜脱臼，E：足首外反）の間の関連性を画像評価した．class E（足関節外反）を除いて各 class 間に関連があることから，PCFD は各 class が相互に関連しあう 3 次元的に複雑な変形であるとしている．**今後も画像評価と治療成績の関係を明らかにする研究が行われると考**

2) Malakoutikhah H, Madenci E, Latt LD：The contribution of the ligaments in progressive collapsing foot deformity：a comprehensive computational study. J Orthop Res 40：2209-2221, 2022

3) Chen F, Yuan C, Liang M et al：Comparison of different surgical treatments for stage Ⅱ progressive collapsing foot deformity：a finite element analysis. J Orthop Surg Res 18：719, 2023

4) Xu C, Liu H, Li M et al：Biomechanical effects of Evans versus Hintermann osteotomy for treating adult acquired flatfoot deformity：a patient-specific finite element investigation. J Orthop Surg Res 19：107, 2024

5) **Poutoglidou F, Marsland D, Elliot R：Does foot shape really matter? Correlation of patient reported outcomes with radiographic assessment in progressive collapsing foot deformity reconstruction：a systematic review. Foot Ankle Surg 30：441-449, 2024**

6) Fayed A, Mallavarapu V, Schmidt E et al：Deformities influencing different classes in progressive collapsing foot. Iowa Orthop J 43：8-13, 2023

荷重 CT（WBCT）

Lalevée ら[7] は，PCFD において PTT の状態が，WBCT で評価される足部・足関節の三次元的変形（FAO）や X 線画像で評価されるその他の解剖学的変形（後足部外反，中足部外転，内側縦アーチ低下）にどう影響するかを調査した．その結果，PTT 機能障害は内側縦アーチ低下に関連するものの，後足部外反や中足部外転といった 3 次元的変形とは無関係であることから，PTT は PCFD の主な要因ではないことが明らかとなった．

足部横アーチ（transverse arch：TA）は，内側縦アーチ（medial longitudinal arch：MLA）と連動すると中足部の剛性が著しく増加することが最近示されてきた．Schmidt ら[8] は，WBCT を用いて PCFD 症例における TA の変化を分析した結果，PCFD では TA が低下しており，特に足底の内側楔状骨と第 2 中足骨の間で低下が顕著であった．PCFD では，TA と MLA の連動性が損なわれている可能性が示唆された．

Barbachan Mansur ら[9] は，臨床評価と X 線像を併用した PCFD 分類と WBCT 像を併用した PCFD 分類を比較し，WBCT 像を併用した PCFD 分類が検者内信頼性に優れ，特に class B，C，D で X 線像との併用よりも信頼性が高いことを示した．WBCT を活用することで病態への理解が深まり，より正確な治療が可能になると結論している．

Netto ら[10] は，関節温存手術を受けた可撓性 PCFD 患者に対して術後 3 ヵ月に WBCT において FAO と PTS マーカーを計測し，その改善が，最終的な患者満足度や治療結果に影響を与えることを示した．FAO や PTS マーカーを治療目標として考慮すべきである．

Knutson ら[11] は，WBCT 像を用いて PCFD 患者と対照者の距腿関節，距骨下関節およびショパール関節の関節被覆率を比較した．PCFD 患者では後足部および中足部のさまざまな関節部位の被覆面積に有意差が認められ，臨床的によく用いられる関節被覆率に関連する X 線所見（talonavicular overlap：TNO）の増加が被覆率の減少と中程度に相関した．WBCT は PCFD の診断および定量化に有用である可能性がある．

Kim ら[12] は，標準的な荷重 X 線像で測定された X 線パラメータと，WBCT で評価された距骨踵骨間距離および踵骨腓骨間距離との相関を調査した．WBCT で確認された骨インピンジメントを検出するための X 線像におけるカットオフ値を設定した．距踵骨間距離の低下は足の外転変形と相関し，踵骨腓骨間距離の低下は後足部の内反変形と相関していた．その閾値は talonavicular coverage angle（TNCA）で 41.2°，hindfoot moment arm（HMA）で 38.1 mm であった．立位 X 線像における TNCA および HMA の

---

7) Lalevée M, Barbachan Mansur NS, Schmidt E et al：Does tibialis posterior dysfunction correlate with a worse radiographic overall alignment in progressive collapsing foot deformity? A retrospective study. Foot Ankle Surg 28：995-1001, 2022

8) Schmidt E, Lalevée M, Kim KC et al：The role of the transverse arch in progressive collapsing foot deformity. Foot Ankle Int 45：44-51, 2024

9) Barbachan Mansur NS, Lalevée M, Lee HY et al：Influence of weightbearing computed tomography in the progressive collapsing foot deformity classification system. Foot Ankle Int 44：125-129, 2023

10) de Cesar Netto C, Barbachan Mansur NS, Lalevee M et al：Effect of peritalar subluxation correction for progressive collapsing foot deformity on patient-reported outcomes. Foot Ankle Int 44：1128-1141, 2023

11) Knutson K, Peterson AC, Lisonbee RJ et al：Joint coverage analysis in progressive collapsing foot deformity. J Orthop Res 41：1965-1973, 2023

12) Kim J, Rajan L, Fuller R et al：Radiographic cutoff values for predicting lateral bony impingement in progressive collapsing foot deformity. Foot Ankle Int 43：1219-1226, 2022

222　Ⅲ章　下　肢

測定は，PCFD における外側インピンジメントを示す指標として有用であることが示された．

また Kim ら[13] は，PCFD 患者における頚靱帯不全の有病率を評価し，MRI での靱帯変性所見と横断面における変形との関係を調査した．頚靱帯不全の有病率は 60.3％であり，横断面での変形が増加するに伴い，MRI における靱帯不全の程度が高くなることを示した．**今後 WBCT を用いた術後成績の報告が増加し，術式の矯正を 3 次元的に評価することが必要になると考える．**

▶ 手術成績

Osbeck ら[14] は 2014〜2021 年の間に Swedish Quality Register for Foot and Ankle Surgery（Swefoot）に報告された AAFD 患者の患者報告ベースラインデータを分析した．625 例の手術が登録され，年齢の中央値は 60 歳で，64％が女性であった．術前の健康関連 OQL 指標（EQ-5D 指数および Self-Reported Foot and Ankle Score：SEFAS）は低値を示した．Ⅱa 期（319 例）では，78％が MDCO を受け，59％が長趾屈筋腱移行術（flexor digitorum longus transfer：FDLT）を受けていたが，治療には地域差がみられた．一方でスプリング靱帯再建術（spring ligament reconstruction：SLR）は一般的ではなかった．Ⅱb 期（225 例）では 52％が LCL を受け，Ⅲ期（66 例）では 83％が後足部関節固定術を受けていた．この結果，AAFD 患者は手術前に健康関連 QOL が低いことが示され，スウェーデンでは現在最善とされる治療が行われているものの，地域による差が存在することが明らかになった．

▶ 踵骨骨切り内側移動術

MDCO は PCFD を矯正するための重要な骨切り術である．Raes ら[15] は，3D WBCT を用いて術前と術後の後足部（HA），中足部（MA），距骨下関節（STJ）のアライメントを比較した．その結果，MDCO により STJ のアライメントが改善し，距骨が踵骨に対して，内反，外転および背屈する方向に矯正され，足根洞における距骨と踵骨の距離が増加することが示された．Mueller ら[16] は MDCO が足部のバイオメカニクスに与える影響を 27 件の論文からレビューして評価した．その結果 MDCO は，術後に後足部と中足部のアライメントを有意に改善し，足根洞にかかる圧を低下させた．足底腱膜の緊張を低下させ，内側縦アーチにかかる負荷を軽減させ，アーチの低下を抑制した．また，距腿関節および距骨下関節にかかる力は減少，接触面積も減少，ピーク接触圧も減少した．その結果，歩行時の足底圧分布が改善し，歩行様式は改善したが，前足部への負荷増加や，立脚期における小趾の機能障害が報告されている．また，足関節の動きの変化が早期の足関節症を引き起こす可能性があることが示唆された．

13) Kim J, Mizher R, Cororaton A et al：Cervical ligament insufficiency in progressive collapsing foot deformity：it may be more important than we know. Foot Ankle Int 44：949-957, 2023

14) Osbeck I. Cöster M. Montgomery F et al：Surgically treated adult acquired flatfoot deformity：register-based study of patient characteristics, health-related quality of life and type of surgery according to severity. Foot Ankle Surg 29：367-372, 2023

15) Raes L, Peiffer M, Leenders T et al：Medializing calcaneal osteotomy for progressive collapsing foot deformity alters the three-dimensional subtalar joint alignment. Foot Ankle Surg 30：79-84, 2024

16) Mueller G, Frosch KH, Barg A et al：Impact of the medial displacement calcaneal osteotomy on foot biomechanics：a systematic literature review. Arch Orthop Trauma Surg 144：1955-1967, 2024

MDCO による合併症を軽減するために低侵襲手術（MIS）が施行されてきた．Vaggi ら[17]は，MIS-MDCO の合併症と臨床および X 線像の結果をレビューし，9 件の論文から合計 501 例を分析した．創傷感染率は約 3%，腓腹神経障害は約 1%，疼痛のためにスクリューを抜去した症例はわずか 4% であり，MIS-MDCO では従来法に比べ感染率や腓腹神経障害が減少したことが示された．さらに MIS-MDCO では良好な臨床結果と高い主観的満足度が得られたと報告している．**MDCO は確立された術式であり，今後さらに低侵襲化が進み，術式改良が発展していくと思われる．**

▶ 外側支柱延長術

LCL は，前足部の外転を矯正する術式である．Schleunes ら[18]は，Ⅱ 期 AAFD に対して LCL を行うことで，踵骨傾斜角，Meary 角，Simmons 角，距踵角，中足骨内転角が有意に改善すると報告している．さらに LCL と Cotton 法（内側楔状骨背側楔状骨移植法）を併用した場合，TNCA がより大きく改善するとしている．LCL は PCFD を 3 平面で矯正するうえで効果的であり，Cotton 法との併用がさらに効果を高めると考えられる．

Stamatos ら[19]は，ⅡB 期 AAFD に対して自家骨，同種骨，または多孔性金属インプラントを用いて LCL を施行し，術後 1 年の X 線評価を行った．その結果，3 つの材料間で X 線評価に有意差は認められなかった．このことから，移植に用いる材料選択は術後の骨融合や安定性に大きな影響を与えない可能性が示唆されている．

LCL は効果的な矯正術式ではあるが，今後はより低侵襲な術式となることが待たれる．

▶ 内側靱帯再建術

重症の外転変形を伴う PCFD の治療において距舟関節固定術を回避して再建手術を選択する場合，その補助術式として SLR が提案されている．Kim ら[20]の研究では，同種腱を補強に用いた SLR の中長期的な結果が調査されたが，TNCA を含むすべての X 線計測値が術後に改善し，さらに Foot and Ankle Outcome Score（FAOS）のすべてのサブスケールでも有意な改善が認められた．患者満足度アンケートでは 88.5% が結果に満足していた．また，術後経過において距舟関節または距骨下関節固定術が必要となった患者はいなかった．

以上のように近年では，バネ靱帯の重要性がクローズアップされており，SLR は重症の PCFD における効果的な治療選択肢として注目されている．

17) Vaggi S, Vitali F, Zanirato A et al：Minimally invasive surgery in medial displacement calcaneal osteotomy for acquired flatfoot deformity：a systematic review of the literature. Arch Orthop Trauma Surg 144：1139-1147, 2024

18) Schleunes SD, Campbell SN, Jones JM et al：Radiographic analysis of the lateral column lengthening procedure in stage Ⅱ adult acquired flatfoot deformity. J Foot Ankle Surg 61：1293-1298, 2022

19) Stamatos NJ, Murasko MJ, Richardson K et al：Radiographic outcomes of titanium augment vs bone graft in lateral column lengthening for adult-acquired flatfoot deformity. Foot Ankle Orthop 8：24730114231176554, 2023

20) Kim J, Mizher R, Sofka CM et al：Medium- to long-term results of nonanatomic spring ligament reconstruction using an allograft tendon in progressive collapsing foot deformity with severe abduction deformity. Foot Ankle Int 44：363-374, 2023

224   Ⅲ章　下　肢

▶ 関節固定術

　関節固定術は，Ⅲ期 AAFD や，高齢者および低活動性の可撓性扁平足に対して行われる.

■ 距骨下関節（subtalar joint：STJ）固定術

　Bernasconi ら[21] は，鏡視下で施行した STJ 固定術による 3 次元矯正を WBCT を用いて評価している. 対象は PCFD 分類で 2A または 2D の 33 症例で，FAO は術前 9.3 点から術後 4 点に改善し，PCFD 分類 A〜C の項目でも矯正効果が確認された. STJ 固定術は，後足部アライメントの矯正に加え，中足部および前足部の矯正にも有効であるとされた.

■ 距舟関節（talonavicular joint：TNJ）固定術

　Traynor ら[22] は，PCFD 患者に対して TNJ 固定術単独による 3 次元矯正を行い，X 線画像および臨床結果を評価した. 術後には，X 線側面像において Meary 角および calcaneal pitch（CP）角，正面像において TNCA および距骨第 1 中足骨角が改善し，臨床スコアも改善した. TNJ 固定術は，高齢者や低活動性の可撓性 PCFD 患者に適した外科的選択肢であるとしている.

■ 術式の比較

　今後も術後成績を術式間で比較した研究を進めることで，最良の術式を決定する必要がある. Fischer ら[23] は MDCO と TNJ 固定術の併用と，TNJ および STJ の 2 関節固定術を比較した. Foot Function Index-D（FFI-D）および X 線評価では有意差が認められず，MDCO と TNJ 固定術を併用して STJ を温存する術式が，2 関節固定術と同等の成績を示すことが確認された. Vacketta ら[24] は後足部固定術と Cotton 法の併用術の効果を X 線像で比較して検討した. 踵骨傾斜角，距踵角，距骨傾斜角が改善し，術前の活動レベルへの早期復帰と距腿関節外反の減少を認めたとし，後足部関節固定術と Cotton 法の併用は AAFD における前足部の内反を改善するだけでなく，足関節外反の進行を予防する可能性があるとされた.

■ STJ 固定術後の距腿関節外反変形

　STJ 固定術後に生じる距腿関節での外反変形は，重大な合併症である. Kim ら[25] は STJ 固定術後の外反変形の発生率と予測因子を調査した. 28.8％の症例で外反変形が発生し，術前の HMA および術後の距腿関節における外反傾斜との間に相関関係を認めた. HMA が 1 mm 増加するごとに外反変形のリスクが 6％増加することが示された. したがって STJ 固定術後の経過観察では

21）Bernasconi A, Lalevée M, Fernando C et al：Correction of progressive collapsing foot deformity classes after isolated arthroscopic subtalar arthrodesis. Foot Ankle Surg 31：65-73, 2025

22）Traynor CJ, Zhang H, Den Hartog BD et al：Isolated talonavicular arthrodesis as treatment for flexible progressive collapsing foot deformity：a case series. Foot Ankle Orthop 9：24730114241235672, 2024

23）Fischer S, Oepping J, Altmeppen J et al：Adult-acquired flatfoot deformity：combined talonavicular arthrodesis and calcaneal displacement osteotomy versus double arthrodesis. J Clin Med 11：840, 2022

24）Vacketta VG, Jones JM, Catanzariti AR：Radiographic analysis and clinical efficacy of hindfoot arthrodesis with versus without cotton osteotomy in stage Ⅲ adult acquired flatfoot deformity. J Foot Ankle Surg 61：879-885, 2022

25）Kim J, Rajan L, Henry J et al：Incidence and predictors of valgus tibiotalar tilt after progressive collapsing foot deformity reconstruction using subtalar fusion with concomitant procedures. Arch Orthop Trauma Surg 143：6087-6096, 2023

足関節荷重像を撮影し，経過を注意深く観察することが推奨される．

IV期 AAFD に対する手術

　IV期 AAFD は，外反型変形性足関節症を伴う難治性の変形であり，手術療法に関して統一されたコンセンサスはほとんど得られていない．Tiell ら[26] の三角靱帯不全を伴う IV期 AAFD の手術療法に関するレビューによると，距腿関節が軽度の外反アライメントを示す場合に良好な結果が得られる可能性が示されたものや，術後の外反傾斜角が5°未満であれば成功とみなされるという報告があった．しかし，距腿関節での傾斜は，進行性関節炎および将来的な靱帯不全の重大な危険因子であることも指摘されている．さらに，現在の手術療法では外反傾斜を完全に正常な解剖学的構造に矯正することはできていない．術後の効果を評価する方法についても一致した基準がなく，これらの問題を踏まえると，より効果的な手術療法の開発が必要である．**特に，IV期 AAFD における三角靱帯不全修復術の長期的な予後に関するさらなる研究が求められている．**

新たな手術

　Netto ら[27] は内側支柱の再建を目的として Cotton 法と Lapidus 法（第1 TMT 関節固定術）を組み合わせた術式（LapiCotton）を開発し，その短期成績（経過観察期間：5.9ヵ月）を報告した．合併症の発生頻度は低く（軽症9％，重症4.5％），偽関節率は4.5％（1例）であった．側面距骨第1中足骨間角は平均9.4°改善し，良好な短期成績を示した．これにより Lapidus 法と Cotton 法を組み合わせた新たな術式 LapiCotton 法の有用性が，短期成績ではあるが示された．

　Hu ら[28] は PTT の新たな解剖学的再建法を提示し，可撓性 AAFD の治療に対する有効性を評価した．この再建法は，舟状骨結節部へ従来の FDLT を行い，足底の FDL 挿入部で PTT の central branch と縫合することでインサート部を回復し，張力を回復する方法である．併用した骨手術は，MDCO が12例（75％），STJ 固定術が4例（25％）である．術後の機能スコア（疼痛 VAS，満足度 VAS，American Orthopedic Foot and Ankle Society ankle and hindfoot scale（AOFAS-AH）合計スコア，AOFAS-AH 全サブスケール）は改善した．最終経過観察時の筋力測定では，60/s および120/s における回内筋力が改善した．X線所見では特に TNCA が改善した．PTT 再建の新しい本術式は，PTTD による AAFD の治療に有効な方法である．

26) Tiell JC, Malkamaki M, O'Connor P et al：Chronic deltoid insufficiency in stage IV adult acquired flatfoot deformity：do we have a good answer? Cureus 16：e62711, 2024

27) de Cesar Netto C, Ehret A, Walt J et al：Early results and complication rate of the LapiCotton procedure in the treatment of medial longitudinal arch collapse：a prospective cohort study. Arch Orthop Trauma Surg 143：2283-2295, 2023

28) Hu Y, Wang Y, Huang Z et al：A novel anatomic reconstruction for posterior tibialis tendon in treatment of flexible adult-acquired flatfoot deformity. Orthop Surg 14：1428-1437, 2022

Ⅲ章 下肢
9 足関節・足

9-3. 外反母趾

軽辺朋子, 仁木久照
聖マリアンナ医科大学 整形外科学講座

最近の研究動向とガイドライン

- 世界の地域別有病率に関する論文が報告された.
- 外反母趾に併存する病態に関する論文が増加している. 荷重時CTやディープニューラルネットワークを用いた研究が増加し, これらは外反母趾の病態の解明に有用である可能性がある.
- 靴, 運動療法, 装具療法といった保存療法に関する質の高いデータ採集はいまだに難しい.
- 手術療法として, 外反母趾の重症度に応じた第1中足骨の骨切り部位に関しては確立されつつある. ガイドラインでは第1中足骨骨切り術以外の方法として, 第1中足趾節関節固定術, 第1足根中足関節固定術, 軟部組織手術が挙げられるが, これらの術式の検討が増加している.

疫 学

外反母趾 (hallux valgus: HV) の有病率に関するレビューでは, Caiら[1]は世界の地域別の有病率に関する調査を行った. アジアは21.96% (95%信頼区間 (CI): 10.95〜35.46), アフリカは3% (95% CI: 0〜15), ヨーロッパは18.35% (95% CI: 11.65〜26.16), オセアニアは29.26% (95% CI: 4.8〜63.26), 北アメリカは16.1% (95% CI: 5.9〜30.05) で, 地域差や民族, 靴の着用などいくつかの要因が関連していると報告した. Alkhalifah[2]らの報告では一般人口における有病率は25%以上で, 家族歴が重要であるという結論で, 過去の報告と同様であった. いずれの報告もHV発生は男性よりも女性に多く, 加齢とともに増加するとしている. また, このような疫学調査において問題となるのは, HVの定義や診断方法が確立していないことであると指摘している. さらに検討する年齢群も報告によってさまざまで, 一定した見解が得られない要因と考える.

病 態

HVに併存する病態として, 最新のガイドライン (「外反母趾診療ガイドライン 2022」改訂第3版) では, 中足痛 (metatarsalgia), 第2趾中足趾節関節

1) Cai Y, Song Y, He M et al: Global prevalence and incidence of hallux valgus: a systematic review and meta-analysis. J Foot Ankle Res 16: 63, 2023

2) Alkhalifah KM, Almotiri MM, Alharbi AE et al: A systematic review and meta-analysis of the prevalence of hallux valgus in the general population. Cureus 15: e42739, 2023

（MTP 関節）脱臼，足趾変形，第 2・3 足根中足関節（TM 関節）症，趾節間外反母趾，内反小趾，感覚障害，軟骨損傷，種子骨－第 1 中足骨関節の関節症，内転中足，母趾の筋力低下，歩行障害，HV が足部より中枢に及ぼす影響の 13 項目が挙げられている．これらの新たな知見として細川ら[3]は，第 1 TM 関節の適合性と外側趾病変の関連性を評価し，矢状面の第 1 TM 関節不適合は第 2/3 TM 関節の変形性関節症と関連を認めた一方で，第 2/3 MTP 関節脱臼とは関連がなかったと報告している．また，内転中足との関連性について吉村ら[4]は，その頻度が軽・中等度群では 5.6% であったのに対し，重度群では 37.2% と有意に高く，内転中足を伴う場合は HV 変形が重度へと進行する危険性があると報告している．

　最近では，足部機能や身体機能の違いを検討した研究に関しては，有病率の点から対象を女性や高齢女性に限定した方向が増加している．Sacli Eksilmez ら[5]は両側の有痛性 HV を伴う 44 人の女性患者群と 43 人のコントロール群において，患者立脚型質問票や身体機能を比較した．結果は，HV 患者では足部機能の自己評価が低く，裸足による 10 m 歩行テストや階段昇降の速さといった実際の身体機能も有意に低下していた．この研究は両群とも平均年齢が 30 代であったが，高齢者を対象とすれば，新たな知見が得られる可能性があると考えた．

　また，Jankowicz-Szymańska ら[6]は 201 人の女性を 60～84 歳の両側 HV 群，38～59 歳の両側 HV 群，38～57 歳の正常群の 3 群に分け，足部の形態，足趾の可動域，腓腹部の筋の柔軟性などを比較した．結果として，HV 群は正常群と比較して母趾 MTP 関節の背屈角度と趾節間関節の底屈角度が低下していた．さらに高齢の両側 HV 群では母趾 MTP 関節の底屈角度の低下，ヒラメ筋と腓腹筋の柔軟性の低下を認めた．特に，ヒラメ筋の短縮は顕著で，高齢者 HV 群の 2/3 に認められた．

　これらの結果は今後の HV の病態解明や保存療法にも関連すると考える．また，**HV を母趾のみ，もしくは前足部のみの変形や問題として考えるのではなく，足部全体のアライメント異常として捉え，この変形が身体機能に及ぼす影響に関する研究がさらに増えると予想される．**

▶ 診　断

　荷重時 CT やディープニューラルネットワークを用いた研究が増加している．

　荷重時 CT に関しては，HV 角や外反母趾趾節間角，遠位中足骨間関節角（DMAA）といったこれまで単純 X 線像を用いて評価していた角度の信頼性の報告[7]や第 1 中足骨の回旋に関する報告[8]がある．Kawalec ら[9]は，荷重時単純 X 線像での DMAA は後足部の位置によって変化するが，荷重時 CT

3）細川俊浩，生駒和也，牧　昌弘 他：外反母趾における第 1 足根中足関節不適合と外側趾病変の関連性．日足外会誌 44：122-124，2023

4）吉村柚木子，奥田龍三，嶋　洋明：外反母趾手術例に併存する内転中足の頻度―軽・中等度と重度変形の比較―．日足外会誌 43：95-97，2022

5）Sacli Eksilmez B, Ucurum SG, Kirmizi M et al：Comparison of foot function and physical performance between woman with and without bilateral painful hallux valgus. Foot Ankle Surg 30：155-160, 2024

6）Jankowicz-Szymańska A, Wódka K, Bibro M et al：Selected hallmarks of hallux valgus in older women with symptomatic hallux valgus compared to middle-aged women with and without deformation of the forefoot. Sci Rep 12：18338, 2022

7）Prusmetikul S, Laohajaroensombat S, Oraoun J et al：Reliability improvement in hallux valgus measurement using weight-bearing CT scan. J Orthop Surg (Hong Kong) 30：10225536221122309, 2022

8）Siebert MJ, Steadman JN, Saltzman CL：Sesamoid view weightbearing radiography vs weightbearing computed tomography in the measurement of metatarsal pronation angle. Foot Ankle Int 44：291-296, 2023

9）Kawalec JS, Dort P, Leo T et al：The distal metatarsal articular angle in hallux valgus deformities. Comparisons of radiographic and weightbearing CT scan measurements with variations in hindfoot position. Foot (Edinb) 56：102030, 2023

像を独自のイメージソフト上で評価することで正確に評価が可能であると報告している．HV は 3 次元的な変形であり，今後荷重時 CT によるさまざまな研究がされると予想される．HV と中後足部の関連を検討した研究は病態解明にも有用である．

ディープニューラルネットワークを用いた研究に関しては，Takeda ら[10]が開発したモデルによる HV 角や中足骨間角（IM 角）は，臨床医が手動で測定するよりも検者間差が小さく，有用であると報告している．Inoue ら[11] の研究では，患者自身が撮影した足部の身体写真から，HV 角，IM 角，第 1 第5 中足骨間角といった X 線学的パラメータが予測可能であった．HV 重症度の判断は正確であり，スクリーニングツールになりうると報告している．

Deep learning に基づく計測が，臨床医による従来の計測と比較して同等であるならば，大変便利で有用なツールであり，今後も多くの報告が追随するであろう．

▶ 保存療法

Menz ら[12] は COVID-19 による隔離や外出規制がある期間に，靴，既成の足底装具，運動療法による保存療法を行った．靴や足底装具の使用順守率は過去の報告よりも低く，外出規制のために身体機能が著しく減少することが原因と考察している．また，アプリケーションを使った運動療法も順守率は 7％と低かった．これは 1 回の運動時間が 30 分以上と長いうえに内容も煩雑であったこと，外出規制によりメンタルヘルスも低下したことが原因ではないかと考察している．これらの結果から，保存療法の研究の際には適切な研究期間の設定や運動療法への介入が必要と考える．

運動療法に関してガイドラインでは，母趾外転筋の自動運動は軽度〜中等度の HV に対し HV 角の改善に有用とされている．Hwang ら[13] は 20〜24 歳のHV 角 15〜20° の患者において，short foot exercise（SF），toe spread out exercise（TSO），足部内側縦アーチ部に圧測定器を設置した状態で TSO を行う TSO with a pressure bio-feedback unit（TSOP）の 3 種類の異なる足部運動を施行し，それぞれの運動中の母趾外転筋の効果を体表筋電図検査と単純X 線の HV 角の変化から検討した．筋の効果は TSOP が最大で，最終肢位での HV 角も TSOP が有意に小さかった．まだ研究の余地があるが，エビデンスレベルの高い報告が蓄積されれば運動療法として有用と考えた．

▶ 手術療法

ガイドラインにもあるように，軽度〜中等度の症例には遠位骨切り術，中等度〜重度の症例には近位骨切り術や骨幹部骨切り術が一般的に行われ，確立されつつある．そのため，第 1 中足骨骨切り術以外の術式である MTP 関節固定

10) Takeda R, Mizuhara H, Uchio A et al：Automatic estimation of hallux valgus angle using deep neural network with axis-based annotation. Skeletal Radiol 53：2357-2366, 2024

11) Inoue K, Maki S, Yamaguchi S et al：Estimation of the radiographic parameters for hallux valgus from photography of the feet using a deep convolution neural network. Cureus 16：e65557, 2024

12) Menz HB, Lim PQX, Hurn SE：Nonsurgical management of hallux valgus：findings of a randomized pilot and feasibility trial. J Foot Ankle Res 16：78, 2023

13) Hwang BH, Jeon IC：Comparison of abductor hallucis muscle activity in subject with mild hallux valgus during three different foot exercises. J Back Musculoskelet Rehabil 37：47-54, 2024

術や第1 TM 関節固定術（Lapidus 変法），軟部組織手術[14, 15]といった術式の検討が増えている．**長期成績に関しては，これまではX線学的な評価が主であったが，患者立脚型質問表を含めた報告が散見されるようになってきており，術後10年以上の報告もある**．本稿ではこれらの文献を渉猟することとした．

まず，MTP 関節固定術に関しては，Füssenich ら[16]は多施設後ろ向きコホート研究において794足を検討し，偽関節率は15.2％で，MTP 関節の軟骨面を平面で切除した症例は，凹凸のリーマーを使用して切除した症例やマニュアルで切除した症例よりも癒合率が有意に高かったと報告している．固定方法に関しては，プレート固定のみもしくはスクリュー固定のみの症例は，プレートとスクリューを併用して固定した症例よりも明らかに骨癒合不全が多かった．術前のHV 角が大きい症例や肥満患者は，わずかに癒合率が低かったと報告している．また Füssenich ら[17]はシステマティックレビューにて934足の治療成績を同様に検討した．偽関節率は7.7％であり，凹凸のリーマーを使用した症例が最も偽関節率が低く，平面で切除した症例が最も高かったと報告している．固定方法に関しては，プレートとラグスクリューを併用した症例が最も偽関節率が低かった．関節面の切除方法はまだ議論の余地があり，さらに今後は患者立脚型質問票による評価や長期成績の検討が必要と考える．

次に Lapidus 変法については，国内の報告としては2021年7月から使用可能になった髄内釘（InCore Lapidus System）の短期成績が散見される[18, 19]．中川ら[19]は重度HV に対して施行し，HV 角，IM 角，骨癒合期間・偽関節率，合併症をプレート固定群と比較した．矯正保持力は同等であり偽関節も少なく，有用であると報告している．短期成績であり症例数も少ないことから現時点で有用とは断言できず，追跡調査が必要である．国外の報告としては，経皮的手術（最小侵襲手術；MIS）の波が Lapidus 変法にもきている．Schilde ら[20]は内側楔状骨と第1中足骨の関節面の切除範囲の違いや医原性の腱損傷などの違いを開創直視下手術と比較するため，新鮮凍結屍体を用いて検討した．MIS 経験者が行ったが，40％の献体で楔状骨関節面，第1中足骨関節面ともに約15％が切除不足で，開創直視下手術との有意差を認めた．しかし，開創直視下手術のほうが長腓骨筋腱を損傷する危険性が高いと報告している．一方 Vieira Cardoso ら[21]は47人のMIS 患者と44人の開創直視下手術患者の術後成績を比較し，開創直視下手術のほうが術後のHV 角とIM 角の変化量は有意に大きかったが，創傷トラブルと偽関節の可能性はMIS より高い傾向にあったと報告している．Lapidus 変法に対するMIS の矯正効果や長期成績などの検討が引き続き必要である．

最後に，術後の長期成績に関しては，X線学的パラメータと患者立脚型質問を含めた報告がある．Guevel ら[22]は第1中足骨近位・遠位骨切り術と

14) Izzo A, Vallefuoco S, Basso MA et al：Role of lateral soft tissue release in percutaneous hallux valgus surgery：a systematic review and meta-analysis of the literature. Arch Orthop Trauma Surg 143：3997-4007, 2023

15) 小久保哲郎，橋本健史，竹島憲一郎 他：外反母趾手術における外側軟部組織解離の有効性に関する定量的研究．日足外会誌 43：36-40, 2022

16) Füssenich W, Seeber GH, van Raaij TM et al：Factors associated with nonunion in arthrodesis of the first metatarsophalangeal joint：a multicenter retrospective cohort study. Foot Ankle Int 44：508-515, 2023

17) Füssenich W, Seeber GH, Zwoferink JR et al：Non-union incidence of different joint preparation types, joint fixation techniques, and postoperative weightbearing protocols for arthrodesis of the first metatarsophalangeal joint in moderate-to severe hallux valgus：systematic review. EFORT Open Rev 8：101-109, 2023

18) 金澤和貴：InCore Lapidus System を使用した外反母趾手術の短期治療成績．日足外会誌 44：46-48, 2023

19) 中川量介：Lapidus 変法における新しい固定インプラントの小使用経験．日足外会誌 44：119-121, 2023

20) Schilde S, Arbab D, Felsberg M et al：Open vs minimally invasive resection of the first metatarsocuneiform joint：an anatomical study. Foot Ankle Int 44：1287-1294, 2023

21) Vieira Cardoso D, Veljkovic A, Wing K et al：Cohort comparison of radiographic correction and complication between minimal invasive and open Lapidus procedures for hallux valgus. Foot Ankle Int 43：1277-1284, 2022

22) Guevel B, Rutherfoord C, Fazal MA：Triple osteotomy of first ray for severe hallux valgus surgery：long-term follow-up. Acta Orthop Traumatol Turc 58：124-129, 2024

230　Ⅲ章　下　肢

Akin 法を施行した重度 HV 患者 19 例 20 足，経過観察期間の中央値が 10.2 年の症例を検討した．結果は，評価したすべての項目が術後有意に改善し，長期にわたり維持されていた．Guevel らは中足骨を 2ヵ所骨切りすることで 3 次元的に矯正し，このような良好な結果につながったと考察している．また Weigelt ら[23]は，第 1 中足骨骨幹部骨切り術を施行した軽度 HV 患者 131 足，平均経過観察期間 14.2 年の症例を検討した．評価したすべての項目が術後有意に改善したが，術前に MTP 関節に関節症性変化を伴う症例は臨床成績が不良であることや，術前 HV 角が 28°以上の症例や術後 6 週の時点で HV 角が 15°以上の症例は術後再発率が高値であったが，再発と臨床成績には関連がなかったと報告している．**今後も新たな固定材料や術式の違いによる治療成績の検討がなされるだろうが，X 線学的パラメータのみではなく，患者立脚型質問票を含めた長期成績の検討が重要と考える．**

23) Weigelt L, Davolio N, Torrez C et al：Long-term result after hallux valgus correction with distal metatarsal reversed-L osteotomy. JBJS Open Access 13：e24.00042, 2024

Ⅲ章 下肢
9 足関節・足

9-4. 距骨骨軟骨損傷

吉村一朗
福岡大学 スポーツ科学部

最近の研究動向とガイドライン

- 病変の病期分類はさまざまな分類が存在しゴールドスタンダードと呼べる分類は存在しないが，病変の位置の評価は9ゾーンによる分類が標準的な方法になりつつある．
- 単純X線では正しく病変を評価できていない可能性が高いことが明らかとなった．治療の評価にはCTやMRIを用いるのが妥当である．
- 骨髄刺激法の治療成績に喫煙がネガティブな影響を及ぼしていることが明らかとなった．
- Cystが病変に存在する場合は骨髄刺激法の治療成績が劣り，特に内側病変において顕著であることが報告された．
- 骨髄刺激法の術後10年の生存率は82％であるが，肥満は治療成績低下のリスクファクターであることが明らかとなった．
- 小児における骨髄刺激法は術後成績が良好であり，経時的に病変が縮小していくことが報告された．これは小児の旺盛な骨形成能が関与しているものと推察される．
- 距骨骨軟骨損傷の手術後の後療法は時間ベースに進められているのが現状であることが報告された．

病変の画像評価

距骨骨軟骨損傷の疫学調査は少ないが，発生部位，病変のサイズなどは治療方針に大きく影響するため重要な情報とされる．特に病変のサイズは予後不良因子のひとつである．van Diepenら[1]は病変の距骨骨軟骨損傷の治療における病変形態，部位，サイズの評価方法について3,074論文から262論文を抽出し，システマティックレビュー・メタ解析で11,785例の解析を行っている．病変のサイズは95％の論文で評価され，表面積によるサイズ評価は83％において記載されているが，56％の論文で面積の算出方法が定義されていなかったとしている．病変の形態分類は，1つの論文でCT分類が，7つの論文でMRI分類が使用されていたが，42％が独自の方法で論述されていた．病変のサイズ計測と形態評価についてはいまだ統一された方法はなく，今後確立された方法が必要と述べている．病変の位置については，距骨を9ゾーンに分類している

1) van Diepen PR, Smithuis FF, Hollander JJ et al: Reporting of morphology, location, and size in the treatment of osteochondral lesions of the talus in 11,785 patients: a systematic review and meta-analysis. Cartilage, 2024. doi: 10.1177/19476035241229026（online ahead of print）

232　Ⅲ章　下　肢

報告が34%であり，特に2007年以降の論文の93%が本分類を使用していたとしている．今後は病変の位置の評価は，距骨を9分割する分類（9ゾーン）を標準的な方法とするのが妥当と述べている．

保存療法の治療成績

　保存療法の治療成績に関する情報は非常に少なく，術後の評価方法も一貫性がなく報告によって治療成績に差がある．Buckら[2]は保存療法の臨床成績と画像成績のシステマティックレビューを報告した．30論文を抽出して868例を対象としている．保存療法の成功率は45%で，手術へ移行した割合は46%と述べている．各画像における成績は単純X線での治癒率は31%，変化なし53%，進行23%，CT画像での治癒率は13%，変化なし76%，進行11%，MRI画像では治癒率4%，変化なし84%，進行12%としている．さらに関節症性変化を9%で認めたとしている．**単純X線での評価は病変の治癒を過大評価している可能性がある．さらに臨床成績と比べて画像による治癒率が低いことは，今後の治療方針決定に少なからず影響を与えると思われる．**

2) Buck TMF, Lauf K, Dahmen J et al：Non-operative management for osteochondral lesions of the talus：a systematic review of treatment modalities, clinical- and radiological outcomes. Knee Surg Sports Traumatol Arthrosc 31：3517-3527, 2023

骨髄刺激法

　骨髄刺激法は距骨骨軟骨損傷に対するfirst-line treatmentと呼べるほどの位置づけであった．しかし，2010年前後から予後不良因子について数多く報告され，その適応は限定的にすべきという意見が大勢を占めるようになった．ここ数年においても骨髄刺激法に関する数多くの論文が発表されており，いまだhot topicであるといえる．

　喫煙が骨癒合の予後不良因子であることは多くの論文で報告されているが，骨髄刺激法の治療成績と喫煙の関係についての報告はなかった．Chengら[3]は喫煙が骨髄刺激法の治療成績に及ぼす影響について評価した．患者104人（喫煙者28人：35.2 ± 10.0歳，非喫煙者76人：37.6 ± 9.7歳），平均追跡期間30.91 ± 7.03ヵ月を調査．最終経過観察時のVAS（喫煙者2，非喫煙者0，$p <$ 0.05），American Orthopaedic Foot & Ankle Society（AOFAS）score（喫煙者87.71 ± 8.18，非喫煙者92.16 ± 7.99，$p < 0.05$），Karlsson-Peterson score（喫煙者84.64 ± 12.51，非喫煙者91.92 ± 8.18，$p < 0.05$）は，有意に喫煙者において低かったとしている．また多変量解析にて，喫煙と病変の面積，喫煙と年齢との交互作用が術後成績に影響を及ぼしていたとしている．**禁煙が有益かは不明だが，潜在的なリスクを回避するために禁煙が推奨される．**

3) Cheng X, Su T, Li J et al：Effect of cigarette smoking on postoperative outcomes after arthroscopic bone marrow stimulation for osteochondral lesions of the talus. Foot Ankle Int 45：862-869, 2024

　術後の軟骨下骨の浮腫像（BME）の出現は，治療成績に関連していることはすでに報告されている．一方で術前のBMEについては長期予後との関連がないとされるが，短期予後と術前BMEについては明らかでなかった．Liら[4]は術前BMEと短期予後について報告している．65例（病変のサイズ＜100

4) Li YB, Fan XZ, Zhou GJ et al：The severity of preoperative bone marrow oedema negatively influences short-term clinical outcomes following arthroscopic bone marrow stimulation for osteochondral lesions of the talus. Knee Surg Sports Traumatol Arthrosc 32：2440-2451, 2024

整形外科学レビュー　2025-'26

mm^2）について，骨髄刺激施行後3，6，12ヵ月で臨床スコアと術前 BME の関連を経時的に評価した．BME の評価は，相対的な浮腫強度と距骨体積に対する浮腫体積の比の積として BME index として新たに定義している．結果として，術前 BME は臨床的転帰に悪影響を及ぼし，特に術後6ヵ月と12ヵ月で術前 BME index が高い例では臨床成績が劣ると報告している．**術前 BME が強い例は病変の大小にかかわらず後療法や手術療法の検討を行う必要があることを示唆している．**

Cyst を伴った病変の予後については controversial である．その要因としてさまざまなサイズの病変を含んだケースシリーズの報告がほとんどであることが挙げられる．Cheng ら[5] は病変のサイズが 100 mm^2 未満の例に限定し，cyst なし病変と cyst あり病変で治療成績を比較評価した．87例，平均経過観察期間 39.22 ± 12.53ヵ月を対象としている．Cyst あり群では VAS 疼痛，Karlsson-Peterson score，Tegner activity score，Foot and Ankle Ability Measure（FAAM）score が有意に低かったとし，さらに cyst あり群の予後不良のカットオフ値は，面積 90.91 mm^2，深さ 7.56 mm，体積 428.13 mm^3 としている．**一般的な骨髄刺激法の病変サイズのカットオフ値よりも小さな値であるため，比較的小さな病変においても cyst が存在する場合は注意が必要と思われる．**さらに Cheng ら[6] は，cyst を伴った病変の治療成績は部位別で評価を行っている．骨髄刺激を施行し2年以上経過した152例（外側病変31例，内側病変121例）を対象とした．内側病変は外側病変に比べて FAAM の日常生活とスポーツのスコアが有意に低く（p < 0.034，p < 0.001），術後 MRI 画像における MOCART score（80.80 ± 11.91 vs 86.00 ± 8.50，p < 0.010）が有意に低く，さらに術後の cyst の残存が有意に多かったとしている（45.16% vs 16.12%，p < 0.013）．**Cyst を有する距骨内側病変の治療方針決定には注意が必要である．**

骨髄刺激法は修復組織による欠損部の被覆を目的としているが，second-look で他の手術方法との病変部の軟骨の状態を比較検討した報告はない．Vreeken ら[7] は距骨骨軟骨損傷に対して手術を行った後に second-look を施行した29論文586例（平均33歳）を抽出してシステマティックレビュー・メタ解析調査を行っている．Second-look は初回手術後平均16ヵ月で行われ，軟骨の評価は ICRS 分類を基に successful と failure に分類している．骨髄刺激法の success rate は57%であったのに対して，骨軟骨片固定術86%，骨軟骨移植91%，軟骨導入術88%，逆行性ドリリング100%と述べている．**骨髄刺激による病変の修復能は他の手術手技と比較して劣っていることを示唆している．**

骨髄刺激法の長期成績についてはいまだ controvercial である．Rikken ら[8] は骨髄刺激法の長期成績の報告をしている．骨髄刺激法を行った262例の患者について平均 15.3 ± 4.8 年の追跡調査である．病変のサイズは面積の平均 73.1

5) Cheng X, Su T, Fan X et al：Concomitant subchondral bone cysts negatively affect clinical outcomes following arthroscopic bone marrow stimulation for osteochondral lesions of the talus. Arthroscopy 39：2191-2199.e1, 2023

6) Cheng X, Li J, Pei M et al：Medial cystic osteochondral lesions of the talus exhibited lower sports levels, higher cyst presence rate, and inferior radiological outcomes compared with lateral lesions following arthroscopic bone marrow stimulation. Arthroscopy 41：110-118.e3, 2024

7) Vreeken JT, Dahmen J, Stornebrink T et al：second-look arthroscopy shows inferior cartilage after bone marrow stimulation compared with other operative techniques for osteochondral lesions of the talus：a systematic review and meta-analysis. Cartilage 7：19476035241227332, 2024

8) Rikken QGH, Aalders MB, Dahmen J et al：Ten-year survival rate of 82% in 262 cases of arthroscopic bone marrow stimulation for osteochondral lesions of the talus. J Bone Joint Surg Am 106：1268-1276, 2024

± 49.8 mm²，体積の平均 367.8 ± 385.5 mm³ のケースシリーズで，術後 10 年の生存率 82％（再手術をエンドポイント），15 年の生存率 82％，20 年 78％としている．また再手術タイミングは平均 2.4 年（1.3～5.1 年）としている．病変のサイズ，術前の嚢胞形成の有無，性別と生存率に関連はなかったが，肥満（BMI ＞ 30 kg/m²）は関連があったとしている．**骨髄刺激のカットオフ値以下の症例においては生存率は安定しているが，治療方針決定のアルゴリズムに肥満の有無が組み込まれるべきであるとしている．**

これまで小児に限定した骨髄刺激法の治療成績の報告はなかったが，Tomonaga ら[9]は骨端線閉鎖前の症例に限定したケースシリーズの報告をした．MRI 画像において脛骨遠位骨端線が残存している 17 例（平均年齢 13.2 歳，範囲：10～16 歳）に対して骨髄刺激を施行し，成績を評価している．JSSF score は術前 76.1 点から 94.9 点へと有意に改善（p ＜ 0.01）．Ankle Activity Score は術前後で変化なく，スポーツ復帰率は 100％としている．さらに病変の大きさは，面積が 76.3 mm² から 56.7 mm²（p ＝ 0.02），体積が 283.2 mm³ から 185.6 mm³ へ（p ＝ 0.05）有意に減少していたと述べている．サイズの縮小は小児の高い骨形成能に起因し，これが高いスポーツ復帰率をもたらしていると考察している．**小児に対する骨髄刺激法の成績は成人よりも良好かつ長期に維持される可能性が推察される．**

▶ 逆行性ドリリングの手技の洗練化

逆行性ドリリングは関節軟骨を損傷することなく血行を誘導し骨形成を促す手技であり，すでに良好な治療成績も報告され確立された手術手技である．しかし，透視と鏡視を駆使してターゲットデバイスを用いて病変に到達するのは手技的に難易度が高い．Wu ら[10]はナビゲーションシステムを用いた逆行性ドリリングの病変への到達率を調査している．関節鏡で軟骨と軟骨下骨の損傷がないことを確認してナビゲーションシステムを用いて骨孔を穿ち，術後に CT 画像で穿った骨孔の位置を確認するものである．ナビゲーション使用による病変への到達率は 95.2％であり，過去のターゲットデバイスを用いた場合の病変の到達度を評価した報告の 72％よりも高かったとしている．**より確実な治療成績を獲得するにはナビゲーションシステムの使用も選択肢として検討する必要がある．**

▶ 術後後療法のシステマティックレビュー・メタ解析

距骨骨軟骨損傷に対する手術療法は数多く存在するが，術後の最適な後療法については不明である．Buck ら[11]は距骨骨軟骨損傷術後の後療法についてのシステマティックレビュー・メタ解析を報告している．254 種類の後療法を記載した 227 論文を抽出した調査である．術後の後療法には報告により大きなば

9) Tomonaga S, Yoshimura I, Hagio T et al：Return to sports activity after microfracture for osteochondral lesion of the talus in skeletally immature children. Foot Ankle Int 45：711-722, 2024

10) Wu X, Zhong Y, Wei S et al：Retrograde drilling and bone graft for hepple stage V subchondral bone lesion of talus using 3D image-based navigation-assisted endoscopic technique. Foot Ankle Int 44：1003-1012, 2023

11) Buck TMF, Dahmen J, Tak IJR et al：Large variation in postoperative rehabilitation protocols following operative treatment of osteochondral lesions of the talus：a systematic review and meta-analysis on ＞ 200 studies. Knee Surg Sports Traumatol Arthrosc 32：334-343, 2024

らつきがあり，これは鏡視下手術，内果骨切り術を行ったいずれにおいても同様であるとしている．さらに後療法の大半は客観的指標を根拠とするものではなく時間ベースによるものであったと述べている．**術後後療法の洗練化を図るにはエビデンスの積み重ねが必要と思われる．**

術後合併症のシステマティックレビュー・メタ解析

手術後の合併症や，その重症度に関する報告はなかったが，Hollanderら[12]は距骨骨軟骨損傷に対して手術療法を行い，合併症に関する記載のある155論文（6,962例，平均年齢は35.5歳，追跡期間は46.3ヵ月）を抽出し，システマティックレビュー・メタ解析を行っている．合併症の発生率は5％であり，骨刺激法，骨軟骨片固定，逆行性ドリリングはほぼ同等としている．しかし，日本では行われていない病変部の金属インプラントによる置換術は15％と高値であったとしている．

合併症の多くは神経損傷であり，重症度ではほとんどがModified Clavien-Dindo-Sink Complication Classification System for Orthopedic Surgeryのグレード1であり，生命を脅かすような合併症の報告はなかったとしている．**距骨骨軟骨損傷に対する手術療法は比較的安全な手術手技である．**

12) Hollander JJ, Dahmen J, Emanuel KS et al：The frequency and severity of complications in surgical treatment of osteochondral lesions of the talus：a systematic review and meta-analysis of 6,962 lesions. Cartilage 14：180-197, 2023

IV章 骨軟部

10 骨腫瘍

10-1. 良性骨腫瘍・骨巨細胞腫の
　　　診断・治療指針 ································ 238

10-2. 原発性悪性骨腫瘍の治療指針 ·············· 245

10-3. 骨転移の診断・治療指針 ················· 252

11 軟部腫瘍

11-1. 良性軟部腫瘍・デスモイド型線維腫症の
　　　診断・治療指針 ························· 258

11-2. 悪性軟部腫瘍の診断・治療指針 ············· 264

10-1. 良性骨腫瘍・骨巨細胞腫の診断・治療指針

森岡秀夫
国立病院機構東京医療センター 整形外科

最近の研究動向とガイドライン

- 良性骨腫瘍の中には，長年にわたり腫瘍類似疾患として分類されてきた一群がある．近年，この一群の中で，融合遺伝子が同定されるなど，今後の骨腫瘍の分類に影響する研究結果が報告されている．
- 単純性骨嚢腫は，その発生機序が骨髄の還流障害にあるとする説が長年有力であった．しかし，単純性骨嚢腫に融合遺伝子が発見されたことで，本疾患の詳細な発生機序が解明される可能性がある．
- 局所再発率が高く中間悪性に分類される骨巨細胞腫に対して，抗RANKL（receptor activator of NF-kB ligand）抗体であるデノスマブが，2014年に保険適用になって10年が経過した．
- 現在，脊椎発生のような切除困難例や切除により機能障害を生じる骨巨細胞腫に対して，デノスマブは治療の第一選択と考えられている．
- 脊椎発生の骨巨細胞腫は時に脊髄麻痺を生じることがあり，デノスマブがこのような神経症状の悪化を抑止できるかは重要な課題である．
- デノスマブには，長期投与による顎骨壊死などの有害事象や，骨巨細胞腫が思春期・若年成人（adolescent and young adult：AYA）世代に発生する腫瘍であることから妊孕性に関する問題があり，減量・休薬の研究が行われている．
- デノスマブの減量を行う場合は，その有効性の維持を骨型酒石酸抵抗性酸性ホスファターゼ（tartrate-resistant acid phosphatase-5b：TRACP-5b）の血液検査や画像により適切にモニタリングすることが必要であり，保険診療で使用可能なモニタリング方法確立が今後の課題である．
- 日本整形外科学会から「原発性悪性骨腫瘍診療ガイドライン」が2022年に発刊され[1]，これに骨巨細胞腫が含まれている．しかし，骨巨細胞腫に対するデノスマブの推奨に関しては明確な方向性が示されていない．

単純性骨嚢腫におけるEWSR1-NFATC2融合遺伝子の同定に関する研究

単純性骨嚢腫（solitary bone cyst：SBC）は，長年にわたり，主に骨格が未成熟な患者の長管骨に好発する良性の腫瘍類似疾患とされてきた．その発生機序については，いくつかの説があるが，病的骨折後に自然治癒する例があるこ

1) 日本整形外科学会 監，日本整形外科学会診療ガイドライン委員会，原発性悪性骨腫瘍診療ガイドライン策定委員会 編：原発性悪性骨腫瘍診療ガイドライン2022．南江堂，2022

とから骨髄の還流障害という説が一般的であり，実際に減圧療法の有効性が報告されている[2]．診断は比較的容易だが，骨端線に接した活動期にある病変の場合は，病的骨折を繰り返し臨床的に問題になる．また，掻爬・骨移植などの手術を行っても再発することが多く，治療に難渋することがある．

EWSR1-NFATC2 または FUS-NFATC2 の融合遺伝子は，未分化小円形細胞肉腫に特徴的とされていたが，最近 SBC でも検出された．Hung ら[3] は，2021 年に SBC 9 例を用いて本融合遺伝子の解析を行い，その臨床病理学的および分子生物学的特徴を報告している．RNA ベースの次世代シーケンサーおよび蛍光 in situ ハイブリダイゼーション（in situ hybridization：ISH）（以下 FISH）を用いて，9 つの単純性骨嚢腫における EWSR1 または FUS の再配列の有無を調べた．腫瘍の大きさは 19〜160 mm（中央値 46 mm）で，大腿骨（n ＝ 3），上腕骨（n ＝ 2），腓骨（n ＝ 2），脛骨（n ＝ 1），腸骨翼（n ＝ 1）であった．そして，EWSR1-NFATC2 融合遺伝子（EWSR1-NFATC2 肉腫と同一のブレイクポイントを示す）を有する 3 例と，FUS 再配列を有する 1 例を同定した．EWSR1-NFATC2 肉腫とは異なり，NKX3.1 と NKX2.2 の免疫組織化学的発現は，検査した 2 例の SBC では認められなかった．結論として，EWSR1 および FUS の再配列を調べることは，SBC とその他の骨嚢腫の鑑別に役立つ可能性があり，NFATC2 再配列は悪性腫瘍の徴候ではないとしている．本研究に関連して，Ong らは，2023 年に，顎骨に発生した SBC には NFATC2 の融合遺伝子は発現していなかったと報告している[4]．顎骨の SBC が長幹骨の SBC と同じ疾患であるのか，あるいは異なる分子生物学的背景をもっているのかを明らかにするため，47 人の患者から 48 例の顎骨の SBC を集め，NFATC2 再配列を評価した．48 症例のうち，36 症例が FISH に使用可能であり，そのうち 9 症例（うち 2 症例はセメント質骨性異形成症（cemento-osseous dysplasia：COD））は NFATC2 スプリットプローブを用いて FISH に成功した．残りの症例は十分な FISH シグナルを示すことができなかった．9 例すべてに NFATC2 の再配列がなく，そのうちの 5 例では Archer FusionPlex を用いて検出可能な遺伝子融合は認められなかった．結果として，NFATC2 再配列は孤立性顎 SBC（n ＝ 7）および COD 関連 SBC（n ＝ 2）には認められず，顎骨に発生する SBC は長幹骨に発症する SBC とは分子学的に異なることを示唆している．また，今後の研究により，顎骨の SBC にクローン性の分子異常がないことが確認されれば，非腫瘍性の反応性起源であることが支持されるであろうとしている．融合遺伝子が検出されることが，すべてにおいて腫瘍性疾患と定義づけることはできないが，疾患の発生機序の解明には有益な研究結果と考えられる．

2）Ruiz-Arellanos K, Larios F, Inchaustegui ML et al：Treatment and outcomes of 4,973 unicameral bone cysts：a systematic review and meta-analysis. JBJS Rev 12：e23.00159, 2024

3）Hung YP, Fisch AS, Diaz-Perez JA et al：Identification of EWSR1-NFATC2 fusion in simple bone cysts. Histopathology 78：849-856, 2020

4）Ong SLM, Gomes IP, Baelde HJ et al：No NFATC2 fusion in simple bone cyst of the jaw. Histopathology 83：326-329, 2023

240　Ⅳ章　骨軟部

▶脊椎発生骨巨細胞腫に対するデノスマブ療法に関する研究

骨巨細胞腫（giant cell tumor of bone：GCTB）は中間悪性に分類され[5]，局所治療においては，単純掻爬後の再発率が高く，ハイスピードバーを用いた拡大掻爬や掻爬後の焼灼などの追加処置を行い局所制御に努めることが一般的であり，ガイドラインでも推奨されている[1]．しかし，脊椎や骨盤発生の場合は，深部であることや神経組織に隣接するなど解剖学的に十分な局所治療が困難な場合がある．一塊とした腫瘍切除はガイドラインでも局所制御率が高いことが示されているが[1]，脊椎発生の場合は腫瘍脊椎骨全摘術（total en block spondylectomy：TES）が必要となる．また，脊椎発生例は，全GCTBの約2.7〜6.5％を占めるため，決して少なくない．そして，GCTBは好発年齢が20〜40歳代の若年者であることを考えると，手術部位の長期的安定性が必要で可能ならば骨組織はできる限り温存したい．このような中，近年の臨床研究で，デノスマブの術前投与でGCTBのダウンステージが可能になり，脊椎発生GCTBに対する縮小手術ができるようになるとの報告がある．一方で，GCTBが硬膜外に進展し，脊髄圧迫を呈している場合は，神経症状の悪化が大きな懸念材料になる．

これに関連してAl Fariiらは，硬膜外に進展した脊椎発生GCTB患者に対して術前治療にデノスマブを使用した場合の神経症状の悪化リスクについて，文献によるメタ解析を行い報告している[6]．対象は，Campanacci分類グレード3のGCTB病変を有し，硬膜外脊髄圧迫がBilsky 1B型以上に分類され，術前デノスマブ療法を受けた脊椎GCTBの手術症例としている．主要評価項目は，デノスマブ療法中の神経学的症状の変化とし，副次的評価項目は，X線所見，外科的治療の困難さ，組織学的所見，腫瘍の再発，転移としている．方法は，2022年8月にPubMedおよびEmbase電子データベースを用いて，キーワードとして脊椎，巨細胞腫，デノスマブで検索し，外科的治療に術前デノスマブ療法を併用した脊椎GCTBに関する論文を抽出している．結果として，合計428件の論文が抽出・スクリーニングされ，12件の研究から合計22人の患者が調査の対象となっている．17例が女性で（17/22例，77％），平均年齢は32歳（18〜62歳），平均追跡期間は21ヵ月である．脊椎GCTBの多くは胸椎および胸腰椎に発生し（11/22例，50％），次いで腰椎36％，頚椎14％である．患者の半数近く（10/22例，45％）が来院時に神経障害を有し，60％以上がBilsky 2型または3型の硬膜外脊髄圧迫を有していた．そして，来院時の神経学的状態にかかわらず，治療経過で神経症状が悪化した患者はいなかった（p = 0.02，95％CI：−2.58〜−0.18）．

局所再発の報告はなく，1人の患者は術後に肺転移が認められた．90％以上

5）WHO Classification of Tumours Editorial Board：WHO Classification of Tumours, 5th ed, Vol.3：Soft Tissue and Bone Tumours. IARC, Lyon, 2020

6）Al Farii H, McChesney G, Patel SS et al：The risk of neurological deterioration while usingneoadjuvant denosumab on patients with giant cell tumor of the spine presenting with epidural disease：a meta-analysis of the literature. Spine J 24：1056-1064, 2024

の症例で腫瘍全体の大きさが減少し，骨形成が増加した．外科的治療を記録されている症例の85％以上で手術は容易であったとされている．4例（18％）は最初に脊椎固定術を受けた後にデノスマブを投与し，次いで腫瘍の切除をしていた．組織学的解析では，デノスマブは95％の症例で巨大細胞を消失させていたが，27％（6例）の症例ではRANKL陽性の間質細胞が残存していた．結論としては，術前デノスマブ療法が，脊椎GCTBを治療する安全かつ有効な手段であり，投与後の神経症状は，神経学的所見の有無にかかわらず，本研究に含まれるすべての症例で安定または改善したため，安全かつ有効であったとしている．そして最後に，デノスマブ療法の最も適切な投与量と期間はまだ決定されていないため，さらなる研究を行うことが推奨されている．

筆者らの経験でも，最終的に悪性転化をきたした症例ではあるが，初診時に対麻痺で歩行困難であった例が，デノスマブ使用で麻痺が改善し歩行できるようになった再発性胸椎GCTBを経験している[7]．

骨巨細胞腫に対するデノスマブの減量と投与期間に関する研究

脊椎や骨盤のように解剖学的に十分な掻爬ができない場合や，拡大掻爬や骨切除により機能損失が著しい場合は，デノスマブ単独療法を行うことがある．しかし，外科的治療を行わない場合は，腫瘍塊は残存するため再増大することを懸念し治療が年単位で長期化することは珍しくない．したがって，デノスマブの有害事象である顎骨壊死などを回避することや，GCTBが思春期・若年成人（adolescent and young adult：AYA）世代に発生する腫瘍であることから妊孕性に関する問題があり，臨床的には漸減または休薬などの方法を試みることがある．しかし，外科的治療が困難なGCTBに対するデノスマブの漸減療法の有益性について検討した報告は少ない．

このような中，Nakataらは，GCTBに対するデノスマブ漸減療法の有効性と安全性を検討し報告している[8]．切除不能なGCTBで，デノスマブの漸減投与を受けた9例を対象とし，レトロスペクティブに検討している．この9例のデノスマブ投与間隔は8週，12週，24週と徐々に延長されていた．そして，標準的なデノスマブ療法を行った群と漸減的にデノスマブ療法を行った群におけるX線像の変化と臨床症状を本研究で評価・検討している．

デノスマブの投与間隔は，標準的な4週1回の治療を中央値で12ヵ月間行った後に延長した．X線検査では，4週間隔の治療で得られた溶骨性病変の再骨化は，8週間および12週間に投与期間を延長した場合でも持続していた．骨外腫瘤は4週間隔の標準治療で有意に減少したが，腫瘍縮小は8週間および12週間に投与期間を延長した漸減治療に移行しても持続していた．そして，24週間隔に延長した2例は変化なく安定していたが，他の2例は局所再発を

7）Yung D, Asano N, Hirozane T et al：Malignant transformation of metastatic giant cell tumor of bone in a patient undergoing denosumab treatment：a case report. J Orthop Sci 28：1492-1496, 2023

8）Nakata E, Kunisada T, Fujiwara T et al：Efficacy and safety of denosumab de-escalation in giant cell tumor of bone. Oncol Lett 28：387, 2024

起こしたと述べている．臨床症状は，4週間隔の標準治療で有意に改善し，漸減治療でも改善が持続していた．重篤な有害事象は顎骨壊死（2例），非典型的大腿骨骨折（1例），GCTBの悪性転化（1例）などであった．結論として，12週間ごとのデノスマブ漸減投与は，維持療法として臨床的有用性を示したとしている．切除不能なGCTB患者における維持療法として，標準治療による安定した腫瘍制御と臨床症状の改善に加え，局所再発に注意しながら，24週間隔の治療も可能であるとしている．

　有害事象が発生することで，デノスマブの休薬が必要になる．特に顎骨壊死の場合は，デノスマブの再開が難しい状況も考えられる．したがって，切除不能例のように治療が長期化する場合は，その有害事象の発生を防ぎながら，投与を継続することが必要になる．その意味で，本研究結果は，実臨床を行ううえで有益な情報を提供したと考える．デノスマブの治療効果は，本研究で行われたようにX線検査による再骨化でみることが簡便であるが，骨化が一定レベルを超えると治療効果の判別は難しい．したがって，その他の検査として，血中骨型酒石酸抵抗性酸性ホスファターゼ（tartrate-resistant acid phosphatase-5b：TRACP-5b）の測定やMRI検査が挙げられるが，前者は保険診療上問題を生じることがあり，頻回に測定することは制限がある．

▶ 骨巨細胞腫に対するデノスマブ治療の効果判定を目的としたMRIに関する研究

　GCTBに対するデノスマブの治療効果判定は，血中TRACP-5b値の変化や，腫瘍内の骨化を可視化できる単純X線やCTによる画像検査が一般的である．しかし，前述したように血中TRACP-5bは保険診療上の問題があり，単純X線やCTでは腫瘍が大きく内部に骨化が見られない場合など効果判定に苦慮することが少なくない．デノスマブのGCTBに対する国内臨床試験[9]では，腫瘍の生物学的効果判定にPET検査が併用されたが，保険適用の問題や検査自体が高額であるため，治療中のモニタリングには適していない．そこで，GCTBに対するデノスマブ治療中のモニタリングに，筆者はMRIを用いている．しかし，骨外病変を形成することが少ないGCTBはRESIST（response evaluation criteria in solid tumors）[10]を用いた判定は難しい．このような中，Kalisvaartらは，ダイナミック造影MRI（dynamic contrast-enhanced MRI：DCE-MRI）に関するデノスマブ治療効果判定に関する研究結果を報告している[11]．術前治療としてデノスマブを用いる場合や，手術に伴う合併症発生率が高い脊椎発生例に対するデノスマブの長期使用などでは，治療効果判定が必要になる．しかし，そのモニタリング法が限られているため，最適な投与量の漸減判断が難しい．これらの問題を解決するため，デノスマブ治療中のGCTBにおける時間強度曲線（time intensity curve：TIC）による灌流特徴

9) Ueda T, Morioka H, Nishida Y et al：Objective tumor response to denosumab in patients with giant cell tumor of bone：a multicenter phase II trial. Ann Oncol 26：2149-2154, 2015

10) Eisenhauer EA, Therasse P, Bogaerts J et al：New response evaluation criteria in solid tumours：revised RECIST guideline（version 1.1）. Eur J Cancer 45：228-247, 2009

11) Kalisvaart GM, van der Heijden L, Navas Cañete A et al：Characterization of denosumab treatment response in giant cell tumors of bone with dynamic contrast-enhanced MRI. Eur J Radiol 167：111070, 2023

の変化を評価し，腫瘍灌流に対する治療効果の持続時間を評価した．デノスマブ投与前（t = 0），デノスマブ治療3ヵ月後（t = 3），6ヵ月後（t = 6），12ヵ月後（t = 12）にDCE-MRIを受けたGCTB患者を単一施設で後方視的に解析した．関心領域は，視覚的に最も強い増強がみられた腫瘍部分に設定され，TICが作成された．Time-to-enhancement（TTE），wash-in rate（WIR），maximal relative enhancement（MRE），およびarea-under-the-curve（AUC）を算出した．灌流特徴の差はWilcoxon符号順位検定を用いて算出した．結果は24例全例で，デノスマブ投与開始後のDCE-MRIで灌流低下が認められた．TTEはt = 0からt = 3の間に増加した（p < 0.001）．WIR，MRE，AUCはt = 0からt = 3の間に減少した（それぞれp < 0.001，p = 0.01，p = 0.02）．t = 3とt = 6の間，t = 6とt = 12の間では，特徴に有意差は認められなかった．原発腫瘍と再発腫瘍，体幹部と四肢の腫瘍における灌流に有意差は認められなかったとしている．結論では，デノスマブ治療後3ヵ月以内のGCTBにおいて，MRIの灌流はベースラインと比較して有意に変化したが，治療開始3ヵ月と6ヵ月，6ヵ月と12ヵ月の間にはそれ以上の有意な変化はみられなかったとしている．つまり，デノスマブの減量投与は，3ヵ月後にはすでに適応となる可能性があり，デノスマブの長期投与が望ましい場合にはDCE-MRIで腫瘍特性の変化をモニターすることが，最適な薬剤投与量の漸減に役立ちデノスマブの副作用を最小限に抑えることができると述べている．本研究により，治療効果は3ヵ月でピークに達し，その後はDCE-MRIで治療効果をモニタリングしながら減量できる可能性が示唆されており，臨床応用できる非常に興味深い結果と思われた．

▶ 骨巨細胞腫肺転移に対するデノスマブの効果に関する研究

　GCTBは，2020年のWHO分類でlocally aggressive and rarely metastasizing neoplasmとされているように[5]，稀だが肺転移を生じることがある．Trovarelliらは，肺転移に対するデノスマブの治療効果についてメタ解析を行い報告している[12]．GCTB，肺転移，治療，デノスマブ，腫瘍学的転帰などをキーワードとしてPubMedとGoogle Scholarを用いて，GCTBにおける肺転移の治療について1980年以降に発表されたすべての文献を抽出した．組み入れ基準については，(1) 1980〜2023年の間に出版，GCTBによる肺転移の組織学的診断が確認された患者について報告した論文，(2) 全文が英語で読める論文とし，除外基準については，①抄録のみで完全な情報がないもの，②GCTBの肺転移に関するデータを報告していない論文，③GCTBの肺転移の組織学的診断がないもの，④追跡期間が1年未満であるもの（患者が病死した場合を除く），⑤悪性GCTBと診断されたものとしている．この結果，133例の症例が組み

12) Trovarelli G, Rizzo A, Cerchiaro M et al：The Evaluation and management of lung metastases in patients with giant cell tumors of bone in the denosumab era. Curr Oncol 31：2158-2171, 2024

入れ基準を満たし，男性は64人，女性は69人で，年齢中央値は28歳（7〜63歳）であった．肺転移は通常，原発巣の治療後平均26ヵ月後（範囲：0〜143ヵ月）に発生し，一般的に多発性で両側性の病変を生じていた．手術，化学療法，放射線療法，薬物投与などさまざまな治療法が選択されたが，35例は経過観察によるモニタリングのみであった．平均約7年（範囲：1〜32年）の追跡調査の結果，患者の90％は生存していたが，10％は死亡していた．化学療法を受けた患者の25％に死亡がみられたが，化学療法を受けなかった患者やデノスマブ単独治療を受けた患者の96％は平均6年（範囲：1〜19年）の追跡調査時点で生存していた．これらの結果から，GCTB患者における肺転移の予後が一般的に良好であることを考えると，組織学的診断の確認以上の追加的介入は必要ないかもしれないとしている．また，デノスマブは，疾患の進行を抑制することにより，肺不全を回避または遅延させる極めて重要な役割を果たすことができると述べており，肺転移を生じた場合にもデノスマブは重要な治療選択肢と考えられる．

IV章 骨軟部

10 骨腫瘍

10-2. 原発性悪性骨腫瘍の治療指針

秋山 達
自治医科大学附属さいたま医療センター 整形外科

最近の研究動向とガイドライン

- 骨肉腫の長期の治療成績に関してはこれまで通り，化学療法の反応性と切除縁が得られていることが重要である．
- 可動脊椎（頚椎から腰椎）発生の軟骨肉腫の治療成績は約40年ほど進歩がみられていない，新たな治療手段が求められる分野である．
- 最近保険収載もされた液体窒素処理骨による患肢再建法は，システマティックレビューでもその有用性と利点が示された．
- 粒子線治療（重粒子線ならびに陽子線）と手術による腫瘍学的な成績は大きな差はないが，機能的予後や合併症という観点と，その合併症発現時期からは差があり，今後知見を積み重ねてより最適な治療を個々の症例に応じて検討していく必要がある．
- 液体窒素処理骨は，システマティックレビューでもそのいくつかの利点が指摘されている．
- 重粒子線の腫瘍学的治療成績は手術と同等とする結果がいくつかの論文で報告されており，治療選択肢が増えたことは望ましいが，機能的予後の転帰や長期の合併症発生傾向に違いがあり，個々の症例に応じて検討することが望ましいと考える．
- ユーイング肉腫の一般的な化学療法であるVDC/IEは，3週に1回に比べ2週に1回の短縮投与期間のほうが治療成績がよく，VDC/IEにおいて複数のアルキル化剤を使用することは長期副作用低減の観点から理に適っている．
- ガイドラインではないが国際共同コンセンサスの試みが動いており，軟骨肉腫と腫瘍用人工関節術後感染の国際コンセンサスが提言された．

手術

やはり骨肉腫，軟骨肉腫といった肉腫の中でも症例数が豊富な腫瘍や骨盤といった難易度の高い手術や，重粒子線や陽子線など，粒子線治療と手術療法の関係に関していくつかの重要な論文が出版されている．

体幹ならびに四肢の骨肉腫の長期予後因子について，1,702例の症例をもとにして解析した結果の報告があった[1]．長期観察であるので症例は1998年7

1) Bielack SS, Kempf-Bielack B, Delling G et al：Prognostic factors in high-grade osteosarcoma of theextremities or trunk：an analysis of 1,702 patients treatedon neoadjuvant cooperative osteosarcoma study groupprotocols. J Clin Oncol 41：4323-4337, 2023

月以前に登録された症例が解析対象となっている．ほぼ予想通りではあるが，やはり体幹発生（10年生存率：体幹発生が29.2％に対して四肢発生は61.7％，p＜0.0001），高齢（40歳以上が41.6％に対して40歳未満は60.2％，p＝0.012），初診時遠隔転移（遠隔転移あり26.7％に対して，遠隔転移なしは64.4％，p＜0.0001），四肢発生例に関しては腫瘍サイズが大きいこと（1/3以上：52.5％，1/3未満：66.7％，p＜0.0001）と近位発生（近位：49.3％，その他：63.9％，p＜0.0001）であることが予後不良因子である．その他の治療関連因子は化学療法に対する反応性と手術のマージンが重要であった．年齢を除くすべての因子は多変量解析でも有意性を維持し，外科的に完全な切除を行うことと化学療法の反応性が重要な長期予後決定因子であることが改めて確認された．ある意味，実臨床から非常にしっくりとくる論文である．

　続いて軟骨肉腫の論文である．可動脊椎に軟骨肉腫が発生した場合，当然ながら広範切除術は困難になる．さらに，重粒子線などの粒子線を含む放射線感受性は低い．したがって，根治を目指すことは非常に困難である．マサチューセッツ総合病院で2007〜2020年の間に根治的切除術を行った24症例の後方視的な解析結果が報告された[2]．切除断端陰性（R0）症例が17人，R1切除術は2人，R2切除術は5人であった．R0切除および低悪性度（Grade 1），総照射線量（18例は照射している）が全生存率が高いことに相関し，巻き込まれている椎体数が生存率低下に相関していた．とはいえ，R0症例7人のうち3人（43％）は，最終的な追跡調査時に原病死していた．治療パラダイムの改善にもかかわらず，1984〜2006年の間に治療を受けた患者の治療成績と文献学的に比較して治療成績に改善がみられないことは，新規化学療法開発などの新たな補助療法などの開発が待たれることを示唆していると思われる．

　原発性骨悪性腫瘍に対して広範切除術を行った後に，患肢をどのように再建するかということについてはいくつかの方法がある．腫瘍用人工関節置換術は多くの国で採用されているが，米国や豪州などで行われているアログラフトつまり他人骨による再建は，本邦ではあまり普及していない．そのような背景がある中，ほぼ20年前の2005年に金沢大学の土屋教授から報告された液体窒素処理自家骨による患肢再建法は，本邦では保険適用もされ，海外にも広まってきている方法である．そのような中で，米国から液体窒素処理自家骨が局所再発に対するリスク因子であるかを検討したシステマティックレビューが発表された[3]．この論文では，液体窒素処理自家骨からの局所再発に関する懸念が，使用をためらう原因のひとつであると指摘している．2008〜2023年の間に発表された論文で，四肢または骨盤の原発性骨悪性腫瘍と診断された患者が液体窒素処理による自家骨移植による再建術を受けた症例を扱っている研究を対象としている．286人の患者が含まれている16件の研究が分析の基準を満たした本研究では，286人中25人（8.7％）に術後4年の間に局所再発が認められ

2) Tobert DG, Messier S, Schoenfeld AJ et al：Chondrosarcoma of the mobile spine：an update on patients treated at a single institution. Spine（Phila Pa 1976）49：1475-1482, 2024

3) Cecilia Belzarena A, Cook JL：Does liquid nitrogen recycled autograft for treatment of bone sarcoma impact local recurrence rate? A systematic review. J Bone Oncol 48：100628, 2024

た．これは，腫瘍用人工関節などの人工物による患肢再建術を受けた患者の局所再発率15〜30％と比較すると良好な結果である．本論文は，**腫瘍切除部の自家骨を液体窒素処理によって再建するこの方法は，費用，利用可能性，生物学的および外科的再建の利点があり，適応のある患者にとって実行可能な選択肢として，さらなる検討に値する**と締めくくられている．文化的背景や保険制度などが異なる米国から科学的合理性があるとの論文が出たことは，この方法を自信をもって行う根拠になり喜ばしい報告である．

液体窒素処理自家骨以外にも処理骨は存在する．パスツール処理（低温加温処理）骨と放射線照射骨である．腫瘍を死滅させた自家処理骨の利点は，骨バンクが不要であり，移植部の形状への適合性がよいことや，免疫学的に有利なことなどいくつかある．海外では骨バンクによる他人骨での再建が一般的であることは先に述べた通りである．本邦からこれら3種類の自家処理骨の成績を検討した論文が報告された[4]．これら3種類のグラフトの生存率に有意差はなかったが，液体窒素処理における有茎処理は骨癒合において有利であった．やはり術後感染と偽関節が主な合併症であった．改めて，これら自家処理骨はやはり有用な再建法のひとつであると考えられる．

原発性骨悪性腫瘍手術の中で骨盤手術は難易度が高く，侵襲も大きいものである．そのような中で，陽子線や重粒子線という粒子線治療が，手術困難例ならびに手術拒否例に対して保険適用となった．しかしながら，手術と粒子線治療を前向きに比較検討して決まったわけではない．本邦の19施設共同で傾向マッチング法による後方視的解析が行われ，手術治療と粒子線治療は全生存率，局所制御率，無病生存率に有意差がなく，脊索腫患者においては3年局所制御率は粒子線治療の成績がよいことが示された[5]．

ただ，手術と粒子線治療は完全に臨床的に等価なのであろうか．筆者らの論文を紹介して恐縮であるが，重粒子線照射と手術治療を行った骨盤悪性腫瘍症例の傾向マッチングによる解析結果を紹介したい[6]．この論文では，術後早期（90日以内）の重大な合併症は重粒子線群では観察されなかったが，外科手術群では30％に発生していた．一方，晩期（90日以降）の重大な合併症は，外科手術群よりも重粒子線群で多く発生していた．治療前から退院までの間，外科手術群ではすべての機能的転帰が悪化したが，重粒子線群では変化はみられなかった．最終的な追跡調査では，外科手術群では回復傾向，重粒子線群では悪化傾向がみられたため，すべての機能的転帰において，両群間に有意差は認められなくなった．以上のことから，**粒子線治療と手術の選択においてはより長期の臨床成績と機能的予後や疼痛など多角的に臨床結果を追跡して結論を出していく必要がある**と思われる．

その機能的予後であるが，臼蓋部分を切除する骨盤悪性腫瘍手術において，再建方法としてはいわゆる hip transposition 法が広く行われている．この方

4) Takeuchi A, Tsuchiya H, Setsu N et al：What are the complications, function, and survival of tumor-devitalized autografts used in patients with limb-sparing surgery for bone and soft tissue tumors? A japanese musculoskeletal oncology group multi-institutional study. Clin Orthop Relat Res 481：2110-2124, 2023

5) Takemori T, Hara H, Kawamoto T et al：Comparison of clinical outcome between surgical treatment and particle beam therapy for pelvic bone sarcomas：a retrospective multicenter study in Japan. J Orthop Sci, 2024. doi：10.1016/j.jos.2024.06.007（online ahead of print）

6) Zhang L, Akiyama T, Saito M et al：Complications and functional outcome differences in carbon ion radiotherapy and surgery for malignant bone tumors of the pelvis：a multicenter, cohort study. Ann Surg Oncol 30：4475-4484, 2023

248　IV章　骨軟部

法では，大腿骨近位端を腸骨もしくは仙骨の切断端に接するように設置する．術後の機能的な転帰については，杖なし歩行が可能になる症例もあれば車椅子のままの症例もある．筆者も参加した本邦の多機関共同研究データでは，術後60日以内に両松葉杖歩行に移行できるかどうかが，その後の機能的回復の可能性の分水嶺になることが示された[7]．60日以内に両松葉杖歩行に移行した早期回復群では，より多くの患者が早期に良好な機能を獲得していた．今後はより多くの患者を早期回復群にするためにはどのようにするとよいかが課題になるであろう．

　重粒子線療法でも再発その他で手術療法が照射領域に必要になることがある．原発性骨悪性腫瘍に対して重粒子線照射を行った後に手術療法を行った8症例10部位に関する論文が報告された[8]．手術の理由に関しては，腫瘍の局所再発2例や骨壊死，皮膚障害ならびにそれに合併した感染症などである．この論文では，皮膚障害とそれに関連した感染症においては創傷合併症の発生が懸念され，適応に関しては慎重になるべきであるとしている．

　さて，初診時に遠隔転移が存在する骨盤部発生原発性骨悪性腫瘍の場合，原発巣切除は生命予後延長に寄与するであろうか．SEERデータベースを用いた解析結果では，軟骨肉腫では予後延長効果はあるが，骨肉腫とユーイング肉腫では予後延長効果が認められなかった．骨肉腫は化学療法，ユーイング肉腫は放射線照射が予後延長因子であることが多変量解析で示された[9]．もちろん個々の症例に応じた対応が必要なのはいうまでもないが，腫瘍の種類に応じた対応が示されたのは実臨床において有益な指針のひとつである．

▶ 化学療法

相変わらず欧州からユーイング肉腫関係の重要な論文が豊富に出ている．

　ユーイング肉腫においてはいくつかの化学療法レジメンが存在するが，ビンクリスチン–ドキソルビシン–シクロホスファミド（VDC）とイホスファミド–エトポシド（IE）を交互に投与する方法は広く用いられている方法のひとつである．ユーイング肉腫は非常に化学療法反応性がよい腫瘍であるが，3週に1回投与する群と2週に1回投与する群とに無作為に割り付けて，治療成績を解析した[10]．結果は**2週に1回投与の群が治療成績が良好**であった．10年無イベント生存率（EFS）は，3週に1回投与の群61％に対して2週に1回投与の群70％（$p = 0.03$），10年全生存率（OS）は，3週に1回投与の群69％に対して2週に1回投与の群が76％（$p = 0.04$）であった．化学療法による二次悪性新生物の10年累積発生率に差はなかった．また2週に1回投与の群において，腫瘍体積が200 mL以上の場合はより治療効果が高い可能性が示唆された．

　ユーイング肉腫の化学療法に関するEuro-EWING99-R1無作為化試験では，

7) Zhang L, Iwata S, Saito M et al：Hip transposition can provide early walking function after periacetabular tumor resection：a multicenter study. Clin Orthop Relat Res 481：2406-2416, 2023

8) Sabe H, Outani H, Imura Y et al：Local surgery feasibility and safety after carbon ion radiotherapy for primary bone sarcomas. J Orthop Sci 29：903-907, 2024

9) Hu X, Fujiwara T, Sun Y et al：Does primary tumor resection improve survival for patients with sarcomas of pelvic bones, sacrum, and coccyx who have metastasis at diagnosis? Eur Spine J 32：4362-4376, 2023

10) Cash T, Krailo MD, Buxton AB et al：Long-term outcomes in patients with localized Ewing sarcoma treated with interval-compressed chemotherapy on Children's Oncology Group Study AEWS0031. J Clin Oncol 41：4724-4728, 2023

VIDE（ビンクリスチン‐イホスファミド‐ドキソルビシン‐エトポシド）による一般的な導入療法後の標準リスクユーイング肉腫（SR-EWS）の根治療法において，シクロホスファミドがイホスファミドに対して非劣性であることが示された．Euro-EWING99-R1 フランス人コホートで実施された VAC（ビンクリスチン‐ダクチノマイシン‐シクロホスファミド）対 VAI（ビンクリスチン‐ダクチノマイシン‐イホスファミド）の晩期効果解析結果では，腎毒性が VAI 群で高かった以外は有害事象や治療成績に有意差はなかった．このことから，シクロホスファミドとイホスファミドの両アルキル化剤がレジメンに入っている混合レジメン使用の必要性が支持された[11]．

また，進行期ユーイング肉腫症例に対するレゴラフェニブ第Ⅱ相試験において，レゴラフェニブが無増悪生存期間を延長する可能性が示唆された[12]．レゴラフェニブは本邦ではユーイング肉腫に保険適用はされておらず，ドラッグラグを解消して本邦でも速やかな臨床試験の実施と臨床現場での使用ができることが望まれる．

▶ 合併症

前回の本書の悪性軟部腫瘍の項で紹介された PARITY 試験の二次解析結果がいくつか報告されている．前回の本書を購読されていない方もおられると思うので簡単に PARITY 試験をまとめると，本試験は悪性骨軟部腫瘍に対して大腿骨もしくは脛骨を広範切除し人工関節再建術を行った 611 例を対象に，術後抗生剤投与期間を 1 日間と 5 日間に割り付けたランダム試験である[13]．術後創部感染は 1 日間投与と 5 日間投与で有意差はなかったものの，5 日間投与群で抗生剤関連の合併症が有意に増えていた．ただ，統計学的有意には達していないものの深部感染発生割合が 1 日群で多いなど，安易に一律投与にするのは推奨しがたいと思われる内容であった．

PARITY 試験の二次解析として，12 歳以上症例 604 人を解析対象とし，術後血栓塞栓症の危険因子を解析した結果が報告された[14]．術後血栓塞栓症は 11 人（1.8％）に発生し，術後血栓塞栓症は高齢患者（発生群：59.6 ± 17.5 歳，非発生群：40.9 ± 21.8 歳，$p = 0.002$）と抗生剤 5 日間投与群（293 人中 9 人，3.1％）が 1 日投与群（311 人中 2 人，0.64％，$p = 0.03$）に比べ有意に多く発生した．トラネキサム酸の術中投与と術後抗凝固薬投与は血栓塞栓症発生に統計学的には関連はなかった．ただ，この結果だけをもって抗凝固薬投与に全く意味がないかどうかは今後の検討が必要であろう．

また，術後感染症が骨肉腫の生命予後延長に寄与するとの報告もあるが，PARITY 試験の解析対象患者のうちの骨肉腫患者 274 例からは，1 年後の無進行生存率に関しては初診時に遠隔転移がない症例では影響はなかったが，初診時に遠隔転移がある症例については術後感染症が予後不良因子であった[15]．

11) Corvest V, Marec-Bérard P, Lervat C et al：Late toxicity comparison of alkylating-based maintenance regimen with cyclophosphamide (VAC) vs ifosfamide (VAI) in Ewing sarcoma survivors treated in the randomized clinical trial Euro-EWING99-R1 in France. Int J Cancer 152：1659-1667, 2023

12) Duffaud F, Blay JY, Le Cesne A et al：Regorafenib in patients with advanced Ewing sarcoma：results of a non-comparative, randomised, double-blind, placebo-controlled, multicentre Phase Ⅱ study. Br J Cancer 129：1940-1948, 2023

13) Prophylactic Antibiotic Regimens in Tumor Surgery (PARITY) Investigators：Ghert M, Schneider P, Guyatt G et al：Comparison of prophylactic intravenous antibiotic regimens after endoprosthetic reconstruction for lower extremity bone tumors：a randomized clinical trial. JAMA Oncol 8：345-353, 2022

14) Sabharwal S, LiBrizzi CL, Forsberg JA et al；PARITY Investigators：Incidence of and risk factors for thromboembolism after endoprosthetic reconstruction in musculoskeletal oncology patients. J Bone Joint Surg Am 105 (Suppl 1)：29-33, 2023

15) Jackson KJ, Sullivan CD, Zimel MN et al；PARITY Investigators：Surgical site infection is not associated with 1-year progression-free survival after endoprosthetic reconstruction for lower-extremity osteosarcoma：a secondary analysis of PARITY Study Data. J Bone Joint Surg Am 105 (Suppl 1)：49-56, 2023

250　Ⅳ章　骨軟部

術後感染のために化学療法を打ち切ったり遅延したりすることがあり，この結果にはしっくりくるものがある．

骨盤悪性腫瘍切除後の側弯症発生はしばしば経験するが，側弯症の発生因子に関しての詳細は不明である．本邦の国立がん研究センター中央病院で骨盤半截を行った症例30人の後方視的解析で，側弯症発生因子を解析した報告が論文化された[16]．その結果，Cobb角は全症例で増加しており，患肢を温存するinternal hemipelvectomyのほうが患肢ごと切除するexternal hemipelvectomyよりCobb角は小さかった．最終的なCobb角が10°以上になったリスク因子は，external hemipelvectomy（p = 0.017），Enneking分類によるP1 + 2 + 3 + 4切除（p = 0.005），腸骨稜切除（p = 0.004），L5/S切除（p = 0.020），および骨盤切除術後の骨盤輪再建なし（p = 0.004）であった．

先に紹介した処理骨移植であるが，生物学的再建術のひとつである．その生物学的再建であるが，処理骨だけでなく，血管柄付き自家骨移植，他人骨移植，bone transport法がある．これらの生物学的再建術は感染症を含む術後合併症が多いことが問題である．本邦の全国骨軟部腫瘍登録データを用いた全707例の解析結果では術後感染率は10.8％であり，独立した感染リスク因子は17歳以上，腫瘍径が10 cm以上，体幹発生腫瘍もしくは高悪性度，血管柄付き自家骨移植そして遷延治癒であった[17]．

患肢再建に関して最も大きなテーマのひとつが全大腿骨置換術であると思う．当然ながら大腿部の巨大腫瘍切除に伴うものである．全大腿骨置換術は股関節脱臼および術後感染リスクがあり，複数回の手術が必要になることもしばしばである．全大腿骨置換術における術後合併症（股関節脱臼および感染）の発生率および術後合併症に関連する因子を解析した結果が本邦の12施設の共同研究として報告された[18]．全大腿骨置換術後2年での脱臼率は14％，感染率は15％であった．外転筋切除および腫瘍が巨大であることが股関節脱臼と正に相関することが多変量解析で示された．この論文ではマージンを得て広範切除を行うことが再発率低下に寄与するとしており，外転筋群を切除せざるを得ない場合にどのようにして脱臼を防ぐかが重要であろう．

腫瘍用人工関節としてストライカー社のGMRS（grobal modular replacement system）を使用される先生も多いと思われるが，**GMRSのステム破損リスクの解析結果は，ステム径を11 mm以上の太いものにすることを推奨するものであった**[19]．合計92例の解析で5例（5.4％）にステム破損が確認され，全例がポーラス加工処理した11 mm以下のものであった．11 mm以下のステム系でありポーラス加工されている場合の破損率は16％であった．

▶ 放射線治療

骨盤悪性腫瘍手術との比較で検討されることの多い重粒子線照射であるが，

16）Tsuchiya R, Iwata S, Fukushima S et al：Developmental patterns and risk factors of scoliosis after hemipelvectomy for the pelvic bone tumor. Diagnostics (Basel) 14：2392, 2024

17）Morii T, Ogura K, Sato K et al：Infection of surgery for bone and soft tissue sarcoma with biological reconstruction：data from the Japanese nationwide bone tumor registry. J Orthop Sci, 2024. doi：10.1016/j.jos.2024.04.006（online ahead of print）

18）Mori T, Kobayashi E, Sato Y et al：What are the complication rates and factors associated with total femur replacement after tumor resection? Findings from the Japanese Musculoskeletal Oncology Group. Clin Orthop Relat Res 482：702-712, 2024

19）Carlisle E, Steadman P, Lowe M et al：What factors are associated with stem breakage in distal femoral endoprosthetic replacements undertaken for primary bone tumors? Clin Orthop Relat Res 481：2214-2220, 2023

新たに強度変調炭素イオン線治療法が開発され，その骨軟部悪性腫瘍への使用成績の報告がされた[20]．従来の放射線照射も，強度変調放射線照射法が開発され，治療成績の向上と周辺臓器への線量を低減することを達成していることはいうまでもない．この報告では合計9例の症例を扱い，症例数が多くないことから多くは語れないが，期待を抱かせる内容である．骨軟部腫瘍領域の症例に対する強度変調炭素イオン線照射の報告がこれからされてくることに期待して紹介した．

▶ 国際コンセンサスの試み

　この論文は2024年1月に英国のバーミンガムで開かれたバーミンガム整形外科腫瘍学会（BOOM）で得られたコンセンサスの内容を報告したものである[21]．BOOMは50ヵ国以上から300人の代表者が参加し，世界的なコンセンサスを得ようと試みたものである．筆者も参加したが非常に画期的な試みである．デルフォイシステムで全CQに対して討論ならびに投票して合意を得たうえでコンセンサスを決定した．今回のトピックは軟骨肉腫と人工関節周囲感染の2つであった．軟骨肉腫は原発性骨悪性腫瘍としては2番目に多いものであり，診断，原発性腫瘍の治療，亜型，合併症については依然として大きな議論がある．また，腫瘍再建における人工関節周囲感染は，補助療法，広範囲の露出，手術の複雑性などの要因により，独特な課題を提起している．この会議の目的はコンセンサスを得るだけでなく，会議に出席した専門家たちの国際的な協力関係を促進し，未解決のジレンマに取り組むための今後の研究プロジェクトを奨励することであった．この論文では，会議で議論された論争や疑問の一部が紹介されているが，一参加者として今後の継続と発展に期待している．

20) Takakusagi Y, Koge H, Kano K et al：Clinical outcomes of intensity-modulated carbon-ion radiotherapy for bone and soft tissue tumors. Anticancer Res 43：2777-2781, 2023

21) Jeys LM, Thorkildsen J, Kurisunkal V et al：Controversies in orthopaedic oncology. Bone Joint J 106-B：425-429, 2024

10-3. 骨転移の診断・治療指針

平畑昌宏, 河野博隆
帝京大学医学部 整形外科学講座

最近の研究動向とガイドライン

- がん罹患数の増加と生存期間の延長によって、わが国ではがん患者が激増している。がん患者の20％が症状を伴う骨転移を有するとされ、長期間にわたってがん患者のQOL（quality of life）に大きな影響を与える。しかし、がんが早期に死に至る病であり、転移があることが根治不能を意味した時代には大きな問題とはされず、原発巣を担当するがん診療担当医も、骨を診療対象とする整形外科医も、積極的に関わらない状況が続いていた。

- がん時代を迎え、骨転移診療の重要性がますます高まる中、骨転移を直接制御できる骨修飾薬の登場によって、局面の大きな変化が生じた。2022年12月には日本臨床腫瘍学会から「骨転移診療ガイドライン」の改訂第2版が発行された。2015年の第1版よりも運動器に関するclinical questionが大幅に増え、整形外科の骨転移診療への参加がさらに求められている。放射線治療、薬物治療、外科的治療、リハビリテーションなどのさまざまな各領域で骨転移に関する取り組みが始まっているが、現時点ではエビデンスが十分とはいえず、さらなるエビデンスの蓄積が必要である。

- 日本整形外科学会は、2018年に今後の課題として骨転移を含むがん診療における運動器管理の重要性を訴える「がんロコモ」を取り上げた。もはや骨転移は骨軟部腫瘍を専門とする一部の整形外科のみが関わる領域ではなく、整形外科全体が運動器診療科として関与すべき領域となったといえる。

総論

がん罹患数の増加と生存期間の延長によって、わが国ではがん患者が激増している。がん患者の20％が症状を伴う骨転移を有するとされ、長期間にわたってがん患者のQOLに大きな影響を与える。

Huら[1]は、中国のナショナルデータベースを使用し、骨転移の有病率および原発巣を調査し、予後不良因子を明らかにした。2010年から2019年にかけて、骨転移の有病率は41.43％も増加していた。原発巣は、副腎、肺、消化器の重複がんで多い傾向にあった。予後不良因子は、高齢、男性、がんのグレードが高い、未婚、低所得、都市部以外での居住、進行したステージ、化学療法の既往、肝・肺・脳への同時転移などであった。

1) Hu Z, Yang S, Xu Z et al : Prevalence and risk factors of bone metastasis and the development of bone metastatic prognostic classification system : a pan-cancer population study. Aging (Albany NY) 15 : 13134-13149, 2023

骨転移による脊髄圧迫（metastatic epidural spinal cord compression：MESCC）は多くのがん患者に発生する合併症であり，米国では年間約 80,000 例の報告がある．原発巣は，肺がんが 25％，前立腺がんが 16％，多発性骨髄腫が 11％と報告されている．罹患高位は胸椎が 60％，腰仙椎が 25％，頚椎が 15％と報告されている[2]．

▶ 診 断

骨シンチグラフィはがん患者の全身検索に広く使用され，感度は高い．しかし，骨折，変形性関節症などの骨代謝の増加する疾患でも集積するため，特異度は低い．Ikeda ら[3] は，骨転移の診断における骨 SPECT/CT の有用性を調べた．健常者 101 人，変形性腰椎症患者 47 人，骨転移患者（乳がんまたは前立腺がん）64 人に骨 SPECT/CT を行い，SUVmax を調査した．それぞれ 4.47，6.99，25.4 であり，骨転移患者の SUVmax が高かった．健常者グループにおける骨転移を診断する感度は 96.3％，特異度は 95.1％であった．SUVmax のカットオフ値は 7.40 であった．変形性腰椎症患者グループは，感度 87.5％，特異度 93.6％であった．SUVmax のカットオフ値は 11.26 であった．

四肢長管骨転移診療の最大の目的は，病的骨折を予防あるいは治療し，**移動機能を維持する**ことである．Arvinius ら[4] は，44 人の完全骨折例と 21 人の切迫骨折例の術後成績を後方視的に検討し，術後死亡率は 11％，5％，歩行可能になるまで回復したのは 76％，100％，入院期間は 16 日，8 日と，術後死亡率および入院期間は切迫骨折の時点で手術を行ったほうが良好であったと報告している．切迫骨折の時点で発見し，治療介入を行うことは患者の QOL を考えるうえでとても重要である．完全骨折患者の 85％は骨折前に痛みを自覚しており，痛みが生じた時点で適切なスクリーニングを行うことができれば，病的骨折を予防することが期待できる[5]．荷重時痛のある骨転移を疑う際は，直ちに松葉杖や車椅子などの免荷を行うべきである．

病的骨折を予測するための指標はいくつかあるが，代表的なものとして Mirels スコアが挙げられる．Mirels[6] は「骨転移の部位」「疼痛の程度」「骨転移の性状」「大きさ」をそれぞれ 1〜3 点で数値化し，**合計 9 点以上で骨折発生率が高く，予防的手術を行う**ことを推奨している．報告は 1986 年と古く，現状のがん診療に即さない面もあるが，評価方法が簡便であり現在でも広く使われている．

脊椎転移による脊柱不安定性の評価には，spine instability neoplastic score（SINS）を用いる[7]．SINS は放射線治療後椎体骨折の予測にも使用されている．Kim ら[8] は，メタ解析で 14 件の研究を抽出し，カットオフ値を 7 とした場合の感度は 0.790 で，特異度は 0.546 であった．

予後を予測するための指標として，種々のモデルが提唱されている．Ben

2) Cole JS, Patchell RA：Metastatic epidural spinal cord compression. Lancet Neurol 7：459-466, 2008

3) Ikeda T, Kitajima K, Tsuchitani T et al：Effectiveness of quantitative bone SPECT/CT for bone metastasis diagnosis. Hell J Nucl Med 25：253-259, 2022

4) Arvinius C, Parra JL, Mateo LS et al：Benefits of early intramedullary nailing in femoral metastases. Int Orthop 38：129-132, 2014

5) Anract P, Biau D, Boudou-Rouquette P：Metastatic fractures of long limb bones. Orthop Traumatol Surg Res 103：S41-S51, 2017

6) Mirels H：Metastatic disease in long bones. A proposed scoring system for diagnosing impending pathologic fractures. Clin Orthop Relat Res 249：256-264, 1989

7) Fisher CG, DiPaola CP, Ryken TC et al：A novel classification system for spinal instability in neoplastic disease：an evidence-based approach and expert consensus from the Spine Oncology Study Group. Spine（Phila Pa 1976）35：E1221-E1229, 2010

8) Kim YR, Lee CH, Yang SH et al：Accuracy and precision of the spinal instability neoplastic score（SINS）for predicting vertebral compression fractures after radiotherapy in spinal metastases：a meta-analysis. Sci Rep 11：5553, 2021

Galら[9]は，PATHfx，SPRING，7SSG，OPTIModel，SORG，Janssen，IOR
を比較し，さらなる検証が必要としたうえで，**PATHFx 3.0，2013-SPRING，**
OPTIModel が優れた予後予測スコアであると報告している．

　PATHFx は年齢，性別，パフォーマンスステータス（performance status：
PS），がん種，ヘモグロビン値，臓器転移の有無，リンパ節転移の有無，切迫
骨折か完全骨折か，単発転移か多発転移かどうかの9項目を入力すると，予測
生存率が表示される．従来は手術介入を行った患者のみが母集団として用いら
れていたが，3.0では放射線治療のみを行った患者を含めた更新が行われ
た[10]．Carrwikら[11]は，脊椎転移患者に対する後ろ向きの検証研究を行っ
た．スウェーデンの複数の大学病院で脊椎転移の診断を受けた668人の
PATHFx 3.0 による予測生存率と実際の生存率を ROC（receiver operating
characteristic）曲線で比較した．1ヵ月，3ヵ月，6ヵ月，12ヵ月，18ヵ月，24ヵ月
の AUC（area under the curve）は，0.64，0.71，0.70，0.74，0.74，0.76であ
り，PATHFx 3.0 は信頼性の高いツールであると述べた．

▶ 治　療

▌ 外科的治療

　四肢長管骨転移に対する外科的治療は，プレートや髄内釘による内固定，搔
爬，セメント充填，人工関節置換などがある．**予後が1年未満であれば内固**
定，1年以上であれば腫瘍切除や人工関節置換などの局所制御を目指した手術
が選択される傾向にあるが，合併症や再手術の確率も報告により幅があり，い
まだ確立された指針はない．Rovereら[12]は，上腕骨近位部の骨転移に対する
髄内釘固定を受けた20例と腫瘍用人工関節置換術を受けた18例を比較し，疼
痛および QOL に差はなかったが，上肢機能の回復は髄内釘固定で優れ，局所
での腫瘍制御は腫瘍用人工関節置換術で優れていたと報告している．最も重要
なことは，「1患者1手術」，つまり可能な限り，生存している期間に二度と手
術をしなくてもよい手術を行うことである．

　脊椎転移に対する治療は，外科的治療，放射線治療，薬物治療による緩和的
なものが中心になる．疼痛軽減，神経学的回復，局所腫瘍制御，機械的安定性に
よる QOL の改善を目指す．腫瘍脊椎骨全摘術（total en bloc spondylectomy：
TES）に代表される根治術の適用は限られる．黒色腫・腎細胞がん・肉腫など
は，放射線抵抗性があることが知られており，外科的治療が推奨される．一
方，胚細胞腫瘍・血液腫瘍・骨髄腫・小細胞がんなどの放射線感受性腫瘍は，
放射線治療あるいは薬物治療も選択肢に挙がる[13]．

　Patchellら[14]は2005年に MESCC 患者101人を対象に，除圧術＋術後放射
線治療群51例と放射線単独治療群50例との多施設共同ランダム化比較試験

9) Ben Gal O, Soh TCF, Vaughan S et al：The prediction of survival after surgical management of bone metastases of the extremities - a comparison of prognostic models. Curr Oncol 29：4703-4716, 2022

10) Anderson AB, Wedin R, Fabbri N et al：External validation of PATHFx Version 3.0 in patients treated surgically and nonsurgically for symptomatic skeletal metastases. Clin Orthop Relat Res 478：808-818, 2020

11) Carrwik C, Tsagkozis P, Wedin R et al：Predicting survival of patients with spinal metastatic disease using PathFx 3.0 - a validation study of 668 patients in Sweden. Brain Spine 2：101669, 2022

12) Rovere G, Meschini C, Piazza P et al：Proximal humerus fractures treatment in adult patients with bone metastasis. Eur Rev Med Pharmacol Sci 26（1 Suppl）：100-105, 2022

13) Expert Panel on Radiation Oncology-Bone Metastases；Lo SS, Ryu S, Chang EL et al．ACR Appropriateness Criteria® metastatic epidural spinal cord compression and recurrent spinal metastasis. J Palliat Med 18：573-584, 2015

14) Patchell RA, Tibbs PA, Regine WF et al：Direct decompressive surgical resection in the treatment of spinal cord compression caused by metastatic cancer：a randomised trial. Lancet 366：643-648, 2005

（RCT）を行った．放射線治療は両群ともに 30 Gy/10 回の照射であった．結果は，試験が途中で中止になるほどの優位性をもって，除圧術＋術後放射線治療群が良好な結果を示した．治療後に歩行できていたのは 42/50 人（84％）と 29/51 人（57％）で，除圧術＋術後放射線治療群で優れていた．治療後の歩行可能期間は 122 日と 13 日であった．治療前に歩行ができなかった患者 32 人のうち，治療後に歩行能力を再獲得したのは 10/16 人と 3/16 人であった．Patchell らの報告以後に同様の前向き試験は存在せず，特に診断時に歩行ができない患者に対する外科的治療の有用性に疑いの余地はない．一方，がん患者は高齢者が中心であり，周術期合併症は避けては通れない問題である．Patchell らの試験でも，層別解析で高齢になるほど外科的治療の優越性が少なくなると報告されており，27％という高い確率で**周術期合併症が起こる**という報告もある[15]．しかし，当時は分子標的薬や強度変調放射線治療（intensity modulated radiation therapy：IMRT）は普及しておらず，手術の低侵襲化も進んでいなかった．これら最新の治療も考慮した新たな研究が求められている．

　骨転移患者は診療科横断的，職種横断的に管理する必要があり，がん診療連携拠点病院の指定案件に定められている骨転移ボードが普及している．Miyazaki ら[16]は，骨転移ボードが脊椎転移手術に及ぼす影響を後ろ向きに調べた．骨転移ボードの設立前に手術を受けた 33 人と設立後に手術を受けた 193 人を比較した．設立後に平均年齢は 5 歳上昇し，平均手術時間は 34 分短縮し，平均入院期間は 34.5 日短縮し，手術前の平均 Barthel index（BI）は 12 点上昇した．さらに，年間平均手術件数は 4 倍以上増加したが，緊急手術は 48.5％から 29.0％に減少した．PS および BI の術後 1〜6ヵ月の悪化率は，設立前よりも低くなった．

放射線治療

　骨転移に対する**放射線治療は主に除痛目的**に行われ，その有効性は複数のメタ解析で示されている[17]．

　Saito ら[18]は，骨転移に対する緩和放射線治療の終了から，疼痛の再燃までの時間を調べた．132 人を対象とし，86.0％が放射線治療で疼痛緩和を得られた．しかし，そのうち 69.6％で疼痛の再燃があった．再燃までの期間の中央値は 75.5 日であった．照射部位以外での疼痛発現は 43.2％でみられた．発現までの期間の中央値は 109.0 日であった．そのうち 22.8％は照射前から診断されていた骨転移が原因であった．照射前から診断されていた骨転移が 1 年以内に疼痛を発現する因子は，女性，骨盤・頭蓋骨・脊椎転移であった．

　Makita ら[19]は，骨転移に対する放射線治療を受けた肺がん患者を後ろ向きに調査し，210 人の 317 個の転移病変を評価した．0.5 年生存率 58.9％，局所

15) Luksanapruksa P, Buchowski JM, Zebala LP et al：Perioperative complications of spinal metastases surgery. Clin Spine Surg 30：4-13, 2017

16) Miyazaki K, Kanda Y, Sakai Y et al：Effect of bone metastasis cancer board on spinal surgery outcomes：a retrospective study. Medicina（Kaunas）59：2087, 2023

17) Sze WM, Shelley M, Held I et al：Palliation of metastatic bone pain：single fraction versus multifraction radiotherapy - a systematic review of the randomised trials. Cochrane Database Syst Rev：CD004721, 2004

18) Saito AI, Hirai T, Inoue T et al：Time to pain relapse after palliative radiotherapy for bone metastasis：a prospective multi-institutional study. Anticancer Res 43：865-873, 2023

19) Makita K, Hamamoto Y, Kanzaki H et al：Local control of bone metastasis treated with palliative radiotherapy in patients with lung cancer：an observational retrospective cohort study. Oncol Lett 26：303, 2023

制御率87.7%であった．照射部位の局所再発率は11.0%であり，照射部位以外の骨転移の進行は46.1%で観察された．多変量解析によると，照射部位，照射前の好中球対リンパ球比，照射後の分子標的薬および骨修飾薬の非投与が，局所制御に対する不利な因子であった．中程度の放射線量増加は，局所制御を改善する傾向にあった．特に分子標的薬の投与がない場合，放射線量の中程度の増加は局所制御を改善した．

骨修飾薬

Rosenら[20]は乳がんと前立腺がん以外の固形がんにおけるプラセボを対照としたRCTで，非椎体病的骨折の発生率がプラセボ群では11.6%であったのに対して，ゾレドロン酸群では9.0%と低かったと報告した．以降，**骨関連事象に対するゾレドロン酸やデノスマブなどの骨修飾薬（bone-modifying agent：BMA）の有用性が多く報告されている**．

Ishikawa[21]は，乳がん患者に対するゾレドロン酸とデノスマブは異なる抗がん活性をもつことを報告している．ゾレドロン酸は最も強力なビスホスホネートであり，閉経後または卵巣抑制状態など，エストロゲンレベルが抑制されている乳がん患者の死亡率を改善する．デノスマブの抗がん活性はゾレドロン酸ほど明確に証明されていないが，RANKL（receptor activator for nuclear factor-kappa B ligand）はBRCA1（breast cancer susceptibility gene 1）関連腫瘍形成の標的経路であるため，デノスマブはBRCA1変異乳がんの予防に有用である可能性がある．

BMAの問題として，非定型大腿骨骨折（atypical femoral fracture：AFF）が挙げられる．Fukuiら[22]は，骨転移に対してBMAを投与された患者におけるAFFの骨癒合期間などを後ろ向きに調査した．19人中13人が両側にAFFを発症しており，30肢のAFFを対象とした．19肢は前駆症状があり，18肢は完全骨折後に手術を行った．3人は骨癒合に至らず偽関節手術を要し，骨癒合に至った11肢の平均骨癒合期間は16.2ヵ月であり，通常のAFFに関する過去の報告よりも長かった．**予防的内固定によって不完全AFFが完全AFFになるのを防ぐことが重要である**．

▶ がんとロコモティブシンドローム（がんロコモ）

日本整形外科学会は，2007年に「運動機能の障害により移動能力の低下した状態」として「ロコモティブシンドローム（ロコモ）」を提唱した[23]．人生100年時代ともいわれる超高齢社会において，健康寿命の延伸にロコモ予防活動が果たす役割がますます高まってきており，がん患者もその例外ではない．2018年には，日本整形外科学会は「運動器と健康」PR事業のテーマとして「がんとロコモティブシンドローム（がんロコモ）」を選定した．

20) Rosen LS, Gordon D, Tchekmedyian S et al：Zoledronic acid versus placebo in the treatment of skeletal metastases in patients with lung cancer and other solid tumors：a phase Ⅲ, double-blind, randomized trial - the Zoledronic Acid Lung Cancer and Other Solid Tumors Study Group. J Clin Oncol 21：3150-3157, 2003

21) Ishikawa T：Differences between zoledronic acid and denosumab for breast cancer treatment. J Bone Miner Metab 41：301-306, 2023

22) Fukui T, Oe K, Kawamoto T et al：Multicenter study on atypical femoral fractures in patients with bone metastases taking bone-modifying agents. J Bone Oncol 40：100478, 2023

23) Nakamura K：A "super-aged" society and the "locomotive syndrome". J Orthop Sci 13：1-2, 2008

Kawano ら[24] は，**がんロコモは，がん自体あるいはがんの治療によって，骨・関節・筋肉・神経などの運動器の障害が起きて，移動機能が低下した状態**と定義した．そしてこの原因を，がん自体による運動器の問題，がんの治療によって起きる運動器の問題，がんと併存する運動器疾患の問題の3つに分類した．骨転移はがん自体による運動器の問題に含まれ，がんロコモの中核を占めている．

Hirahata ら[25] は，日本整形外科学会の2019年度学術プロジェクト研究「がん診療における運動器管理指針の基盤確立を目指す臨床研究」として，がんロコモワーキンググループを中心に多機関共同研究を行い，これまで未知の領域であったがんロコモの実態を調査した．リハビリテーションの処方があった入院がん患者，外来化学療法室へ通院しているがん患者，整形外科外来を受診したがん患者にロコモ度テストを実施した．**がん患者におけるロコモ有病率は96.0％と非常に高い値**であった．ロコモ度1は33.5％，ロコモ度2は21.6％であった．整形外科治療を要するロコモ度3は40.9％と最も高い値であった．過去の大規模住民コホート研究で，一般住民のロコモ有病率は70％，ロコモ度2以上は25％と報告されており，がん患者は一般住民と比べても，ロコモティブシンドロームの有病率が高いことがわかった．

がんロコモワーキンググループを中心とした啓発活動により，がんロコモが広く認知されるようになってきた．しかし，いまだに適切な運動器管理がなされていない事例が数多くあり，今後は**骨転移を中心とするがんロコモを予防および改善する**かが課題である．

24) Kawano H, Hirahata M, Imanishi J：Locomotive syndrome in cancer patients：a new role of orthopaedic surgeons as a part of comprehensive cancer care. Int J Clin Oncol 27：1233-1237, 2022

25) Hirahata M, Imanishi J, Fujinuma W et al：Cancer may accelerate locomotive syndrome and deteriorate quality of life：a single-centre cross-sectional study of locomotive syndrome in cancer patients. Int J Clin Oncol 28：603-609, 2023

Ⅳ章 骨軟部

11 軟部腫瘍

11-1. 良性軟部腫瘍・デスモイド型線維腫症の診断・治療指針

西田佳弘
名古屋大学医学部附属病院 リハビリテーション科

最近の研究動向とガイドライン

- デスモイドに対する治療の第1選択肢である監視療法の前向き研究が新たに報告された．監視療法抵抗性の場合の薬物治療として，γセクレターゼ阻害薬である nirogacestat が米国食品医薬品局（FDA）で承認された．本邦ではメトトレキサートとビンブラスチン，ドキソルビシンを主とする抗がん薬治療，パゾパニブによる分子標的治療が実施されているが，今後新規治療法として加わることが期待される．手術に代わる新規局所治療法として，凍結療法の有用性が報告されている．
- 神経線維腫症1型患者に発症する叢状神経線維腫のサーベイランス法や治療法を含めた診療ガイドラインが示された．叢状神経線維腫に対する MEK 阻害薬であるセルメチニブの長期成績が示され，安全性と有効性が確認された．一方，治療中止例や腫瘍増大をきたす例も認められ，使用する症例の選択と継続の要否は慎重に決定する必要がある．
- 難治性脈管奇形に対して mTOR 阻害薬であるシロリムスが適用拡大となった．物理的な治療法，侵襲的治療としての硬化療法，摘出手術とともに治療の選択肢となるが，脈管奇形診療の経験に富んだ医師による適切な治療法の選択が必要である．
- 腱滑膜巨細胞腫に対して CSF1 受容体阻害薬としてペキシダルチニブだけでなく vimseltinib の有効性と安全性が示された．本邦ではまだ使用できないが，diffuse type の腱滑膜巨細胞腫に対しては，監視療法，手術治療，今後登場が期待される CSF1 受容体阻害薬治療の選択を慎重に判断する必要がある．

デスモイドに対する治療方針，新規治療法

デスモイドに対する治療のコンセンサスガイドラインの第2版論文が新たに発表された[1]．この中にデスモイドの標準的治療および新規治療法のエビデンスがエッセンスとしてまとめられている．治療の第1選択肢は監視療法（active surveillance：AS）であることが再確認，強調され，手術は特殊な条件でなければ第2選択肢としても実施されないことが基本となっている．発症部位によって治療の第2選択肢が少々異なることに注意すべきである．例えば腹壁発症では，AS に引き続いて，手術，局所アブレーション治療，薬物治療を症例ごとに選択するアルゴリズムとなっている．頭頸部発症では AS に続

1) Kasper B, Baldini EH, Bonvalot S et al : Current management of desmoid tumors ; a review. JAMA Oncol 10 : 1121-1128, 2024

いては薬物治療を選択することが基本であり，手術やアブレーション治療は基本的に選択されない．四肢ではASに続いて薬物治療あるいはアブレーションの選択肢となっている．

第1選択肢である監視療法について，新たな前向き観察研究の報告があった．フランスから18歳以上の四肢，腹壁・胸壁発症の100例について，3年の無増悪生存率（PFS）が53.4％と報告され[2]，オランダからは18歳以上の腹腔内を除いた105症例の3年でのPFSが58％[3]，イタリアからは16歳以上の家族性大腸腺腫症関連を除いたデスモイド108例について，3年でのPFSが54.5％であり，積極的な治療を要したのは32％であったことが報告された[4]．日本からは1施設における後方視的研究で162例，168病変に対するASの成績が報告され，増大したのは40％であり，56％がASを継続できたと報告している[5]．以上の報告から，およそ半数以上のデスモイド患者はASの治療方針が有用と判断される．

以前より，本邦で実施されている**効果の期待できる薬物治療として，メトトレキサートとビンブラスチンの低用量化学療法，パゾパニブの分子標的治療薬治療，ドキソルビシンを中心とした化学療法**が挙げられる．海外ではソラフェニブの有用性が報告されているが，本邦で使用することは困難である．**従来から使用されてきた抗エストロゲン治療やNSAIDによる治療はエビデンスに乏しく，効果は疑問視されていることに留意すべきである**．最近，γセクレターゼ阻害薬であるnirogacestat（Niro）のランダム化比較試験（RCT）（DeFi trial）の成績が報告された[6]．70例の試験薬と72例のプラセボによるRCTで，プラセボのPFS期間が15.1ヵ月であるのに対して，Niroは未到達であった（$p < 0.01$）．客観的奏効率はNiro 41％，プラセボが8％（$p < 0.01$）であった．このDeFi trialの成果をもとにNiroはFDAの承認に至っている．このDeFi trialにおいて，Niroの副作用として卵巣機能障害が報告されている．Post hoc解析を実施し，73例（Niro 36例，プラセボ37例）の生殖能を有する女性で，Niroでは27例（75％），プラセボでは0例（0％）に卵巣機能障害が認められた．Niroを中止した症例は100％で卵巣機能は回復し，Niroを投与している症例でも71％が回復し，Niroによる卵巣機能障害は一過性であることを示唆している[7]．**本邦においてもPMDAの承認を目指したγセクレターゼ阻害薬の治験が実施されることに期待したい**．

デスモイドに対する局所アブレーション治療の有用性が報告されている．凍結療法について唯一の前向き研究で，18歳以上で腹腔-骨盤以外に発症したデスモイド患者に実施されたCRYODESMO-01 trial[8]の結果が報告されている．これに基づきコンセンサスガイドライン論文[1]では，**局所凍結療法は2ライン以上の薬物治療に抵抗性あるいは機能障害や痛みを有する症例に対する治療の選択肢となる**と述べている．小児〜AYA世代の腹腔外デスモイド21

2) Bonvalot S, Cozic N, Le Cesne A et al：Initial active surveillance strategy for patients with peripheral sporadic primary desmoid-type fibromatosis：a multicentric phase Ⅱ observational trial. Ann Surg Oncol 30：8653-8659, 2023

3) Schut AW, Timbergen MJM, van Broekhoven DLM et al：A nationwide prospective clinical trial on active surveillance in patients with non-intraabdominal desmoid-type fibromatosis：the GRAFITI trial. Ann Surg 277：689-696, 2023

4) Colombo C, Fiore M, Grignani G et al：A prospective observational study of active surveillance in primary desmoid fibromatosis. Clin Cancer Res 28：4027-4032, 2022

5) Sakai T, Nishida Y, Ito K et al：Clinical results of active surveillance for extra-abdominal desmoid-type fibromatosis. Cancer Med 12：5245-5254, 2023

6) Gounder M, Ratan R, Alcindor T et al：Nirogacestat, a γ-secretase inhibitor for desmoid tumors. N Engl J Med 388：898-912, 2023

7) Loggers ET, Chugh R, Federman N et al：Onset and resolution of ovarian toxicity with nirogacestat treatment in females with desmoid tumors：updated safety analyses from the DeFi phase 3 study. Cancer 130：2812-2821, 2024

8) Kurtz JE, Buy X, Deschamps F et al：CRYODESMO-O1：a prospective, open phase Ⅱ study of cryoablation in desmoid tumour patients progressing after medical treatment. Eur J Cancer 143：78-87, 2021

例への凍結療法の有用性も報告されている．9例（43％）で75％以上の腫瘍縮小がみられ，19例（90％）で症状が改善したと報告されている[9]．HIFU（high-intensity focused ultrasonography；高密度焦点式超音波療法）によるアブレーション治療の有用性も報告されている．小児〜成人を含めた105例に実施し，腫瘍量は34％減少し，SD（stable disease）以上が86％であった．皮膚や神経に近接している腫瘍には当てられないため，腫瘍全体の75％程度がHIFUの標的となり，合併症は36％に生じ，多くはGrade 1〜2の皮膚熱傷であった[10]．局所アブレーション治療はエビデンスレベルの高い研究報告がほとんどないため，その適用にはデスモイド診療のエキスパートを含めた多科の医師および患者を含めた十分な議論によって実施の可否を決めるべきである[1]．

　本邦において局所アブレーション治療は，ラジオ波焼灼術（RFA）の適応拡大によりデスモイドに適用されることが予想される．**RFAは凍結療法やHIFUと比較してデスモイドに関する臨床成績の報告が少なく，また薬物療法との比較試験は実施されていないことから安易に選択するべきではないと考えられる．他治療の選択肢との優劣を議論できる施設で多科のエキスパートにより慎重に実施されることが望まれる．**

▶ 神経線維腫症1型患者の叢状神経線維腫に対する治療方針

　神経線維腫症1型（neurofibromatosis type 1：NF1）患者に発症する叢状神経線維腫（plexiform neurofibroma：PN）は，患者の外見上の問題，痛み，身体のさまざまな機能障害を引き起こす原因となる可能性がある．また多くのNF1関連の悪性末梢神経鞘腫瘍（malignant peripheral nerve sheath tumor：MPNST）は，PNを前駆病変として悪性転化して発症することが多いと考えられる．他の軟部腫瘍と異なる診療方針を理解する必要がある．NF1における腫瘍のサーベイランスについてのガイドラインを，遺伝性腫瘍リスク症候群（GENTURIS）に関する欧州リファレンスネットワーク（European Reference Network：ERN）が発表している[11]．PNの臨床評価は，NF1の専門知識をもつ臨床医が患者の観察，触診，神経学的検査によって，生後すぐから，あるいはNF1と診断された直後より実施されるべきであるとしている（中等度推奨）．Whole body MRI（WB-MRI）については，小児から成人に移行する時期に一度撮像することを弱く推奨している．これは深部に発生したPNの総量が多いとMPNSTを発症するリスクが高いとの報告に基づく．PNのモニタリングの頻度についてはMPNST発症のリスクに従って決めるべきとされている（中等度推奨）．WB-MRIで深部発生のPNがないと判断される場合には，その後の評価は臨床評価のみが必要とされている（中等度推奨）．症状のある

9) Shaikh R, Shashi KK, Shahin MM：Cryoablation in extra-abdominal desmoid tumors：a 10-year experience in pediatric and young adult patients. Cardiovasc Intervent Radiol 47：1776-1783, 2024

10) Düx DM, Baal JD, Bitton R et al：MR-guided focused ultrasound therapy of extra-abdominal desmoid tumors：a multicenter retrospective study of 105 patients. Eur Radiol 34：1137-1145, 2024

11) Carton C, Evans DG, Blanco I et al：ERN GENTURIS tumour surveillance guidelines for individuals with neurofibromatosis type 1. EClinicalMedicine 56：101818, 2023

PNに対しては臨床評価の間隔を短くしたり，MRIやPET（-MRIが-CTより推奨されている）による評価が推奨されている（中等度）．

PNの治癒を目指した治療は手術治療のみであり（中等度推奨），MEK阻害薬は，症状のあるPNおよび手術不能な症状のあるPNの治療選択肢として考慮されるとしている（中等度推奨）．PNの管理は，NF1の専門知識をもつ多科・多職種のチーム（multi-disciplinary team：MDT）によって決定され，実行される必要があると弱く推奨している．

本邦では，2024年6月に「叢状神経線維腫－悪性末梢神経鞘腫瘍の診療ガイドライン」が発刊された[12]．PNのスクリーニングにおけるWB-MRIの有用性は弱い推奨となっており，PNの悪性化評価における画像検査の有用性については強い推奨となっている．症候性のPNに対する手術治療は弱く推奨され，手術不能，症候性のPNに対する分子標的薬の有用性についてはセルメチニブが認可されたことを考慮して弱く推奨されている．PNの診療におけるMDTの有用性についてはまだ確かなエビデンスがないとの判断からFuture Research Questionとなっている．

MEK阻害薬であるセルメチニブが，本邦でも3〜18歳までの症候性で手術困難なPNに対して，2022年9月に製造販売が承認された．承認の基盤データとなった第Ⅰ相試験の結果が報告された．主要評価項目は安全性と忍容性であり，12例の小児患者（年齢中央値13.3歳）に対して経過観察期間の中央値は11.5ヵ月であった．有害事象は皮膚関連と消化器関連が多く，ほとんどがGrade 1，2であり，投与中止となる例はなかった．10例（83.3％）で腫瘍は縮小し，奏効率は33.3％であり，SPRINT試験と同様の結果を示した[13]．SPRINT試験の第Ⅰ相症例（24例）と第Ⅱ相症例（50例）に関して，長期の安全性と有用性の結果が報告された[14]．経過観察期間は約5年で，長期投与における有害事象はこれまで報告されている内容と同様であった．約5年でのPFSは61.2％であり，痛みに対する抑制効果も約5年間継続してみられた．一方，最終的にセルメチニブの治療を継続していたのは，第Ⅰ相24例中9例であり，第Ⅱ相50例中23例であった．また，第Ⅰ相24例中11例（46％）でPD（progressive disease），第Ⅱ相50例中11例（22％）でPDと評価された．このようにセルメチニブの効果と安全性は安定していると考えられる．一方，セルメチニブはPNの治癒を目的とした治療ではないため，PNによる症状の強弱，副作用によって患者にかかる負担，経過中PDとなる可能性などを考慮して，NF1診療に経験の深い医師，およびMPNSTへの悪性化を評価できる医師の参加のもとにMDTで投薬の要否を決定する必要があると思われる．

12) 日本レックリングハウゼン病学会 監，叢状神経線維腫－悪性末梢神経鞘腫瘍診療ガイドライン作成委員会 編：叢状神経線維腫－悪性末梢神経鞘腫瘍診療ガイドライン．医学図書出版，2024

13) Suenobu S, Terashima K, Akiyama M et al：Selumetinib in Japanese pediatric patients with neurofibromatosis type 1 and symptomatic, inoperable plexiform neurofibromas：an open-label, phase I study. Neurooncol Adv 5：vdad054, 2023

14) Gross AM, Dombi E, Wolters PL et al：Long-term safety and efficacy of selumetinib in children with neurofibromatosis type 1 on a phase 1/2 trial for inoperable plexiform neurofibromas. Neuro Oncol 25：1883-1894, 2023

血管腫・血管奇形（脈管奇形）に対する治療法

整形外科ではまだ"血管腫"，"リンパ管腫"の病名を標準的に使用していることが多いと思われる．2018年に改訂されたISSVA（the International Society for the Study of Vascular Anomalies）分類による分類法が世界的に定着しつつあり，混乱しないためにも**整形外科でも今後は血管奇形（脈管奇形）の用語を用いる**ようにすべきであろう．「血管腫・脈管奇形・血管奇形・リンパ管奇形・リンパ管腫症 診療ガイドライン 2022」の第3.1版が2024年に出されている[15]．著作者許諾に基づいて，この一部は日本整形外科学会の骨・軟部腫瘍委員会の活動によって日本整形外科学会ホームページにも掲載されている[16]．総論としてISSVA分類，画像診断，病理診断，分子生物学的病態，各論として静脈奇形・動静脈奇形・リンパ管奇形に対する記述がある．例えば静脈奇形に対する治療としては，体位や圧迫などの物理的な治療法，薬剤療法，侵襲的治療としての硬化療法，摘出手術の選択肢が挙げられている．個々の症例によって治療選択やそれらの組み合わせが必要になるとされ，脈管奇形の診療に熟練した医師の判断が必要になると思われる．後述するが，保険適用となったmTOR阻害薬であるシロリムスについても，診療経験の少ない医師が使用の適否を判断せず，エキスパートの意見を取り入れるべきだと考える．

mTOR阻害薬であるシロリムスが2021年9月より難治性リンパ管奇形へ適用となった．2024年1月には静脈奇形にも適用が拡大され，整形外科医が難治性血管腫として診療してきた患者にも今後使用される可能性がある．シロリムスは免疫抑制効果を有するため，合併症として感染の発症に留意する必要がある．脈管奇形に対するmTOR阻害薬使用（シロリムス，エベロリムス）による感染症発症に関するシステマティックレビューの報告がある[17]．31研究，1,182例の検討で，291例に316感染が生じ，感染症の大部分はウイルス性上気道感染症（54%）であり，次いで肺炎（n = 53）とし，Common Terminology Criteria for Adverse Events（CTCAE）に基づくと32%がGrade 3〜4であり，感染に関連した死亡者は合計6例で，全員が2歳未満の患者であったことを報告している．本邦における実臨床におけるシロリムスの使用に関しては，血中トラフ値の測定により，適切な血中濃度の維持が求められている．本邦における脈管奇形に対するシロリムスの有効性については，5施設による，非盲検，単群，多施設，前向き試験の結果が報告されている[18]．11例のリンパ管奇形にシロリムスが投与され，投与開始から52週目に6例（54.5%）でPR（partial response）が得られ，有害事象は口内炎，ざ瘡様皮膚炎，下痢，発熱など重篤なものはなく，有効性と安全性が示されている．

15) 令和2-4年度厚生労働科学研究費難治性疾患政策研究事業「難治性血管腫・脈管奇形・血管奇形・リンパ管腫・リンパ管腫症および関連疾患についての調査研究」班（研究代表者 秋田定伯）：血管腫・脈管奇形・血管奇形・リンパ管奇形・リンパ管腫症 診療ガイドライン 2022 第3.1版．2024

16) 原発性良悪性骨軟部腫瘍患者のADL，QOL向上に向けた取り組みWG：問題点に対する適切な介入法について．https://www.joa.or.jp/public/pdf/intervention.pdf（2025年2月11日閲覧）

17) Kalbfell R, Cohen-Cutler S, Grisham E et al：Infectious complications of vascular anomalies treated with sirolimus：a systematic review. Pediatr Blood Cancer 71：e30758, 2024

18) Ozeki M, Endo S, Yasue S et al：Sirolimus treatment for intractable lymphatic anomalies：an open-label, single-arm, multicenter, prospective trial. Front Med（Lausanne）11：1335469, 2024

腱滑膜巨細胞腫に対する治療方針

　症候性で手術治療困難な腱滑膜巨細胞腫（tenesynovial giant cell tumor：TGCT）に対して，CSF1 の受容体の阻害薬であるペキシダルチニブが 2019 年に FDA で認可され，欧州医薬品庁（EMA）では安全性と効果のバランスを考慮して認可されていない．一方，2024 年 8 月に FDA は同じく CSF1 受容体阻害薬である vimseltinib を新薬承認申請の優先審査対象として受理した．これは多施設共同 RCT（MOTION study）の結果に基づく[19]．計 123 例に対する試験で，83 例を vimseltinib，40 例をプラセボに割り付け，客観的奏効率は vimseltinib で 40%，プラセボで 0% であった．Vimseltinib の有害事象はほとんどが Grade 1，2 であり，Grade 3，4 としては血中 CPK の上昇が 10% に認められたが，薬剤誘発性肝障害は認められなかった．ペキシダルチニブは日本で治験が行われており，vimseltinib は実施されていない．TGCT に対する治療方針を決定する際にこれらの薬物の登場は大きな影響を与えると考えられる．

　TGCT に対する治療法の中心は手術による切除であったが，最近は術後再発率の高い diffuse type の TGCT に対しては監視療法を選択する施設が増加していると思われる．欧州 10 施設と米国 2 施設の diffuse type TGCT の 2 年間にわたるレジストリ研究の結果が報告された[20]．全 176 例のうち，ベースラインで監視療法を実施されていたのが 79 例（45%）であった．痛みを含めた患者立脚型アウトカム（PRO）評価は，監視療法を継続できた症例では，手術や薬物治療へ変更した症例よりも PRO が高く維持されることが示された．**監視療法，手術治療，今後日本にも導入される可能性がある CSF1 受容体阻害薬の各種治療により，症例ごとに PRO を向上させる治療を慎重に選択する必要がある．**

19) Gelderblom H, Bhadri V, Stacchiotti S et al；MOTION investigators：Vimseltinib versus placebo for tenosynovial giant cell tumour (MOTION)：a multicentre, randomised, double-blind, placebo-controlled, phase 3 trial. Lancet 403：2709-2719, 2024

20) Palmerini E, Healey JH, Bernthal NM et al：Tenosynovial giant cell tumor Observational Platform Project (TOPP) Registry：a 2-year analysis of patient-reported outcomes and treatment strategies. Oncologist 28：e425-e435, 2023

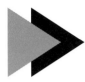

11-2. 悪性軟部腫瘍の診断・治療指針

小林　寛
東京大学医学部附属病院 整形外科

最近の研究動向とガイドライン

- Augmented reality による手術支援の試みが後腹膜肉腫で行われてきている．
- 高リスクの悪性軟部腫瘍に対する周術期化学療法として，ドキソルビシン＋イホスファミド併用療法（AI療法）に対してゲムシタビン＋ドセタキセル併用療法（GD療法）の非劣性は示せず，GD療法は周術期化学療法として使用すべきでないことが示された（JCOG1306）．
- 高リスクの粘液型脂肪肉腫に対する術前化学療法として，トラベクテジンはAI療法と同等の治療効果が得られ，有害事象が少なかった．
- 後腹膜肉腫に対する周術期化学療法の有効性は後方視的解析では示せず，今後前向き試験の結果が待たれる．
- 進行性悪性軟部腫瘍におけるドキソルビシン投与による心臓有害事象は，持続静注とボーラス投与で発生率に差はなかった．
- BRAF V600変異を有する固形がんにダラフェニブ/トラメチニブ併用療法が承認された．軟部肉腫にも，1％弱と希少ではあるがBRAF V600変異がみられることがあり，今後治療機会が増える可能性がある．
- 日本レックリングハウゼン病学会の監修のもと，「叢状神経鞘腫-悪性末梢神経鞘腫瘍診療ガイドライン」が作成された．神経線維腫症Ｉ型の患者の多職種連携によるマネジメント，叢状神経線維腫に対する治療，特に新たに使用可能となったセルメチニブによる治療，悪性末梢神経鞘腫瘍のスクリーニング・治療について記載されている．

手術療法

1. 3DARによる後腹膜肉腫術前計画に関するパイロットスタディ

後腹膜悪性軟部腫瘍の手術は，腫瘍が重要臓器や血管に近接し，さらにさまざまな部位にできるため，解剖学的に周囲臓器との関係を把握して手術を行うことは困難を伴う．術前および術中の切除における3D augmented reality（3DAR）が通常の2次元の画像情報と比較して有用かどうかを検討した[1]．対象は13例の後腹膜肉腫症例で，3人の経験のある外科医が3DARと2次元

1) Mor E, Tejman-Yarden S, Mor-Hadar D et al：3D-SARC：a pilot study testing the use of a 3D augmented-reality model with conventional imaging as a preoperative assessment tool for surgical resection of retroperitoneal sarcoma. Ann Surg Oncol 31：7198-7205, 2024

の画像情報のどちらが手術において有用かを質問形式で調査した．結果として，26 個の回答があり，3DAR が優れていると回答したのは 10 個，2 次元情報が優れていると回答したのが 5 個，どちらともいえないという回答が 11 個（p = 0.074）という結果であった．

　後腹膜腫瘍は四肢と比較して比較的稀で，手術経験を積むことが困難であり，high-volume center での治療が望まれる．そして，トレーニングを積む段階を経て，経験のある外科医がより解剖を把握して手術に臨むことが治療成績向上に寄与する可能性があると考えられる．今後は VR や AR を利用することによって手術時間や手術成績の改善につながるか否かの検討が必要であると考えられる．

2．軟部肉腫切除後の手術部位感染を予測するノモグラムの開発

　547 例の外科的切除を受けた軟部肉腫の症例を development cohort と validation cohort に分けて解析した[2]．Development cohort の 402 例において，ラッソ回帰分析を行い，手術部位感染（SSI）のリスク因子として，年齢，糖尿病，手術時間，皮膚移植または皮弁，腫瘍のサイズ，喫煙，放射線治療が抽出された．多変量解析で，年齢，糖尿病，前年までの喫煙，手術時間，放射線治療が独立したリスク因子であることが明らかとなった．この結果から，ノモグラムを作成して解析を行ったところ，SSI の発生は，低リスク（risk score ＜ 6.89）群では 4.5 ％であったのに対して，高リスク（risk score ≧ 6.89）では 26.6 ％であり，高リスク群で有意に SSI の発生が高かった（p ＜ 0.001）．また，validation cohort で解析を行い，SSI の発生は低リスク群では 2.0 ％であったのに対して，高リスクでは 15.9 ％であり，高リスク群で有意に SSI の発生が高かった（p = 0.004）．これまで軟部肉腫術後の SSI についてリスク因子を解析した報告が複数あるが，ノモグラムによる SSI 発生リスクに関する初めての報告となる．患者側因子と治療因子があるが，高リスク群ではなるべくシンプルな手術を計画するなどの対策が考えられる．また，高リスク群における抗生剤の使用期間，ドレーンの管理，創部の陰圧閉鎖療法などの SSI を予防するための術後管理については，今後検討が必要であると考えられる．

2）Miwa S, Yamamoto N, Hayashi K et al：Development and validation of a nomogram to predict surgical site infection after soft-tissue sarcoma resection. Bone Joint J 106-B：492-500, 2024

▶ 化学療法

▌ 周術期化学療法

1．ゲムシタビン＋ドセタキセル併用療法（GD 療法）はドキソルビシン＋イホスファミド併用療法（AI 療法）の代わりとなりうるか？（JCOG1306 試験）

　四肢・体幹発生の限局性，深部発生，5 cm 以上の悪性軟部腫瘍に対する周術期化学療法として，標準療法であるドキソルビシン＋イホスファミド併用療

法（AI療法）に対してゲムシタビン＋ドセタキセル併用療法（GD療法）の非劣性を検証する第Ⅱ/Ⅲ相試験が，JCOG（日本臨床腫瘍研究グループ）の骨軟部腫瘍グループで行われた[3]．143例が登録され，70例がAI療法，73例がGD療法に割り付けされ，3年での全生存割合は，それぞれ91.4％と79.2％（ハザード比（HR）：2.55，95％信頼区間（CI）：0.80〜8.14，p＝0.78）であった．また，3年での無増悪生存割合は，それぞれ79.1％と59.1％であった．Grade 3〜4の有害事象はAI療法で好中球減少（88.4％），貧血（49.3％），発熱性好中球減少（36.2％）で，GD療法で好中球減少（79.5％），発熱性好中球減少（17.8％）であった．以上のように**GD療法では有害事象が比較的軽度であったが，AI療法に対する非劣性は示せず，周術期化学療法として考慮すべきではないことが明らかとなった**．

本研究から悪性軟部腫瘍の周術期化学療法としては，AI療法が推奨される．ただし，周術期化学療法の適応基準については，依然として意見が分かれるところである．近年SarculatorやPERSARCなどの悪性軟部腫瘍の予後予測ノモグラムが開発され，リスクの層別化を行い，高リスク群では周術期化学療法が有効である可能性が示されている[4,5]．

2. 粘液型脂肪肉腫の周術期化学療法としてトラベクテジンはAI療法の代わりとなりうるか？

悪性軟部腫瘍に対する周術期化学療法の標準治療であるAI療法に対して，組織型に応じた治療を行うランダム化比較試験（RCT）が行われ（ISG-STS 1001試験）[6]，高悪性度粘液型脂肪肉腫のみAI療法と同等の治療効果がみられたため，本コホートのみ延長して試験が行われた[7]．四肢および体壁発生の高悪性度粘液型脂肪肉腫（円形細胞成分5％，5cm以上，深部発生）に対するAI療法とトラベクテジンのRCTで，AI療法56例，トラベクテジン45例に割り付けされた．60ヵ月の時点で，無病生存率はそれぞれ73％，86％（HR：0.60，95％CI：0.24〜1.46，p＝0.26），全生存率は90％，88％（HR：1.20，95％CI：0.37〜3.93，p＝0.77）であり，ベイズ流統計によって非劣性が示された．有害事象についてはGrade 3またはGrade 4の好中球減少，発熱性好中球減少の頻度はAI療法で67％，24％であったのに対して，トラベクテジンでは7％，0％であり，また脱毛がなく長期的な心筋障害を回避することができた．

比較的若年者に生じる粘液型脂肪肉腫においては，**トラベクテジンはAI療法と治療効果が同等で短期的，長期的な有害事象が少ないことから，今後周術期化学療法として使用することも検討される**と考えられる．

3. 術前化学療法後の腫瘍内の微小免疫環境は高悪性度軟部肉腫の予後予測因子となりうるか？

さまざまながんにおいて腫瘍内免疫環境が予後に関与することが報告されて

3) Tanaka K, Machida R, Kawai A et al：Perioperative adriamycin plus ifosfamide vs. gemcitabine plus docetaxel for high-risk soft tissue sarcomas：randomised, phase Ⅱ/Ⅲ study JCOG1306. Br J Cancer 127：1487-1496, 2022

4) Pasquali S, Palmerini E, Quagliuolo V et al：Neoadjuvant chemotherapy in high-risk soft tissue sarcomas：a Sarculator-based risk stratification analysis of the ISG-STS 1001 randomized trial. Cancer 128：85-93, 2022

5) Acem I, van Houdt WJ, Grünhagen DJ et al：The role of perioperative chemotherapy in primary high-grade extremity soft tissue sarcoma：a risk-stratified analysis using PERSARC. Eur J Cancer 165：71-80, 2022

6) Gronchi A, Ferrari S, Quagliuolo V et al：Histotype-tailored neoadjuvant chemotherapy versus standard chemotherapy in patients with high-risk soft-tissue sarcomas（ISG-STS 1001）：an international, open-label, randomised, controlled, phase 3, multicentre trial. Lancet Oncol 18：812-822, 2017

7) Gronchi A, Palmerini E, Quagliuolo V et al：Neoadjuvant chemotherapy in high-grade myxoid liposarcoma：results of the expanded cohort of a randomized trial from Italian（ISG）, Spanish（GEIS）, French（FSG）, and Polish Sarcoma Groups（PSG）. J Clin Oncol 42：898-906, 2024

いる．悪性軟部腫瘍では，免疫チェックポイント阻害薬の奏効性に関与することが報告されている[8]．先述した ISG-STS 1001 試験の検体を用いて，化学療法前後で組織学的変化がみられた部分，みられなかった部分，リンパ球浸潤が高い部分，腫瘍の辺縁の4箇所における免疫環境と予後との関係を調査した[9]．PD-1＋細胞は予後不良因子となり，一方でリンパ球浸潤が高い部分と腫瘍辺縁における CD20＋B 細胞は予後良好因子であった．各部位における免疫細胞の存在と予後の関係をもとに，sarcoma immune index scores（SIS）を機械学習を用いて作成したところ，リンパ球浸潤が高い部分の SIS が予後と強く関連していた．本結果は，**術前化学療法による免疫環境への影響が予後に関わること**を示しており，今後，免疫チェックポイント阻害薬と AI 療法の併用療法を検討する根拠になると考えられる．

4. 後腹膜肉腫に対して術前化学療法を行うべきか？

後腹膜発生の高悪性度平滑筋肉腫，脱分化型脂肪肉腫に対して，術前放射線療法が無再発生存割合を延長しないことが RCT（STRASS）で示された[10]．しかし，術前化学療法の有効性については不明であり，現在 RCT（STRASS2）が行われている．その前段階として，National Cancer Database を用いた後方視的解析が行われた[11]．2006～2019 年に高悪性度平滑筋肉腫と脱分化型脂肪肉腫に対して外科的切除を受けた 2,656 例（平滑筋肉腫 43.5％，脱分化型脂肪肉腫 57％）のうち，6％が術前化学療法を受けていた．化学療法を受けた群は比較的若年で，平滑筋肉腫が有意に多かった．術前化学療法を受けた群と受けない群では5年生存率に差はなく（57.3％ vs 52.8％，$p = 0.38$），propensity score matching による背景因子の調整を行っても両者に差はなかった（54.9％ vs 49.1％，$p = 0.48$）．化学療法のレジメン，薬剤投与量，切除範囲，組織学的悪性度（FNCLCC 2 or 3）などの情報がわからず，本研究結果をもとに術前化学療法の有効性を否定することはできないが，**現状では後腹膜発生の高悪性度平滑筋肉腫と脱分化型脂肪肉腫に対して積極的に術前化学療法は推奨されない**．今後，STRASS2 の結果が期待される．

▌進行性悪性軟部腫瘍の化学療法

1. ドキソルビシンの持続静注とボーラス投与の有害事象に差はあるか？

進行性悪性軟部腫瘍に対して，ドキソルビシン単剤とドキソルビシンとエボホスファミド（低酸素下で活性化されるイホスファミド誘導体）の RCT（SARC021）[12] の事後解析として，ドキソルビシンの投与方法による有害事象の比較を行った[13]．本試験では，持続静注（少なくとも6時間以上かけて投与）とボーラス投与（5～20分で投与）のいずれかは担当医に委ねられており，持続静注が 84 例，ボーラス投与が 556 例となっていた．本試験では心電図が正常で左心室駆出率が 50％以上の患者が組み入れられており，ドキソル

8) Petitprez F, de Reyniès A, Keung EZ et al：B cells are associated with survival and immunotherapy response in sarcoma. Nature 577：556-560, 2020

9) Pasquali S, Vallacchi V, Lalli L et al：Spatial distribution of tumour immune infiltrate predicts outcomes of patients with high-risk soft tissue sarcomas after neoadjuvant chemotherapy. EBioMedicine 106：105220, 2024

10) Bonvalot S, Gronchi A, Le Péchoux C et al：Preoperative radiotherapy plus surgery versus surgery alone for patients with primary retroperitoneal sarcoma（EORTC-62092：STRASS）：a multicentre, open-label, randomised, phase 3 trial. Lancet Oncol 21：1366-1377, 2020

11) Tortorello GN, Li EH, Sharon CE et al：Neoadjuvant chemotherapy in retroperitoneal sarcoma：a national cohort study. Ann Surg Oncol 30：6886-6893, 2023

12) Tap WD, Papai Z, Van Tine BA et al：Doxorubicin plus evofosfamide versus doxorubicin alone in locally advanced, unresectable or metastatic soft-tissue sarcoma（TH CR-406/SARC021）：an international, multicentre, open-label, randomised phase 3 trial. Lancet Oncol 18：1089-1103, 2017

13) Cranmer LD, Lu Y, Heise RS et al：Bolus versus continuous intravenous delivery of doxorubicin in soft-tissue sarcomas：post hoc analysis of a prospective randomized trial（SARC021/TH CR-406）. Clin Cancer Res 29：1068-1076, 2023

268　Ⅳ章　骨軟部

ビシンは1サイクル当たり75 mg/m^{2}が投与され，最大6サイクルまで投与可能とした．心機能は4サイクル後と6サイクル後に心電図と心エコーで評価され，左心室駆出率がベースラインから10％以上低下して55％未満になる，左心室駆出率が45％以下になる，もしくは左心室駆出率が20％以上低下する場合に心臓有害事象ありとした．結果として，**持続静注とボーラス投与では，心臓有害事象，血液および非血液毒性に差はなく，無増悪生存率と全生存率でも差がなかった．**心臓有害事象は，ドキソルビシンの総投与量のみと関連があった（HR：729，p＜0.001）.

　これまで，乳がんや肉腫を対象にドキソルビシンをボーラス投与すると，持続静注と比較して心臓有害事象が生じやすいとされていた[14, 15]．先行研究では，総投与量300 mg/m^{2}の時点で心機能を評価して，ボーラス投与で左心室駆出率が20％以上低下した割合は46％（13/28例）と高率であったが[16]，本試験では9％のみであった．この差がなぜ生じているか不明だが，本試験の結果からは，投与方法ではなく，総投与量に注意する必要があると考えられる．また，本結果は，進行性悪性軟部腫瘍における結果であり，長期的な有害事象の発生については不明であり，周術期化学療法に反映できる結果ではないことに注意が必要である．Casperらは，総投与量300 mg/m^{2}を超えると心臓有害事象が生じやすいと報告している[17]．近年，デクスラゾキサンはドキソルビシンによる心臓有害事象の予防効果があるとされており，ドキソルビシンを600 mg/m^{2}まで投与するANNOUNCE試験が行われ，450 mg/m^{2}を超えても心臓有害事象を低く抑えることができたという報告もある[18]．本邦ではデクスラゾキサンはドキソルビシンの血管外漏出のみに適応があるが，心臓有害事象予防に使用できるようになることが期待される.

2. BRAF V600変異に対するダラフェニブ/トラメチニブ併用療法

　BRAF V600E変異を有する固形がんに対してダラフェニブ/トラメチニブ併用療法が薬事承認となった．本邦で行われている臓器横断的治療薬の薬事承認を目指し，患者申し出療養を利用した受けⅢ試験（NCCH1901）では，ダラフェニブ/トラメチニブ併用療法奏効率（ORR）28％，病勢コントロール率（DCR）84％，無増悪生存率（PFS）6.5ヵ月と良好な結果であったが，肉腫の症例は1例のみ含まれており，最良総合効果はstable disease（SD）で，PFSは7ヵ月であった[19]．がん遺伝子パネル検査の結果を集約しているC-CATのデータによると，全軟部肉腫1,964例のうち，BRAF V600Eの変異は11例（0.6％）であり，悪性末梢神経鞘腫瘍が4例，分類不能肉腫が3例，未分化多形肉腫，血管肉腫，横紋筋肉腫，滑膜肉腫が各1例含まれていた[20]．BRAF V600E変異を有する肉腫におけるダラフェニブ/トラメチニブ併用療法の治療成績については症例報告が散見される程度であり，症例を集積した解析が望まれる.

14) Zalupski M, Metch B, Balcerzak S et al：Phase Ⅲ comparison of doxorubicin and dacarbazine given by bolus versus infusion in patients with soft-tissue sarcomas：a Southwest Oncology Group study. J Natl Cancer Inst 83：926-932, 1991

15) Hortobagyi GN, Yap HY, Kau SW et al：A comparative study of doxorubicin and epirubicin in patients with metastatic breast cancer. Am J Clin Oncol 12：57-62, 1989

16) Shapira J, Gotfried M, Lishner M et al：Reduced cardiotoxicity of doxorubicin by a 6-hour infusion regimen. A prospective randomized evaluation. Cancer 65：870-873, 1990

17) Casper ES, Gaynor JJ, Hajdu SI et al：A prospective randomized trial of adjuvant chemotherapy with bolus versus continuous infusion of doxorubicin in patients with high-grade extremity soft tissue sarcoma and an analysis of prognostic factors. Cancer 68：1221-1229, 1991

18) Jones RL, Wagner AJ, Kawai A et al：Prospective evaluation of doxorubicin cardiotoxicity in patients with advanced soft-tissue sarcoma treated in the ANNOUNCE phase Ⅲ randomized trial. Clin Cancer Res 27：3861-3866, 2021

19) Shimoi T, Sunami K, Tahara M et al：Dabrafenib and trametinib administration in patients with *BRAF* V600E/R or non-V600 *BRAF* mutated advanced solid tumours (BELIEVE, NCCH1901)：a multicentre, open-label, and single-arm phase Ⅱ trial. EClinicalMedicine 69：102447, 2024

20) Kobayashi H, Zhang L, Okajima K et al：*BRAF* mutations and concurrent alterations in patients with soft tissue sarcoma. Genes Chromosomes Cancer 62：648-654, 2023

叢状神経線維腫，悪性末梢神経鞘腫瘍診療ガイドライン

　日本レックリングハウゼン病学会の監修のもと，「叢状神経鞘腫－悪性末梢神経鞘腫瘍診療ガイドライン」が作成された[21]．10個のCQからなり，神経線維腫症1型患者の管理，特に叢状神経線維腫薬物療法，悪性末梢神経鞘腫瘍のスクリーニングについて示されている．

　神経線維腫症1型では，叢状神経線維腫により外見的問題，麻痺，痛みが生じる．症候性叢状神経線維腫に対しては，手術治療を行うことがあるが，頭頚部や深部，特に神経近傍に生じて完全切除が困難なことが多い．そのため，CQ4では「手術不能，症候性の叢状神経線維腫に分子標的治療は有用か？」が検討され，弱い推奨であるものの，「手術不能，症候性叢状神経線維腫に分子標的薬を用いた治療を行うことを提案する（エビデンスの強さC）」となった．2022年に小児（3歳以上，18歳以下）における症候性・手術不能な叢状神経線維腫に対してMEK阻害薬であるセルメチニブが保険承認されている．小児を対象とした第Ⅱ相試験において，セルメチニブによる腫瘍縮小が70％，疼痛改善が38％，QOL改善が48％にみられた[22]．一方で，消化器症状，ざ瘡様皮疹，爪周囲炎などの有害事象により28％に減量，10％で中止となっていた．このように治療効果が示された薬剤ではあるが，良性疾患である叢状神経線維腫に対してどのタイミングで治療介入するかなどの課題が残っている．

21) 日本レックリングハウゼン病学会 監，叢状神経線維腫－悪性末梢神経鞘腫瘍診療ガイドライン作成委員会 編：叢状神経線維腫－悪性末梢神経鞘腫瘍 診療ガイドライン．医学図書出版，2024

22) Gross AM, Wolters PL, Dombi E et al：Selumetinib in children with inoperable plexiform neurofibromas. N Engl J Med 382：1430-1442, 2020

V章 基礎

1. 骨代謝研究 ……………………………………… 272
2. 軟骨代謝・OA 研究 ………………………………… 277
3. 整形外科疾患に関連したゲノム研究 ………… 282
4. 筋代謝研究 ………………………………………… 289
5. 脊髄損傷に対する再生医療 ……………………… 294

V章 基礎

1. 骨代謝研究

宮本健史
熊本大学大学院生命科学研究部 整形外科学講座

最近の研究動向とガイドライン

- 大腿骨近位部骨折は多因子疾患であり，そのリスクを評価することは難しい．WHOが開発したfracture risk assessment tool（FRAX®）は世界100ヵ国以上のガイドラインで採用されているが，転倒の要素が入っていないことや，骨粗鬆症の治療の有無が反映されないこと，大腿骨近位部骨折の多くは75歳以上であるのに対し日本では75歳未満に適応されること，などが課題である．
- 最近では多くの大腿骨近位部骨折関連因子の骨折発生への重み付けを機械学習で試みた報告がなされ，新しい取り組みとして注目される．
- 以前は「ステロイド性骨粗鬆症の管理と治療ガイドライン」であったものが，ステロイド骨格を有する他の因子や薬剤と区別するため，「グルココルチコイド誘発性骨粗鬆症の管理と治療ガイドライン2023」として改訂された．改訂前のものと内容は大きくは変わっていないが，薬剤選択の序列がなくなっている．
- デノスマブ投与中断による急激な骨量減少の機序を説明するマウスモデルの報告が相次いでなされた．
- 骨量を規定する破骨細胞や骨芽細胞以外にも，血管内皮細胞など，さまざまな細胞による骨量制御が報告されるようになってきた．

高齢者の脆弱性骨折の疫学とリスク

骨粗鬆症を背景とした脆弱性骨折のうち，大腿骨近位部骨折は骨折後の死亡率の高さやactivity of daily living（ADL）障害への影響の強さなどから，最も重篤な骨折と考えられる．日本整形外科学会が1998年から続けている国内の全国調査によると，大腿骨近位部骨折の発生数は依然増加し続けているが，80〜84歳までの年代では最近では発生数の増加が止まっているのに対し，それより高齢である85〜89歳などの年代は増加し続けている実態が明らかになっている．Fracture risk assessment tool（FRAX®）は最も一般的に使用される脆弱性骨折のリスク評価ツールであるが，80歳を超える高齢者ではリスクの検出能力が低下する課題がある[1]．年齢や骨密度，50歳以降の骨折歴といったFRAX因子以外に過去12ヵ月以内の転倒歴を加味するツールも紹介さ

1) Ensrud KE, Schousboe JT, Crandall CJ et al : Hip fracture risk assessment tools for adults aged 80 years and older. JAMA Netw Open 7 : e2418612, 2024

れたが[2]，やはり高齢になると骨折予測能力は FRAX とあまり差がないことが示されている[1]．しかし，転倒が骨折のリスクになることは，他のコホートでも示されており[3]，転倒は骨折リスク評価に入れる必要があると考えられる．特に大腿骨近位部骨折患者の87％は転倒で受傷しており[4]，転倒は骨折リスクとして重要である．転倒を含め，過去に大腿骨近位部骨折のリスクと報告されているさまざまな因子について，1,395 例の大腿骨近位部骨折患者と1,075 例の非大腿骨近位部骨折コントロールとを機械学習の手法で比較し，骨折への影響の強さやそれぞれの因子のカットオフ値を検討したスタディでは，過去1年間の転倒回数が3回以上で第6位のリスクになることが示されている[4]．このスタディでは，各因子それぞれにスコアを付してその合計によるスコアリングシステムも確立されている[4]．ちなみに，このスタディでは最も重要な骨折リスク因子として同定されたのは，25（OH）D の血中濃度が 10 ng/mL 未満のビタミン D 欠乏状態であった[4]．**今後は転倒リスクを含めて，高齢者の大腿骨近位部骨折のリスクを評価していく時代になると思われる**．ちなみに，85〜89歳の高齢者において，骨粗鬆症と脆弱性骨折は互いに有意に関連すること，また骨粗鬆症とサルコペニアも互いに有意に関連することが示された[5]．骨粗鬆症と脆弱性骨折，サルコペニアは互いに有機的に関連していることが考えられる．

▶ グルココルチコイド誘発性骨粗鬆症

「ステロイド性骨粗鬆症の管理と治療ガイドライン」が9年ぶりに「**グルココルチコイド誘発性骨粗鬆症の管理と治療ガイドライン 2023**」と名称を変えて改訂された[6,7]．以前と大きく内容は変更されていないが，薬剤選択の序列がなくなっている．一方で，グルココルチコイド誘発性骨粗鬆症（glucocorticoid-induced osteoporosis：GIO）における薬物治療の効果として，少なくとも腰椎の骨密度上昇効果においては，デノスマブやテリパラチドが優れているとするメタ解析が報告されている[8]．ほぼ同時期に出された米国リウマチ学会のガイドラインにおいても，年齢などによりリスク評価をしたうえで，40歳以上のハイリスク患者ではデノスマブやテリパラチド/Parathyroid hormone-related Peptide（PTHrP）がビスホスホネート薬よりも推奨される，とされている[9]．グルココルチコイド投与早期に一過性に上昇する骨吸収活性を抑える薬剤と，その後にグルココルチコイドにより抑制される骨形成への作用機序をもつ薬剤が推奨されている．**薬剤の選択肢が増えて，エビデンスだけではなく，病態に合わせ，時期による薬剤選択が議論されるようになってきた**．

GIO のメカニズムには諸説あるものの，まだ確定的なものは明らかにされていない．マウスを用いた解析において，間葉系幹細胞由来の前骨芽細胞や骨芽細胞，骨細胞からミトコンドリアが骨髄細胞へ受け渡されることで，骨髄細

2) Garvan Institute of Medical Research：Bone Fracture Risk Calculator. https://www.garvan.org.au/bone-fracture-risk（2023年12月20日閲覧）

3) Vandenput L, Johansson H, McCloskey EV et al：A meta-analysis of previous falls and subsequent fracture risk in cohort studies. Osteoporos Int 35：469-494, 2024

4) Uragami M, Matsushita K, Shibata Y et al：A machine learning-based scoring system and ten factors associated with hip fracture occurrence in the elderly. Bone 176：116865, 2023

5) Hata R, Miyamoto K, Abe Y et al：Osteoporosis and sarcopenia are associated with each other and reduced IGF1 levels are a risk for both diseases in the very old elderly. Bone 166：116570, 2023

6) 日本骨代謝学会 グルココルチコイド誘発性骨粗鬆症の管理と治療のガイドライン作成委員会 編：グルココルチコイド誘発性骨粗鬆症の管理と治療ガイドライン 2023. 南山堂, 2023

7) Tanaka Y, Soen S, Hirata S et al：The 2023 Guidelines for the management and treatment of glucocorticoid-induced osteoporosis. J Bone Miner Metab 42：143-154, 2024

8) Dong L, Jiang L, Xu Z et al：Denosumab, teriparatide and bisphosphonates for glucocorticoid-induced osteoporosis：a Bayesian network meta-analysis. Front Pharmacol 15：1336075, 2024

9) Humphrey MB, Russell L, Danila MI et al：2022 American College of Rheumatology Guideline for the Prevention and Treatment of Glucocorticoid-Induced Osteoporosis. Arthritis Rheumatol 75：2088-2102, 2023

胞が破骨細胞へ分化が誘導され，骨量が減少することが，GIO 発症に関与すると報告されている [10]．一方で，やはりマウスを用いた解析により，グルココルチコイド投与による骨局所における栄養障害，特に脂肪酸輸送の阻害により，骨のターンオーバーが阻害されることが報告されている [11]．これら最新の知見においても，やはり，骨吸収の増大と骨形成の低下の機序が示されており，この点においてはこれまでと大きな相違はない．

破骨細胞に関連した研究

Receptor activator of nuclear factor kappa B ligand（RANKL）や nuclear factor of activated T cells 1（NFATc1）など，さまざまな鍵になる因子が同定され，**破骨細胞の分化や活性化の機構の多くが解明されたように思われがちだが，今なお多くの報告が続いている**．臨床段階のグリシン取り込み阻害薬であるビトペルチンが，NF-E2-related factor-2（Nrf2）を活性化することによって破骨細胞の分化を抑制し，卵巣摘出による骨量減少を改善することが示されている [12]．長鎖非コード RNA（long non-coding RNA：lncRNA）である Differentiation Antagonizing Non-protein Coding RNA（Dancr；分化拮抗性非タンパク質コーディング RNA）は Brahma-related gene 1（BRG1）と相互作用し，Nfatc1 および proliferator-activated receptor gamma coactivator 1-beta（Pgc1β）の発現を抑制することで，破骨細胞分化を負に制御することが明らかとなった [13]．やはり lncRNA である metastasis-associated lung adenocarcinoma transcript 1（MALAT1）がマクロファージ・破骨細胞に特異的な TEA domain family member 3（Tead3）に結合することで，Tead3 の Nfatc1 への結合と Nfatc1 の活性化を阻害し，Nfatc1 による破骨細胞分化を阻害することが示された [14]．Nfatc1 の epigenetic な制御については，セリン合成経路から誘導されたαケトグルタル酸を誘導し，Nfatc1 の制御に関わるヒストンの脱アセチル化を介して破骨細胞分化や骨量制御に関与することが報告されている [15]．またクロマチンリモデリング因子である AT-rich interaction domain 1A（ARID1A）がシングルセルレベルで，増殖−分化転換の際の破骨細胞への運命決定に必須であること，この際，ARID1A は Nfatc1 スーパーエンハンサーにおいて，コアクチベーターである Bromodomain containing protein-4（BRD4）／系統特異的転写因子 PU.1 との転写装置凝縮体の形成に不可欠であることが示された [16]．このように，破骨細胞分化に必須の転写因子である Nftac1 の調節機構についても多くの報告がなされるようになった．

骨量制御機構に関連した研究

骨量を制御する細胞としては，上述の破骨細胞が大きな役割を担うが，その分化に関する転写制御以外にも，多くの報告がなされている．破骨細胞の細胞

---

10) Ding P, Gao C, Zhou J et al：Mitochondria from osteolineage cells regulate myeloid cell-mediated bone resorption. Nat Commun 15：5094, 2024

11) Li X, Liang T, Dai B et al：Excess glucocorticoids inhibit murine bone turnover via modulating the immunometabolism of the skeletal microenvironment. J Clin Invest 134：e166795, 2024

12) Dong Y, Kang H, Peng R et al：A clinical-stage Nrf2 activator suppresses osteoclast differentiation via the iron-ornithine axis. Cell Metab 36：1679-1695.e6, 2024

13) Zhang Z, Meng Y, Lin T et al：Dancr-BRG1 regulates Nfatc1 transcription and Pgc1β-dependent metabolic shifts in osteoclastogenesis. Proc Natl Acad Sci U S A 121：e2313656121, 2024

14) Zhao Y, Ning J, Teng H et al：Long noncoding RNA Malat1 protects against osteoporosis and bone metastasis. Nat Commun 15：2384, 2024

15) Stegen S, Moermans K, Stockmans I et al：The serine synthesis pathway drives osteoclast differentiation through epigenetic regulation of NFATc1 expression. Nat Metab 6：141-152, 2024

16) Du J, Liu Y, Sun J et al：ARID1A safeguards the canalization of the cell fate decision during osteoclastogenesis. Nat Commun 15：5994, 2024

融合による多核化に必須の分子である dendritic cell specific transmembrane protein（DC-STAMP）の制御に関しては，常染色体潜性の大理石骨病の原因遺伝子である sorting nexin 10（SNX10）が欠損したマウスモデルにおいて，DC-STAMP の恒常的な発現により，野生型マウス由来の細胞に比べて破骨細胞の大きさが2〜6倍にもなることが示された[17]．また，一見骨量制御には関係ないと思われる細胞が破骨細胞制御に関わることが報告されている．例えば，炎症局所に限らず，通常の樹状細胞が破骨細胞の前駆細胞と重要であることや[18]，好酸球が好酸球ペルオキシダーゼにより破骨細胞分化を抑制し，骨量制御に関わっていることが示された[19]．**骨量を制御するための標的因子や標的細胞も，まだまだ検討の余地があるのかもしれない．**

RANKL は破骨細胞分化に必須のサイトカインであり，その中和抗体製剤デノスマブは骨粗鬆症や転移性骨腫瘍の治療薬として臨床的に使われている．しかしデノスマブ投与中断により破骨細胞活性が上昇し，多発骨折をきたすことがあることが知られていたが，その機序は明らかではなかった．マウスの RANKL をヒト型 RANKL に置換したマウスモデルにデノスマブを投与し，投与を中断したところ，新たな骨細胞の形成や骨細胞の osteoprotegerin（OPG，RANKL の decoy 受容体で RANKL をブロックする）の発現が低下していることが示され，デノスマブ投与中断による破骨細胞増加の原因であろうと考えられた[20]．同様の報告はマウス RANKL に対する中和抗体投与による実験，および RANKL をブロックする OPG-Fc の投与でもなされており，これらの薬剤の投与中断により，急激に破骨細胞が形成され，この際，血清 RANKL 濃度の急激な上昇が生じることが示されている[21]．いずれにしても，デノスマブ投与中断により RANKL/OPG 比が急激に上昇することで破骨細胞が掲載されることは示されているので，**デノスマブ投与中断の際にはビスホスホネート薬で破骨細胞の骨吸収活性をしっかりコントロールすることが必要であろう．**

またビスホスホネート薬も破骨細胞の骨吸収活性を抑制する製剤であるが，投与しても奏効する患者とそうではない患者が存在する．このことは，破骨細胞による骨吸収活性の上昇以外の機序により骨量減少が起こりうることを示唆している．ectonucleotide pyrophosphatase/phosphodiesterase 1（Enpp1）欠損マウスでは，通常カルシウムが沈着することのない血管やアキレス腱などにカルシウムが沈着することで，本来カルシウムが沈着すべき骨のカルシウム量が減少すること，Enpp1 が軟骨細胞に発現することで，全身的な異所性カルシウム沈着制御を担っていることが明らかにされた[22]．**新たな機序に基づく骨粗鬆症治療薬の開発も期待される．**

17) Barnea-Zohar M, Stein M, Reuven N et al：SNX10 regulates osteoclastogenic cell fusion and osteoclast size in mice. J Bone Miner Res 39：zjae125, 2024

18) Puchner A, Simader E, Saferding V et al：Bona fide dendritic cells are pivotal precursors for osteoclasts. Ann Rheum Dis 83：518-528, 2024

19) Andreev D, Kachler K, Liu M et al：Eosinophils preserve bone homeostasis by inhibiting excessive osteoclast formation and activity via eosinophil peroxidase. Nat Commun 15：1067, 2024

20) Fu Q, Bustamante-Gomez NC, Reyes-Pardo H et al：Reduced osteoprotegerin expression by osteocytes may contribute to rebound resorption after denosumab discontinuation. JCI Insight 8：e167790, 2023

21) Kim AS, Taylor VE, Castro-Martinez A et al：Temporal patterns of osteoclast formation and activity following withdrawal of RANKL inhibition. J Bone Miner Res 39：484-497, 2024

22) Arima T, Sugimoto K, Taniwaki T et al：Cartilage tissues regulate systemic aging via ectonucleotide pyrophosphatase/phosphodiesterase 1 in mice. J Biol Chem 300：105512, 2024

骨形成に関連した研究

骨量制御において，骨吸収を担う破骨細胞と並んで重要なのが骨芽細胞による骨形成であるが，Type S と命名された血管内皮細胞が type I collagen を発現することで骨強度の獲得に重要な役割を担うことが示された[23]．栄養状態も骨の恒常性維持には重要であるが，マウスの実験において，疲労骨折の原因である女性アスリートの三徴の最上流因子である利用可能エネルギー不足状態が，骨形成低下からオスマウスの骨量減少のリスクになることが明らかにされた[24]．逆に異所性に骨形成を生じる病態としては，マウスのアキレス腱切断モデルで100％の確率で異所性骨化が誘導され，この際，炎症性サイトカインから mTOR の経路が活性化されることが重要であることが示された[25]．一方で，骨形成が異常に亢進する骨肉腫においては，マウスの骨肉腫モデルにおいて，炎症性サイトカインである IL-17 が腫瘍細胞の骨への分化を抑制することで未分化性を維持し，結果として腫瘍の増生を支持することが紹介されている[26]．骨と腫瘍については，骨形成の主要な細胞の供給源である骨膜細胞が，腫瘍浸潤に対して hypoxia inducible factor 1 alpha（HIF1α）の活性化からマトリックスタンパク質の分解酵素を阻害する tissue inhibitor of metalloproteinase 1（TIMP1）の発現上昇を介して骨膜を肥厚させることで腫瘍浸潤のバリアになることが示された[27]．**骨形成側の制御からも，骨量調整のための標的因子や標的細胞が明らかにされ，新たな治療法の開発が進むことが期待される．**

23) Iga T, Kobayashi H, Kusumoto D et al：Spatial heterogeneity of bone marrow endothelial cells unveils a distinct subtype in the epiphysis. Nat Cell Biol 25：1415-1425, 2023

24) Ito E, Sato Y, Kobayashi T et al：Low energy availability reduces bone mass and gonadal function in male mice. J Bone Miner Metab 41：182-192, 2023

25) Kushima Y, Sato Y, Kobayashi T et al：TNFα-dependent mTOR activity is required for tenotomy-induced ectopic ossification in mice. J Bone Miner Metab 41：583-591, 2023

26) Yoshimura N, Kariya R, Shimada M et al：The IL-17-IL-17RA axis is required to promote osteosarcoma progression in mice. Sci Rep 13：21572, 2023

27) Nakamura K, Tsukasaki M, Tsunematsu T et al：The periosteum provides a stromal defence against cancer invasion into the bone. Nature 2024. doi：10.1038/s41586-024-07822-1（online ahead of print）

V章 基礎

2. 軟骨代謝・OA研究

齋藤 琢
東京大学大学院医学系研究科 整形外科学

最近の研究動向とガイドライン

- 軟骨細胞に焦点を当てたOA研究も多いが，より多彩な生命現象がOAに関与することがわかってきた．
- 滑膜など，軟骨以外の関節構成組織に焦点を当てた研究も増えている．
- シングルセル解析技術を用いた論文が増えている．
- 組織間相互作用に着目した論文も増えており，研究の視点も多様化している．

はじめに

　軟骨細胞の研究は，骨格形成，軟骨内骨化など発生生物学の領域と，変形性関節症（osteoarthritis：OA）など関節疾患の病態研究の領域でそれぞれ発展してきた．分子生物学の黎明期から2010年代にかけては，特定の遺伝子，分子，シグナルに焦点を当てた研究が主流で，軟骨細胞の発生，軟骨内骨化に関わる分子，軟骨変性に関わる分子が多く報告されてきた．2010年代後半にシングルセル解析技術が登場すると，細胞集団の中の不均一性や細胞集団間の相互作用も推定できるようになり，関節領域でも，組織内，あるいは組織間で細胞同士がどう制御しあっているかを探る研究も徐々に出てきた．本稿では，特定の分子・シグナルに着目した研究，progenitorや免疫細胞など個々の細胞の役割に焦点を当てた研究，その他の研究に分けて，最近2年間に発表された論文を簡単に紹介する．

特定の分子・シグナルに着目した研究

　Fuらは，voltage-gated sodium channel（VGSC）のひとつであるNa$_v$1.7が，ヒトのOA軟骨細胞で機能し，マウスにおいても軟骨変性や関節痛に関与することを報告した[1]．後根神経節の神経細胞と軟骨細胞それぞれのCreマウスを用いてNa$_v$1.7をノックアウトしているが，両者でOAの進行が抑制されたこと[1]は興味深い．Zhangらは，軟骨下骨が低酸素に維持されることが

1) Fu W, Vasylyev D, Bi Y et al：Na$_v$1.7 as a chondrocyte regulator and therapeutic target for osteoarthritis. Nature 625：557-565, 2024

OA の進行抑制につながることを報告した[2]．低酸素下でのさまざまな生体現象を司る転写因子 hypoxia-inducible factor 1 alpha（HIF-1α）が軟骨細胞に発現し，関節軟骨の維持に不可欠であることは以前から複数の論文で報告されてきたが，本論文では，lymphocyte cytosolic protein 1（Lcp1）が HIF-1α を介して軟骨下骨のリモデリング制御に関わることを示した[2]．

関節軟骨表層の潤滑性を維持する proteoglycan 4（PRG4）に関する論文も以前から多いが，Das らは PRG4 を分解する酵素として tryptase β を同定し，外科誘導モデルの OA 進行に関わることを報告した[3]．PRG4 を制御する転写因子としては，forkhead box O（FoxO）ファミリーが重要であることを Lotz らの研究室が複数の論文で報告しているが，Ohzono らは FoxO1 の発現を維持しうる化合物として the histone deacetylase（HDAC）阻害効果を有する panobinostat を同定し，その有用性を報告した[4]．また筆者の研究室の Nagata らは，転写因子 runt-related transcription factor（Runx）ファミリーのうち，Runx2，Runx3 の作用を統合的に解析したが，Runx3 は PRG4 やその他の軟骨基質の発現誘導に関わることを報告した[5]．Runx2 は軟骨細胞特異的ヘテロノックアウトでは OA は促進されたが，ホモノックアウトでは逆に抑制された[5]．Runx2 には従来から軟骨基質分解酵素 matrix metallopeptidase 13（Mmp13）を誘導する作用が知られていたが，軟骨基質の発現維持に必須である転写因子 sex-determining region Y-box 9（Sox9）が炎症条件下で減少する際，Sox9 に変わって 2 型コラーゲンなどの発現を下支えすることを示した[5]．1 つの分子に複数の役割があるのが生物学の常識とはいえ，改めて軟骨や関節の制御が一筋縄ではいかないことを思い知らされた．

細胞老化も OA の重要なキーワードとなっている．Cao らは，myosin light chain 3（MYL3）が軟骨細胞の老化を抑制していること，そのメカニズムに clathrin 依存性エンドサイトーシスと Notch シグナルの活性化があることを報告した[6]．Swahn らは，健常者と OA 患者の関節軟骨，半月板の細胞をシングルセル解析し，OA で増加する老化関連サブセットを同定し，zinc finger E-box binding homeobox 1（ZEB1）と fibroblast activating protein（FAP）がそのサブセットを特徴づける分子であることを示した[7]．Geraghty らは，高齢マウスでアロディニアが悪化していることに注目し，後根神経節において CD45 ＋細胞が減少し，F4/80 ＋マクロファージおよび CD11c ＋樹状細胞が有意に増加すること，オスとメスでは後根神経節での遺伝子発現に差があることを報告した[8]．

その他にも，さまざまな生命現象が OA に関与することが示された．Liu らは，RNA helicase のひとつである Asp-Glu-Ala-Asp（DEAD）-box helicase 5（DDX5）が軟骨基質産生のバランスの維持に貢献していることを報告した[9]．Matsuoka らは，転写因子 c-Fos が嫌気性解糖とクエン酸回路の間でピルビン

2) Zhang H, Wang L, Cui J et al：Maintaining hypoxia environment of subchondral bone alleviates osteoarthritis progression. Sci Adv 9：eabo7868, 2023

3) Das N, de Almeida LGN, Derakhshani A et al：Tryptase β regulation of joint lubrication and inflammation via proteoglycan-4 in osteoarthritis. Nat Commun 14：1910, 2023

4) Ohzono H, Hu Y, Nagira K et al：Targeting FoxO transcription factors with HDAC inhibitors for the treatment of osteoarthritis. Ann Rheum Dis 82：262-271, 2023

5) Nagata K, Hojo H, Chang SH et al：Runx2 and Runx3 differentially regulate articular chondrocytes during surgically induced osteoarthritis development. Nat Commun 13：6187, 2022

6) Cao H, Yang P, Liu J et al：MYL3 protects chondrocytes from senescence by inhibiting clathrin-mediated endocytosis and activating of Notch signaling. Nat Commun 14：6190, 2023

7) Swahn H, Li K, Duffy T et al：Senescent cell population with ZEB1 transcription factor as its main regulator promotes osteoarthritis in cartilage and meniscus. Ann Rheum Dis 82：403-415, 2023

8) Geraghty T, Obeidat AM, Ishihara S et al：Age-associated changes in knee osteoarthritis, pain-related behaviors, and dorsal root ganglia immunophenotyping of male and female mice. Arthritis Rheumatol 75：1770-1780, 2023

9) Liu Q, Han M, Wu Z et al：DDX5 inhibits hyaline cartilage fibrosis and degradation in osteoarthritis via alternative splicing and G-quadruplex unwinding. Nat Aging 4：664-680, 2024

酸フラックスを調整することで軟骨細胞のエネルギー代謝を調整していることを報告した[10].

個々の細胞の役割に焦点を当てた研究

Wnt シグナルは関節でも多彩な作用をもっている. 特に Wnt 古典的経路は活性化されすぎると OA を促進しうることから, Wnt 阻害によって軟骨変性を抑制しようとする研究も多かった. 一方, 関節軟骨の表層では重要であり, PRG4 の維持を通して関節の恒常性維持に関わることを筆者らは以前に報告している[11]. Knights らは, 外傷誘導 OA モデルマウスの滑膜をシングルセル解析し, OA 初期の段階から, Prg4 を高発現する滑膜の lining layer において R-spondin 2（Rspo2）を発現するサブセットが出現することを報告した[12]. 彼らは, Rspo2 のリコンビナントタンパクの投与実験などによって, Rspo2 が Wnt シグナルを活性化し, 関節全体の変性を進めることを示した[12]. Ruscitto らは, Wnt 抑制 niche を形成する細胞として leucine rich repeat containing G protein-coupled receptor 5（Lgr5）陽性サブセットを同定した[13]. セルトラッキングによって, Lgr5 陽性サブセットが周囲の関節構成組織の progenitor を供給していることを示している[13] が, Lgr5 は Rspo の受容体である点は興味深い. 話題が OA から脱線するが, 筆者の研究室の Tachibana らは, 腱の外傷後の炎症過程において Prg4 陽性 progenitor の中から Rspo2 陽性のサブセットが出現し, 腱の異所性骨化において主役となる chondrogenic progenitor に対して抑制的に作用し, 腱の恒常性維持に作用することを報告した[14]. 筆者らの論文は腱[14], Knights らの論文は滑膜を舞台にしており[12], それぞれで Rspo2 陽性サブセットの役割は異なるのかもしれないが, どちらも病的な状況で出現するサブセットであることから, 関節においても軟骨を変性させるだけではなく, 関節の維持に向けた何か生理的な役割も有するのだろうと筆者は推定している.

Ng らは, 関節軟骨表層の chondrogenic, osteogenic な特性を有する progenitor において gremlin 1（Grem1）が発現しており, Grem1 の維持には Foxo1 が関わることを報告した[15]. 関節軟骨表層の細胞は, 中間層以下の軟骨細胞と大きく異なる発現プロファイルを示し, 表層では必須であるがその下の成熟した軟骨細胞では活性が抑制されるべきシグナルがいくつかわかってきている. 上述の通り Wnt はその代表的シグナルであるが, 筆者らは以前, 過度な力学的負荷によって深層軟骨細胞が Grem1 を過剰に発現するようになり, 軟骨変性を惹起し, OA 促進につながることを報告した[16]. Ng らの知見を踏まえると, Grem1 も表層の progenitor でのみ働くべき分子であり, 成熟した深層の軟骨細胞で発現してはいけない分子なのかもしれない.

Tang らは, ヒト膝蓋下脂肪体および滑膜のシングルセル解析から,

10) Matsuoka K, Bakiri L, Bilban M et al：Metabolic rewiring controlled by c-Fos governs cartilage integrity in osteoarthritis. Ann Rheum Dis 82：1227-1239, 2023

11) Xuan F, Yano F, Mori D et al：Wnt/β-catenin signaling contributes to articular cartilage homeostasis through lubricin induction in the superficial zone. Arthritis Res Ther 21：247, 2019

12) Knights AJ, Farrell EC, Ellis OM et al：Synovial fibroblasts assume distinct functional identities and secrete R-spondin 2 in osteoarthritis. Ann Rheum Dis 82：272-282, 2023

13) Ruscitto A, Chen P, Tosa I et al：Lgr5-expressing secretory cells form a Wnt inhibitory niche in cartilage critical for chondrocyte identity. Cell Stem Cell 30：1179-1198.e7, 2023

14) Tachibana N, Chijimatsu R, Okada H et al：RSPO2 defines a distinct undifferentiated progenitor in the tendon/ligament and suppresses ectopic ossification. Sci Adv 8：eabn2138, 2022

15) Ng JQ, Jafarov TH, Little CB et al：Loss of Grem1-lineage chondrogenic progenitor cells causes osteoarthritis. Nat Commun 14：6909, 2023

16) Chang SH, Mori D, Kobayashi H et al：Excessive mechanical loading promotes osteoarthritis through the gremlin-1-NF-kappaB pathway. Nat Commun 10：1442, 2019

dipeptidyl peptidase 4（DPP4）陽性サブセットがこれらの組織に存在する fibroblast などの共通の progenitor であること，biglycan 陽性 fibroblast が滑膜の線維化に関わること，fibroblast やマクロファージから放出される apolipoprotein E（APOE）が軟骨の変性を促進することなどを報告した[17].

　Lin らは滑膜におけるリンパ系が老齢マウスで退縮すること，リンパ管新生に重要とされる vascular endothelial growth factor C（VEGFC）とその受容体である VEGF receptor 3（VEGFR3）の発現低下がその背景にあり，VEGFC には治療効果が期待できることを報告した[18]. 滑膜には多種多様な細胞が存在しており，それぞれが病態にどのように関与しているのか，解明が待たれる.

▶ その他の研究

　Marshall らは，ラットモデルにおいて肩峰下滑液包が腱板損傷後の腱の修復を制御していることを報告した[19]. 外科的腱切除後の，滑液包のタンパク，mRNA の発現変化を詳細に調べたところ，腱切除後の滑液包からは，cytochrome c oxidase subunit II（Cox2）や interleukin 6（Il6）など創傷治癒に関する液性因子が多く産生されており，滑液包を切除しておくと再生腱におけるコラーゲンの発現量も低下した[19]. 滑膜と軟骨の組織間相互作用は多くの研究が示唆するところであるが，腱の恒常性も周囲組織に支えられていることが推定される.

　近年は細胞死の新たな概念として，necrosis，apoptosis 以外のものも提唱されている. Lv らは鉄がトリガーとなる ferroptosis が OA 患者の軟骨細胞において亢進していること，カルシウムチャネルの transient receptor potential vanilloid 1（TRPV1）が OA における ferroptosis に拮抗することなどを報告した[20]. OA や軟骨細胞における ferroptosis の論文はほかにも多数出ており，今後の展開が楽しみである. Ebata らは，マクロファージから放出される細胞外小胞によって軟骨細胞が pyroptosis を起こすことが，OA の軟骨変性につながることを報告した[21]. Pyroptosis は感染や細胞損傷に対する免疫応答の結果として引き起こされる細胞死であるが，pyroptosis に関わる caspase 11 を阻害するとモデルマウスにおける OA 進行が抑制された[21]. 関節においても，これらの細胞死は本来何かしらの生理的な役割を担っており，その不適切な発生が OA につながるのであろうが，今後の解明が待たれる.

　バイオマーカー探索研究としては，Kraus らは 200 人の女性のコホートを10 年間追跡し，OA 発症を予測するための血清ペプチドをスクリーニングした[22]. 2 年時，6 年時の血清において 10 年時の OA 発症と相関があると考えられるマーカーがいくつか示されており[22]，興味のある読者は是非原著をご覧いただきたい. この Kraus らの研究では APOE，PRG4 をはじめとする分

17）Tang S, Yao L, Ruan J et al：Single-cell atlas of human infrapatellar fat pad and synovium implicates APOE signaling in osteoarthritis pathology. Sci Transl Med 16：eadf4590, 2024

18）Lin X, Bell RD, Catheline SE et al：Targeting synovial lymphatic function as a novel therapeutic intervention for age-related osteoarthritis in mice. Arthritis Rheumatol 75：923-936, 2023

19）Marshall BP, Ashinsky BG, Ferrer XE et al：The subacromial bursa modulates tendon healing after rotator cuff injury in rats. Sci Transl Med 16：eadd8273, 2024

20）Lv Z, Han J, Li J et al：Single cell RNA-seq analysis identifies ferroptotic chondrocyte cluster and reveals TRPV1 as an anti-ferroptotic target in osteoarthritis. EBioMedicine 84：104258, 2022

21）Ebata T, Terkawi MA, Kitahara K et al：Noncanonical pyroptosis triggered by macrophage-derived extracellular vesicles in chondrocytes leading to cartilage catabolism in osteoarthritis. Arthritis Rheumatol 75：1358-1369, 2023

22）Kraus VB, Sun S, Reed A et al：An osteoarthritis pathophysiological continuum revealed by molecular biomarkers. Sci Adv 10：eadj6814, 2024

子が登場するが[22]，これらの分子はこれまで紹介してきた論文にも登場しており，筆者らの研究室で行ったシングルセル解析のデータにもよく顔を出す．病態を反映したバイオマーカーが同定されれば，OAの予防のほか，さまざまな臨床試験の評価にも応用できるはずで，今後が期待される．

　最後にOAモデル作成に関する論文も2つ紹介する．これまでは手術によって内側半月板を不安定化させるdestabilization of medial meniscus（DMM）モデルなどが主流であったが，関節を切開することで滑膜などにも侵襲が加わり，Sham手術でも滑膜には一過性に炎症性変化が出るため，滑膜研究には一定の注意が必要となる．これに対して皮膚を切開せずに前十字靱帯を断裂させ，関節を不安定化させる方法が散見されるようになってきた．Okazakiらは簡便なデバイスを用いた前十字靱帯の徒手的断裂を紹介しており[23]，Takahataらは前十字靱帯の徒手的断裂に際して力の変化を測定している[24]．どのモデルにも長所と短所があり，目的や研究内容にあわせて選択し，上手く組み合わせることが求められる．

▶ おわりに

　技術の進歩により，関節がどのような細胞によってどのように維持されているのか，なぜOAになるのか，徐々に知見は増えつつある．筆者らのグループでも，滑膜を構成する細胞たちがどのように相互作用しているのか，滑膜と軟骨の間にどのような相互作用があるのか，といったことを明らかにすべく研究を進めているが，シングルセル解析のデータから得られる細胞間相互作用はあくまで推定であり，実際に生体で重要な役割を果たすものがどれか，何が治療標的となりえるのか，絞り込み，証明するのは容易ではない．軟骨，骨，滑膜，靱帯など，多種多様な細胞と複雑な組織によって構成される関節の本質を理解するため，より多角的，あるいは統合的な解析を進める必要があろう．

23) Okazaki Y, Nakagawa Y, Deng XH et al：Establishment of a posttraumatic osteoarthritis model in mice induced by noninvasive anterior cruciate ligament tear. Am J Sports Med 52：2008-2020, 2024

24) Takahata K, Arakawa K, Enomoto S et al：Joint instability causes catabolic enzyme production in chondrocytes prior to synovial cells in novel non-invasive ACL ruptured mouse model. Osteoarthritis Cartilage 31：576-587, 2023

V章 基礎

3. 整形外科疾患に関連したゲノム研究

多久和紘志
島根大学医学部 整形外科学教室

最近の研究動向とガイドライン

- Genome wide association study（GWAS）は，疾患感受性遺伝子を同定するために全ゲノムで行われる一塩基多型（single nucleotide polymorphism：SNP）を用いた相関解析である．
- 近年のGWASでは症例数が10万人を超える巨大な解析を行う報告が増えてきており，相関解析にとどまらず，さまざまな統計解析法を用いることで疾患の病態解明につながる情報が提供されている．
- 整形外科領域では，変形性膝関節症，関節リウマチ，骨粗鬆症に対するゲノム研究が進んでおり，それぞれ10万人を超える巨大なGWASが報告されている．
- 大規模なGWASでは疾患同士の因果関係の調査や遺伝的バックグラウンド共有についても評価でき，疫学的な横断研究からは得られない結果も示すことができる．
- 大規模なGWASは貴重（かつ膨大）なデータを研究者に提供している事実もあるが，GWASで得られた結果はあくまでも統計学的な相関を示したものともいえ，その解析を担っているのも主に統計学者である．統計学の非専門家である我々整形外科医としては，GWASで得られる情報量は直感的に扱うには非常に膨大である．GWASから導かれた結果を今後どのように実臨床に生かしていくかは我々整形外科医が考えていかねばならない課題である．

はじめに

　日常診療で高頻度に遭遇する疾患の多くは環境要因と遺伝的要因の相互作用により発症する多因子遺伝病であり，特に高い遺伝率を示す疾患においてはゲノム解析研究の重要性は高い．遺伝的要因を規定している遺伝子を疾患感受性遺伝子と呼び，これらを探索するためには主に相関解析という手法が用いられる．本稿ではゲノム上の一塩基多型（single nucleotide polymorphism：SNP）を利用して全ゲノムを網羅的に解析する全ゲノム相関解析（genome-wide association study：GWAS）について述べる．これまでに報告されてきたGWASの検索には，米国国立ヒトゲノム研究所（NHGRI）と欧州バイオインフォマティクス研究所（EMBL-EBI）が共同で運営するGWAS Catalog（https://www.ebi.ac.uk/gwas/）が便利である．疾患名（traits）を入力する

だけで，これまでに公表されてきた GWAS 結果とそのサマリーデータ（全
SNP ごとの要約統計量：これを用いることで複数の解析をあわせたメタ解析
を行うことが可能）を容易に検索・閲覧することが可能である．

　GWAS では全ゲノムに存在する 100 万個以上の SNP を同時に解析するため
に多重検定の補正が必要となり，十分な検出力をもって GWAS を成功させる
には，非常に大きなサンプルサイズ（≧ 10,000）を必要とする．金銭や労力面
でのコストは多大なものである．その結果，莫大なサンプルサイズを得るため
には単独施設での研究実施は困難であり，成功している GWAS の報告の多く
は国際的な多施設間でのプロジェクトで行われているものが多い．

　本稿の読者の多くが整形外科医であることから，まずはゲノム解析を理解し
ていただくために，GWAS 研究の流れと，最近の GWAS 研究の傾向について
概説し，続いて整形外科疾患に関連する近年の代表的な GWAS を疾患別にレ
ビューする．大規模な GWAS が行われている疾患は，そのコストの面からも
臨床上インパクトのある疾患（患者数が多く社会に与える影響が大きいもの）
である場合が多い．**本稿では具体的に，変形性膝関節症，関節リウマチ，骨粗
鬆症（骨密度と骨折を含む）について疾患ごとに文献レビューを行う．**

▶ GWAS の流れ

　疾患にかかわらず，疾患とゲノムの相関解析のアプローチはすべての疾患に
おいて共通である．すなわち，まずはある疾患（形質）をもった集団を集め
て，対照群としてその疾患をもたない集団を集めてくる．それぞれの個体から
採取した DNA から，全ゲノムの SNP 情報をタイピングする．その後 SNP ご
とに疾患群と対照群の間での相関解析を行う．このようにして疾患と関連があ
ると同定された SNP は，そのまま疾患と関連づけて理解できるわけではない．
SNP のみでは，その SNP のある領域（遺伝子座）が疾患と関連していること
がわかるだけなのである．実際にはその領域には多数の遺伝子が存在してお
り，原因遺伝子を同定することは容易ではない．

▶ 近年の大規模 GWAS の傾向

　近年の大規模 GWAS においては，単一疾患のみでの GWAS ではなく，疾患
同士の関連が予測される**他疾患とメタ解析を行う GWAS（cross-trait GWAS）**
や，遺伝的背景の違う**多人種間でのメタ解析（multi-ancestry GWAS）**を行う
ことで検出力を上げ，より多くの新規感受性遺伝子の同定に成功する報告が多
数みられている．また GWAS により算出されるサマリーデータを利用した
GWAS 後の解析（post-GWAS 解析）も行われる．例を挙げると，linkage
disequilibrium score regression 法（LDSC）による遺伝率の推定や細胞組織特
異性の解明，疾患間の遺伝的相関の解析が行われたり，メンデルランダム化

284　　Ｖ章　基　礎

（Mendelian-randomization：MR）解析を利用した疾患間の因果関係の推定などが行われる．MR 解析は，これまではランダム化比較試験のみでしか評価できなかった因果関係を，受胎時にある変異をもつかどうかはランダムに決まるというメンデルの法則を使うことで，遺伝情報を操作変数として利用して因果関係を統計的に推定する方法であり，近年利用が急速に拡大している手法である．また，大規模な GWAS で多数の感受性遺伝子が同定できた場合には，その遺伝子リストをもとにパスウェイエンリッチメント解析を行うことで，その疾患に関与する経路を同定でき，病態解明や創薬へ情報を提供することにつながるのである．

　前置きが長くなったが，ここから整形外科の疾患ごとにゲノム解析と整形外科疾患の現状をレビューする．整形外科関連領域の中では最大規模で実施された GWAS が，どこまで疾患の病態の解明に影響を与えられているのかをご覧いただきたい．

▶ 各疾患ごとのゲノム解析の現状

▍変形性関節症（osteoarthritis：OA）

　OA は世界で 3 億人以上が罹患しているとされる疾患であり，世界的にも高齢者の生活の質や日常生活動作に大きな影響を与え，経済的・社会的損失の大きい疾患であり注目度が高い．また過去の双子研究から遺伝率は 40％程度と報告されており，ゲノム解析研究に適した疾患といえる．2024 年 11 月現在，GWAS Catalog での検索では osteoarthritis で 174 件（これまでの総数）の研究が表示される．

　本疾患における最新かつ最大規模の研究結果は，2021 年に実施された OA の相関解析の国際共同プロジェクトである GO コンソーシアムからの報告である[1]．77,517 人（対照群 649,173 人）の OA の GWAS を行い，新規 52 個を含む 100 個の疾患感受性遺伝子座を同定した．まずは OA（股関節，膝関節，手関節，脊椎など，11 の表現型に定義）を 1 つの疾患として定義し，部位にかかわらずすべての関節をすべて一括りにして相関解析を行うのみでなく，層別化解析として 11 の部位別の OA においても個別に解析が行われた．その結果，OA は各関節間でかなりの遺伝的要素の共有がみられることが示された．LDSC を用いた解析では，他疾患（肥満，2 型糖尿病，喫煙歴，骨密度など，疼痛表現型）との遺伝的関連が示された．サブグループ解析では，女性特異的な領域や，若年発症に特異的な領域も同定された．エフェクター遺伝子解析では 637 個の遺伝子を候補として報告し，これらの遺伝子からパスウェイ解析により軟骨変性，シグナル伝達，筋・神経機能と神経発達，骨格の発達などの経路との関連が示された．637 個の遺伝子のうち 205 個は薬剤化が可能なゲノム

1) Boer CG, Hatzikotoulas K, Southam L et al：Deciphering osteoarthritis genetics across 826,690 individuals from 9 populations. Cell 184：6003-6005, 2021

データベースに存在し，そのうち71個は治験段階（他疾患への投与を含む）にある薬剤であったことが述べられており，今後のOAに対する創薬の足掛かりとなるデータであると報告した．

また，Zhangら[2]は2023年にこのGOコンソーシアムのサマリーデータを利用し，BMIのメタ解析データと統合したcross-trait GWASを実施し，新規7個を含む合計34個の疾患感受性領域を同定することに成功した．MR法によりBMIとOAの強力な因果関係と遺伝的背景の共有についても示された．

McDonaldら[3]は2022年に米国の最も大規模なコホートのひとつである退役軍人コホートから得られたデータと，英国バイオバンクのデータのメタ解析（合計484,374人の参加者）を行い，10個の感受性領域の同定に成功した．本研究はアジア，ヒスパニック，アフリカ，ヨーロッパの多数の人種が混合したOAで初めての大規模なmulti-ancestry GWASといえ，同定された領域には人種間での影響を受けにくい（人種によらず共通のリスクとなっているということ）領域が存在することも示された．本研究でも複数の創薬ターゲットが提示された．

Henkelら[4]は2023年に膝関節と股関節のOAを対象としてGWASを行い，さらにOAの患者を人工関節置換術を受けたかどうかに層別化してその遺伝的背景の差を検証した．結果，人工関節置換術を受けた群では新たに10個の遺伝子の関連が示され，その中にはオートファジーに関連する遺伝子（ATG7）や，機械的感知に関連する遺伝子（PIEZO1）が含まれていたと報告した．また非手術群では関節痛以外の痛みとの遺伝的相関が強い傾向がみられたとされ，手術群と非手術群での痛みについての遺伝的バックグラウンドにも差異がある可能性が示された．人工関節置換術を受ける患者と受けない患者の痛みの感じ方の違いという点が遺伝的にも証明された意義のある結果といえるかもしれない．

OAは国際的な協力体制の構築にも成功しており，10万人を超える巨大なサイズのGWASを達成することに成功し，創薬を目指す際の足掛かりとなるデータを提供している．しかし，いまだ**OAの治療を大きく変えるほどの結果には至っておらず，その結果の多くはこれまでの疫学研究やその他の基礎的研究でわかっていた事実がゲノム解析から確認されただけ，という結果も多いと感じる．しかし，通常の基礎研究や疫学研究からは得難い非常に多数の候補遺伝子を提示することには成功しており，今後これらを臨床に活用するためには，追従する研究（in vivo研究など）が行われることが必須であると考える．**

関節リウマチ（rheumatoid arthritis：RA）

RAは複数の関節に影響を与える全身性の自己免疫疾患である．患者数も多く，全世界で1,800万人が罹患しているとされている．RAの発症にも多くの

2) Zhang L, Zhang W, Wu X et al：A sex- and site-specific relationship between body mass index and osteoarthritis：evidence from observational and genetic analyses. Osteoarthritis Cartilage 31：819-828, 2023

3) McDonald MN, Lakshman Kumar P, Srinivasasainagendra V et al：Novel genetic loci associated with osteoarthritis in multi-ancestry analyses in the Million Veteran Program and UK Biobank. Nat Genet 54：1816-1826, 2022

4) Henkel C, Styrkársdóttir U, Thorleifsson G et al：Genome-wide association meta-analysis of knee and hip osteoarthritis uncovers genetic differences between patients treated with joint replacement and patients without joint replacement. Ann Rheum Dis 82：384-392, 2023

遺伝的因子が関与することが知られており，GWASによる研究が欧米を中心に進められてきた．2024年11月現在，GWAS Catalogでの検索ではrheumatoid arthritisで168件の研究が表示される．

まずはじめに紹介する報告は，本邦を含む国際共同研究チームが報告した，過去最大規模で実施されたGWASである[5]．東アジア人を多数含む多人種間での解析に成功した報告である．35,871人のRA患者と240,149人の健常者を対象として実施された．この研究には欧米人，東アジア人，アフリカ人，南アジア人，アラビア人からなる合計37のコホートが参加している．RA患者のおよそ1/3に当たる11,025人が東アジア人集団であり，アジア人が含まれた研究ではこれまでで最大規模である．同定された疾患感受性遺伝子の候補領域は124個に上り，そのうち34個が新規の領域であった（ここでの候補遺伝子の定義は，リスクSNPから遺伝子座で±1 Mb以内に存在する遺伝子とされている．あくまで候補であり確定ではない）．これらの新規領域には免疫系に関連する遺伝子（TNIP2やTNFRSF11Aなど）が含まれていた．

RA患者は心血管疾患（CVD）の発症リスクが高いことは疫学的に示されているが，その生物学的メカニズムや因果関係はまだ明らかになっていない．2023年にGuoら[6]はcross-trait GWASを行いその結果を報告した．本研究は英国バイオバンクのデータを利用した解析である．RA患者群6,754人と対照群452,384人，およびCVD群44,238人と対照群414,900人の2つのGWASを行い，その結果からRAとCVDの間の遺伝的相関や因果関係などを調査した．その結果，RAとCVDに共通する9つの独立したリスク領域が特定され，PTPN22，CCR3，BCL2L11などの共通遺伝子がRA患者のCVD発症リスクを軽減させる治療標的となる可能性が示された．これらは今後の臨床研究への足掛かりとなる結果といえる．また因果推定では，RAとCVDの間の因果関係に関する証拠は限られていた．つまり本研究結果では，RAとCVDは因果関係ではなく共通の遺伝的背景があるものである可能性が示されたといえる．

同年に報告されたcross-trait GWASに，2023年のWenら[7]の報告がある．RAに加えて，多発性硬化症（MS），炎症性腸疾患（IBD），1型糖尿病（T1D）という3つの自己免疫疾患のGWASを用いたcross-trait GWASである．GWASのサンプルサイズは，RAで5,082人（対照群447,182人），MSで1,406人（対照群450,858人），IBDでは3,878人（対照群448,386人），T1Dはcase + controlで181,214人と，いずれも大きなサンプルサイズのGWASが利用されている．Cross-trait GWASの結果，RAと各疾患の間にはそれぞれ50ヵ所以上の共有されるリスク遺伝子領域が存在することが示された．また，これら4疾患には合計82ヵ所の共通リスク遺伝子が同定され，これらの疾患が共通の遺伝的背景をもっていることが示唆された．共通の背景のみでなく，MRによりRAとT1D，RAとMSの間には因果関係も存在することが示さ

5) Ishigaki K, Sakaue S, Terao C et al：Multi-ancestry genome-wide association analyses identify novel genetic mechanisms in rheumatoid arthritis. Nat Genet 54：1640-1651, 2022

6) Guo Y, Chung W, Shan Z et al：Genome-wide assessment of shared genetic architecture between rheumatoid arthritis and cardiovascular diseases. J Am Heart Assoc 12：e030211, 2023

7) Wen YP, Yu ZG：Identifying shared genetic loci and common risk genes of rheumatoid arthritis associated with three autoimmune diseases based on large-scale cross-trait genome-wide association studies. Front Immunol 14：1160397, 2023

れ，各疾患間の複雑な遺伝的背景が示された.

Liu ら[8] は 2024 年に甲状腺機能低下症と RA に関連する cross-trait GWAS を行い，共通の遺伝的背景を証明したうえで，因果関係については否定的な結果を報告した.

通常の疫学研究では因果関係を推定するには前向き研究が必要となるが，GWAS においてはメンデルランダム化の手法を用いることで，すでに過去に解析された GWAS のデータを用いて疾患同士の因果関係の推定が可能となるのである. これら 3 つの研究はそのよい例であり，臨床上高頻度に合併する理由が因果関係にあるのか，あるいは生物学的に共通のバックグラウンドをもっているからなのかを示してくれるのである.

これらの報告により RA においては疾患の生物学的な背景や他疾患との関係性など多数の事実が明らかになりつつあるが，やはり OA と同様にこれらの情報をどのように臨床に活かすかは，まだこれから続く研究を待つ必要がある.

骨粗鬆症（骨密度，骨折含む）

骨粗鬆症も遺伝率の高い（50〜70％）疾患であり，世界的な有病率は 18.2％とされ，社会的にも経済的にもインパクトの大きい疾患である. 骨粗鬆症は GWAS が始まった初期から大規模な GWAS に成功しており，2012 年にはすでにサンプルサイズが 30,000 を超える規模の GWAS が達成されていた. 2024 年 11 月現在，GWAS Catalog での検索では bone density で 256 件の研究が表示される.

He ら[9] は 2023 年に骨密度（bone mineral density：BMD）を対象とした縦断データに対する GWAS を報告した. 英国バイオバンクで収集された 141,000 人を超えるデータが解析に用いられた. 本研究の特徴は BMD の縦断的変化に対する GWAS を行った初めての研究という点である. 縦断解析にはベースラインから 2〜7 年経過した症例（n = 19,899）が含まれていた. 横断的な解析により 52 個の感受性遺伝子が同定され，それらの遺伝子には WNT16，FAM3C，CPED1 などの遺伝子が含まれていた. さらに縦断解析により，BMD の経時的な変動に関連する 114 個の遺伝子も特定された（RGS7 など）. パスウェイエンリッチメント解析によりそれらの遺伝子群が骨格発達，骨化調節（特に WNT シグナル伝達経路）に関与するプロセスでエンリッチされていることが明らかとなった. 本研究では BMD の変動に関連する遺伝子が特定できたことにより，これらの遺伝子群を将来的な骨粗鬆症患者のバイオマーカーとして利用できる可能性が述べられている.

BMD は OA や RA とは違い客観的な数値でその進行を定義できるため，本研究のような縦断的な解析に成功しやすかったと考える. またサンプルサイズも非常に大きく，効果的な post-GWAS 解析に成功した事例といえる.

8) Liu R, Shang X, Fu Y et al：Shared genetic architecture between hypothyroidism and rheumatoid arthritis：a large-scale cross-trait analysis. Mol Immunol 168：17-24, 2024

9) He D, Liu H, Wei W et al：A longitudinal genome-wide association study of bone mineral density mean and variability in the UK Biobank. Osteoporos Int 34：1907-1916, 2023

2022年にNethanderら[10]は骨粗鬆症性骨折の代表的な骨折である股関節骨折を対象とし、1万人を超える疾患群と70万人を超える対照群で解析した。本研究では独立した5個の感受性領域が同定され、股関節骨折と喫煙・アルツハイマー病との関連も示された。続く2023年にNethanderら[11]は橈骨遠位端骨折を含む前腕骨折に対するGWASも報告した。欧州5ヵ国のバイオバンクのメタ解析で、10万人を超える前腕骨折患者（対照群は150万人超）を対象とした。43個の感受性領域が同定され、これらの遺伝子は骨密度に影響を与える領域のみでなくコラーゲン線維の組成など骨質を決定する領域にも存在していた。また骨折リスク因子に身長と低いBMIが相関を示し、既存のfracture risk assessment tool（FRAX）などの骨折予測ツールを改善できる可能性も述べられている。先行の股関節骨折と比較して高い遺伝率が算出され、前腕骨折の遺伝率の高さが強調された（遺伝率50％）。

骨粗鬆症も最大級のGWASに成功している疾患であり、薬物ターゲットなどを示す報告も多数あるが、それを臨床に落とし込む研究はなされておらず、現時点ではこれまでに行われてきた疫学研究を上回る研究結果を残せていないように感じる。

その他の疾患の現状

過去には思春期特発性側弯症[12]、大腿骨頭壊死症[13]、後縦靱帯骨化症[14]、腰部脊柱管狭窄症、大腿四頭筋筋力、十字靱帯損傷など整形外科関連疾患のGWASは多数存在するがその規模は小さく、近年ではそれを追随する研究も行われていない（症例数自体が少なく、大規模なサンプルサイズの収集が困難な背景もある）。小規模なGWASが臨床に与えるインパクトは小さく、ゲノム解析が臨床に与える影響は非常に限定的であると考えて差し支えない。

整形外科疾患におけるゲノム解析の今後の展望

本稿で概説したように、10万例を超えるような超大規模なGWASは一定の結果を出しており、GWASでなければ提供できなかった貴重（かつ膨大）なデータも研究者に提供した事実もある。しかし、GWASで得られた結果はあくまでも統計学的な相関を示したものともいえ（GWAS研究者には統計学者が多い）、その情報量も臨床医が直感的に扱うには非常に膨大な分量である。GWASから導かれた結果を実臨床に落とし込むためには、やはり専門家である整形外科医の判断や追加の検証が必須であると考える。今日においてはまだ巨大GWASが示した結果に対するin vivoでの検証は追いついておらず、GWASの結果を今後どう生かしていくかは我々整形外科医一人ひとりに委ねられているように感じる。

10) Nethander M, Coward E, Reimann E et al：Assessment of the genetic and clinical determinants of hip fracture risk：genome-wide association and Mendelian randomization study. Cell Rep Med 3：100776, 2022

11) Nethander M, Movérare-Skrtic S, Kämpe A et al：An atlas of genetic determinants of forearm fracture. Nat Genet 55：1820-1830, 2023

12) Kou I, Otomo N, Takeda K et al：Genome-wide association study identifies 14 previously unreported susceptibility loci for adolescent idiopathic scoliosis in Japanese. Nat Commun 10：3685, 2019

13) Sakamoto Y, Yamamoto T, Sugano N et al：Genome-wide association study of idiopathic osteonecrosis of the femoral head. Sci Rep 7：15035, 2017

14) Nakajima M, Takahashi A, Tsuji T et al：A genome-wide association study identifies susceptibility loci for ossification of the posterior longitudinal ligament of the spine. Nat Genet 46：1012-1016, 2014

V章 基礎

4. 筋代謝研究

今井祐記
愛媛大学先端研究院プロテオサイエンスセンター 病態生理解析部門
愛媛大学大学院医学系研究科 病態生理学講座

最近の研究動向とガイドライン

- これまで同様に single cell（もしくは nucleus）RNA sequence（scRAN-seq）を用いた1細胞レベルでの遺伝子発現プロファイル解析に加えて，空間トランスクリプトームを用いた解析により，細胞レベルでの遺伝子発現と細胞局在が同時に解析可能となってきた．
- 骨格筋には，筋線維，骨格筋幹細胞，間葉系前駆細胞の主に3種類の細胞種が存在するが，骨格筋再生においては，これらの細胞のみならずマクロファージをはじめとした免疫系の細胞を含めた微小環境における相互作用が重要であることが明らかになりつつある．
- 骨格筋は運動による熱産生に伴う基礎代謝を重要な役割として担っているが，その骨格筋代謝機能制御メカニズムがさまざまな分子やネットワークを介して明らかになってきた．
- 骨格筋における性差構築には，男性ホルモンであるアンドロゲンが筋線維における代謝を直接的に制御することと，副腎に作用した結果グルココルチコイド産生制御を介するなどの間接制御が存在することが明らかとなってきた．

骨格筋再生

骨格筋の再生には，骨格筋幹細胞である筋衛星細胞の活性化が必須である．筋損傷からの回復はもちろんのこと，筋ジストロフィーでは筋再生が十分に行えないことが疾患の増悪につながることから，骨格筋再生を制御することは疾患治療を考慮しても重要である．Taglietti らは，デュシェンヌ型筋ジストロフィー（DMD）患者の骨格筋とDMDモデルラットを用いた解析により，DMDにおける骨格筋再生不良の原因のひとつに，筋衛星細胞の細胞老化による不活性化が関与していることを見出した[1]．DMD患者においても眼球運動は比較的保たれていることに注目し眼球運動を司る骨格筋（EOM）を解析したところ，EOMに存在する筋衛星細胞の再性能は，四肢骨格筋と比較して極めて高いことがわかった．そこでscRNA-seqを実施したところ，EOMの筋衛星細胞には甲状腺刺激ホルモン受容体（TSHR）が高発現していることを見出した．さらに，TSHRからのシグナルが筋衛星細胞の細胞老化を抑制する

1) Taglietti V, Kefi K, Rivera L et al：Thyroid-stimulating hormone receptor signaling restores skeletal muscle stem cell regeneration in rats with muscular dystrophy. Sci Transl Med 15：eadd5275, 2023

ことが明らかとなった．TSHR は G タンパク質共役型受容体であるため，細胞内シグナルは cAMP が伝える．そこで，cAMP を増加させる forskolin を DMD モデルラットに投与したところ，筋衛星細胞の細胞老化は抑制され，筋再生が改善し，骨格筋の収縮力を改善することができた．このことから，筋衛星細胞内の cAMP 濃度を上げるような薬剤が DMD の治療薬になる可能性があることが見出された．**この発見は，筋ジストロフィーのみならず，高齢者の筋損傷の早期回復のための治療薬開発にもつながると考えられる．**

Moiseeva らは，マウス骨格筋再生組織には細胞老化を示す細胞が多数存在し，若年マウスでは時間とともに減少するが，老齢マウスでは若年マウスよりも多数出現し，さらに残存することで，骨格筋再生が不良となることを見出した[2]．この細胞老化は，すべての細胞種で観察された．詳細な scRNA-seq を用いた遺伝子発現プロファイル解析から「炎症」と「線維化」という細胞老化を代表とする遺伝子群が，老齢マウスの細胞では多いことがわかった．老化細胞を取り除くと若齢でも老齢でも骨格筋再生は促進され，逆に老化細胞を移植すると骨格筋再生は不良となった．このことから，**筋損傷の微小環境に存在する老化細胞からの炎症や線維化のシグナルが，筋衛星細胞による筋再生を阻害**していることが明らかとなった．

骨格筋再生には筋衛星細胞の活性化に続く筋芽細胞への分化，細胞同士の融合による筋線維の形成に加えて，筋線維内のミオシンタンパク質のタイプ別の発現が重要である．また，筋線維タイプは，胎児型（MYH3）から新生児型（MYH8）を経て，遅筋型（MYH7）や速筋型（MYH4）へと成熟していく．Wang らは，筋線維タイプが新生児型から成熟していく過程に大きな壁があり，この壁を乗り越えるためには筋再生時に発現が上昇する mitofusin2（Mfn2）により制御されていることを見出した[3]．Mfn2 欠損マウスでは，筋再生が極めて不良であり，さらに新生児型（MYH8）から筋線維が成熟しないうえに，中心核がいつまでも残存する表現型を呈した．このような組織像は，小児における中心核ミオパチーと同様である．Mfn2 欠損マウスの遺伝子プロファイル解析から Mfn2 の下流シグナルとして HIF1α が同定され，HIF1α のシグナルが活性化されることで筋線維タイプの成熟が新生児型で停止することが明らかとなった．一方で，HIF1α を阻害することで，筋線維タイプの成熟が促進されることから，**ミオパチーの治療や骨格筋損傷の早期回復に HIF1α 阻害薬が有用である可能性**が示唆された．

筋再生には筋衛星細胞のみならず，マクロファージや間葉系前駆細胞による微小環境が重要であることがわかりつつある．Nawaz らは，組織修復型である M2 マクロファージを欠損させることで，筋再生および筋管形成が促進することを見出した[4]．M2 マクロファージを欠損させると間葉系前駆細胞が活性化して筋形成促進因子である follistatin を分泌することで筋再生が促進した．一

2) Moiseeva V, Cisneros A, Sica V et al：Senescence atlas reveals an aged-like inflamed niche that blunts muscle regeneration. Nature 613：169-178, 2023

3) Wang X, Jia Y, Zhao J et al：A mitofusin 2/HIF1alpha axis sets a maturation checkpoint in regenerating skeletal muscle. J Clin Invest 132：e161638, 2022

4) Nawaz A, Bilal M, Fujisaka S et al：Depletion of CD206+ M2-like macrophages induces fibro-adipogenic progenitors activation and muscle regeneration. Nat Commun 13：7058, 2022

方で，間葉系前駆細胞特異的に follistatin を欠損させたマウスでは，筋再生が遅延し間質の線維化が増悪することがわかった．また，この M2 マクロファージから間葉系前駆細胞へのシグナルは TGFβ によるパラクライン作用により制御される微小環境が重要であることが明らかとなった．それ以外にも，Coulisらは，scRNA-seq を用いて筋ジストロフィーおよび健常骨格筋におけるマクロファージとその破綻による筋再生と線維化について新たな知見を報告した[5]．scRNA-seq により，古典的な M1 と M2 マクロファージの分類とは無関係に，筋再生中のマクロファージは 6 つのクラスターに分類され，筋ジストロフィーにおいては線維化関連因子である galectin-3 とオステオポンチンを発現するマクロファージが中心であることを見出した．さらに，空間トランスクリプトーム解析と細胞 – 細胞間相互作用についてバイオインフォマティクスを駆使した結果，galectin-3 陽性マクロファージ由来のオステオポンチンが，間葉系前駆細胞の線維芽細胞への分化を促進していることが明らかとなった．このgalectin-3 陽性マクロファージは，さまざまなミオパチー患者でも増加しており，**マクロファージ由来のオステオポンチンが微小環境における細胞間シグナルとなることで病態の進展に関与している**ことが明らかとなった．それらの報告から，骨格筋の線維化に関わる分子が同定され，治療標的分子となりうることがわかることで，多様な疾患の予防や治療につながることが期待できる．

　上述のごとく，**空間トランスクリプトームを応用することで，新たな知見が深まっている**．骨格筋再生におけるマクロファージの重要性について近年大幅に理解が進みつつあるが，マクロファージが筋再生において，どのように適応し，空間的局在や組織構造の再構成に関わるかについては大部分が不明であった．Patsalos らは，筋損傷早期モデルマウスおよび筋ジストロフィーモデルマウスから回収した骨格筋組織を用いて，scRNA-seq と空間トランスクリプトームを実施することで，この疑問の一部を解決した[6]．再生組織には，単球／マクロファージと樹状細胞系列の複数のサブセットが存在する．損傷修復中心部分から，これらのサブセットごとに多層構造を形成して，損傷した筋線維の修復を行っていることが明らかとなった．さらに，グルココルチコイドの投与により，このサブセットごとの多層構造が崩壊し，骨格筋再生が遅延することも明らかとなった．これらのことから，**骨格筋損傷部位においてマクロファージがサブセットごとに極めて精密な構造的局在を示すことで，その機能を発揮し，組織修復を効率的に行っている**ことが明らかとなった．

▶ 骨格筋の代謝

　骨格筋は，体重の約 30～40％ を占める大きな臓器といえる．このため，骨格筋における熱産生が基礎代謝を決めるため，糖代謝や脂質代謝と大きな関連があり，糖尿病や脂質異常症との関連が報告されてきた．しかしながら，骨格

5) Coulis G, Jaime D, Guerrero-Juarez C et al：Single-cell and spatial transcriptomics identify a macrophage population associated with skeletal muscle fibrosis. Sci Adv 9：eadd9984, 2023

6) Patsalos A, Halasz L, Oleksak D et al：Spatiotemporal transcriptomic mapping of regenerative inflammation in skeletal muscle reveals a dynamic multilayered tissue architecture. J Clin Invest 134：e173858, 2024

筋そのものにおける代謝の多様なメカニズムの詳細はいまだ不明な点が多い．Zhouらは，全ゲノム相関解析（GWAS）で2型糖尿病と脂質異常症の両方に相関する一塩基多型（SNPs）がDNM1L遺伝子座近傍に存在していることを見出し，DMN1L遺伝子によりコードされるタンパク質Drp1の機能解析を行った[7]．Drp1（dynamin-related guanosine triphosphatase）は，ミトコンドリア分裂の中心的な役割を果たしていることが報告されてきたが，骨格筋代謝における機能は不明であった．Drp1ノックダウン（KD）マウスでは，骨格筋におけるミトコンドリアの過剰融合が観察され，コハク酸の増加を伴う脂肪酸酸化の低下とインスリン抵抗性を示した．さらにこのマウスでは，succinate dehydrogenase assembly factor 2（Sdhaf2）の発現低下と局在異常に伴う，ミトコンドリア呼吸鎖複合体Ⅱの形成と活性化が低下した．そこで，Drp1-KD細胞にSdhaf2を発現させると，糖代謝と脂質代謝が改善することを確認した．これらのことから，**ミトコンドリアの解剖学的構造を適切に保つことが，ミトコンドリア機能を維持し骨格筋代謝の恒常性維持に重要であり，かつ代謝性疾患の理解につながることが示唆された**．

　また，骨格筋線維には遅筋型と速筋型が存在するが，これらは発現している遺伝子の違い，収縮力の違いだけでなく，ミトコンドリア活性や代謝システムの違いもあることがわかっている．遅筋型筋線維にはミトコンドリアが豊富で酸化的リン酸化を中心に，速筋型筋線維では解糖系を中心にエネルギー産生が行われる．しかしながら，健常および疾患状態でのこれらの違いの詳細は明らかになっていなかった．Bahnらは，ヒト骨格筋における酸化的リン酸化マーカーと，PPARGC1AおよびCDK4の発現が正に，CDKN2Aの発現が負に相関することを見出した[8]．Cdkn2aの遺伝子産物であるp16[INK4a]と結合できない恒常活性型Cdk4発現マウスは，高脂肪食による肥満と糖尿病誘導に抵抗を示した．このマウスの骨格筋では，酸化的リン酸化が亢進し，ミトコンドリア代謝が活性化，糖取り込みも亢進していた．一方で，Cdk4もしくはCdk4の標的であるE2F3を骨格筋特異的に遺伝子欠損させたマウスでは，酸化的リン酸化タイプの筋線維が低下し，ミトコンドリア機能が低下，運動機能が低下する一方で，糖代謝異常を呈した．さらに，ミトコンドリア機能制御因子であるPPARGC1AがCdk4依存的にE2F3により活性化されることを見出した．また，PPARGC1A，Cdk4，E2F3の発現レベルは，ヒトでもマウスでも，運動機能と正の相関を示し，肥満や耐糖能異常とは負の相関を示すことも明らかとなった．これらのことから，筋線維タイプごとのエネルギー代謝形式と糖・脂質代謝および筋疾患との関係が明らかとなった．

　運動により筋代謝が活性化されることは自明の理であるが，運動により骨格筋から放出されるマイオカイン（もしくはエクサカイン）と骨格筋代謝の関係は明らかではなかった．マイオカイン・エクサカインとして非常に有名である

7) Zhou Z, Ma A, Moore TM et al：Drp1 controls complex Ⅱ assembly and skeletal muscle metabolism by Sdhaf2 action on mitochondria. Sci Adv 10：eadl0389, 2024

8) Bahn YJ, Yadav H, Piaggi P et al：CDK4-E2F3 signals enhance oxidative skeletal muscle fiber numbers and function to affect myogenesis and metabolism. J Clin Invest 133：e162479, 2023

IL-6 についても，その作用の詳細は不明であった．Kitashima らは，視床下部で発現している IL-6 が骨格筋代謝を制御していることを見出した[9]．ヒトおよびマウスのバイオインフォマティクスを応用した結果，視床下部腹内側核における IL-6 および下流の ERK1/2 シグナルの活性化と，骨格筋における脂肪酸代謝とミトコンドリア関連遺伝子の発現が相関していることを見出した．この視床下部での IL-6/ERK1/2 パスウェイと骨格筋とをつなぐ役割を α_2 アドレナリンパスウェイが担っていること，骨格筋における AMPK の活性化により運動後の脂質代謝が向上することを明らかにした．さらに，視床下部腹内側核特異的に IL-6 受容体を欠損させると，骨格筋における AMPK の活性化などの運動による脂質代謝作用が消失することを証明した．このことから，運動により発現が亢進した IL-6 は，視床下部でその刺激を受け取り，交感神経を介して骨格筋にそのシグナルが伝わり，骨格筋での脂質代謝を制御していることが明らかとなった．このような斬新な分子メカニズムの解明は，**抗 IL-6 抗体を用いた治療における代謝変容の可能性**を投げかけるものであり，大変興味深い．

男性ホルモンであるアンドロゲンのアンドロゲン受容体（AR）を介した骨格筋線維における作用は，骨格筋線維における分岐鎖アミノ酸とポリアミン代謝の制御と筋原繊維におけるミオシン移動による筋収縮の質の制御であることがすでに報告されている[10]が，その転写制御機構は不明であった．Ghaibour らは，マウス骨格筋を用いて AR および転写活性化マーカーである H3K4me2 に対する ChIP-seq を実施し，AR の直接的な標的遺伝子の同定を実施した[11]．その結果，やはり分岐鎖アミノ酸代謝，ポリアミンやグルタミン酸などの代謝と筋収縮に関連した遺伝子がアンドロゲン/AR の標的であることを証明した．さらに Hosoi らは，速筋型線維タイプ特異的 AR 遺伝子欠損（fmARKO）マウスを解析した[12]．その結果，fmARKO マウスでは①骨格筋力が低下していること，②成熟期では差を認めないが老齢期では筋量が低下すること，③ポリアミン代謝およびアミノ酸代謝関連遺伝子の発現が低下することを報告している．これらから，**骨格筋線維における AR の主な機能は，代謝と筋収縮機能を制御すること**であると考えられる．また Takahashi らは，骨格筋における性差は，副腎におけるグルココルチコイドに起因することを明らかにした[13]．アンドロゲンが副腎のサイズや細胞増殖，グルココルチコイド産生を抑制することで性差が確立していること，筋萎縮を誘導するグルココルチコイド濃度はオスではアンドロゲンの影響でメスに比べて低いため，骨格筋量がメスよりオスのほうが大きいことを示している．さらに，Nr5a1 ヘテロノックアウトマウスでは副腎形成が不良であるため，雌雄にかかわらず野生型と比較して骨格筋量が増強することを明らかにした．このように，**骨格筋の量は，筋線維そのものではなく，他の臓器や同じ筋組織内の周辺の細胞を介した間接的作用により，制御されている**ことが明らかになりつつある．

9) Katashima CK, de Oliveira Micheletti T, Braga RR et al：Evidence for a neuromuscular circuit involving hypothalamic interleukin-6 in the control of skeletal muscle metabolism. Sci Adv 8：eabm7355, 2022

10) Sakakibara I, Yanagihara Y, Himori K et al：Myofiber androgen receptor increases muscle strength mediated by a skeletal muscle splicing variant of Mylk4. iScience 24：102303, 2021

11) Ghaibour K, Schuh M, Souali-Crespo S et al：Androgen receptor coordinates muscle metabolic and contractile functions. J Cachexia Sarcopenia Muscle 14：1707–1720, 2023

12) Hosoi T, Yakabe M, Sasakawa H et al：Sarcopenia phenotype and impaired muscle function in male mice with fast-twitch muscle-specific knockout of the androgen receptor. Proc Natl Acad Sci U S A 120：e2218032120, 2023

13) Takahashi F, Baba T, Christianto A et al：Development of sexual dimorphism of skeletal muscles through the adrenal cortex, caused by androgen-induced global gene suppression. Cell Rep 43：113715, 2024

V章 基礎

5. 脊髄損傷に対する再生医療

名越慈人, 市原雄一郎
慶應義塾大学 整形外科

最近の研究動向とガイドライン

●脊髄は一度損傷すると回復は困難であるとされている．その理由として，神経軸索が断裂し，炎症細胞が浸潤することで二次損傷を起こし，慢性期に入ると中心に空洞が形成され，その周囲を瘢痕組織が覆って再生に不利な環境が整ってしまう．このような状況を克服するために，世界中でさまざまな基礎研究が進行しており，それに伴っていくつかのシーズが臨床へと到達している．主に細胞移植，薬剤投与，リハビリテーションの3つの治療法が再生医療の柱であり，本稿では項目立てて最新のトピックを概説する．

細胞移植治療

脂肪由来間葉系幹細胞のくも膜下腔投与

　生検によって採取した脂肪組織から，間葉系幹細胞を培養し，患者自身の脊髄損傷の治療に使用する自家組織由来の再生医療である[1]．脂肪由来の細胞は炎症反応を抑制し，脊髄再生を促すことが報告されてきた．第I相の本臨床試験では，American Spinal Injury Association（ASIA）impairment scale AまたはBの運動完全麻痺の頚胸髄損傷患者10人を対象とし，受傷後1年以内の登録期間であった．主要評価項目は安全性，副次項目が感覚および運動神経の変化量というデザインであった．腰椎穿刺による細胞投与で，手技的には特に問題なく完了した．施術後に8人で頭痛や筋骨格系の痛みを認めたが，全例改善した．また，重篤な合併症は認めなかった．投与後96週において，7人の患者で運動ないし感覚神経機能の回復を認めた．

　本研究は，症例数は少ないものの間葉系幹細胞の効果を期待させる結果である．一方で，受傷後1年以内の損傷脊髄に対する介入であり，この病期ではリハビリテーションなどによって回復が得られる可能性も十分あるため，本細胞移植の有効性については今後も症例数を重ねて慎重に評価する必要がある．

1) Bydon M, Qu W, Moinuddin FM et al：Intrathecal delivery of adipose-derived mesenchymal stem cells in traumatic spinal cord injury：Phase I trial. Nat Commun 15：2201, 2024

骨髄間葉系幹細胞の複数回投与

Macêdo らは，患者の骨髄から採取し，培養した間葉系幹細胞を投与する臨床試験を行った[2]．受傷後1年以上が経過した頚髄完全損傷の患者7例に対し，はじめに損傷中心部へ細胞投与し，その後3ヵ月を経てからくも膜下腔へもう一度投与する，という複数回の注入を行っている．すべての症例において重篤な合併症は認められず，また7例中6例で表在および深部感覚の改善を認めた．一方で，運動や神経機能に関わる評価では，改善する症例もあれば増悪した症例も認め，一定の結果は得られていない．

前述の脂肪由来間葉系幹細胞では受傷時1年以内の症例を扱っていたが，本研究では1年以上経過しており，慢性期でもしばらく時間が経過してしまうと，運動機能の改善が困難になることを示唆している．

▶ 薬剤投与による治療

可溶性 Nogo 受容体 -Fc 阻害剤（AXER-204）

Nogo 受容体はオリゴデンドロサイトに発現し，軸索伸長を阻害する．本剤は軸索伸長の抑制を阻害するため，軸索再生を促し損傷脊髄が回復することが動物実験で報告されている．この薬剤を慢性期頚髄損傷患者に投与した臨床試験が紹介されている[3]．はじめにドーズエスカレーション，その後二重盲検，無作為化により有効性も評価した．安全性評価では，投与によって頭痛を中心に症状を訴える症例が認められたが，合併症によって試験を中止したり死亡したりした患者はいなかった．運動機能については最終観察時に有意な改善は認められなかったものの，完全麻痺を除いた ASIA impairment scale B〜D の患者において，上肢機能の改善が軽度認められた．さらにこれらの患者の髄液について蛋白レベルで評価し，AXER-204 投与群において新しいシナプスの形成を示唆する結果が得られた．**本研究は，再生にとって非常に過酷な慢性期という損傷環境においても，薬剤投与によって一部の患者で機能改善を認めており，今後の大規模な試験における結果が注目される．**

レチノイン酸受容体アゴニスト（KCL-286)

レチノイン酸受容体アゴニストである KCL-286 という薬剤について，Goncalves らは第Ⅰ相試験として薬剤耐性評価を行った[4]．KCL-286 は軸索再生やシナプス結合，髄鞘化を刺激する効果があり，さらに炎症反応の抑制や疼痛軽減の役割もあるため，脊髄損傷に対する再生医療の治療薬として期待されている．今回は，その前段階として脊髄損傷や他の疾患のない，健康な男性109人のボランティアを対象に KCL-286 の投与試験を行った．単回および複数回投

2) Macêdo CT, de Freitas Souza BS, Villarreal CF et al：Transplantation of autologous mesenchymal stromal cells in complete cervical spinal cord injury：a pilot study. Front Med（Lausanne）11：1451297, 2024

3) Maynard G, Kannan R, Liu J et al：Soluble Nogo-Receptor-Fc decoy（AXER-204）in patients with chronic cervical spinal cord injury in the USA：a first-in-human and randomised clinical trial. Lancet Neurol 22：672-684, 2023

4) Goncalves MB, Mant T, Taubel J et al：Phase 1 safety, tolerability, pharmacokinetics and pharmacodynamic results of KCL-286, a novel retinoic acid receptor-beta agonist for treatment of spinal cord injury, in male healthy participants. Br J Clin Pharmacol 89：3573-3583, 2023

296　Ⅴ章　基　礎

与の双方でランダム化試験が行われたが，重篤な合併症は生じなかった．また薬剤の血液中の濃度を測定しており，薬物動体や薬力学的にも問題はなかった．本研究成果をもとに，今後脊髄損傷患者への投与が進められると考えられる．

▶ リハビリテーションを用いた治療法の開発

▍脊髄硬膜外電気刺激

　脊髄硬膜外電気刺激（epidural electrical stimulation：EES）は，腰膨大部の運動中枢に電気刺激を与え，麻痺した下肢に機能的な動作を再現する治療法である．また EES を使用したリハビリテーションを継続することで，残存神経の可塑性が促され，損傷部の修復と自発的な運動機能の改善が報告されている．2022 年 Kathe らは，9 人の患者に対する一定の治療効果を示した[5]．さらに齧歯類モデルを用いて，EES による歩行機能の改善に関与する特定のニューロン集団を同定した．この発見は，それまで不明瞭であった EES の作用メカニズムの一部を解明したことで，大きなインパクトを与えている．

5) Kathe C, Skinnider MA, Hutson TH et al：The neurons that restore walking after paralysis. Nature 611：540-547, 2022

▍Brain-Spine Interface

　デバイス技術も進化している．従来の EES は，外部のコンピュータからパターン化された電流を脊髄に送り，立位や歩行といった特定の動きを再現した．これに対し，2023 年 Lorach らは，Brain-Spine Interface（BSI）を開発した[6]．この完全埋め込み式デバイスは，大脳皮質の信号を解析し，目的の運動に応じた指令をワイヤレスで EES にデジタルブリッジすることで，自発的な動作制御を可能にする．BSI は完全埋め込み式で日常生活での使用も期待されるが，現状では埋め込みに頭蓋骨を削る必要があるなど侵襲が高く，臨床応用にはさらなる改良が求められる．

6) Lorach H, Galvez A, Spagnolo V et al：Walking naturally after spinal cord injury using a brain-spine interface. Nature 618：126-133, 2023

▍頸髄損傷における電気刺激

　上肢機能の回復にも，電気刺激とリハビリテーションの効果が確認されている．2024 年 Moritz らは，体表から損傷頸髄に電気刺激を加えながらリハビリテーションを行う ARC^EX 療法を開発し，筋力や感覚能力が有意に改善したという臨床試験（NCT04697472）の結果を報告した[7]．ARC^EX 療法は体表刺激であるため侵襲がなく，安全性も確認されており，今後の普及が期待される．

　このように，電気刺激とリハビリテーションの組み合わせは慢性期治療に大きな進展をもたらしている．しかし，これらの治療は残存神経の可塑性を利用するもので，重度損傷の場合，効果が限られる可能性がある．今後は，再生医療などとの併用戦略が期待される．さらに，デバイスの低侵襲化や安全性の確認，コスト削減といった臨床応用に向けたさらなる課題解決が必要である．

7) Moritz C, Field-Fote EC, Tefertiller C et al：Non-invasive spinal cord electrical stimulation for arm and hand function in chronic tetraplegia：a safety and efficacy trial. Nat Med 30：1276-1283, 2024

VI章 ロコモティブシンドローム

1. ロコモティブシンドローム ……………………………… 298

1. ロコモティブシンドローム

石橋英明
医療法人社団愛友会伊奈病院 整形外科

最近の研究動向とガイドライン

- ロコモの該当や進行度は，立ち上がりテスト，2ステップテスト，ロコモ25の3種のテストからなるロコモ度テストで判定される．ただ，研究によってはロコモ25だけでロコモを判定している場合もある．
- ロコチェックは7項目の簡便な自己チェックリストによってロコモのリスクを評価するもので，海外ではロコモの判定に用いられている例があり，インドネシアから信頼度評価の論文が出された．
- ロコモの対策は健康寿命の延伸と介護予防に有用と考えられている．実際に，ロコモ該当者は将来の要介護移行率が高いことが複数の縦断研究で示されている．
- ロコモ発症の関連因子に関する複数の研究で，肥満や腰背部痛，関節痛が関連因子，予測因子として挙げられた．特にAIを用いた研究で重要な関連因子を決定する試みがなされた．
- 既存合併症とロコモの関連についての研究では，運動器以外の疾患として，高血圧，脳血管疾患，冠動脈疾患，関節リウマチ，慢性腎不全，胃食道逆流症が挙げられた．また，がん患者においてはロコモの該当率が極めて高いことが報告された．
- ロコモが整形外科手術によって改善するという報告は以前に多かったが，術前のTimed Up and Go testが遅い場合，フレイルと判定される場合は改善度が少ないことが報告されている．

ロコモの評価について

　ロコモの評価法については，ロコチェックとロコモ度テストが用いられている．ロコチェックは7項目の問いに「はい」「いいえ」で答えるもので，ロコモのリスクの自己チェックリストである．またロコモ度テストは，立ち上がりテストと2ステップテストの運動機能テスト，自記式質問票のロコモ25の3種のテストからなり，それぞれのテストについて，非該当，ロコモ度1, 2, 3の判定基準が設定されている．3種のテストの中で最も高いロコモ度が，最終判定としてのロコモ度となる．すべてのテストで非該当であればロコモ非該当となり，ロコモ度1以上でロコモと判定する．研究によっては，ロコモ25のみでロコモを判定したり，改善度を測ったりしているものも少なくない．これは，3種のテストによるロコモ度テストが発表される前に，ロコモ25で16点

以上をロコモとすると報告した論文を根拠としている．本レビューで紹介した論文においても，ロコモの判定に3種のロコモ度テストを用いたものと，ロコモ25のみを用いたものがある．

ロコモの評価は中高年者に対して行われることが多いが，Sawayaらは若い学生を対象にロコモ度テストを行った．413人の大学生（男性192人，女性221人，平均年齢19.1歳）に対して3種のロコモ度テストを行ったところ，20.8％がロコモと判定され，女性に限ると24.9％がロコモであったとの結果であった[1]．このように，**ロコモは20歳前後から始まっているため，対策は若い時期から考えておくことが重要である．**

ロコモの概念は海外でも徐々に広がっている．インドネシアにおいて，7項目のロコチェックを翻訳してインドネシア語版の質問票を作成し，65歳以上を対象に信頼性，再現性を検証したことが報告されている[2]．

一方，日本整形外科学会は2022年に，移動機能が何歳相当かをスマホのアプリで判定できるロコモ年齢判定ツールを開発，発表しており，Hisamotoらはこのロコモ年齢判定ツールをフィットネスクラブの利用者90人に実施したことを報告している．実年齢の平均は75.9歳のところ，ロコモ年齢の平均は84.4歳と高かったものの，46.7％はロコモ年齢を知ることで運動への動機づけになったと回答した．全体としては，よい動機づけになるツールと考えられたとしている[3]．

◆ ロコモの予測因子・進行因子

ロコモは主に加齢に伴う運動器の脆弱化を示す病態であり，運動機能の低下および運動器疾患の発症や進行が直接要因となる．このため**身体活動，すなわち運動や生活活動の不足は，運動機能を低下させることからロコモの発症や進行の要因となる．**

ロコモ予防に限らず，健康維持のために運動や身体活動をどの程度行えばよいかに関する指針である「健康づくりのための身体活動・運動ガイド2023」[4]が2024年1月に厚生労働省から発表された．これは「健康づくりのための運動基準2006」，そして「健康づくりのための身体活動基準2013」からの改訂版であり，習慣的に行うべき運動の基準と生活の中での生活活動の基準を膨大なエビデンスに基づいて具体的に示したものである．**このガイドでは，高齢者と成人に分けて目標とする身体活動と運動の基準量を示しており，特筆すべきは，有酸素運動だけでなく筋力トレーニングの必要性を明確に示したこと，「座りっぱなしの時間が長くなり過ぎないようにする」という座位行動についての指針が示されたことである．**詳細は，厚生労働省のホームページから全文がダウンロードできるので参照されたい．

ロコモの発症や進行に関する予測因子やリスク因子については，この2年間

1) Sawaya Y, Hirose T, Onuma S et al：Prevalence and associated factors of locomotive syndrome in young Japanese adults：a cross-sectional study. BMC Musculoskelet Disord 25：366, 2024

2) Al Hayyan AJ, Mei Wulan SM, Masduchi RH et al：Validity and reliability of the loco-check questionnaire after cross-cultural adaptation for Indonesia. J Orthop Sci 28：267-271, 2023

3) Hisamoto K, Okubo N, Fukushima H et al：Can the measurement of Locomo Age improve motivation for exercise in fitness club users? Geriatr Gerontol Int 23：589-594, 2023

4) 厚生労働省：健康づくりのための身体活動・運動ガイド.
https://www.mhlw.go.jp/stf/seisakunitsuite/bunya/kenkou_iryou/kenkou/undou/index.html

で以下の報告がされている.

Kobayashiらは，1,148人の地域在住高齢者（男性548人，女性600人，年齢中央値68.0歳）を縦断的に2年間追跡して，3種のロコモ度テストで判定するロコモ度の進行因子を検証した．**多変量解析で抽出された因子は，高齢，女性，肥満（BMI 25 kg/m² 以上），腰痛，股関節痛であった**．ロコモの進行を予防するためには，こうした進行因子に注意する必要があると注意喚起をしている[5]．

また，NakaharaらはROADスタディの1,575人の参加者を対象にして，このコホートで聴取している1,335の調査項目の中から選択した331項目とロコモとの関連を，AIによる機械学習で検討した．その結果，①年齢，②性別，③身長，④体重，⑤腰背部痛による歩行困難，⑥腰背部痛による立位困難，⑦関節痛による立ち上がり困難，⑧片脚立ちで靴下を履くことが困難，⑨階段で手すりが必要，の9項目がROC解析でのAUCが高い項目として選択された．⑤～⑨の5項目が特に重要項目と考えられ，新たなリスク評価のセットとして活用できる可能性がある[6]．

ロコモの要因となる既存合併症について

運動器疾患はロコモの直接要因であるが，運動器以外の疾患もロコモの発症・進行因子となっている.

MoritaらはNagahama Studyにおいて，ロコモ25で評価したロコモの該当とさまざまな慢性疾患との関連を調べた．**単変量での横断解析では，高血圧，脳血管疾患，冠動脈疾患，関節リウマチ，慢性腎不全，骨粗鬆症，胃食道逆流症がロコモと関連し，合併症の数が多いほどロコモの該当率が上がった．縦断的な解析では，骨粗鬆症と慢性腎臓病がロコモ25のスコアの悪化と関連があった**．これらのことから種々の疾患の予防と治療がロコモ対策となると考えられ，逆にロコモの予防がこれらの疾患の予防となる可能性があると考えられる[7]．

Enchoらはロコモと貧血との関係を報告している．2,507人の地域在住高齢者（平均年齢72.3歳，女性51.4%）に対してロコモ25のスコアと貧血との関係を調査した．ロコモ25で16点以上をロコモとし，貧血は男性がヘモグロビン13.0 g未満，女性が12.0 g未満としたところ，11.6%がロコモで，12.8%が貧血であり，貧血がある場合は背景因子を補正しても1.9倍ロコモ該当者が多かったとしている．正確な因果関係は不明であるが，**貧血がある場合は運動機能の低下にも留意すべきと考えられる**[8]．

さらにHandaらは，2型糖尿病患者101人（男性55人，女性46人）に対して，脊椎と下肢の単純X線写真，歩行速度と握力，3種のロコモ度テストを行い，ロコモに関連する因子を検証した．101人中，ロコモ度1が44.5%，

5) Kobayashi T, Morimoto T, Shimanoe C et al：Risk factors for progression of the severity of locomotive syndrome：a two-year longitudinal observational study. J Orthop Sci 29：646-652, 2024

6) Nakahara E, Iidaka T, Chiba A et al：Identifying factors associated with loco-motive syndrome using machine learning methods：the third survey of the research on osteoarthritis/osteoporosis against dis-ability study. Geriatr Gerontol Int 24：806-813, 2024

7) Morita Y, Ito H, Kawaguchi S et al：Sys-temic chronic diseases coexist with and af-fect locomotive syndrome：The Nagahama Study. Mod Rheumatol 33：608-616, 2023

8) Encho H, Uchida K, Nakamura J et al：Association between locomotive syndrome and anemia among community-dwelling older adults. Geriatr Gerontol Int 23：426-429, 2023

ロコモ度 2 が 41.6% と多く，糖尿病性網膜症（オッズ比（OR）：5.85），変形性膝関節症（OR：3.34），脊柱後弯変形（sagittal vertical axis > 40 mm，OR：3.42）などの要因がロコモの進行に関連していた[9]．糖尿病患者は疾患そのものによる影響と，運動や食事に関わる生活習慣によりロコモも合併しやすいと考えられる．変形性膝関節症や脊柱後弯変形は運動器疾患に含まれるためロコモの直接要因であるが，ロコモ 25 のスコアにもしっかり影響していることは興味深い．

がんロコモは「がんに関連するロコモ」を包括的に示す概念で，運動器のがんである骨軟部腫瘍や転移性骨腫瘍に起因する直接的な運動器の障害と，運動器以外のがんによる運動機能低下や骨粗鬆症などの運動器疾患を含む．このうち，運動器以外のがんに起因するロコモについて以下の報告がされており，がん患者のロコモ該当率が高いことが示されている．

Hirahata らは 176 人のがん患者に対して，physical status（PS）およびロコモ度の調査を行った．ロコモの該当率は 96.0% と非常に高く，ロコモ度 3 だけでも 40.9% に上った．PS が 0 と最も良好である患者に絞ってもロコモ度 3 が 29.7% であったことから，**がん患者の身体機能の評価法としてはロコモ度テストが PS よりも検出能が高いと考えられる**[10]．

また Sato らは，53 人の内臓がんの患者（C 群）と，75 人の非がん患者（N 群）を propensity score matching で 3 種のロコモ度テストの結果を比較したところ，3 種とも C 群の結果が N 群に比べて悪く，ロコモ度 2 の該当率が C 群で有意に高かったと報告している．このことから内臓がんの患者において，移動機能・運動機能が低下していると考えられる[11]．**がん患者において，運動機能，移動機能の維持を積極的に進めることは重要である**．

◢ ロコモと要介護との関連

ロコモの予防は，運動器の健康および健康寿命の延伸に有益である．**Yoshimura らは，ROAD スタディでの縦断研究によりロコモ度 3 の該当者はロコモ非該当の者に比べて，6 年後の要介護移行率や死亡率が 3 倍以上に有意に増えることを報告した**[12]．最近，それを支持する研究が報告されている．

Ide らは，要支援・要介護認定を受けていない 531 人の患者（女性 314 人，男性 217 人，平均年齢 75 歳）をロコモ度 3 の L 群と，非該当〜ロコモ度 2 までの N 群に区分して 6 年間追跡し，両群における要支援・要介護の認定率を調べた．その結果，L 群は N 群に対して要支援・要介護のリスクが 2.24 倍高かった．**ロコモ度 3 は，要介護の強いリスク因子と思われる**[13]．

また，Kitaura らは Miyagawa study での縦断研究で，470 人（男性 168 人，女性 302 人，平均年齢 70.7 歳）を対象にしてロコモ 25 によるロコモ度（非該当，1，2，3）別に，平均観察期間 6.3 年間での要介護移行の状況を調べた．

9) Handa M, Kato S, Sakurai G et al：The prevalence of locomotive syndrome and its associated factors in patients with type 2 diabetes mellitus. Mod Rheumatol 33：422-427, 2023

10) Hirahata M, Imanishi J, Fujinuma W et al：Cancer may accelerate locomotive syndrome and deteriorate quality of life：a single-centre cross-sectional study of locomotive syndrome in cancer patients. Int J Clin Oncol 28：603-609, 2023

11) Sato M, Furuya T, Shiga Y et al：Assessment of locomotive syndrome in patients with visceral cancer, the comparison with non-cancer patients using propensity score matching. J Orthop Sci 27：1328-1332, 2022

12) Yoshimura N, Iidaka T, Horii C et al：Epidemiology of locomotive syndrome using updated clinical decision limits：6-year follow-ups of the ROAD study. J Bone Miner Metab 40：623-635, 2022

13) Ide K, Yamato Y, Hasegawa T et al：Implications of the diagnosis of locomotive syndrome stage 3 for long-term care. Osteoporos Sarcopenia 10：89-94, 2024

開始時にロコモに該当した群では要介護移行率は34.2%，非該当群では11.2%であった．また，全体ではロコモ度3は非該当に比べて3.89倍，女性だけではロコモ度2で2.49倍，ロコモ度3では2.79倍のハザード比で，独立した要介護移行のリスク因子となっていた[14]．

このように，ロコモが将来の要介護移行率を高めることは確かであると考えられる．

▶ 手術によるロコモの改善

ロコモ度の判定にロコモ度3が加えられてから，脊椎手術や人工関節手術によってロコモ度が改善するという報告が多い．

最近では，Ogataらが人工膝関節全置換術（total knee arthroplasty：TKA）によってロコモが改善したことを報告している．TKAを受けた111人の患者に対して，3種のロコモ度テストを術前に実施して，術後1年までのロコモの状況を追跡した．手術後は術前に比べて3種のテストのいずれも有意に改善しており，ロコモ度3の該当者は82.3%から33.9%に減少していた．また，改善の程度は74歳以下と75歳以上で変わらず，**年齢を問わずTKAによってロコモが改善することが示された**[15]．

また，最近は整形外科手術によるロコモの改善が，特にどのようなケースで大きいかについての報告がされている．

Nakaeらは，腰部脊柱管狭窄症で手術を受けた157人の高齢者を対象にして，ロコモ25とTimed Up and Go test（TUG），VASによる疼痛評価を行った．手術により45.1%の患者でロコモが改善し，**術前のTUGが良好なほど，また年齢が若いほど手術によるロコモ25の改善度が高かったとしている**[16]．

さらにNagaiらは，腰部脊柱管狭窄症で手術を受け，術前にロコモ25でロコモと判定された234人について，**手術によってすべての患者でロコモ度が改善したが，術前にフレイルと判定された群ではロコモ度の改善が少なかったと報告している**[17]．

整形外科手術の目的は罹患部位の改善だけでなく，全体的な運動機能や移動機能の改善が最終的な目的であることが多く，その指標としてロコモ度テストは手術のアウトカムを測る有用なツールであると考えられる．今後も手術の前後でロコモ度テストを実施する施設が増えていくことが望まれる．

▶ ロコモとうつ・不眠について

ロコモは運動器の脆弱化を示す病態であるが，うつや不眠との関連の報告が増えてきている．

Katoらは，1,520人の中年女性（平均年齢52歳）において，ロコモ25のスコアとうつの自己評価票であるZung Self-Rating Depression Scaleのスコアと

14) Kitaura Y, Nishimura A, Senga Y et al：Locomotive syndrome affects the acquisition of long-term care insurance system certification. J Orthop Sci 29：321-326, 2024

15) Ogata T, Yamada K, Miura H et al：Feasibility and applicability of locomotive syndrome risk test in elderly patients who underwent total knee arthroplasty. Mod Rheumatol 33：1197-1203, 2023

16) Nakae I, Hashida R, Otsubo R et al：Impact of spinal surgery on locomotive syndrome in patients with lumbar spinal stenosis in clinical decision limit stage 3：a retrospective study. BMC Musculoskelet Disord 24：851, 2023

17) Nagai S, Kawabata S, Michikawa T et al：Association between frailty and locomotive syndrome in elderly patients with lumbar spinal stenosis：a retrospective longitudinal analysis. Geriatr Gerontol Int 24：116-122, 2024

の関連を調べたところ，両者に有意な関連があったとしている[18].

　またMaらは，中国の大学生165人（平均年齢19.82歳）に対してロコモとうつの関連を報告している．3種のロコモ度テストおよび中国語版 Zung Self-Rating Depression Scale を用いてうつの評価を行った結果，該当率はロコモが20.1％，うつが30.9％であり，ロコモの該当者はうつのスコアが高かった．このことから，**若年成人において運動機能とうつ状態が関連することを考慮することが望ましいとしている**[19]．ロコモとうつの因果関係は現在のところ不明であるが，移動機能は落ちるとうつになりやすく，うつになると移動機能は低下することは容易に想像できるが，今後はうつとロコモが併発している場合の対応策を探る何らかの観察研究や介入研究が実施されるとよい．

　不眠や睡眠の質とロコモの関連についても報告されている．

　Kato らは，2,246人の中高年女性を3種のロコモ度テストでロコモ度1，2，3に分け，各群の睡眠の質を Pittsburgh Sleep Quality Index（PSQI）で評価した結果，ロコモは非ロコモと比較して，また**ロコモ度が進むにつれて，睡眠の質が悪化していたと報告している**[20]．

　また Takagi らは，2,233人の地域在住の中高年女性を対象として，3種のロコモ度テストおよび睡眠の質の評価票のPSQIと過去1ヵ月間の転倒歴との関連を調べた．その結果，**ロコモと不眠が重複した群は，転倒が有意に多いことが示された**[21]．

　以上より，ロコモと不眠は関連しており，両者が重なると転倒リスクが上昇することが考えられる．**ロコモ単独でも転倒リスクが上がるとの報告は過去にされており，不眠があるとさらに転倒リスクが上がることに注意が必要と考えられる．**

18) Kato M, Ozaki E, Matsui D et al：Locomotive syndrome and depressive symptoms：a cross-sectional study in middle-aged women. Mod Rheumatol 34：858-863, 2024

19) Ma Y, Wu X, Hong W et al：The relationship between locomotive syndrome and depression in young Chinese college students. Mod Rheumatol 34：1056-1061, 2024

20) Kato M, Ozaki E, Omichi C et al：Association between poor sleep quality and locomotive syndrome in middle-aged and older women：a community-based, cross-sectional study. Mod Rheumatol 34：414-421, 2024

21) Takagi D, Kato M, Ozaki E et al：The combination of locomotive syndrome and poor sleep quality is a risk factor of falls among community-dwelling middle-aged and older women：a cross-sectional study. Geriatr Gerontol Int 23：912-918, 2023

索引

あ 行

悪性軟部腫瘍　264
悪性末梢神経鞘腫瘍　260, 269
圧潰　158
アブレーション　259
アプローチ　172
アミロイドーシス　150
アミロイド沈着　151
アルコール関連　162
アンドロゲン　293

移植腱のリモデリング　198
異所性骨化　106
痛み関連障害　44
痛み障害評価尺度　45
痛み破局化　46
一塩基多型　282
逸脱　202
一般開業医　47
遺伝的関連　284
遺伝性腫瘍リスク症候群　260

うつ　302
運動療法　45, 55, 71, 91, 167

栄養状態　76
疫学　82, 231
液体窒素処理自家骨　246
エクソソーム　61
遠隔医療　44

横隔神経麻痺　148
横断面積　54

か 行

外固定　117
外傷センター　4
外側 single plate　103
外側支柱延長術　220
外側半月板損傷　187
外反母趾　226
化学療法　265
学際的アプローチ　43, 48
学際的疼痛リハビリテーション　46, 48
荷重時 CT　227

過剰被覆　171
肩再建　145
滑車形成術　208
滑車低形成　205
合併症　235
滑膜　279
カラー付きステム　172
川崎病患者における AARF　19
観血的骨接合術　91
寛骨臼回転骨切り術　170
寛骨臼形成不全　180
寛骨臼周囲骨切り術　171
環軸椎回旋位固定　18
環軸椎脱臼　19
患肢再建法　246
患者立脚型質問表　229
監視療法　258
関節鏡　120
関節鏡視下有頭骨部分切除術　127
関節内処置　171
関節内注射　170
関節軟骨温存月状骨部分切除　131
関節包　183
関節リウマチ　20, 285
関節裂隙狭小化　187
がんとロコモティブシンドローム（がんロコ
　モ）　256, 301
間葉系幹細胞　57, 294
間葉系前駆細胞　290, 291

機械学習　5, 154
喫煙　232
逆行性ドリリング　234
急性膝蓋骨脱臼　207
強オピオイド　167
胸郭形成術　73
鏡視下手術　100
鏡視下半月板（部分）切除術　186
胸椎黄色靱帯骨化症　6
胸椎後縦靱帯骨化症　6
強度変調炭素イオン線治療法　251
強度変調放射線治療　255
恐怖回避信念　46
距骨下関節固定術　224
距骨骨軟骨損傷　231

距骨周囲亜脱臼　219
距舟関節固定術　224
筋衛星細胞　289
筋ジストロフィー　289
筋線維タイプ　290
筋層下移動術　156
筋力トレーニング　168

組み換え　178
グルココルチコイド　293
グルココルチコイド誘発性骨粗鬆症　273
グルコサミン　167
車の運転　88

脛骨粗面骨切り術　209
頚髄損傷　296
頚椎後縦靱帯骨化症　6
頚椎症性脊髄症　9
頚椎変性疾患　84
経皮的後弯形成術　51, 52
経皮的椎体形成術　52
経皮的内視鏡下腰椎椎間板摘出術　40
頚部痛　15
血管奇形　262
血管腫　262
血管柄付き骨移植術　123, 129
血管柄付き豆状骨移植術　123, 130
月状骨減圧術　123, 127
牽引療法　113
腱滑膜巨細胞腫　263
腱球挿入術　131
健康関連生活の質　48
健康づくりのための身体活動・運動ガイド 2023
　299
健康の社会的決定要因　85
腱剥離術　137, 139
原発性悪性骨腫瘍　245
腱板修復術　82
腱板断裂　82
肩峰下バルーン　86

高位脛骨骨切り術　187, 202
抗スクレロスチン抗体薬　55
後頭骨頚椎固定　22
高粘稠性　53

後腹膜肉腫　264
後方除圧固定術　12
絞扼性神経障害　150
後療法　176，234
高齢者　28，90，118，175，189，272
後弯矯正術　54
股関節鏡視下手術　181
股関節鏡視下手術の標準化　185
股関節唇温存術　182
股関節唇損傷　180
呼吸機能　71
骨アンカー　136，139
骨格筋代謝　292
骨芽細胞　276
骨型酒石酸抵抗性酸性ホスファターゼ　242
骨巨細胞腫　240
骨形成　276
骨修飾薬　256
骨髄刺激法　85，232
骨髄浮腫　159
骨成熟の指標　67
骨粗鬆症　272，287，288
骨粗鬆症性椎体骨折　51
骨転移　252
骨転移ボード　255
骨頭圧潰　159
骨頭サイズ　172
骨軟骨損傷　208
骨肉腫　245
骨未成熟　74
骨密度　27，287
骨量制御機構　274
個別化　48
コルチコステロイド　83
コンドリアーゼ　39

さ 行

最小侵襲尺骨神経処置　107
最小侵襲手術　229
再生医療　294
在宅運動プログラム　184
再断裂　140
細胞移植治療　294
細胞間相互作用　281
細胞老化　159，278，290

サルコペニア　76
サルベージ手術　132

自家骨髄血移植治療　123
自家処理骨　247
ジクロフェナクエタルヒアルロン酸　169
シクロホスファミド　249
自己血全血　99
自己効力感　44
自己骨髄液移植治療　130
自己モビライゼーション　45
脂質異常症　7
思春期・若年成人世代　241
思春期特発性側弯症　65，69
視床下部　293
自然退縮　38
膝蓋骨高位　205
膝蓋骨脱臼　205
膝蓋骨不安定症　207
疾患感受性遺伝子　282
脂肪変性　54
若年性椎間板ヘルニア　41
尺骨遠位部骨折　121
尺骨神経障害　106
尺骨神経前方移所術　107
舟状骨有頭骨間固定術　132
手根管開放術　155
手根管症候群　150，152
手根管内注射　154
手根骨間靱帯　131
手根骨間靱帯を温存した腱球挿入術　131
手指屈筋腱損傷　134
手指再建　147
手指変形性関節症　109
手術適応　84
手術部位感染　265
術後血栓塞栓症　249
腫瘍内免疫環境　266
シュロス法　72
踵骨骨切り内側移動術　220
小児　196，207，234
上方関節包再建術　86
上腕骨遠位端関節内骨折　103
上腕骨遠位端骨折　102
上腕骨外側上顆炎　97

上腕骨近位端骨折　89
上腕骨近位端粉砕骨折　93
上腕二頭筋長頭腱　85
ショートステム　172
女性ホルモン　111
シロリムス　258
神経交差縫合術　141
神経根症　37
神経障害性疼痛　48，109
神経線維腫症1型　260，269
神経予後改善　2
人工肩関節全置換術　89
人工月状骨置換術　123，132
人工股関節全置換術　158，176
人工骨頭置換術　92，176
人工足関節全置換術　210，213
人工椎間板手術　14
人工膝関節全置換術　302
人工膝関節単顆置換術　193
人工膝関節置換術　186，193

頭蓋底陥入症　22
ステロイド　97，154
ステロイド関連　162
スプリング靱帯再建術　222
すべり症　31
スポーツ復帰　184，209

脆弱性骨折　272
脆弱性椎体骨折　27
成人脊柱変形　75
成長温存手術　62
整復位　177
生物学的再建術　250
生物誘導ウシコラーゲンパッチ　86
生命予後　54
脊髄灌流圧　3
脊髄硬膜外電気刺激　296
脊髄損傷　2，294
脊柱管狭窄症　31
脊柱靱帯骨化症　6
石灰化　188
セメントステム　177
セルメチニブ　258，269
線維化　291

索 引

全ゲノム相関解析　282
前十字靱帯損傷　194
全大腿骨置換術　250

創外固定　130
早期運動療法　87
早期除圧　3
早期発症側弯症　62
装具　195
装具療法　71，98
叢状神経線維腫　260，269
足関節固定術　211
足底装具　228
足部・足関節オフセット　219
ゾレドロン酸　190

た 行

体外衝撃波　99
体幹安定化運動　45
大径骨頭　173
体重管理　168
大腿骨過前捻　208
大腿骨寛骨臼インピンジメント　180
大腿骨近位部骨折　174，272
大腿骨頚部骨折　175
大腿骨転子部骨折　177
大腿骨頭回転骨切り術　163
ダイナミック造影 MRI　242
多因子疾患　69
ダウン症候群における AAD　20
多血小板血漿　57，97，98，154，211
立ち上がりテスト　298
脱神経手術　109，113
ダラフェニブ／トラメチニブ併用療法　268
単純性骨嚢腫　238

チーム医療　44
肘屈曲再建　141
肘頭骨切りアプローチ　105
肘部管症候群　152
超音波　204
超音波検査　153

椎間板　73
椎間板原性腰痛症　42

椎間板ヘルニア　33
椎弓形成術　12
椎体形成術　54

低位脛骨骨切り術　210
ディープニューラルネットワーク　228
低粘稠性　53
デクスメデトミジン　138
デジタル教育プログラム　47
デスモイド　258
デノスマブ　56，240，273，275
テリパラチド　273
デルファイ調査　45
電気生理学的検査　152

凍結療法　259
橈骨遠位端からの有茎血管柄付き骨移植　129
橈骨遠位端骨折　116
橈骨短縮骨切り術　123，126
疼痛自己効力感質問票　45
疼痛破局化尺度　45
ドキソルビシン　267
特発性側弯症　69
特発性大腿骨頭壊死症　158
トラネキサム酸　32，166
トラベクテジン　266

な 行

内外側複合アプローチ　104
内視鏡　137
内視鏡手術　16
内側縦アーチ　221
内側半月板逸脱　189
内側半月板後根断裂　201
内側半月板前方逸脱　189
内転中足　227
軟骨細胞　277
軟骨肉腫　246

二次性骨折　178
乳児股関節脱臼　168
認知行動療法　47

は 行

バイオマーカー　8
肺転移　243
破骨細胞　274
パゾパニブ　259
パフォーマンスステータス　254
ハリントン手術　72
半月板　199
半月板切除　191
ハンドセラピー　112

ヒアルロン酸関節内注射　166
非加熱式タバコ　84
尾骨痛　44
膝周囲骨切り術　186，187
肘関節拘縮　106
微小環境　291
ビスホスホネート　275
非定型大腿骨骨折　256
ヒト仮定中枢感作　46
肥満　7，234
びまん性特発性骨増殖症　25
非薬物療法　186
病型分類　160
病態修飾薬　169
病的骨折　253
平山病　15
ビンブラスチン　259

腹臥位 LIF　35
浮腫　232
部分手関節固定術　130
不眠　302
分子標的薬　255

ペキシダルチニブ　263
変形性関節症　277，284
変形性股関節症　165，180
変形性股関節症診療ガイドライン　165
変形性足関節症　210
変形性膝関節症　186，194，199

方形回内筋　119
傍上腕三頭筋アプローチ　104
傍脊柱筋の変性　54

母指 CM 関節症　109
保存療法　186, 232
ホルモン補充療法　112

ま 行
マイオカイン　292
マクロファージ　290
麻酔　117
末梢神経ラジオ波焼灼療法　191
マルチロッド　78

ミトコンドリア　292
脈管奇形　262

メカニカル合併症　77
メトトレキサート　111, 259

や 行
薬物療法　186

ユーイング肉腫　248
有限要素　220
融合遺伝子　239
有頭骨短縮骨切り術　128
有頭骨部分短縮骨切り術　123, 128
遊離筋肉移植術　141

要介護　301
腰椎椎間板ヘルニア　36
腰部脊柱管狭窄症　31, 302
予後予測　5

ら 行
ラジオ波焼灼術　260

理学療法　98
リバース型人工肩関節全置換術　89
リハビリテーション　184, 296
リブハンプ　73

粒子線治療　247
隣接椎体骨折　52

レゴラフェニブ　249
レジデント　173

ロコチェック　298
ロコモ 25　298
ロコモティブシンドローム　298
ロコモ度テスト　298
ロコモの要因となる既存合併症　300
ロッド折損　78
ロボット技術　54
ロボット支援手術　80
ロモソズマブ　55

わ 行
腕神経叢損傷　141

A
active surveillance（AS）　258
adding-on　74
adjacent vertebral fractures（AVFs）　52
adolescent idiopathic scoliosis（AIS）　65, 69
AI　37, 70, 116, 154
AI 療法　265
all-inside 縫合　136
anterior cervical controllable antedisplacement and fusion（ACAF）　9
anterior cruciate ligament（ACL）　194
anterolateral ligament（ALL）　187
AYA 世代　241

B
balloon kyphoplasty（BKP）　29, 51
bone marrow stimulation（BMS）　85
bone mineral density（BMD）　287
brachial plexus injury（BPI）　141
Brain-Spine Interface　296

button-on-the nail 法　136

C
C1-2 固定　23
Campanacci 分類　240
Cam 変形　182
carpal height ratio（CHR）　113
cement augmentation（CA）　178
cement-augmented fenestrated pedicles screw（FPS）　29
centralization　203
ChatGPT　37
Chevron 骨切り術　105
ChIP-seq　293
circumferential MIS　78
Cobb 角　70
cognitive behavioral therapy（CBT）　47
combined plate　119
convolutional neural network（CNN）　163
coronal plane alignment of the knee（CPAK）分類　186

COVID-19 感染　158, 161
COVID-19 ワクチン　83
cross-sectional area（CSA）　54
CTS-6　152
CT 様骨イメージ　33
cyst　233

D
DCE-MRI　242
DHH　108
disease-modifying osteoarthritis drugs（DMOADs）　165, 169
DISH　25
DISH を合併した脊椎骨折　28
distal humerus hemiarthroplasty（DHH）　102
distal tibial oblique osteotomy（DTOO）　217
double plate 固定　103
dry needling　99

索引

E

early-onset scoliosis（EOS）　62
ECTR　151，156
Ehlers-Danlos 症候群患者における頭蓋頚椎不安定性　21
EWSR1-NFATC2　239
Ex medialization 法　87
extracorporeal shock wave therapy（ESWT）　99

F

ferroptosis　280
finite element（FE）　220
foot ankle offset（FAO）　219，221
fracture risk assessment tool（FRAX®）　272
FUS-NFATC2　239

G

GD 療法　265
general physician（GP）　47
genome-wide association study（GWAS）　69，282，283
giant cell tumor of bone（GCTB）　240
grading system　125

H

HACS（human assumed central sensitization）　46
hemiarthroplasty（HA）　176
HIFU　260
high-riding VA　22
high tibial osteotomy（HTO）　202
hindfoot moment arm（HMA）　221
HIZ　42
HRQoL　48

I

IL-1β　188
IL-6　188，293
interdisciplinary pain rehabilitation（IPR）　46
ISSVA 分類　262

J

Japanese Osteoporosis Intervention Trial（JOINT）-05 試験　56
Japanese Society for Surgery of the Foot ankle/hindfoot scale（JSSF scale）　214
joint preserving surgery　210
J sign　206

K

Kellgren-Lawrence 分類　187
kickstand rod　79
Kienböck 病　123
Klippel-Feil 症候群における AAD　21
kyphoplasty（KP）　54

L

LapiCotton　225
Lapidus 変法　229
lateral column lengthening（LCL）　220
LHB 腱　85
Lichtman 分類　123，125
low tibial osteotomy（LTO）　210

M

Magnetically Controlled Growing Rods（MCGR）　62，65
malignant peripheral nerve sheath tumor（MPNST）　260
Manchester short splint（MSS）　134，135
medial displacement calcaneal osteotomy（MDCO）　220
medial longitudinal arch（MLA）　221
medial meniscus posterior root tear（MMPRT）　201
MEK 阻害薬　261
metastatic epidural spinal cord compression（MESCC）　253
midrange active motion　138
minimally invasive ulnar nerve transposition（MIUT 法）　107
Mirels スコア　253
mirror therapy（MT）　139
MIS（minimal invasive surgery）　78，229
mobile segment　73
Modic 変性　59

MPFL（medial patellofemoral ligament）　206
MRI における高輝度域　42
mTOR 阻害薬　262
MTP 関節固定術　228
multi-disciplinary team（MDT）　261

N

nirogacestat　258

O

OCTR　151，156
osteoarthritis（OA）　194，277，284
osteonecrosis of the femoral head（ONFH）　158
osteoporotic vertebral fracture（OVF）　51

P

Pain Catastrophizing Scale（PCS）　45
Pain Disability Assessment Scale（PDAS）　45
Pain Self-Efficacy Questionnaire（PSEQ）　45
PATHFx 3.0　254
PELD　40
pelvic-knee-ankle angle（PKA）　192
percutaneous curved vertebroplasty（PCVP）　53
percutaneous kyphoplasty（PKP）　52
percutaneous vertebroplasty（PVP）　52
peritalar subluxation（PTS）　219
PJF（proximal junctional failure）　76，77
PJK（proximal junctional kyphosis）　69，74，75，77
plafond-plasty　210
platelet-rich plasma（PRP）　57，83，97，98，115，154，165，210，211
posterior thoracic antidisplacement and fusion surgery（PTAF）　10
progenitor　279
progressive collapsing foot deformity（PCFD）　219
prolotherapy　112
PSSE（physiotherapeutic scoliosis-specific exercises）　72

PTS　221
pull-out 修復　201
pyroptosis　280

Q

QOL　252

R

relative motion flexion splint（RMFS）　134,
　135
rheumatoid arthritis（RA）　285
RMFS　138
rTSA　87

S

SC 固定術　132
Self-Administered Foot Evaluation
　Questionnaire（SAFE-Q）　213
Shilla　62, 66
single/double endplates penetrating screw
　（SEPS/DEPS）法　28
single nucleotide polymorphism（SNP）　70,
　282, 283
SL 靱帯　121
social determinants of health（SDOH）　85
solitary bone cyst（SBC）　238

spanning plate　120
spine instability neoplastic score（SINS）
　253
spring ligament reconstruction（SLR）
　222
STJ 固定術　224
Strickland 評価　135
STT 固定術　132
supramalleolar osteotomy　215
surgical flip-dislocation of the bicolumnar
　（SFDB）approach　105

T

TNJ 固定術　224
total ankle arthroplasty（TAA）　210, 213
total elbow arthroplasty（TEA）　102, 107
total hip arthroplasty（THA）　158, 162,
　176
total knee arthroplasty（TKA）　302
Total Posterior Spine（TOPS）device　34
TRACP-5b　242
Traditional Growing Rods（TGR）　62, 64
transverse 骨切り術　105
TT-TG　205
Tweener　63, 67

U

ulnar minus variance　124, 125
unilateral biportal endoscopic discectomy
　（UBE）　40

V

VBT　65
VDC/IE　245
VEPTR　65
vertebral body sliding osteotomy（VBSO）
　14
Vertebral Body Tethering（VBT）　62
vertebroplasty（VP）　54
Vertical Expandable Prosthetic Titanium Rib
　（VEPTR）　62

W

whole body MRI　260
wide awake local anesthesia with no
　tourniquet（WALANT）　134, 137

2 ステップテスト　298
3DAR　264
5%ブドウ糖液　155

> ＊本書籍の訂正などの最新情報は，当社ホームページ
> （https://www.sogo-igaku.co.jp/）をご覧ください．

最新主要文献とガイドラインでみる
整形外科学レビュー2025-'26

2025年4月25日　発行　　　　　　　　　　　　　　　　　　第1版第1刷Ⓒ

監修者　竹下　克志

発行者　渡辺　嘉之

発行所　株式会社　総合医学社
　　　　〒101-0061　東京都千代田区神田三崎町1-1-4
　　　　電話　03-3219-2920　　FAX　03-3219-0410　　URL　https://www.sogo-igaku.co.jp

Printed in Japan　　　　　　　　　　　　　　　　　　　　　壮光舎印刷株式会社
ISBN978-4-88378-481-3　　　　　　　　　　　　　　　　　　検印省略

・本書に掲載する著作物の複製権・翻訳権・上映権・譲渡権・公衆送信権（送信可能化権を含む）は株式会社総合医学社が保有します．
・ JCOPY 〈出版者著作権管理機構　委託出版物〉
本書の無断複製は著作権法上での例外を除き禁じられています．複写される場合は，そのつど事前に，出版者著作権管理機構（電話 03-5244-5088，FAX 03-5244-5089，e-mail：info@jcopy.or.jp）の許諾を得てください．